LUCIA

Wheater
HISTOPATOLOGÍA BÁSICA
ATLAS Y TEXTO EN COLOR

Wheater
HISTOPATOLOGÍA BÁSICA

ATLAS Y TEXTO EN COLOR

CUARTA EDICIÓN

ALAN STEVENS
MBBS, FRCPath
Consultant Histopathologist, Queen's Medical Centre University Hospital NHS Trust
Nottingham, UK

JAMES S. LOWE
BMedSci, BMBS, DM, FRCPath
Professor of Neuropathology, University of Nottingham Medical School
Honorary Consultant Histopathologist to Queen's Medical Centre University Hospital NHS Trust
Nottingham, UK

BARBARA YOUNG
BSc Med Sci (Hons), PhD, MB BChir, MRCP, FRCPA
Senior Staff Specialist in Anatomical Pathology, PaLMS, Royal North Shore Hospital
Clinical Associate Professor, University of Sydney, Sydney, Australia

---

TERCERA EDICIÓN

H. GEORGE BURKITT
ALAN STEVENS
JAMES LOWE
BARBARA YOUNG

DIBUJOS

PHILIP J. DEAKIN
BSc Hons (Sheffield), MB ChB (Sheffield)
General Medical Practitioner, Sheffield, UK

ELSEVIER

Madrid - Barcelona - Amsterdam - Boston - Filadelfia
Londres - Orlando - París - Roma - Sídney - Tokio - Toronto

Es una publicación

ELSEVIER

Versión en español de la cuarta edición de la obra original en inglés
Wheater's Basic Histopathology. A. Stevens, J.S. Lowe y B. Young

Revisión
Pere Jordi Fàbregas Batlle
Histopatólogo. Profesor de la Unidad de Anatomía y Embriología.
Facultad de Medicina
Universitat Autònoma de Barcelona.

Elsevier España, S.A.
Infanta Mercedes, 90 – 7.ª planta
28020 Madrid

An Elsevier Imprint

Traducción y producción editorial: EdiDe, S.L.

ISBN edición original: 0443 07001 6

ISBN edición española: 84-8174-582-0

Depósito legal: B-25.244-2006

Impreso en España por Grafos, S.A. Arte sobre papel

ADVERTENCIA

La medicina es un área en constante evolución. Aunque deben seguirse unas precauciones de seguridad estándar, a medida que aumenten nuestros conocimientos gracias a la investigación básica y clínica habrá que introducir cambios en los tratamientos y en los fármacos. En consecuencia, se recomienda a los lectores que analicen los últimos datos aportados por los fabricantes sobre cada fármaco para comprobar la dosis recomendada, la vía y duración de la administración y las contraindicaciones. Es responsabilidad ineludible del médico determinar las dosis y el tratamiento más indicado para cada paciente, en función de su experiencia y del conocimiento de cada caso concreto. Ni los editores ni los directores asumen responsabilidad alguna por los daños que pudieran generarse a personas o propiedades como consecuencia del contenido de esta obra.

EL EDITOR

Prefacio a la cuarta edición

En la cuarta edición de *Wheater Histopatología básica* hemos mantenido el formato de ediciones previas, con el texto docente en forma de pies de foto ampliados relacionados con microfotografías de alta calidad que ilustran las características esenciales de la patología. Cada capítulo comienza con una visión de conjunto introductoria para establecer el escenario, y en los puntos relevantes se incluyen gráficas de flujo, esquemas de líneas y listas de revisión. El texto se ha actualizado en los aspectos necesarios, y algunas secciones se han vuelto a escribir para aclarar y resaltar los conocimientos actuales sobre el tema. Sin embargo, el principal cambio de esta edición ha sido la introducción de nuevas microfotografías y la mejora de muchas de las imágenes usadas previamente mediante manipulación informática de las imágenes digitalizadas. Gran parte de las microfotografías nuevas se han obtenido también con una cámara digital. Hemos aumentado el tamaño de algunas microfotografías, dentro de los límites permitidos por las necesidades de composición y paginación.

Esta cuarta edición todavía contiene algunas de las microfotografías originales empleadas en la primera, hace 17 años. Es gratificante confirmar que la moderna tecnología informática no ha sido capaz de mejorar esas fotografías originales tomadas por nuestro querido amigo y coautor original, el fallecido Paul Wheater.

Alan Stevens, James Lowe, Barbara Young
Nottingham y Sydney, 2002

Prefacio a la primera edición

La histopatología es un componente esencial de la enseñanza de la patología en todos los cursos de medicina y odontología, aunque el ámbito, el contenido y el énfasis en la microscopia varían mucho entre los diferentes centros. Esta diversidad se incrementa por la diferencia entre los años preclínicos y/o clínicos durante los que se presenta el tema. El presente libro se ha diseñado para adaptarlo lo mejor posible a los requerimientos de esos diferentes cursos. Creemos que la microscopia práctica es una parte importante de la enseñanza de la patología y, por tanto, hemos elegido centrar nuestra exposición alrededor de microfotografías en color apropiadas como podría hacerse en el aula de clase o el laboratorio de microscopia. El texto se ha diseñado como una serie de pies de foto ampliados, que no sólo explican las características visibles en las láminas sino que también proporcionan información básica para relacionar el tema presentado con las implicaciones teóricas y clínicas de los procesos patológicos. En consecuencia, este libro no debe considerarse como un texto introductorio de patología extensamente ilustrado, sino como un compañero de histopatología para cualquiera de las muchas excelentes obras de patología estándar; el texto, aunque más abundante de lo que suele encontrarse en un atlas, no pretende ser completo.

La materia de estudio se ha dividido en dos secciones: la primera cubre los procesos patológicos básicos, y la segunda abarca las enfermedades comunes encontradas en la patología de los sistemas corporales. En general, nuestro material se ha tomado de especímenes quirúrgicos y necrópsicos correspondientes a procesos clínicos comunes. Las enfermedades raras sólo se han incluido para ilustrar principios patológicos importantes. Se ha empleado principalmente el método de tinción con hematoxilina y eosina, de acuerdo con la práctica habitual en los laboratorios de anatomía patológica, pero a veces se utilizaron técnicas de tinción especiales, en los casos apropiados. En vez de especificar con un número el factor de ampliación, cada microfotografía se ha designado como de bajo aumento, aumento medio o gran aumento con las abreviaturas BA, AM y GA, respectivamente, por considerar que tal clasificación es más relevante para las necesidades de los estudiantes.

Esperamos que este libro sea útil tanto como una guía para las clases prácticas formales como para facilitar el estudio privado por parte de los estudiantes. Aunque está destinado sobre todo a los estudiantes preclínicos y clínicos de medicina y odontología, probablemente tendrá valor también para otros grupos, como los estudiantes de veterinaria, los analistas de laboratorio que se estén especializando en histopatología, y los candidatos a exámenes de posgraduado en cirugía y patología.

Nottingham, 1985

P.R.W.
H.G.B.
A.S.
J.L.

Agradecimientos a la cuarta edición

En un libro como éste las microfotografías que finalmente aparecen constituyen sólo una pequeña parte del gran número de secciones microscópicas preparadas para la revisión y selección previa a la microfotografía.

Por tanto, tenemos una gran deuda de gratitud con el personal BMS de los Departments of Histopathology de QMC, Nottingham, y del Department of Anatomical Pathology, Pacific Laboratory Medicine Services (PaLMS), Royal North Shore Hospital, en particular con Janet Palmer, Anne y Ian Wilson, Carol Dunn y Liz Bakowski en Nottingham, y Adele Clarkson, Rob Stewart, Dianne Reader y Liam O'Donnell en Sydney. También estamos muy agradecidos a todos los especialistas y al personal administrativo de anatomía patológica de PaLMS, que generosamente proporcionaron casos. Damos las gracias en especial al Profesor Asociado R.P. Eckstein, quien proporcionó la fotografía de la Figura 15.4b. Las microfotografías electrónicas y los cortes en resina acrílica fueron preparados por Trevor Gray, Stan Terras, Neil Hand y Jane Watson en Nottingham.

Por lo que respecta a esta cuarta edición, nuestro principal reconocimiento debe estar dedicado a Anne Kane, del Department of Histopathology, Queens's Medical Centre, Nottingham, quien se ha encargado de mejorar hábil y pacientemente muchas imágenes de ediciones previas del libro, así como de producir imágenes digitales de alta calidad para las nuevas microfotografías. Los autores quedamos profundamente agradecidos a sus esfuerzos. También damos las gracias a Isabella Streeter, Linda Dewdney e Irene Smith de Nottingham por su colaboración secretarial.

Los autores expresan su agradecimiento al personal de Elsevier Science, en particular a Jim Killgore, quien nos dirigió durante la mayor parte de esta edición, y a Timothy Horne por su labor de supervisión.

Índice

PARTE 1
PROCESOS PATOLÓGICOS BÁSICOS

PARTE 2
PATOLOGÍA DE LOS SISTEMAS BÁSICOS

PARTE 1

PROCESOS PATOLÓGICOS BÁSICOS

1. Respuesta celular a la lesión

Introducción

El cambio constante del medio ambiente exige un grado considerable de adaptabilidad celular. La mayoría de estas adaptaciones se producen a nivel bioquímico y representan la regulación fina de una función metabólica. Sin embargo, muchas adaptaciones se acompañan además de cambios estructurales visibles al microscopio. Muchos de esos cambios estructurales entran dentro del patrón de crecimiento normal de un tejido; por ejemplo, la glándula tiroides aumenta de tamaño durante el embarazo debido a la acción de la hormona estimulante del tiroides sobre las células epiteliales tiroideas. Éste es un ejemplo de adaptación celular fisiológica frente a un estímulo dentro de la normalidad. En contraste, ciertos cambios medioambientales se sitúan fuera del rango fisiológico normal, y producen daño celular y/o alteración del funcionamiento adecuado de las células: esos estímulos se denominan ***patológicos***.

Las respuestas de las células a los cambios de su medio ambiente se resumen en la Figura 1.1. Si una célula consigue adaptarse satisfactoriamente a un cambio medioambiental, puede volver a su estado normal o experimentar una modificación adaptativa. Tales modificaciones adaptativas se estudian en el Capítulo 6. Si una célula no es capaz de responder con éxito al cambio medioambiental, puede morir. El presente capítulo considera los cambios morfológicos ocurridos cuando las células responden al cambio medioambiental, y lo que sucede cuando la adaptación fracasa y se produce la muerte celular. Existe otra posible consecuencia del fracaso de la adaptación a un cambio medioambiental, el desarrollo de una neoplasia, como se trata en el Capítulo 7.

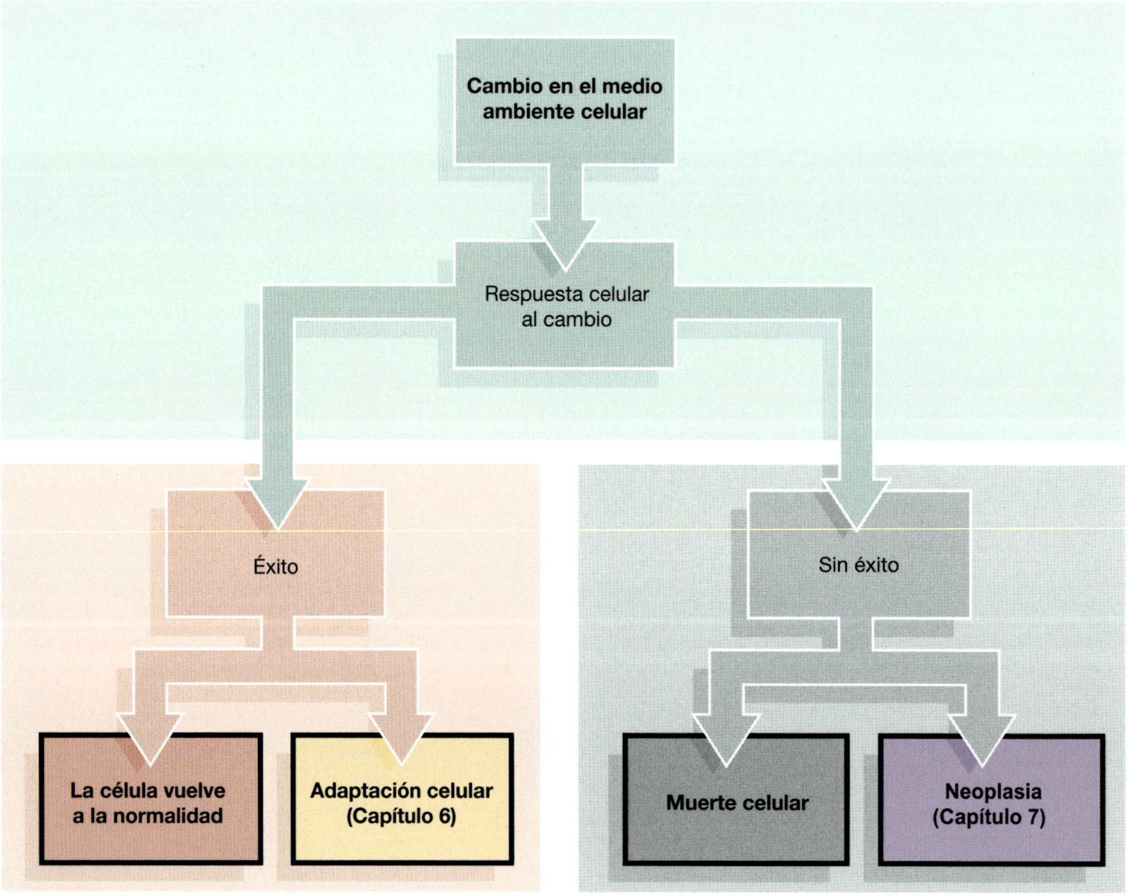

Fig. 1.1 Adaptación celular

El destino de una célula expuesta a un estímulo perjudicial depende en parte de la magnitud de la lesión, y en parte de la vulnerabilidad de la célula frente a la agresión. Por ejemplo, una neurona cerebral es mucho más vulnerable al daño por hipoxia que un fibroblasto.

Cuando una célula es expuesta a un estímulo perjudicial, antes de que se puedan detectar cambios estructurales, se produce una respuesta frente al estrés celular. En esa respuesta, la célula desactiva la mayoría de los genes y activa un conjunto de genes codificadores de proteínas de estrés celular, que tienen efectos citoprotectores. Mientras que esta respuesta no conlleva cambios morfológicos habituales, las proteínas de estrés celular se pueden detectar mediante reacciones inmunoquímicas. Las vías comunes y los puntos finales después de la lesión celular se resumen en la Figura 1.2.

Respuesta de las células frente a la lesión (ver Fig. 1.2)

El destino último de una célula expuesta a un estímulo perjudicial depende de que el daño afecte a determinados sistemas subcelulares o a la célula en conjunto. Todavía no se sabe con certeza por qué una célula decide entrar en apoptosis en vez de experimentar necrosis, pero el conocimiento de la biología celular está comenzando a proporcionar respuestas. Si existe un ligero daño de componentes celulares, incluyendo el suministro de energía, la célula puede desarrollar cambios morfológicos denominados en conjunto degeneración celular. Los cambios estructurales más comunes son la ***tumefacción turbia,*** la ***degeneración hidrópica*** y el ***cambio graso*** (ver Figs. 1.4 y 1.5). Tiene importancia el hecho de que tales cambios morfológicos sean reversibles si el insulto medioambiental causal desaparece o disminuye. Bajo tales circunstancias, una célula puede volver a la normalidad después de eliminar las organelas dañadas a través de autofagia y síntesis de nuevas proteínas. Sin embargo, la evolución no siempre conduce a un buen resultado, y la célula dañada todavía puede morir (ver más adelante).

Si una célula desarrolla daño irreversible no selectivo de muchos componentes celulares es incapaz de responder y muere. Después de la muerte celular se producen una serie de cambios morfológicos conocidos en conjunto como ***necrosis*** (Figs. 1.6 y 1.7). La necrosis también se puede producir si, tras el desarrollo de los cambios degenerativos celulares, no cede el estímulo perjudicial.

El daño selectivo de ciertos componentes celulares claves puede desencadenar un proceso de muerte celular programada conocido como ***apoptosis***. Se trata de un proceso altamente organizado durante el cual los sistemas de señales intracelulares conducen a la destrucción de la célula. Los daños del ADN, la membrana celular superficial o las mitocondrias son potentes estímulos para la apoptosis. Además, algunas células que responden inicialmente con signos de degeneración celular (lesión celular subletal) pueden entrar en el proceso de muerte celular programada y morir por apoptosis.

Aunque el tema se discutirá con más detalle en el Capítulo 7, es importante señalar que algunos estímulos perjudiciales para las células pueden causar daño no letal del ADN que conduce a mutaciones y desarrollo de ***displasia*** y ***neoplasia***.

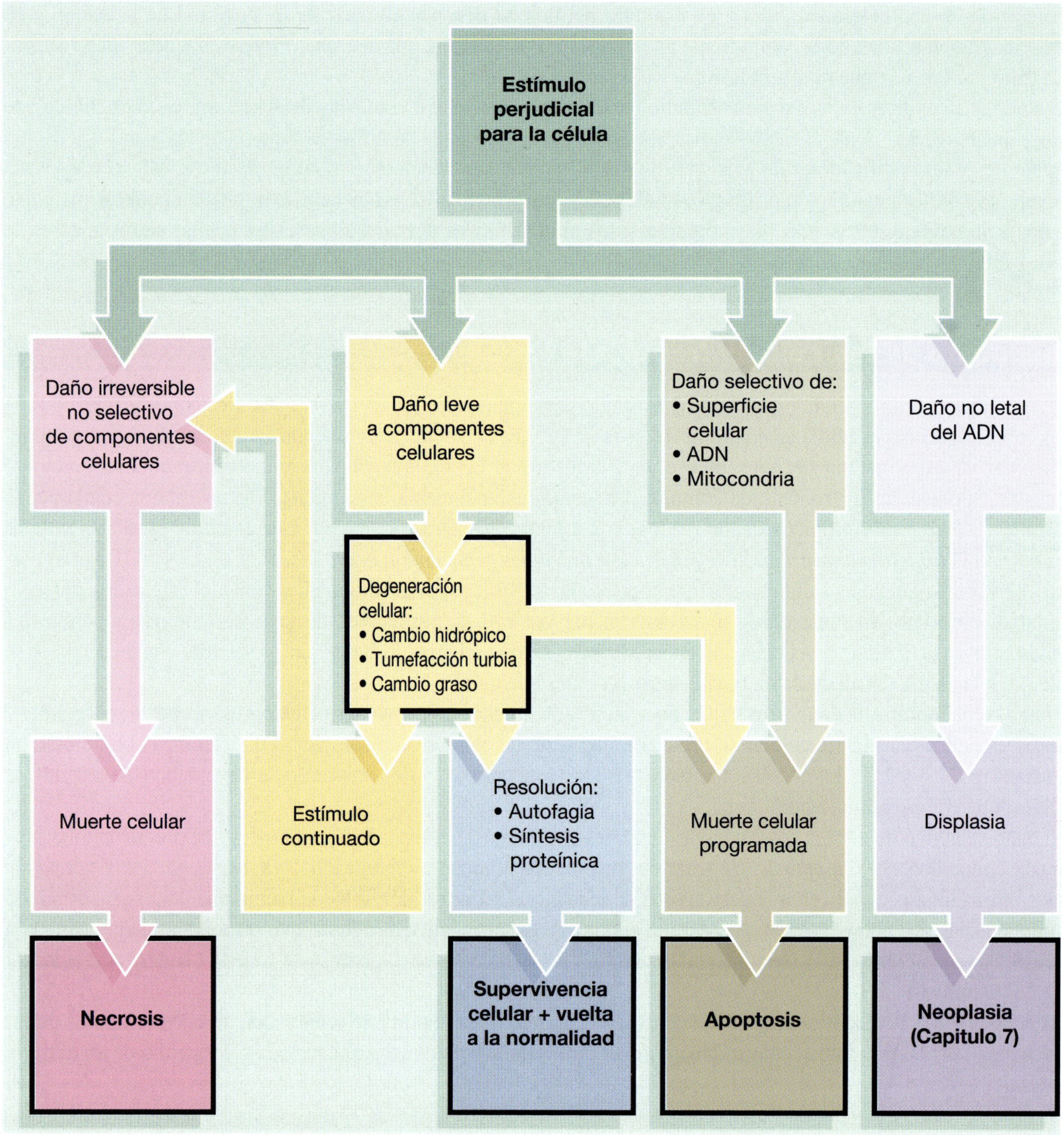

Fig. 1.2 Respuesta de las células a la lesión

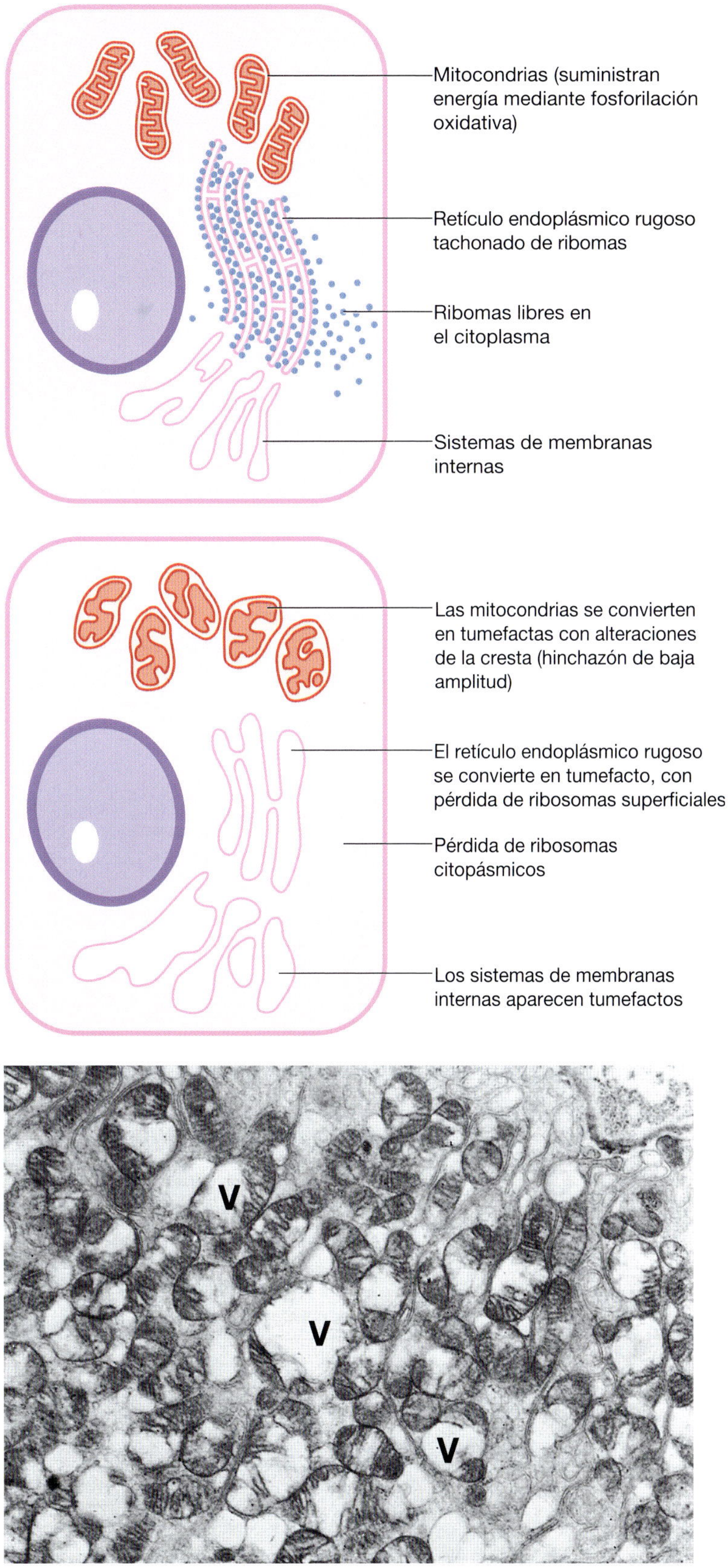

(a) *(b)* *(c)*

Fig. 1.3 Respuestas celulares precoces a la lesión
(a) Célula normal
(b) Daño celular reversible
(c) ME

El primer indicio ultraestructural de daño celular subletal es la hinchazón de las organelas unidas a la membrana, en particular el retículo endoplásmico y las mitocondrias.

En la microfotografía (c), una microfotografía electrónica de una célula epitelial tubular renal dañada por hipoxia, la mayoría de las mitocondrias aparecen tumefactas. En lugar de pilas regulares de crestas (membrana mitocondrial interna), varias mitocondrias contienen ahora espacios o vacuolas (**V**) que empujan aparte las crestas. Probablemente, esto es un resultado de la acumulación de electrolitos y agua debida a daño precoz de las enzimas de la bomba de sodio de la membrana. Este cambio es potencialmente reversible si el estímulo nocivo es insuficiente para producir muerte celular. Un insulto adicional conducirá a destrucción de las crestas, hinchazón más marcada de las mitocondrias y formación de cuerpos electrodensos. En esta fase, los cambios probablemente ya no son reversibles, y la célula muere cuando la producción de ATP resulta insuficiente para mantener otras funciones celulares.

Otra manifestación temprana de lesión celular es la pérdida de ribosomas del citosol y de la superficie del retículo endoplásmico rugoso. Los sistemas de membranas celulares internas, en particular el retículo endoplásmico, se convierten en dilatados y tumefactos. Más tarde, la hinchazón conduce a vacuolación, visible con el microscopio óptico (ver Fig. 1.4). La lesión letal está marcada por una desintegración progresiva de otras organelas, en particular los lisosomas, que liberan enzimas hidrolíticas causantes de autodigestión de la célula (***autólisis***).

La mitocondria es el probable «transductor» de la muerte celular:

- Si existe daño selectivo de unas pocas mitocondrias, las señales intracelulares favorecen la muerte celular apoptótica.
- Si existe daño aplastante de la mayoría de las mitocondrias, la célula muere y experimenta necrosis.

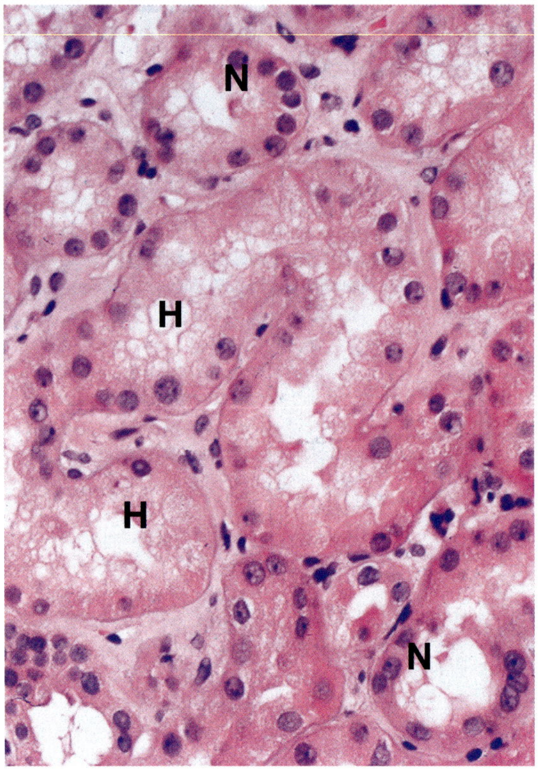

Fig. 1.4 Degeneración hidrópica: riñón (GA)

La primera evidencia microscópica de lesión celular es la pérdida de la intensidad tintorial normal del citoplasma debido a la tumefacción de las organelas unidas a las membranas. El citoplasma normal teñido con hematoxilina y eosina aparece rosa claro, con un tono azul débil; el tono azul (basofilia) se debe principalmente a la presencia de ARN ribosómico. En caso de daño celular subletal, disminuye el número de ribosomas y se pierde el tono citoplásmico azul normal. La tumefacción del retículo endoplásmico y las mitocondrias contribuyen a una mayor palidez citoplásmica. Esta situación se describe como ***tumefacción turbia***, y puede ser sutil y difícil de identificar. Al aumentar la tumefacción de las organelas, la célula experimenta inundación y aparecen verdaderas vacuolas en el citoplasma, que ahora se tiñe débilmente y pierde toda su basofilia. Se dice que, en esta fase, las células exhiben ***degeneración hidrópica***.

Esta microfotografía muestra un corte de riñón privado de flujo sanguíneo debido a hipotensión grave. Los túbulos no dañados aparecen tapizados por células epiteliales normalmente teñidas (**N**). Algunos túbulos están dañados, con células pálidas y vacuoladas que exhiben degeneración hidrópica (**H**). Tal daño de los túbulos renales puede conducir al cuadro clínico de insuficiencia renal aguda.

La tumefacción turbia y el cambio hidrópico reflejan el fracaso de las bombas de iones de la membrana, debido a falta de ATP celular, lo que permite a la célula acumular líquido en su interior.

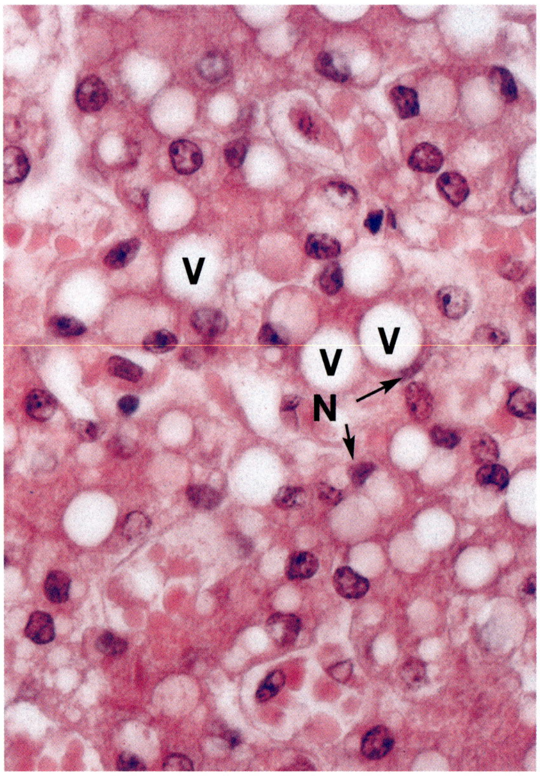

Fig. 1.5 Cambio graso: hígado (GA)

El cambio graso es otra manifestación de desestructuración metabólica subletal observada en ciertos tipos celulares con alta demanda de energía. La alteración resulta más frecuente en el hígado, como en este ejemplo, pero también ocurre en el miocardio y el riñón. Las causas comunes de cambio graso comprenden toxinas (en particular el alcohol y los hidrocarbonos halogenados como el cloroformo), hipoxia crónica, diabetes mellitus y obesidad. El metabolismo alterado de los ácidos grasos conduce a la acumulación de triglicéridos (grasas) que forman en las células vacuolas no delimitadas por membrana, que pueden desplazar el núcleo de su localización habitual.

Este ejemplo del hígado de un paciente alcohólico muestra grandes vacuolas (**V**) en los hepatocitos con desplazamiento del núcleo (**N**). En el tejido procesado del modo habitual, los solventes orgánicos utilizados durante la preparación disuelven las grasas y dejan espacios vacíos sin tinción. Sin embargo, es posible preparar cortes congelados para conservar la grasa, que después puede teñirse con colorantes específicos.

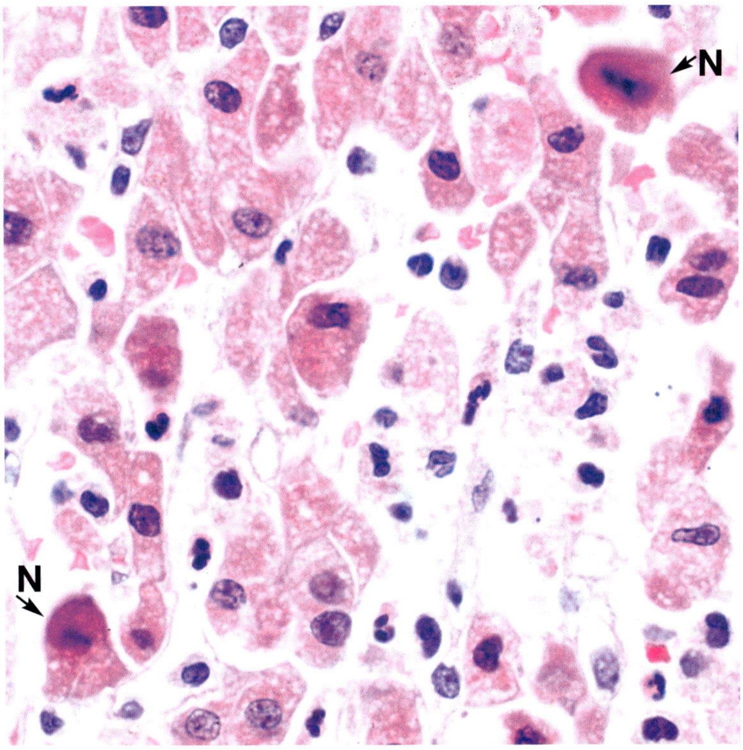

(a)

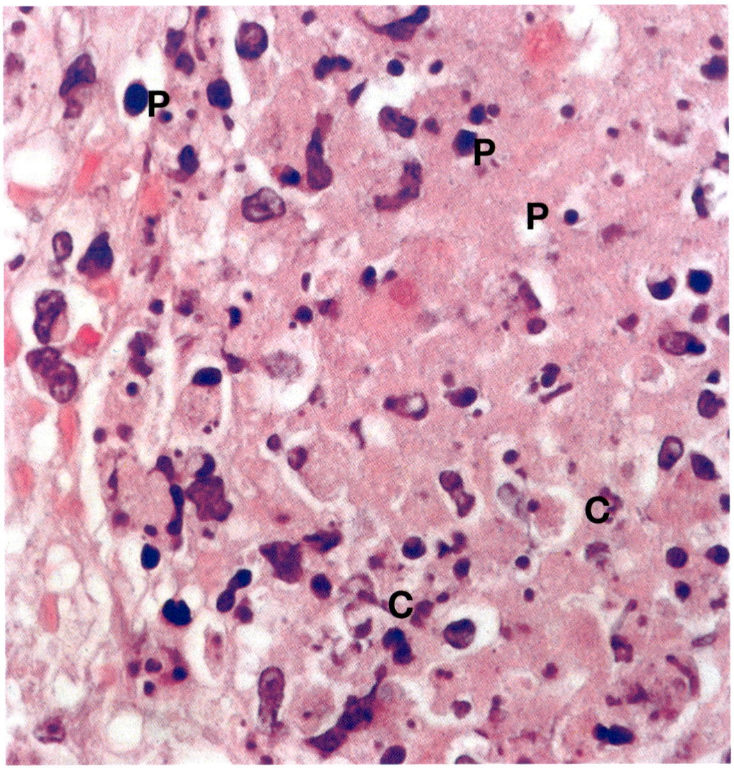

(b)

Fig. 1.6 Necrosis celular

(a) Hígado (GA)
(b) Corteza renal (GA)

Cuando una célula ha experimentado daño irreversible ocurre una sucesión de cambios histológicos agrupados bajo el término ***necrosis***.

La microfotografía (a) es una sección del hígado de una persona intoxicada por paracetamol, una toxina hepática. Muchos hepatocitos muestran tinción pálida, y unos pocos exhiben vacuolación citoplásmica precoz, indicadora de lesión subletal. Varias células también exhiben manifestaciones histológicas de necrosis (**N**). Las células muertas se tiñen en rosa brillante (eosinofilia) y destacan entre las demás células; estos cambios se deben a degeneración de las proteínas estructurales que forman una masa homogénea compacta.

En comparación con las células vivas, el núcleo de cada célula necrótica es más pequeño, condensado e intensamente teñido por hematoxilina (basofilia). Esta condensación nuclear se denomina ***picnosis***, y se debe a una formación progresiva de grumos de cromatina, posiblemente como resultado de la disminución del pH debida al metabolismo anaeróbico terminal.

En la microfotografía (b), correspondiente a un riñón necrótico, se observan más cambios nucleares. Los núcleos picnóticos (**P**) destacan como cuerpos redondeados intensamente basófilos. Nótese que los cambios nucleares se acompañan de alteraciones citoplásmicas. El citoplasma ha perdido definición y los márgenes celulares (membranas plasmáticas) aparecen indistintos.

Al progresar la degeneración, los núcleos picnóticos se fragmentan en varias partículas, que representan trozos de material nuclear degenerado, un cambio denominado ***cariorrexis*** (**C**).

La descomposición completa del material nuclear se produce por la liberación de enzimas hidrolíticas celulares, conduciendo a una pérdida de los grupos a los que se une la hematoxilina. Este proceso, denominado ***cariólisis***, una vez completo deja la célula muerta como una masa anucleada, homogénea y eosinófila.

Muchos cambios estructurales observados en la necrosis están mediados por la acción de enzimas lisosómicas, liberadas por la descomposición de las membranas celulares internas.

(a)

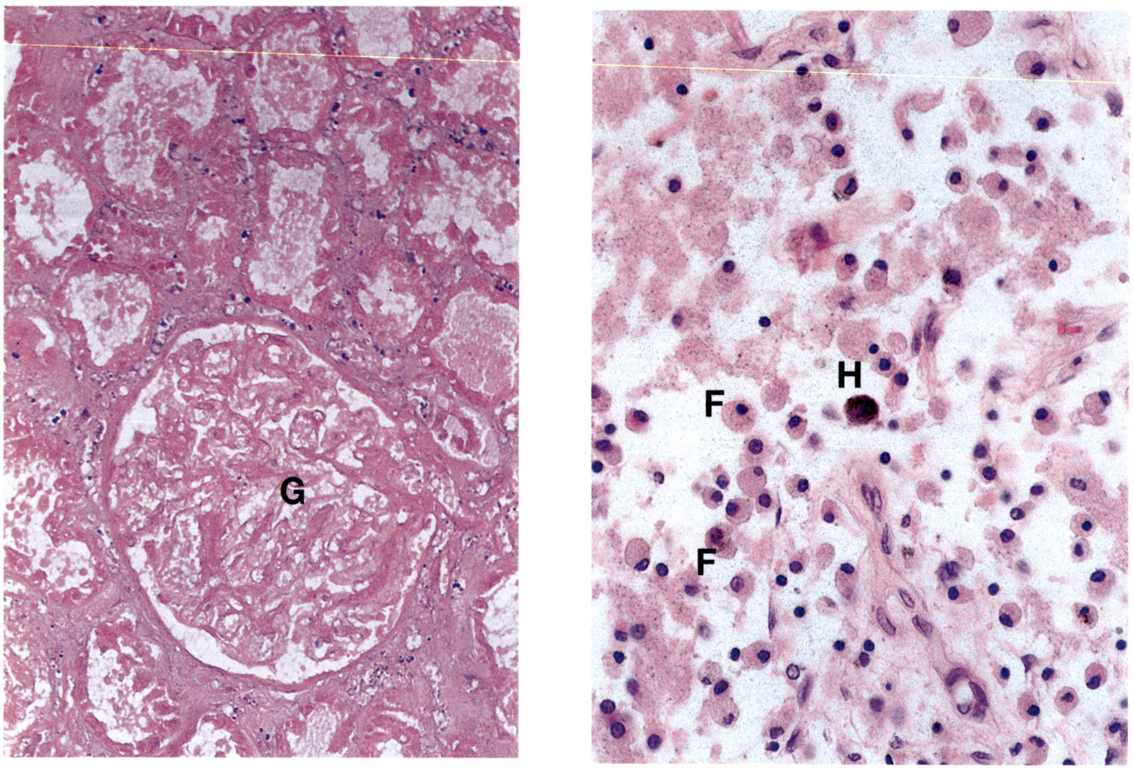

(b)

Fig. 1.7 Patrones de necrosis tisular
(a) Necrosis por coagulación: riñón (AM) (b) Necrosis por licuefacción (colicuativa): encéfalo (GA)

Tradicionalmente se describen tres patrones principales de necrosis tisular: ***coagulación, licuefacción*** y ***caseificación***. Cada término indica el aspecto macroscópico del tejido necrótico. En la necrosis por coagulación, el tejido aparece firme, como cocinado. En la necrosis por licuefacción, el tejido muerto tiene un aspecto semilíquido, mientras que en la necrosis caseosa el tejido muerto presenta una consistencia blanda similar a la del queso cremoso. Estos patrones macroscópicos se correlacionan estrechamente con los aspectos histológicos.

En áreas de necrosis por coagulación, gran parte del contorno celular y la arquitectura tisular son apreciables histológicamente a pesar de que las células están muertas. La causa más común de este patrón de necrosis es la isquemia, debida a falta de sangre oxigenada arterial.

En las áreas de necrosis caseosa, las células mueren y forman una masa proteinácea amorfa en la que no se aprecian vestigios de la arquitectura original. La necrosis caseosa se observa típicamente en la tuberculosis, y el Capítulo 4 muestra varios ejemplos.

El término necrosis por licuefacción se utilizó originalmente para describir el aspecto macroscópico de la necrosis en el encéfalo como resultado de la oclusión arterial (infarto cerebral), durante una fase en la que el área necrótica aparece ocupada por un material semilíquido. Este aspecto, sin embargo, no es una forma específica de necrosis, sino que se debe a disolución del tejido después de una fase de coagulación inicial, común a todos los tejidos inmediatamente después de la muerte celular. La licuefacción subsiguiente del tejido muerto refleja tanto la composición del tejido como la causa de la necrosis. En el encéfalo, la relativa falta de proteínas estructurales extracelulares (reticulina y colágeno) provoca una rápida pérdida de la arquitectura tisular cuando se produce autólisis, lo que conduce a la formación temprana de una masa semilíquida de células muertas. Por lo demás, la licuefacción de los tejidos muertos se limita virtualmente a los casos de necrosis relacionada con bacterias piogénicas (productoras de pus), como sucede en un absceso (Fig. 2.13).

La microfotografía (a) es un ejemplo de necrosis por coagulación en un área de infarto renal. Nótese que la arquitectura del glomérulo (**G**) y los túbulos adyacentes todavía es reconocible, a pesar de la disolución del material nuclear, del que sólo quedan unos pocos restos picnóticos y cariorréxicos.

La microfotografía (b) ilustra la fase de licuefacción en un infarto cerebral donde no se conserva arquitectura tisular residual; la fase temprana de la necrosis por coagulación en el encéfalo puede verse en la Figura 23.2. Ahora el encéfalo necrótico está sustituido en gran parte por briznas de restos celulares con tinción rosada, junto con células fagocíticas (**F**) que engloban material degenerado. Algunas de esas células contienen pigmento de hemosiderina (**H**), un producto catabólico de la hemoglobina, lo que indica presencia de hemorragia en el tejido.

Un cuarto tipo de necrosis, conocido como ***necrosis fibrinoide***, se observa principalmente en las paredes de los vasos sanguíneos y se describe en el Capítulo 11.

Fig. 1.8 Apoptosis

(a) Fase precoz
(b) Fase tardía
(c) Apoptosis en glándulas colónicas (GA)

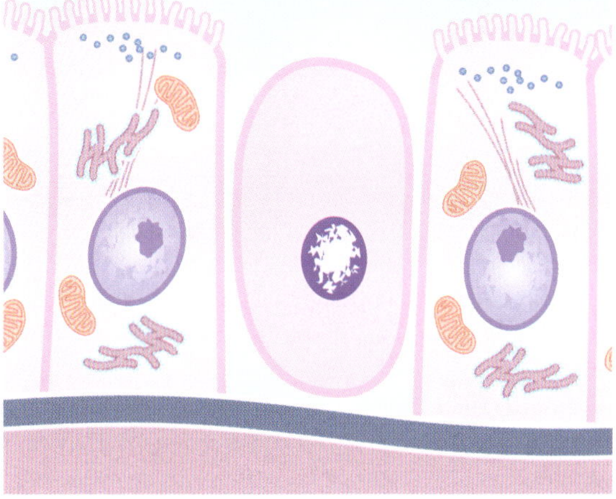

(a)

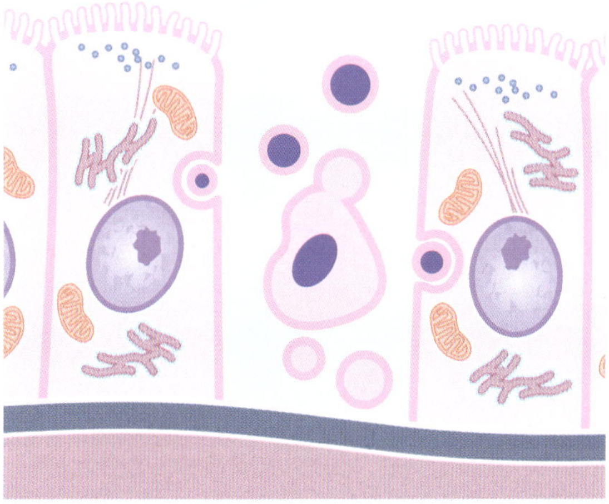

(b)

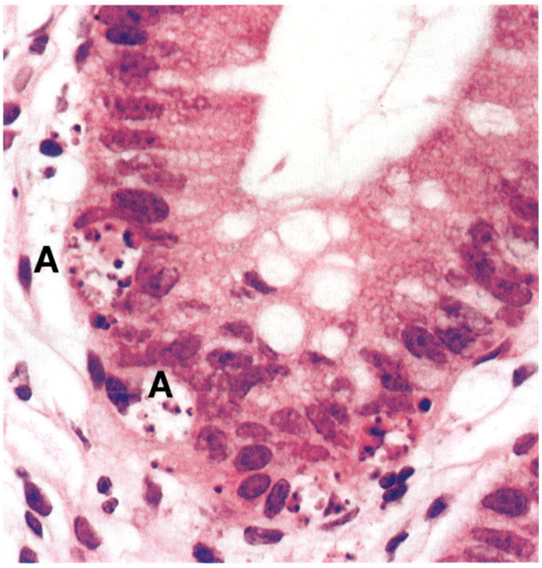

(c)

Ciertos estímulos sobre las células conducen a su eliminación controlada mediante muerte celular programada en un proceso llamado ***apoptosis***. Aunque la apoptosis es un proceso fisiológico normal, por ejemplo en el desarrollo y renovación celular, también representa un mecanismo importante para la eliminación de las células dañadas o enfermas. Las células normales desactivan sus genes administradores y expresan genes que provocan muerte celular. Una vez activada la apoptosis, las células experimentan un conjunto definido de cambios estructurales.

El esquema (a) ilustra el modo como la célula pierde características especializadas de superficie y uniones con otras células y estructuras, convirtiéndose en «redondeada». Durante esta fase, unas proteasas denominadas caspasas escinden las proteínas celulares, mientras que las endonucleasas rompen la cromatina. El núcleo se encoge, con condensación densa de la cromatina debajo de la membrana nuclear.

El esquema (b) ilustra la rápida fragmentación de la célula en múltiples ***cuerpos apoptóticos*** pequeños, todos ellos rodeados por membrana y muchos conteniendo restos nucleares. Cada fragmento todavía sigue siendo una entidad vital. Las membranas superficiales expresan factores que facilitan su fagocitosis por células adyacentes.

La apoptosis puede ser activada por múltiples estímulos. El daño de la membrana celular, de las mitocondrias y del ADN, la infección vírica y el ataque mediado por el sistema inmune son factores desencadenantes comunes. El beneficio de la eliminación de células mediante apoptosis radica en la posibilidad de eliminar células individuales sin estimular la respuesta tisular frente a la muerte celular en forma de reacción inflamatoria.

La microfotografía (c) muestra apoptosis en glándulas del colon de un paciente sometido a injerto de médula ósea y que padece la enfermedad del injerto contra el huésped, en la que las células inmunes del donante atacan los tejidos del huésped, en este caso las células epiteliales del colon.

Se observan, al menos, tres células apoptóticas (**A**), representadas por ***cuerpos apoptóticos*** de aspecto parecido a múltiples puntos.

En la patología tumoral, la apoptosis es un factor importante que limita el crecimiento de una neoplasia. La producción por las células tumorales de factores que previenen la apoptosis constituye un mecanismo importante para el desarrollo de crecimiento incontrolado.

2. Inflamación aguda, cicatrización y reparación

Introducción

La ***inflamación*** es una respuesta casi universal al daño tisular causado por una amplia gama de estímulos perjudiciales, entre los que se incluyen traumatismo mecánico, necrosis tisular e infección. La inflamación tiene como objetivos destruir (o contener) el agente dañino, iniciar los procesos de reparación y retornar la capacidad funcional al tejido dañado. De modo hasta cierto punto arbitrario, la inflamación se divide en ***aguda*** y ***crónica,*** aunque en realidad ambos tipos forman con frecuencia un todo continuo. Muchas causas de daño tisular provocan una respuesta inflamatoria aguda, pero algunos tipos de insulto pueden inducir una reacción inflamatoria crónica típica desde el principio (p. ej., ciertas infecciones víricas, reacciones de cuerpo extraño e infecciones micóticas). La inflamación aguda se puede ***resolver*** o ***curar por cicatrización***, pero también puede progresar hacia la inflamación crónica, y es común la coexistencia de respuestas mixtas, agudas y crónicas. El presente capítulo describe la inflamación aguda y sus secuelas, mientras que la inflamación crónica se estudia en el Capítulo 3. El Capítulo 4 incluye muchos ejemplos de inflamación aguda y crónica.

La inflamación aguda tiene tres componentes principales e interrelacionados:

- **Dilatación vascular**
  - La relajación del músculo liso vascular conduce a ingurgitación del tejido con sangre (***hiperemia***).
- **Activación endotelial**
  - La permeabilidad endotelial aumentada permite el paso de proteínas plasmáticas hacia los tejidos.
  - La expresión de moléculas de adhesión sobre la superficie endotelial media la adherencia de los neutrófilos.
  - Producción de factores que causan dilatación vascular.
- **Activación de los neutrófilos**
  - La expresión de moléculas de adhesión hace que los neutrófilos se adhieran al endotelio.
  - La movilidad aumentada de los neutrófilos permite su migración desde los vasos hacia los tejidos adyacentes.
  - Aumento de la capacidad bactericida.

Fig. 2.1 Mecanismo de la inflamación aguda precoz *(ilustración en la página opuesta)*

La inflamación aguda se puede desarrollar en cuestión de minutos u horas dependiendo del tipo y la gravedad del daño tisular, y en general dura horas o días. La dilatación vascular, el aumento de la permeabilidad de los vasos sanguíneos y la activación y migración de los neutrófilos son procesos interdependientes, siendo los tres considerados necesarios para provocar la respuesta completa. Inmediatamente después de producirse el daño tisular puede existir una fase breve de constricción de las arteriolas, pero ésta es seguida en cuestión de segundos por una dilatación arteriolar, que aumenta el flujo sanguíneo hacia el área. Al mismo tiempo se forman hendiduras entre las células endoteliales de los capilares que permiten la filtración de plasma rico en proteínas hacia el interior del tejido. Los capilares dilatados contienen ahora un gran número de hematíes, y el flujo sanguíneo disminuye y después cesa. La disminución del flujo sanguíneo facilita el contacto de los neutrófilos con las células endoteliales, que han estado ocupadas insertando moléculas de adhesión en sus membranas plasmáticas. Conforme los neutrófilos entran en contacto con el endotelio, las ***moléculas de adhesión*** presentes en la membrana del neutrófilo se unen a los receptores complementarios de las células endoteliales y quedan adheridos. La activación de los neutrófilos juega un importante papel en este proceso puesto que los neutrófilos activados se adhieren con más facilidad. Mientras tanto, en los tejidos, las proteínas procedentes del plasma experimentan diversos cambios. Se inicia la ***cascada del complemento*** (vía alternativa), que da lugar a la formación de productos con una amplia gama de actividades. Las ***inmunoglobulinas*** se unen a cualquier microorganismo causal, inmovilizándolo, y forman complejos inmunes que activan aún más el complemento (vía clásica). El ***fibrinógeno*** es seccionado para formar monómeros, que después polimerizan para dar lugar a una red de ***fibrina***. Esta red impide el movimiento de cualquier microorganismo patógeno presente, y al mismo tiempo proporciona un entramado para el desplazamiento de los neutrófilos. El aumento de la cantidad de líquido presente en el tejido incrementa el flujo de linfa y facilita así el transporte de complejos inmunes y material antigénico hasta los ganglios linfáticos, donde en cuestión de días se inicia una respuesta inmune específica. Los neutrófilos pasan a través de la membrana basal del endotelio y se desplazan siguiendo un gradiente de concentración de ***factores quimiotácticos***. Cuando llegan al sitio de la lesión, los neutrófilos activados fagocitan los restos del tejido necrótico y cualquier microorganismo patógeno presente. La activación de los neutrófilos los hace más eficaces para fagocitar y matar las bacterias. La opsonización de las bacterias por el complemento y las inmunoglobulinas hace que sean más facilmente fagocitadas.

Todo el proceso es orquestado por una plétora de mediadores químicos procedentes de los tejidos lesionados, las bacterias, las proteínas plasmáticas y los leucocitos. Se indican los más importantes de esos mediadores y sus lugares de acción. Nótese que algunos mediadores tienen múltiples acciones.

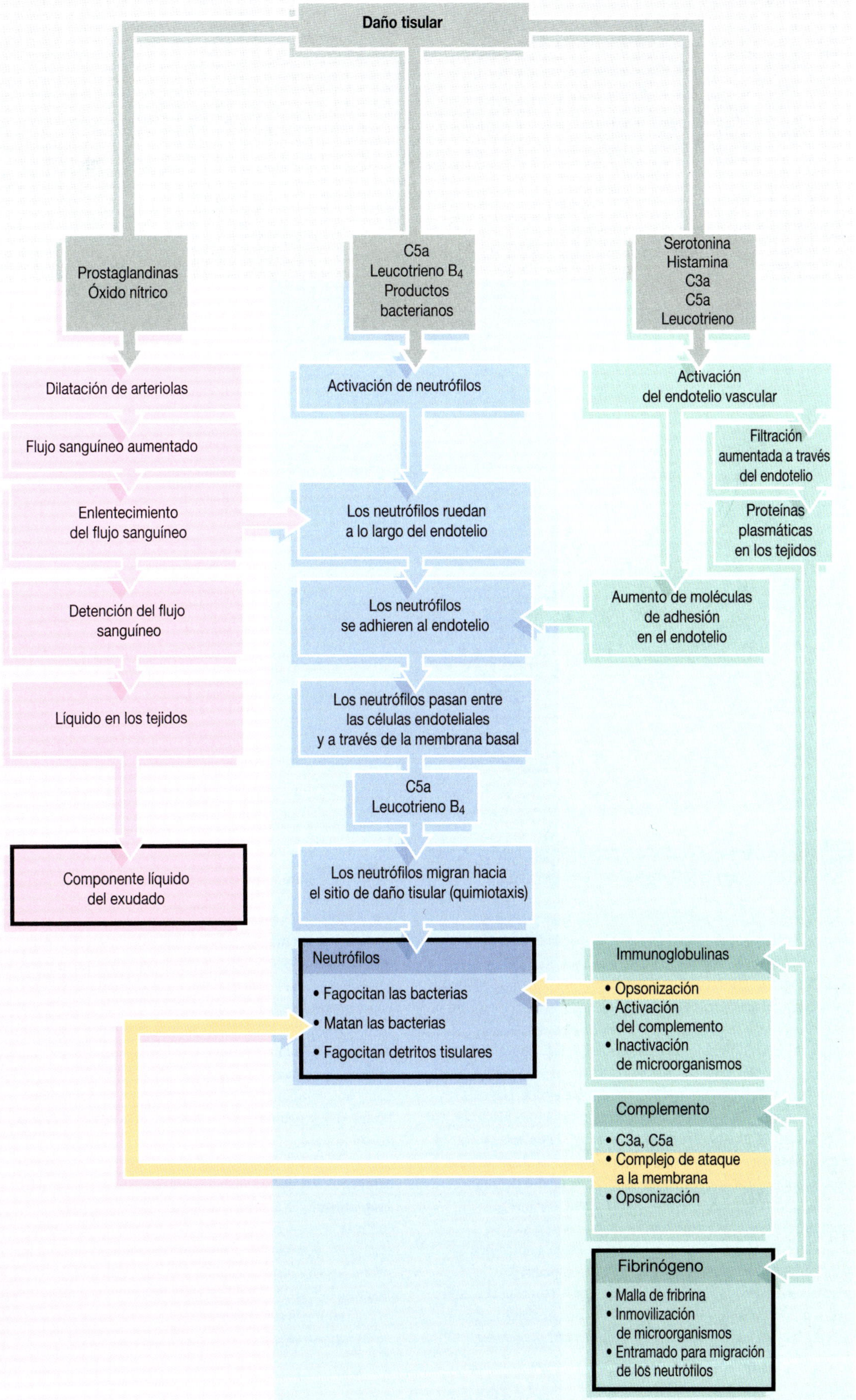
Daño tisular
Prostaglandinas
Óxido nítrico
C5a
Leucotrieno B4
Productos bacterianos
Serotonina
Histamina
C3a
C5a
Leucotrieno
Dilatación de arteriolas
Flujo sanguíneo aumentado
Enlentecimiento del flujo sanguíneo
Detención del flujo sanguíneo
Líquido en los tejidos
Componente líquido del exudado
Activación de neutrófilos
Los neutrófilos ruedan a lo largo del endotelio
Los neutrófilos se adhieren al endotelio
Los neutrófilos pasan entre las células endoteliales y a través de la membrana basal
C5a
Leucotrieno B4
Los neutrófilos migran hacia el sitio de daño tisular (quimiotaxis)
Neutrófilos
• Fagocitan las bacterias
• Matan las bacterias
• Fagocitan detritos tisulares
Activación del endotelio vascular
Filtración aumentada a través del endotelio
Proteínas plasmáticas en los tejidos
Aumento de moléculas de adhesión en el endotelio
Immunoglobulinas
• Opsonización
• Activación del complemento
• Inactivación de microorganismos
Complemento
• C3a, C5a
• Complejo de ataque a la membrana
• Opsonización
Fibrinógeno
• Malla de fibrina
• Inmovilización de microorganismos
• Entramado para migración de los neutrófilos

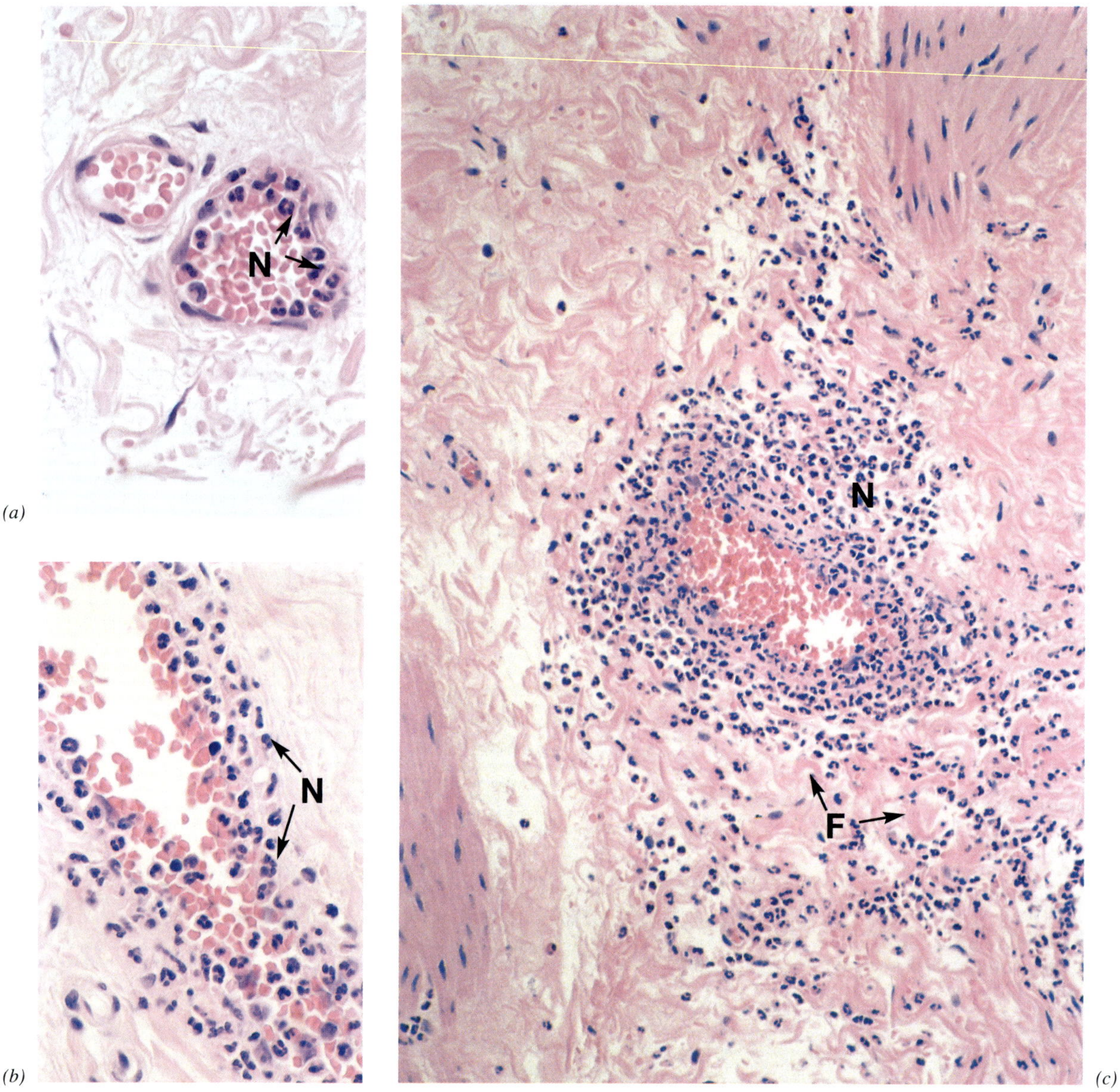

Fig. 2.2 Formación del exudado inflamatorio agudo
(a) Cambios vasculares precoces (GA) (b) Migración de neutrófilos (GA) (c) Formación precoz del exudado (BA)

Este conjunto de microfotografías ilustra la secuencia de acontecimientos durante las fases iniciales de la respuesta inflamatoria aguda descrita en la Figura 2.1. En la microfotografía (a) se muestran dos capilares pequeños. Ambos vasos están dilatados y, en el mayor, los neutrófilos (**N**) tapizan la periferia del vaso, un proceso denominado ***pavimentación***. Estos neutrófilos están adheridos al endotelio. El tejido conectivo fibroso adyacente contiene espacios claros causados por la acumulación de líquido (***edema***) entre los haces de colágeno. Aunque no visibles, también se encuentran proteínas plasmáticas libres dentro del tejido. Entre ellas se incluye la proteína de la coagulación sanguínea ***fibrinógeno***, que se convierte en ***fibrina*** insoluble, que formará, más tarde, una malla dentro del tejido.

Los neutrófilos pasan a través de la pared vascular extendiendo sus seudópodos entre células endoteliales adyacentes. Los neutrófilos penetran después en la membrana basal endotelial y se mueven hacia el tejido conectivo perivascular, como muestra la microfotografía (b). Una vez en los tejidos extravasculares, los neutrófilos (**N**) son atraídos hacia el sitio del daño tisular por sustancias quimiotácticas como el componente del complemento ***C5a***, y migran de forma activa hacia las concentraciones más altas de esas sustancias (***quimiotaxis***); este fenómeno se aprecia en la microfotografía (c). Una vez en el sitio de daño tisular, los neutrófilos juegan un papel importante para la destrucción de los microorganismos. La fagocitosis de los gérmenes es promovida por un revestimiento de inmunoglobulinas y complemento (***opsonización***), y los neutrófilos activados son más efectivos para matar los patógenos. Estos tres componentes, es decir, agua, proteínas (incluyendo fibrina [**F**]) y neutrófilos (**N**), forman el ***exudado inflamatorio agudo*** típico.

Los mediadores químicos, aunque no visibles, controlan todo el proceso. La vasodilatación está mediada por ***prostaglandinas*** y ***óxido nítrico***. El aumento de la permeabilidad vascular es controlado por sustancias como las aminas vasoactivas, serotonina e histamina, los componentes del complemento ***C5a*** y ***C3a***, los ***leucotrienos*** C_4, D_4 y E_4, el ***factor activador de las plaquetas*** (***FAP***) y la ***sustancia P***. La activación de los leucocitos y la quimiotaxis son influenciadas por el ***C5a***, el ***leucotrieno*** B_4, varias ***quimocinas*** y diversos productos bacterianos.

(a)

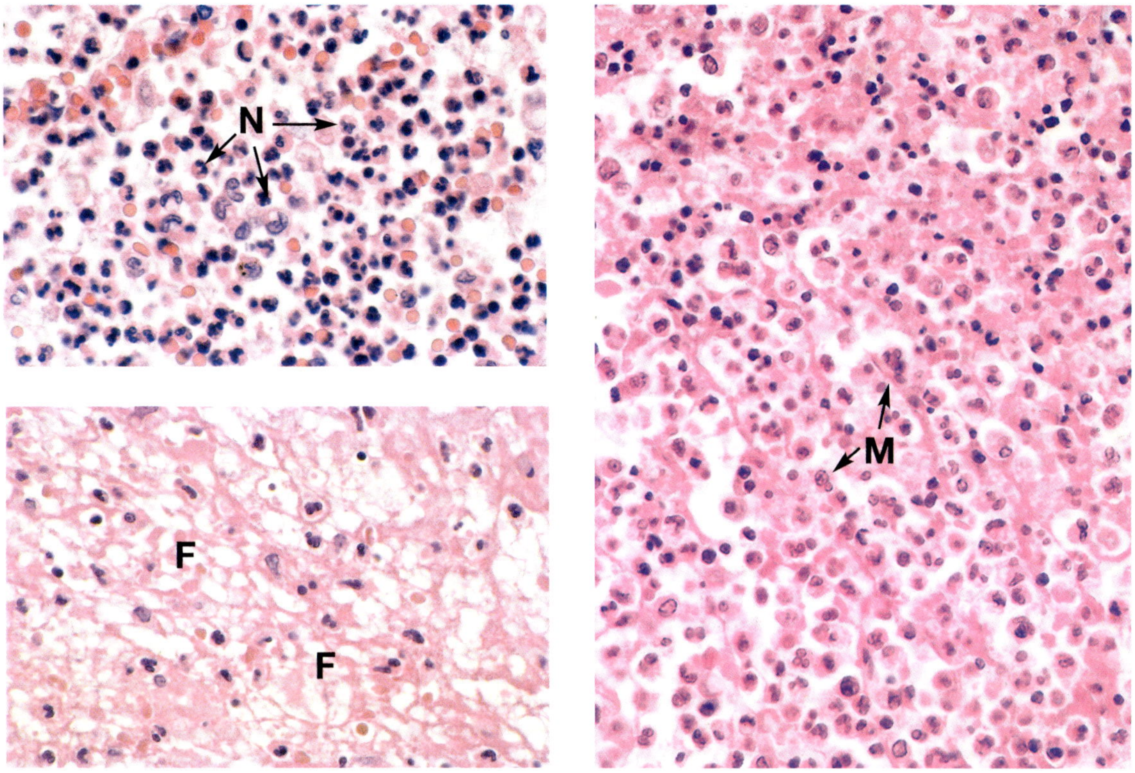

(b) (c)

Fig. 2.3 Exudado inflamatorio agudo

(a) Exudado neutrofílico (GA) (b) Exudado altamente fibrinoso (GA) (c) Exudado mixto neutrofílico-fibrinoso (AM)

La calidad de un exudado inflamatorio agudo varía dependiendo del estado y la naturaleza del tejido lesionado y del tipo de agente nocivo implicado. Estas microfotografías muestran exudados inflamatorios agudos establecidos que se diferencian entre sí por el número de neutrófilos (**N**) y la cantidad de fibrina (**F**) presentes; los filamentos de fibrina adquieren una coloración rosa brillante con la tinción de HE.

La microfotografía (a) muestra un exudado inflamatorio agudo en el que los neutrófilos son el principal componente, como suele suceder cuando el estímulo dañino es una infección bacteriana; este exudado rico en neutrófilos se conoce comúnmente como «***pus***», y el proceso se denomina, por tanto, ***inflamación aguda purulenta***.

La microfotografía (b) muestra un exudado inflamatorio agudo en el que la fibrina es el principal componente (***exudado fibrinoso***); esto ocurre más frecuentemente sobre superficies serosas (ver Fig. 2.6b).

La microfotografía (c) muestra un exudado mixto neutrofílico-fibrinoso en fase tardía, con la presencia de algunos macrófagos.

Una vez en los tejidos extravasculares, los neutrófilos engloban fragmentos necróticos del tejido dañado, descomponiéndolos con sus enzimas lisosómicas. Cuando el daño tisular ha sido causado por bacterias, como en la neumonía lobar (Fig. 2.4), los neutrófilos fagocitan y matan los microorganismos responsables. La actividad de los neutrófilos está limitada por su incapacidad para regenerar las enzimas lisosómicas y, después de un ***estallido respiratorio*** que genera el peróxido de hidrógeno usado para matar las bacterias, los neutrófilos degeneran. Los neutrófilos maduros sólo sobreviven tres días, pero su número es mantenido en la inflamación aguda por la llegada de nuevos neutrófilos desde la circulación; la respuesta sistémica frente a la inflamación aguda consiste en la liberación de neutrófilos desde la médula ósea hacia la sangre, lo que produce una ***leucocitosis neutrofílica***. Los neutrófilos degenerados pueden ser identificados por la condensación (picnosis) y la fragmentación (cariorrexis) de los núcleos y, eventualmente, la desintegración del citoplasma; estas alteraciones se observan en la microfotografía (b).

Aunque el tipo celular dominante en las fases tempranas de la inflamación aguda es el neutrófilo, dentro de las primeras 24 horas los macrófagos también comienzan a emigrar hacia el tejido dañado y al cabo de 48 a 72 horas constituyen el tipo celular predominante. Los macrófagos proceden de los monocitos sanguíneos circulantes. Los macrófagos (**M**), unos pocos de los cuales se pueden ver en la microfotografía (c), continúan el trabajo fagocítico iniciado por los neutrófilos, y acaban eliminando los neutrófilos degenerados y los filamentos de fibrina. A diferencia de los neutrófilos, los macrófagos pueden regenerar sus enzimas lisosómicas y son capaces de llevar a cabo una actividad mantenida. Los monocitos también pueden actuar como células presentadoras de antígenos para iniciar las respuestas inmunológicas específicas.

El destino del exudado inflamatorio agudo depende de una variedad de factores entre los que se incluyen la naturaleza y la resistencia del agente lesivo, la extensión del daño tisular y las propiedades del tejido en los que se ha producido el daño.

El proceso inflamatorio agudo acaba con uno de los cuatro principales procesos: ***resolución, organización y reparación, formación de absceso*** o ***inflamación crónica***.

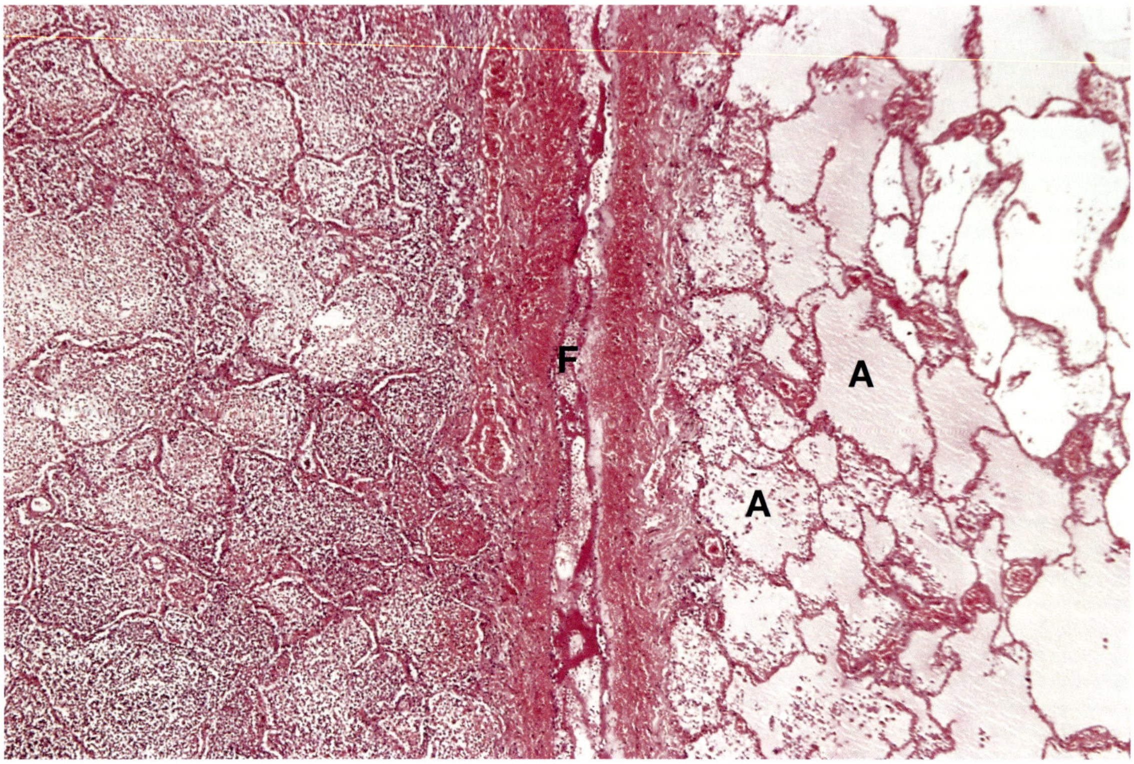

(a)

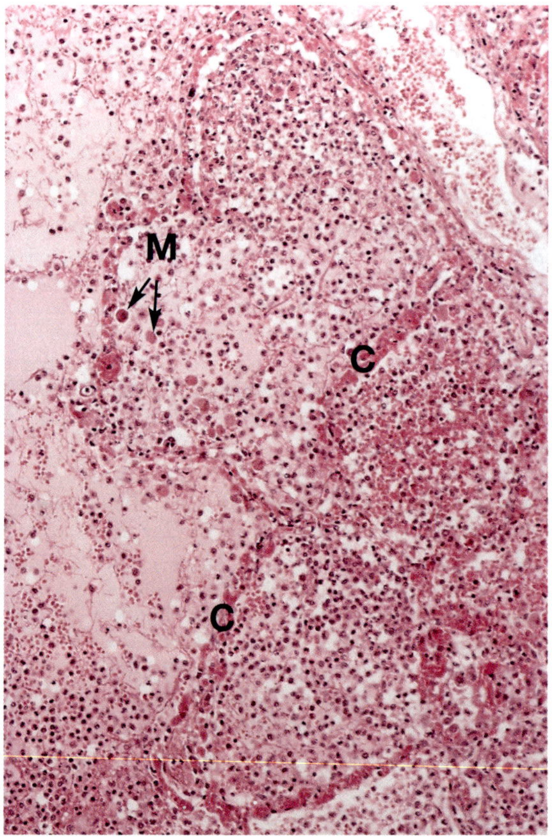

(b)

Fig. 2.4 Inflamación aguda del pulmón: neumonía lobar (a) BA (b) AM

Una causa importante de inflamación aguda en el parénquima pulmonar es la infección bacteriana que produce neumonía lobar. Sin embargo, el tipo más común de neumonía es la bronconeumonía (Fig. 12.5), en la que la infección se extiende desde los bronquios en el tejido pulmonar adyacente. En la neumonía lobar, menos común ahora que en tiempos pasados, un lóbulo completo experimenta solidificación como resultado del paso masivo de líquido, fibrina y neutrófilos hacia los espacios alveolares. Este patrón de neumonía está causado más comúnmente por neumococos (*Streptococcus pneumoniae*).

En la microfotografía (a) se muestra una parte del pulmón con una fisura (**F**) interlobar que tiene un curso vertical. El tejido pulmonar de la izquierda muestra obliteración de los espacios alveolares por masas de células inflamatorias (principalmente neutrófilos), teñidas de color púrpura y fibrina asociada; esta lesión se conoce como ***consolidación***. Todavía se pueden apreciar las paredes alveolares. El exudado inflamatorio denso está perfectamente delimitado por la fisura interlobar. El pulmón situado a la derecha de la fisura muestra cambios precoces de inflamación aguda, con presencia de exudado seroso de color rosa pálido en los alvéolos (**A**), y emigración precoz de neutrófilos que se manifiesta por la existencia de unas pocas células diseminadas dentro de los espacios alveolares.

A mayor aumento, en la microfotografía (b), los capilares (**C**) de la pared alveolar se ven ingurgitados de sangre. Los espacios alveolares están obliterados por un exudado inflamatorio agudo rico en neutrófilos y cantidades menores de fibrina con tinción rosada. En ocasiones se pueden ver también grandes células mononucleares redondeadas, los macrófagos (**M**), pero suelen existir pocas células de este tipo durante la fase aguda de la enfermedad.

En ausencia de tratamiento existen tres evoluciones posibles de la neumonía lobar: muerte del paciente (como en el caso ilustrado), resolución completa (Fig. 2.8) o, rara vez, el exudado puede organizarse con la consiguiente fibrosis permanente del tejido pulmonar.

Manifestaciones clínicas y nomenclatura de los procesos inflamatorios agudos

Los fenómenos vasculares y exudativos de la inflamación aguda son responsables de las manifestaciones clínicas, y fueron descritos por Celso en el siglo I dC. Los ***signos cardinales de Celso*** son:

- ***Enrojecimiento*** (*rubor*) por hiperemia.
- ***Hinchazón*** (*tumor*) por exudación de líquido e hiperemia.
- ***Calor*** por hiperemia.
- ***Dolor*** por liberación de bradicinina y PGE_2.

Galeno añadió más adelante:

- ***Pérdida de función*** (*functio laesa*) causada por los efectos combinados de todo lo anterior.

Desde el punto de vista clínico, los pacientes con inflamación aguda significativa presentan malestar general y tienen fiebre. El aumento de temperatura está mediado por citocinas que son liberadas hacia la sangre (***interleucinas 1 y 6, factor de necrosis tumoral [TNF]*** y ***prostaglandinas***), que actúan sobre el hipotálamo. El análisis de sangre suele revelar aumento del recuento de neutrófilos.

La nomenclatura usada para describir la inflamación en los diferentes tejidos emplea el nombre del tejido (o su equivalente griego o latino) y el sufijo «***-itis***». Por ejemplo, la inflamación del apéndice se conoce como ***apendicitis***, la inflamación de la trompa de Falopio se denomina ***salpingitis***, y la inflamación del pericardio se llama ***pericarditis***. Aunque esto es cierto para la mayoría de los tejidos y los órganos, existen excepciones notables en el uso clínico tradicional. Por ejemplo, la inflamación de la pleura se suele denominar ***pleuresía***, mientras que la inflamación de los tejidos subcutáneos causada por infección se suele designar como ***celulitis*** aguda. En los capítulos dedicados a la patología de los sistemas, que forman la segunda mitad de este libro, se presentan muchos ejemplos de enfermedades inflamatorias agudas. Además, la nomenclatura aplicada a las formas comunes de inflamación aguda se presenta en la Figura 2.5; las causas citadas en esta figura ilustran los factores más comunes que inician cada tipo de respuesta inflamatoria.

Fig. 2.5 Nomenclatura y etiología de los tipos comunes de inflamación

Tejido	Inflamación aguda	Causas típicas
Meninges	Meningitis	Infecciones bacterianas y víricas
Encéfalo	Encefalitis	Infecciones víricas
Pulmón	Neumonía	Infecciones bacterianas
Pleura	Pleuresía	Infecciones bacterianas y víricas
Pericardio	Pericarditis	Infecciones bacterianas y víricas, infarto de miocardio
Esófago	Esofagitis	Reflujo ácido gástrico, infecciones micóticas
Estómago	Gastritis	Abuso de alcohol, infección por *Helicobacter pylori*
Colon	Colitis	Infecciones bacterianas, colitis ulcerosa
Recto	Proctitis	Colitis ulcerosa
Apéndice	Apendicitis	Obstrucción fecal
Hígado	Hepatitis	Abuso de alcohol, infecciones víricas
Vesícula biliar	Colecistitis	Infecciones bacterianas, irritación química
Páncreas	Pancreatitis	Liberación de enzimas pancreáticas
Vejiga urinaria	Cistitis	Infecciones bacterianas
Hueso	Osteomielitis	Infecciones bacterianas
Tejidos subcutáneos	Celulitis	Infecciones bacterianas
Articulaciones	Artritis	Infecciones bacterianas y víricas, depósito de complejos inmunes
Arterias	Arteritis	Depósito de complejos inmunes

Tipos morfológicos de inflamación aguda

Aunque el proceso básico de la inflamación aguda es el mismo en todos los tejidos, muchas veces existen diferencias cualitativas en la respuesta inflamatoria observada bajo diferentes circunstancias. Los términos que describen esas variaciones son ampliamente usados en la práctica clínica, y se resumen a continuación:

- ***Inflamación supurada (inflamación purulenta)*** se refiere a una forma de inflamación aguda en la que el exudado inflamatorio agudo es particularmente rico en leucocitos neutrófilos. La inflamación supurada se observa más frecuentemente como consecuencia de la infección por bacterias cuando la mezcla de neutrófilos (viables y muertos), tejido necrótico y fluido tisular en el exudado inflamatorio agudo forma un material semilíquido conocido como ***pus***; de aquí la designación ***inflamación purulenta***. La Figura 2.6a presenta un ejemplo de inflamación purulenta. Una colección circunscrita de pus semilíquido dentro de los tejidos se denomina ***absceso*** (Fig. 2.13). La destrucción del tejido se puede deber tanto a liberación de enzimas lisosómicas de los neutrófilos como a destrucción tisular causada por las bacterias. Las bacterias productoras de inflamación purulenta se conocen como ***bacterias piógenas***. Estos gérmenes provocan una infiltración neutrófila masiva, con la consiguiente destrucción de los tejidos infectados. Entre las bacterias piógenas se incluyen estafilococos, algunos estreptococos (*Streptococcus pyogenes*, *Streptococcus pneumoniae*), *Escherichia coli* y neiserias (meningococos y gonococos).
- El término ***inflamación fibrinosa*** designa un patrón de inflamación aguda en el que el exudado inflamatorio agudo contiene gran cantidad de proteínas plasmáticas. El fibrinógeno derivado del plasma se convierte en fibrina, que se deposita en los tejidos. Este tipo de inflamación se asocia en particular con cavidades tapizadas por membranas serosas como la pleura, el pericardio y el peritoneo, donde los filamentos de fibrina forman una especie de alfombra y provocan la adherencia de superficies adyacentes. Se ofrece un ejemplo en la Figura 2.6b.
- ***Inflamación serosa*** describe un patrón de inflamación aguda en el que la principal respuesta tisular es una acumulación de líquido con un contenido bajo de proteínas plasmáticas y células. Tal líquido se designa frecuentemente ***trasudado***, y por definición tiene una densidad específica < 1,012, en contraste con el ***exudado,*** que tiene una densidad específica > 1,020. Este patrón de inflamación se observa más frecuentemente en la piel como respuesta a una quemadura.

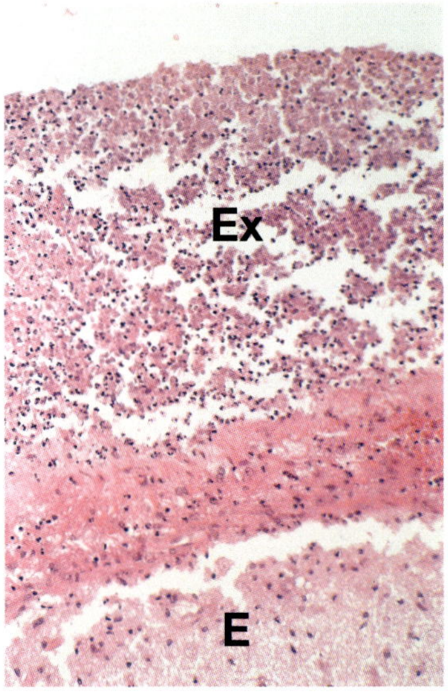

(a)

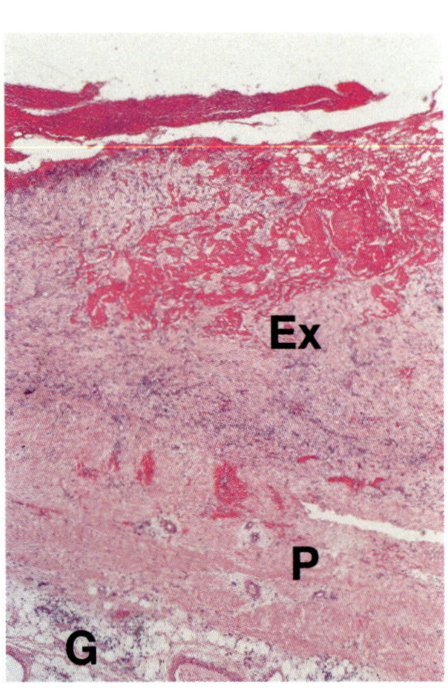

(b)

Fig. 2.6 Inflamación purulenta y fibrinosa
(a) Inflamación purulenta: meningitis aguda (BA) (b) Inflamación fibrinosa: pericarditis aguda (BA)

Estas microfotografías contrastan ejemplos de inflamación purulenta y fibrinosa. La inflamación aguda en las meninges (a) alrededor del encéfalo ilustra un ejemplo de exudado con formación de muy poca fibrina. En la meningitis aguda el exudado se compone casi totalmente de líquido de edema y neutrófilos.

La meningitis aguda puede estar causada por infección bacteriana (p. ej., *Neisseria meningitidis* o *Streptococcus pneumoniae*). Las meningitis vírica y micobacteriana (tuberculosa) se caracterizan por una reacción inflamatoria crónica desde el comienzo, lo que se refleja clínicamente por una presentación mucho más sutil. La presencia de bacterias patógenas en las meninges provoca un exudado inflamatorio agudo en el espacio subaracnoideo, en el que predominan los neutrófilos. Desde el punto de vista macroscópico, el exudado aparece como un líquido cremoso espeso, y muchas veces se utiliza el término ***inflamación purulenta aguda*** para describir tal reacción. Nótese el exudado (**Ex**) densamente celular sobre la superficie del encéfalo (**E**) en el espacio subaracnoideo.

Cuando se forma un exudado inflamatorio agudo sobre una superficie serosa, aquél suele estar dominado por la presencia de grandes cantidades de fibrina. Desde el punto de vista macroscópico, la superficie previamente lisa está tapizada ahora por una capa de fibrina irregular. Este patrón se observa en la pericarditis aguda (b), en la pleuresía aguda y en la peritonitis aguda. En esta microfotografía a bajo aumento, el exudado (**Ex**) está bien establecido sobre la cara epicárdica del pericardio (**P**). En la ilustración no se ve miocardio, pero se identifica con facilidad la grasa (**G**) epicárdica. La pericarditis aguda ocurre con frecuencia secundariamente a la muerte del músculo cardíaco subyacente (***infarto de miocardio***). El exudado inflamatorio agudo está constituido por masas densas de fibrina de tinción rosada y, comparativamente, pocos neutrófilos.

El destino usual de los exudados serosos es la organización a través de la invasión por tejido de granulación, y la formación eventual de tejido cicatricial colágeno que une las superficies serosas adyacentes. Si este proceso ocurre en la cavidad peritoneal, las adherencias fibrosas pueden causar obstrucción de las asas intestinales.

Resultados de la inflamación aguda

El proceso de inflamación aguda tiene como objetivos neutralizar los factores perjudiciales y restaurar el funcionalismo útil del tejido. Si el paciente sobrevive, la inflamación aguda tiene cuatro posibilidades de evolución principales: ***resolución, curación por fibrosis, formación de absceso*** y ***progresión hacia la inflamación crónica***. Tres factores determinan cuál de ellas se va a producir:

- Gravedad del daño tisular.
- Capacidad de las células especializadas del tejido dañado para dividirse y sustituirse a ellas mismas, un proceso denominado ***regeneración***.
- El tipo de agente que ha causado el daño tisular.

La ***resolución*** implica la restitución completa de la arquitectura y la función normales. Este resultado sólo puede ocurrir si el entramado de tejido conectivo permanece intacto, y si el tejido afecto tiene la capacidad de reemplazar las células especializadas que haya perdido (regeneración). Son ejemplos de resolución la curación de una quemadura solar (respuesta inflamatoria aguda de la piel provocada por exposición a la radiación UV), y la restitución de la estructura y la función normales del pulmón después de una neumonía lobar (ver Fig. 2.8). La regeneración de los tejidos puede interpretar un papel importante en la resolución, como sucede, por ejemplo, con la renovación de las células del revestimiento alveolar después de una neumonía. Se encuentra otro ejemplo de regeneración en el sistema nervioso periférico, donde las prolongaciones axonales pueden volver a crecer después de la lesión. Esta función depende de la viabilidad del cuerpo celular de la neurona, y es un ejemplo de regeneración de una parte de una célula, no de la formación de nuevas células.

La ***curación por fibrosis*** (***formación de cicatriz***) ocurre cuando existe un daño sustancial del entramado del tejido conectivo y/o el tejido carece de la capacidad de regenerar sus células especializadas. En estos casos, el tejido muerto y el exudado inflamatorio agudo son inicialmente eliminados del área dañada por los macrófagos (ver Fig. 2.7), y el defecto resultante es rellenado después por la invasión de un tejido conectivo vascular especializado conocido como ***tejido de granulación*** (ver Fig. 2.9). El proceso se denomina ***organización***. El tejido de granulación produce gradualmente colágeno para formar una ***cicatriz fibrosa (colágena)***, constituyendo el proceso de ***reparación*** (ver Figs. 2.10 y 2.11). A pesar de la pérdida de algunas células especializadas y de cierta distorsión arquitectónica por la cicatriz fibrosa, se restablece la integridad estructural. Cualquier defecto de la función depende de la extensión de la pérdida de células especializadas. Se encuentran formas modificadas de reparación fibrosa en el hueso después de una fractura cuando se crea hueso nuevo (Fig. 2.12), y en el encéfalo con la formación de una cicatriz astrocítica (Fig. 23.2).

La ***formación de abscesos*** tiene lugar cuando la reacción inflamatoria aguda fracasa en la destrucción/eliminación de la causa del daño tisular, y el proceso continúa con un componente de inflamación crónica. Este resultado es más frecuente en caso de infección por bacterias piogénicas. Conforme progresa la inflamación aguda se produce licuefacción del tejido para formar ***pus***. En la periferia de esta zona, un componente inflamatorio crónico rodea el área y se deposita tejido fibroso, aislando la supuración (ver Fig. 2.13).

La ***inflamación crónica*** puede seguir a la inflamación aguda cuando un agente perjudicial persiste durante un período de tiempo prolongado, causando destrucción, inflamación, organización y reparación tisulares. Algunos agentes lesivos provocan inflamación de tipo crónico desde el principio. La inflamación crónica se estudia con más detalle en el Capítulo 3.

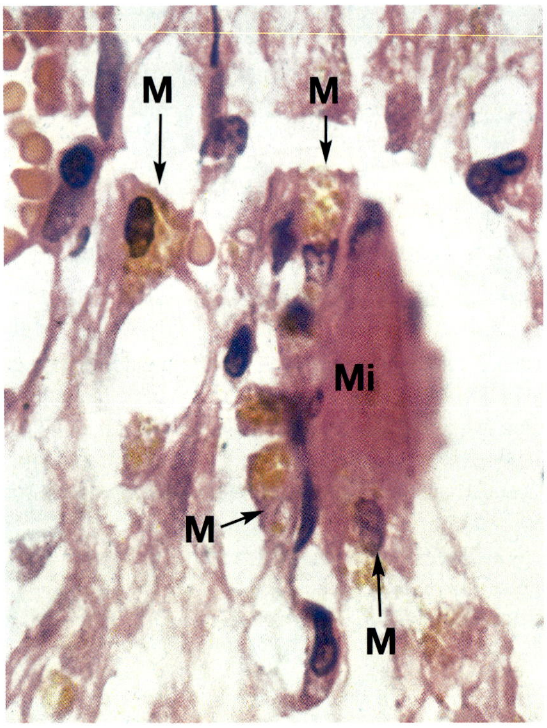

Fig. 2.7 Resultado precoz de la inflamación aguda: acumulación de macrófagos (GA)

Ya al segundo o tercer día después de comenzar la respuesta inflamatoria aguda, los macrófagos se acumulan en un número cada vez mayor. Estas células entran en los tejidos de un modo similar a los neutrófilos bajo la influencia de factores quimiotácticos. Los macrófagos fagocitan detritos celulares, neutrófilos muertos y fibrina. Al mismo tiempo, los linfocitos comienzan a penetrar en el área dañada, como expresión de una respuesta inmune frente a los antígenos introducidos.

Esta microfotografía muestra un área de músculo cardíaco que ha experimentado necrosis tras la obstrucción de su irrigación arterial (***infarto de miocardio***). La respuesta inflamatoria aguda ya está avanzada, y los neutrófilos y la fibrina, predominantes en fases anteriores, han sido eliminados por los macrófagos. Todo lo que queda es un tejido blando, suelto, que contiene unos pocos restos miocárdicos (**Mi**) necróticos, uno de los cuales está siendo englobado por macrófagos (**M**). Bajo estas circunstancias los macrófagos se pueden identificar por el aspecto espumoso de su citoplasma, que también suele contener gránulos de pigmento pardusco. El material pardo corresponde a pigmento de hierro (***hemosiderina***) procedente de la hemoglobina. Más detalles sobre los acontecimientos que siguen a un infarto de miocardio se ilustran en la Figura 10.2.

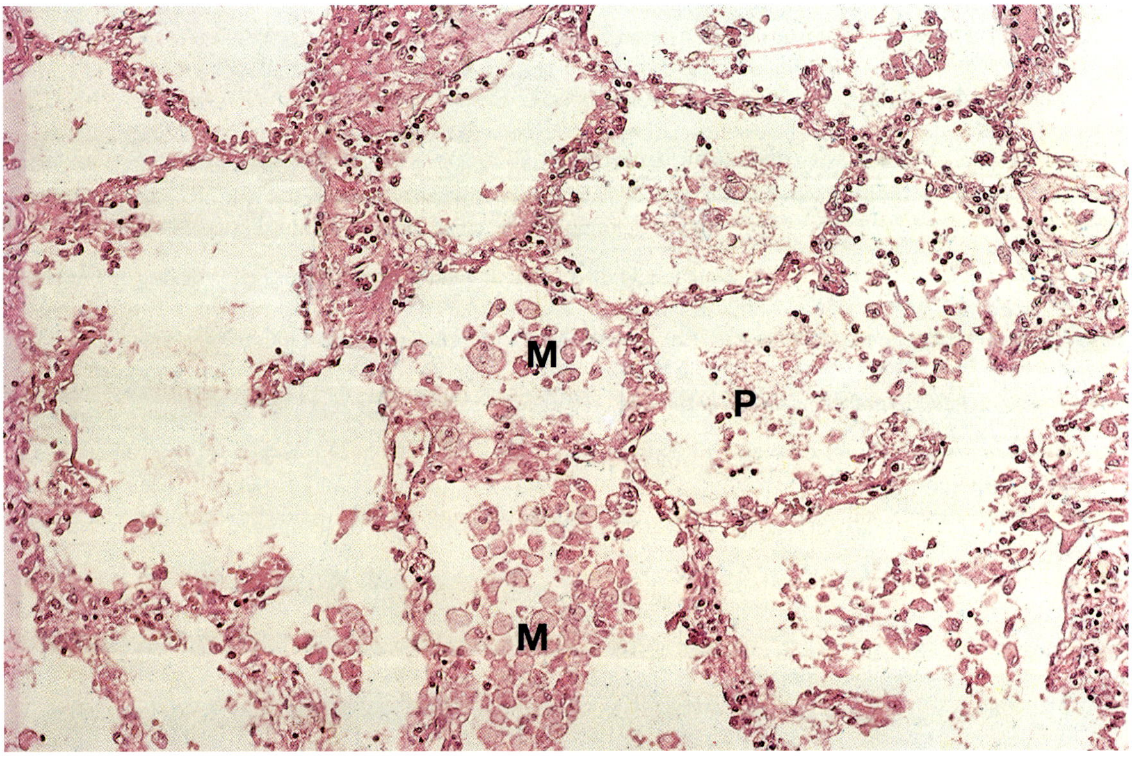

Fig. 2.8 Resolución de la inflamación aguda: neumonía lobar (GA)

En ocasiones, un estímulo dañino puede provocar una respuesta inflamatoria aguda fuerte con un daño tisular mínimo. En tales casos es posible la resolución del exudado sin necesidad de organización ni reparación, por lo que no queda tejido cicatricial residual.

Este fenómeno se observa en la neumonía lobar, en la que la respuesta inflamatoria aguda se debe a infección por bacterias, frecuentemente neumococos (ver Fig. 2.4). Los alvéolos de uno o más lóbulos del pulmón aparecen llenos de exudado inflamatorio agudo, y la pérdida de función respiratoria puede ser tan grande como para provocar la muerte por ***hipoxia***. Antes de la aparición de los antibióticos la neumonía era una causa común de muerte en personas jóvenes previamente sanas.

Las bacterias son englobadas por los neutrófilos, y los filamentos de fibrina son descompuestos por ***fibrinolisinas*** procedentes del plasma y de los lisosomas de los neutrófilos. Se reclutan macrófagos (**M**), que fagocitan los neutrófilos muertos, los hematíes extravasados y otros restos celulares. El líquido y el material proteináceo (**P**) degradado, junto con los macrófagos, son reabsorbidos después hacia la circulación a través de los vasos de las paredes alveolares y los linfáticos intersticiales, o pueden ser eliminados mediante la expectoración como un esputo de color pardusco. De ese modo se limpian los espacios alveolares, que podrán participar de nuevo en el intercambio gaseoso. La regeneración de las células del revestimiento alveolar completa el retorno a la normalidad estructural y funcional.

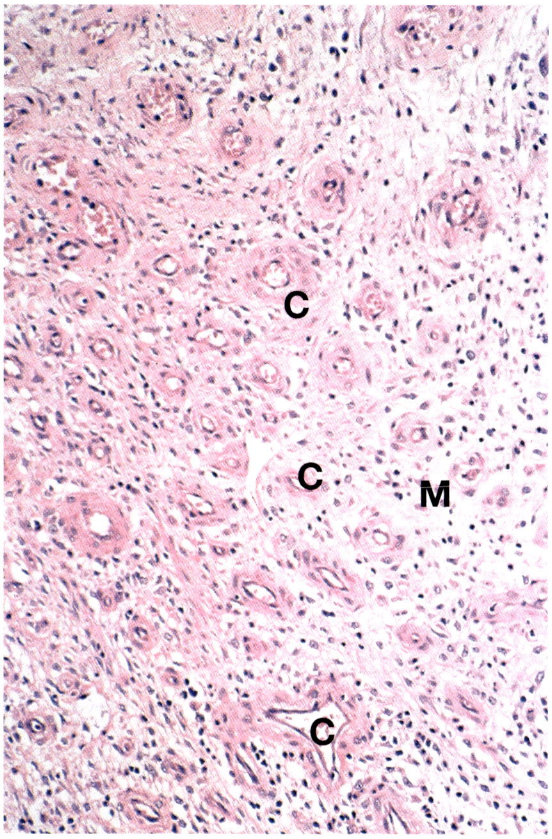

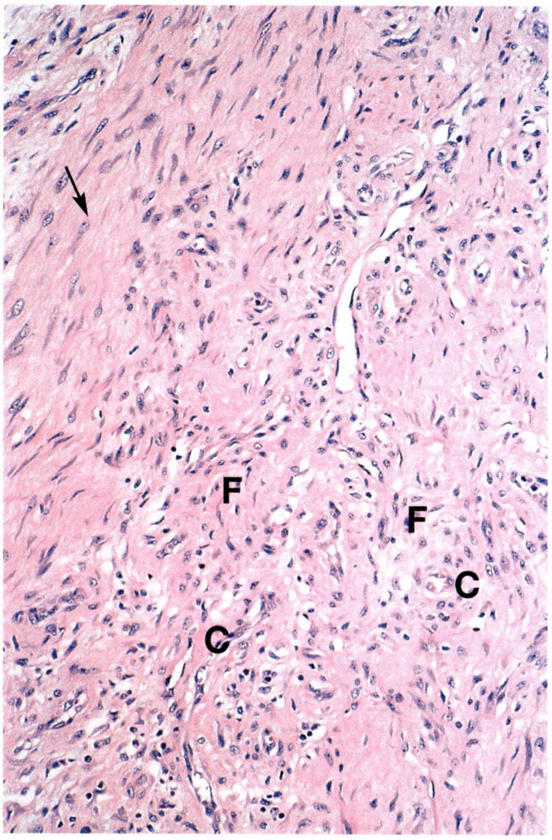

Fig. 2.9 Tejido de granulación
(a) Tejido de granulación vascular (GA) (b) Tejido de granulación fibroso (GA)

Cuando se ha producido daño significativo del entramado del tejido conectivo, el sitio de daño tisular activo e inflamación aguda es ocupado por una mezcla de capilares proliferantes, fibroblastos, macrófagos, linfocitos y células plasmáticas, lo que se conoce como ***tejido de granulación.***

Los capilares (**C**) proceden por gemación de los vasos existentes en la periferia del área dañada (***angiogénesis***), y forman una red interconectada según se aprecia en la microfotografía (a). En esta forma precoz conocida como ***tejido de granulación vascular***, los espacios entre los capilares están ocupados por macrófagos (**M**), linfocitos, fibroblastos proliferantes y una matriz de tejido conectivo laxo. En las fases más tempranas, los capilares tienen paredes finas y relativamente porosas, lo que conduce a la extravasación de hematíes y líquido hacia el tejido.

Con el tiempo, la mayoría de los vasos neoformados regresan, se deposita colágeno y las células inflamatorias vuelven a la circulación. El resultado de este proceso se observa en la microfotografía (b), donde se pueden ver numerosos fibroblastos (**F**) activados, de forma rechoncha, con unos pocos linfocitos residuales y capilares (**C**) relativamente poco apreciables. El tejido se ha convertido ahora en un ***tejido de granulación fibroso***, caracterizado por la presencia de tejido fibroso colágeno maduro. El colágeno, depositado por los fibroblastos, experimenta una remodelación según un patrón ordenado (flecha), y el tejido de granulación fibroso adopta las características de una ***cicatriz fibrosa*** precoz según se ilustra en la Figura 2.11.

El tejido de granulación también participa en la curación de heridas, cualesquiera que sean la causa y el lugar del defecto tisular. En el caso de una incisión cutánea simple, cuando los bordes de la herida se encuentran íntimamente apuestos y el defecto es mínimo, la curación se produce con rapidez con una pequeña cantidad de tejido de granulación, y se denomina ***curación por primera intención***. En otros casos el defecto tisular es grande, y se encuentra lleno de un coágulo sanguíneo y una cantidad variable de restos tisulares. En esta situación, descrita como ***curación por segunda intención***, la organización y el relleno del defecto por tejido de granulación tardan considerablemente más tiempo (ver Fig. 2.10).

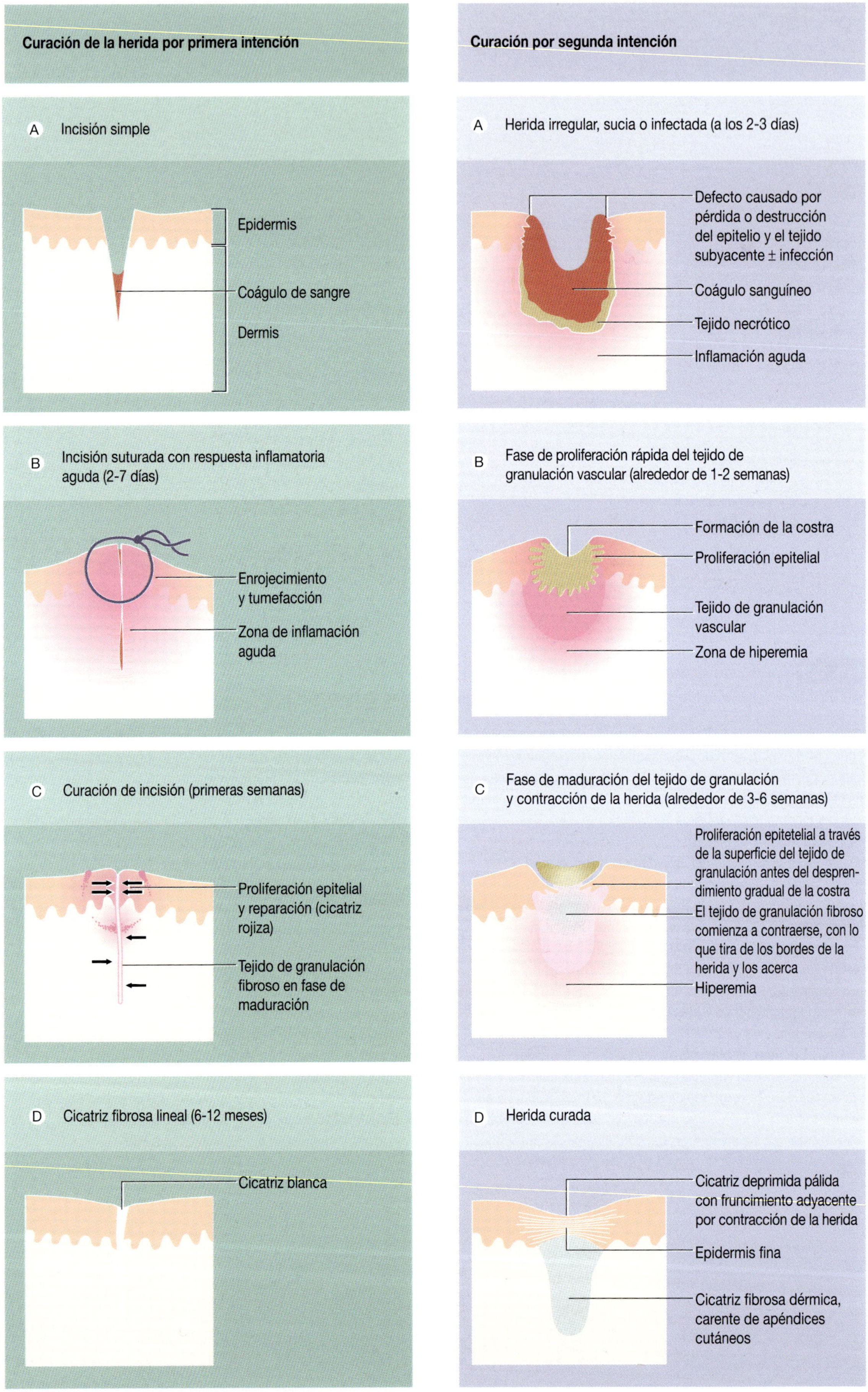

Fig. 2.10 **Curación de las heridas por primera y por segunda intención**

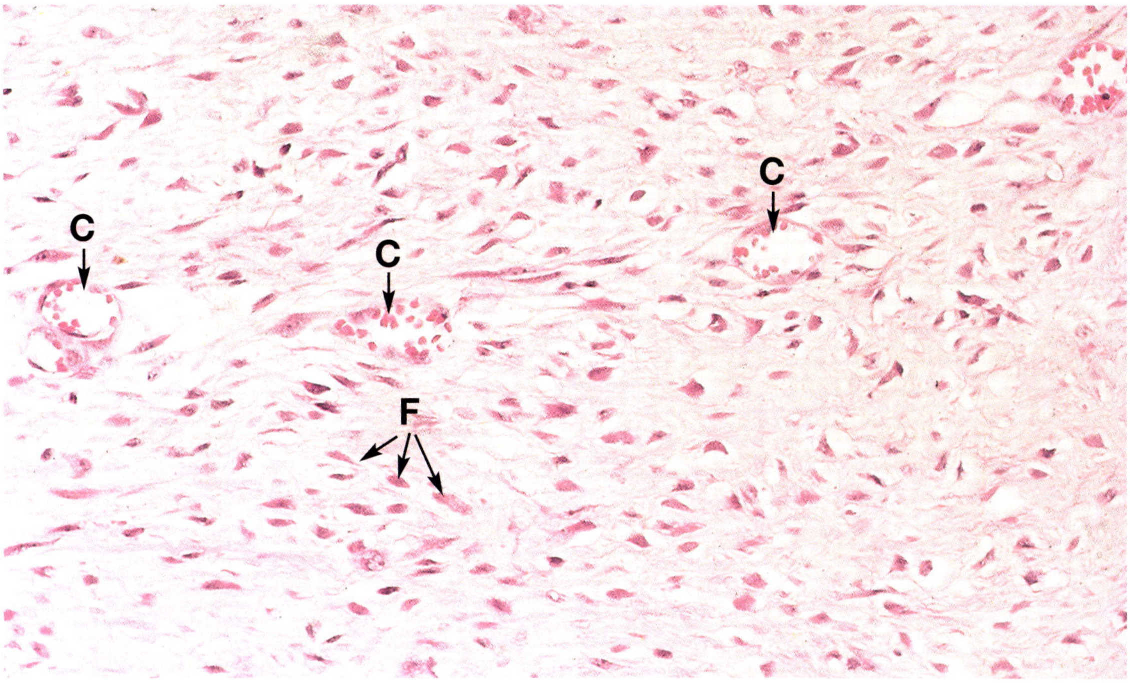

(a)

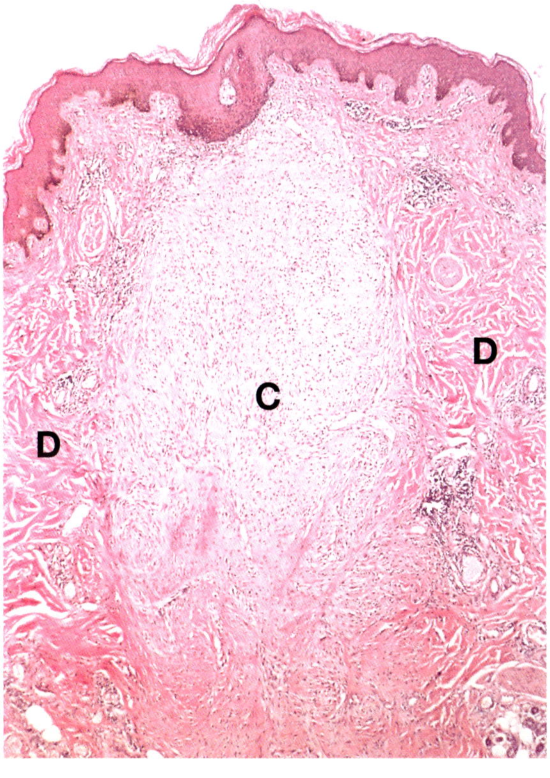

(b)

Fig. 2.11 Cicatriz fibrosa

(a) Tejido cicatricial fibroso (GA) (b) Cicatriz cutánea (BA)

El depósito de colágeno dentro del tejido de granulación fibroso se produce a lo largo de un período de muchas semanas. El colágeno es remodelado en una orientación apropiada para soportar las fuerzas de tensión aplicadas en el área de reparación. Con el paso del tiempo, los fibroblastos previamente rechonchos y dotados de gran actividad metabólica se hacen menos aparentes, según se ilustra en la microfotografía (a) correspondiente a una típica área de cicatriz fibrosa precoz. Nótense los núcleos condensados de los fibroblastos (**F**) inactivos. Persisten algunos capilares (**C**), responsables del color rosado de las cicatrices recientes.

La microfotografía (b) ilustra, a poco aumento, un área de cicatrización reciente en la piel después de la curación de una incisión simple para biopsiar un tumor cutáneo. El tejido colágeno inmaduro forma una cicatriz (**C**) pálida, que interrumpe el colágeno rosado normal de la dermis (**D**) de ambos lados. En las cicatrices de la piel no existen apéndices cutáneos. Durante los siguientes meses y años la celularidad de la cicatriz disminuye, se produce una pérdida progresiva de capilares y la cicatriz se contrae, de modo que al cabo de muchos años una cicatriz cutánea puede resultar prácticamente inapreciable a simple vista. Nótese que la curación de la piel o la mucosa conlleva la epitelización de la superficie de la herida mediante proliferación del epitelio en los bordes del defecto (es decir, ***regeneración epitelial***).

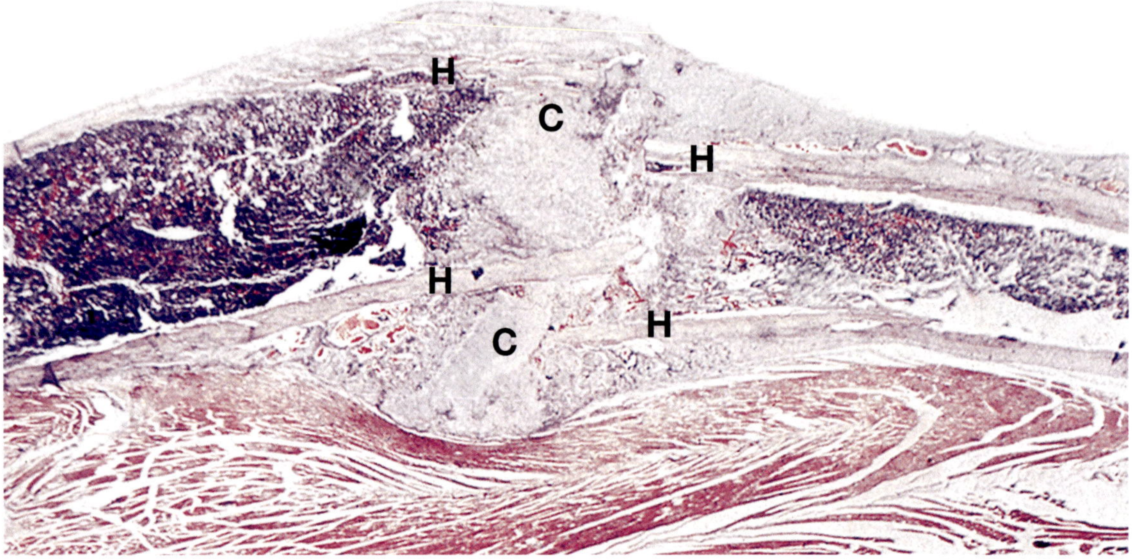

(a)

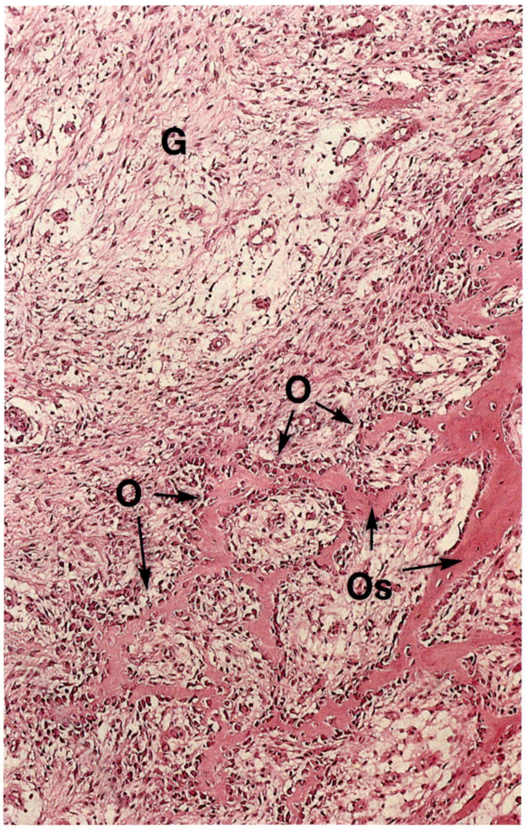

(b)

Fig. 2.12 Reparación especializada: cicatrización del hueso
(a) BA (b) GA

En la mayoría de los tejidos, la cicatriz fibrosa proporciona una sustitución funcionalmente adecuada, aunque no especializada, para los tejidos dañados siempre que reste una cantidad suficiente de tejido normal. En el hueso, sin embargo, la sustitución del tejido dañado por una cicatriz fibrosa sería inadecuada para restaurar la función y, por tanto, se produce una forma especializada de tejido de granulación cuyo producto final es la formación de hueso nuevo.

Después de una fractura suele existir hemorragia en el foco de fractura y a su alrededor, que origina una masa de sangre coagulada o ***hematoma***. La respuesta inflamatoria aguda inicial da paso rápidamente a la organización del hematoma, con formación de tejido de granulación de un modo similar al descrito en la Figura 2.9. En el caso de la fractura ósea, ese tejido de granulación se conoce como ***callo*** (**C**) ***provisional***, y se forma alrededor de los extremos rotos del hueso (**H**) creando una unión débil entre ellos; el proceso se ilustra a bajo aumento en la microfotografía (a).

En contraste con el tejido de granulación usual, el del hueso contiene osteoblastos, que producen ***osteoide***, la matriz orgánica del hueso. El proceso se aprecia en la microfotografía (b), donde el tejido de granulación (**G**) típico en la parte superior del campo da paso a osteoblastos (**O**) que rodean la sustancia osteoide (**Os**) recién formada, de color rosado. Más adelante, la sustancia osteoide se mineraliza para formar el ***callo óseo*** entre los dos extremos fracturados. Este hueso inicial muestra una organización aleatoria (***hueso entretejido***), pero a lo largo de los meses siguientes experimenta una remodelación extensa por parte de los osteoclastos y los osteoblastos, que acaban transformándolo en hueso lamelar, con una arquitectura trabecular más adecuada para resistir las cargas locales. El resultado final es la restitución de la arquitectura y la función normales del hueso.

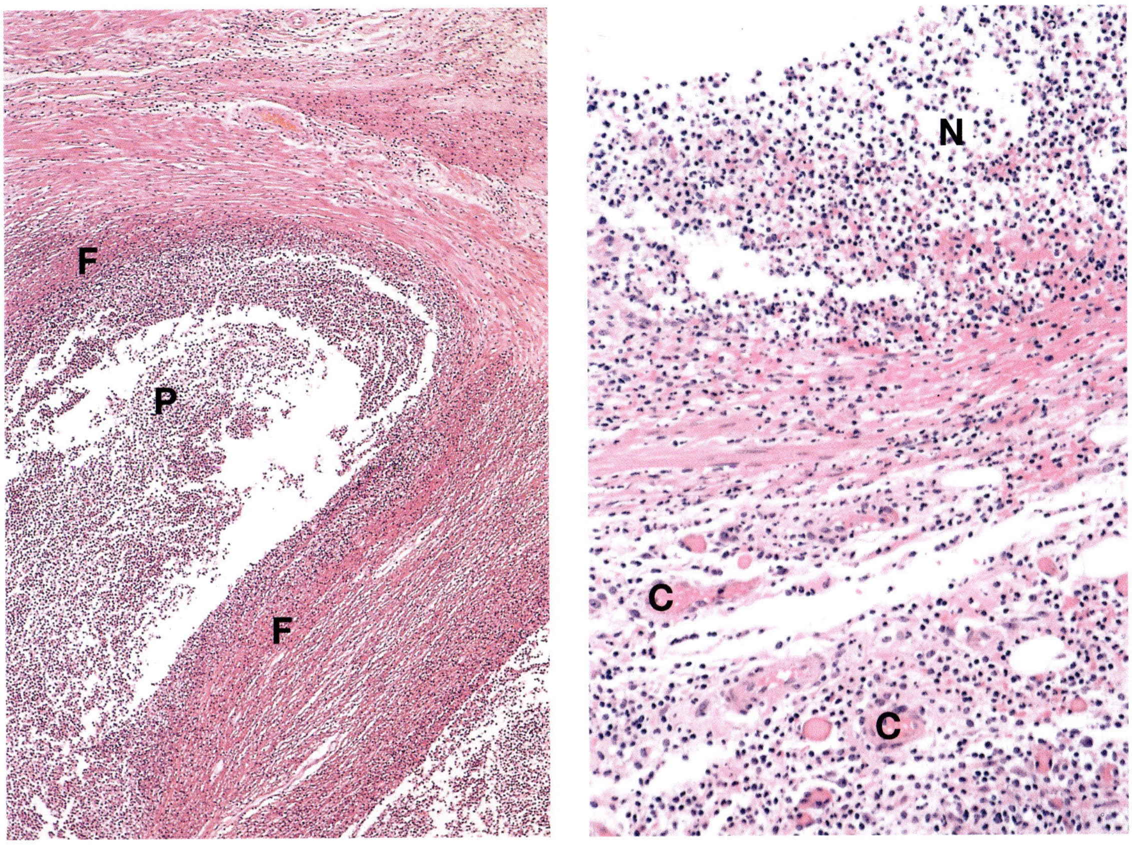

(a) (b)

Fig. 2.13 Formación de un absceso
(a) BA (b) GA

Un absceso es una colección localizada de pus, que habitualmente se forma siguiendo al daño tisular extenso producido por alguna bacteria piógena, como *Staphylococcus aureus*. Estos microorganismos provocan la formación de un exudado inflamatorio en el que predominan los neutrófilos. Bajo tales circunstancias, muchos neutrófilos mueren, liberando sus enzimas lisosómicas y experimentando autólisis; el líquido viscoso resultante, o ***pus***, contiene neutrófilos muertos y moribundos, restos tisulares necróticos y el componente líquido del exudado inflamatorio agudo con un poco de fibrina. Es frecuente la persistencia de bacterias piógenas viables dentro de la cavidad del absceso que pueden causar agrandamiento de la lesión, conocida en esta fase como ***absceso agudo***. En una etapa precoz, la expansión de la lesión está limitada por los procesos de organización y reparación que tienen lugar en los márgenes del absceso. Así pues, el absceso se rodea de una pared, que aísla el pus con bacterias y evita una mayor diseminación; el absceso encapsulado por tejido de granulación fibroso se conoce como ***absceso crónico***. Por otra parte, si las bacterias son muy virulentas y están presentes en gran número, los intentos de organización y reparación pueden ser insuficientes, y se produce la expansión del absceso con destrucción del tejido adyacente. La coexistencia de daño tisular activo e intentos de reparación es típica de la ***inflamación crónica*** (ver Capítulo 3).

La microfotografía (a) muestra un absceso en la pared del colon. El centro consiste en una colección de pus (**P**). En el margen existe una zona de fibrina (**F**) rosa. Todavía se observa poca evidencia de organización en los márgenes del absceso; así pues, esta lesión representa un absceso agudo. La microfotografía (b) muestra a gran aumento la pared y la luz de un absceso crónico, en el que se observan neutrófilos (**N**) y restos tisulares dentro de la cavidad del absceso, así como capilares (**C**) en el tejido de granulación inflamatorio de la pared.

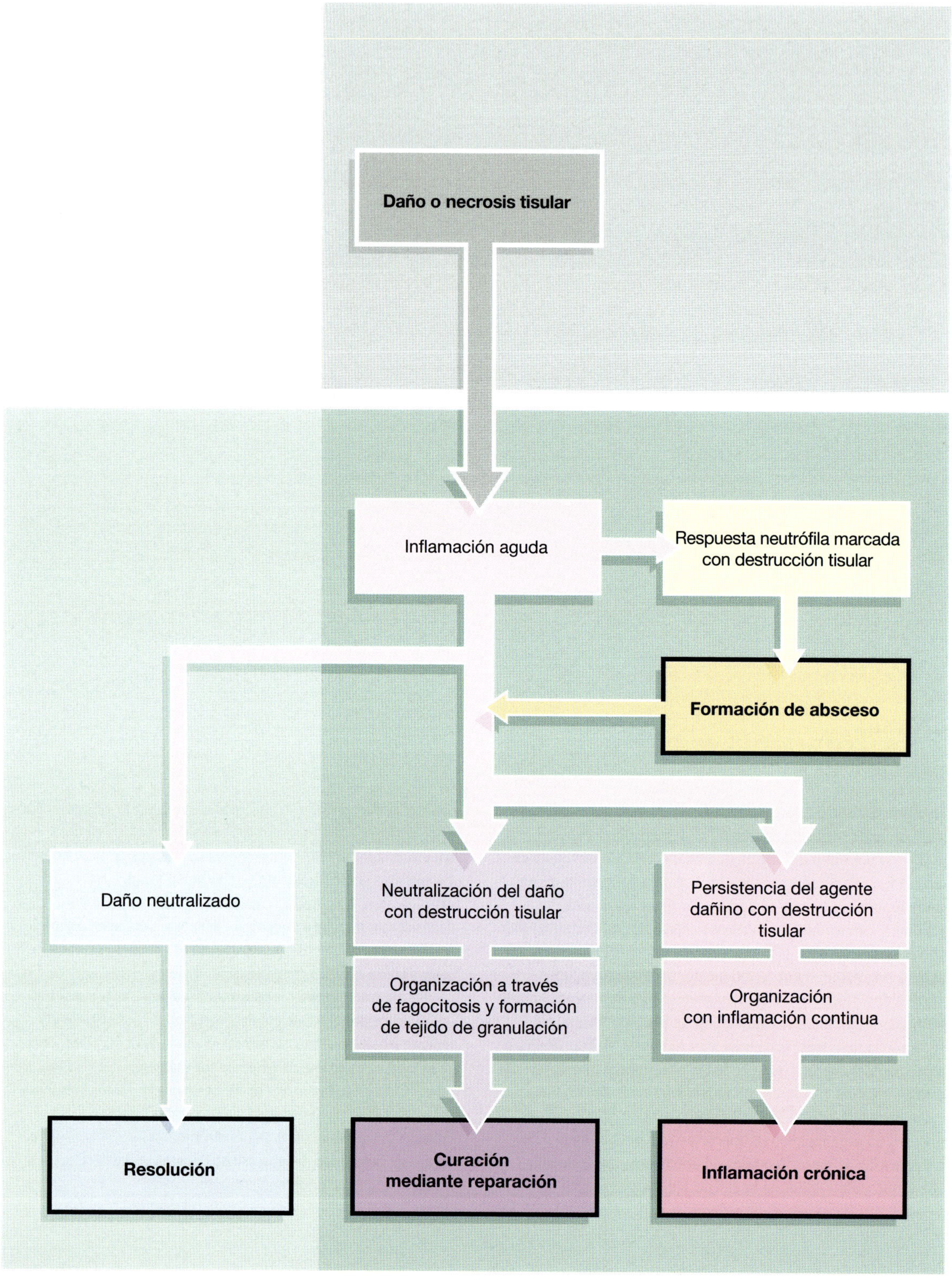

Fig. 2.14 Resultados de la inflamación aguda

Esta gráfica de flujo resume los principales desenlaces posibles de la inflamación aguda. La resolución completa no es frecuente, siendo los desenlaces más habituales la curación mediante reparación fibrosa (que deja una cicatriz colágena) o la progresión hacia la inflamación crónica.

3. Inflamación crónica

Por definición, la inflamación crónica dura semanas o meses. El término «inflamación crónica» abarca una gama de patrones morfológicos diferentes relacionados a su vez con distintos estímulos y mecanismos. Tiene importancia señalar, sin embargo, que los patrones pueden ser mixtos. Los hechos característicos de la inflamación crónica son el ***daño tisular continuado***, muchas veces causado por las células inflamatorias existentes en el infiltrado, la presencia de un ***infiltrado inflamatorio crónico*** y la ***fibrosis***. La inflamación crónica se puede subdividir en los tipos siguientes:

- ***Inflamación crónica inespecífica***: sigue a una inflamación aguda no resuelta.
- ***Inflamación crónica específica (primaria)***: aparece de novo, en respuesta a ciertos tipos de agentes causales.
- ***Inflamación granulomatosa***: es una variedad de inflamación crónica específica caracterizada por la presencia de granulomas.

Inflamación crónica inespecífica

La inflamación crónica puede seguir a un episodio de inflamación aguda (ver Capítulo 2) cuando la respuesta inflamatoria aguda no ha conseguido neutralizar o destruir el estímulo nocivo. En esta situación coexisten daño tisular, inflamación aguda, tejido de granulación, reparación tisular e inflamación crónica. Es posible la existencia de daño tisular activo en un área con inflamación aguda continuada, mientras que en zonas adyacentes se observan fibrosis y un infiltrado inflamatorio crónico. El infiltrado inflamatorio crónico está dominado por macrófagos tisulares, linfocitos y células plasmáticas (ver Fig. 3.1), en contraste con el marcado predominio de neutrófilos que caracteriza la respuesta inflamatoria aguda. La inflamación crónica inespecífica representa un equilibrio dinámico entre destrucción y reparación del tejido. El curso de la enfermedad puede incluir fases agudas repetidas cuando predomina el daño tisular, y fases crónicas yuxtapuestas en las que se observan inflamación crónica y reparación tisular continuada. Se encuentra un buen ejemplo de este tipo de inflamación crónica en la úlcera péptica (ver Fig. 3.2), que comienza como una lesión aguda superficial y puede persistir durante meses o incluso años con períodos alternantes de inflamación aguda, durante los que aumenta de tamaño la lesión, e inflamación crónica, cicatrización y retracción. El absceso crónico proporciona otro ejemplo de este tipo de inflamación crónica.

El resultado final de la inflamación crónica inespecífica depende de que los factores locales y sistémicos sean favorables al agente lesivo o al proceso de curación. La inflamación crónica suele curar por fibrosis.

Los factores siguientes dificultan la curación:

- Nutrición deficiente.
- Inmunosupresión.
- Infección con daño tisular persistente.
- Retención de material extraño.
- Secuestro de tejido muerto.
- Riego sanguíneo deficiente.

Los factores que favorecen la curación de la inflamación crónica incluyen:

- Administración de antibióticos apropiados.
- Eliminación quirúrgica del material extraño.
- Eliminación quirúrgica del tejido muerto secuestrado.
- Medidas generales para mejorar la nutrición, como la administración de vitaminas.

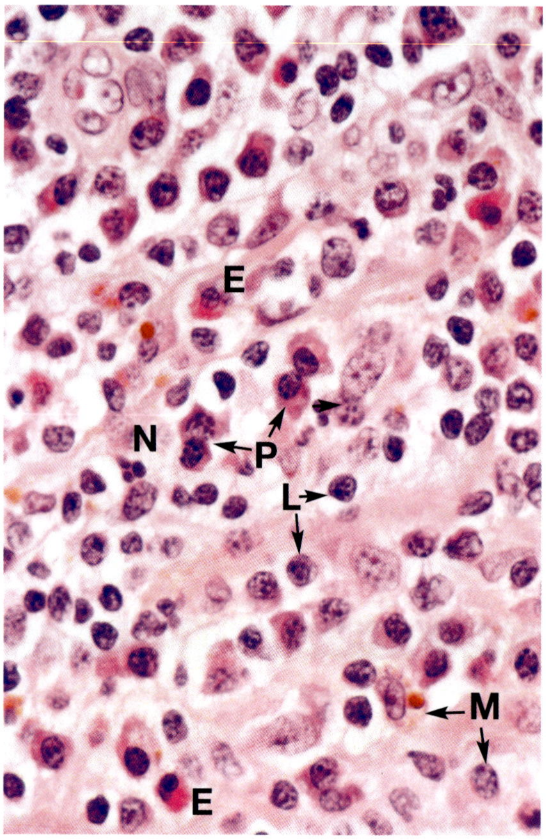

Fig. 3.1 Células inflamatorias crónicas (GA)

Entre las células inflamatorias crónicas se incluyen linfocitos, células plasmáticas, eosinófilos y macrófagos, que habitualmente infiltran el tejido como parte del proceso inflamatorio crónico.

La microfotografía muestra un infiltrado crónico a gran aumento. Las células plasmáticas (**P**) se identifican por el citoplasma anfofílico (teñido en púrpura) y los núcleos excéntricos en «esfera de reloj». Los linfocitos (**L**) aparecen como núcleos oscuros redondeados con un reborde fino de citoplasma basófilo. Los macrófagos (**M**) se caracterizan por núcleos de forma oval o arriñonada y citoplasma pálido, muchas veces con aspecto espumoso como en este caso, en el que se ha producido fagocitosis activa de lípidos. Los eosinófilos (**E**) tienen núcleos bilobulados y gránulos eosinófilos brillantes en el interior del citoplasma. Las células inflamatorias crónicas, mezcladas frecuentemente con algunos neutrófilos (**N**) y muchos fibroblastos activos, se observan en la inflamación crónica tanto específica como inespecífica. Una vez que el estímulo dañino se ha eliminado y se ha completado la reparación, frecuentemente al cabo de semanas o meses, esas células desaparecen progresivamente del tejido.

Fig. 3.2 Úlcera péptica crónica *(ilustración en la página opuesta)*
(a) Úlcera completa (BA) (b) Capas superficiales de la úlcera (AM) (c) Capas profundas de la úlcera (AM)

Un ejemplo común que ilustra los principios de la inflamación crónica inespecífica es la ulceración crónica localizada del estómago o el duodeno, causada por el efecto perjudicial de las secreciones gástricas ácidas, más frecuentemente en individuos infectados por *Helicobacter pylori*; tales lesiones se conocen en conjunto como ***úlceras pépticas crónicas.***

La ulceración está causada por un desequilibrio entre factores dañinos (ácido gástrico y enzimas pépticas) y factores protectores (secreción gástrica de moco, secreción local de álcali). Al parecer, *H. pylori* causa un daño directo a las células epiteliales, y además segrega enzimas capaces de destruir la capa superficial de moco. Esto permite que el ácido entre en contacto con la mucosa y conduce a la formación de una úlcera aguda. Si el proceso continúa sin oposición, la úlcera puede erosionar todo el grosor de la pared gástrica y duodenal, conduciendo a la perforación y el consiguiente escape del contenido intestinal hacia la cavidad peritoneal (ver Fig. 13.8). Con más frecuencia, sin embargo, el proceso destructor es detenido por una respuesta inflamatoria aguda. La reparación tisular comienza con la formación de tejido de granulación; esta reparación puede ser efectiva si existen condiciones favorables, y acaba dejando una cicatriz fibrosa. Si la destrucción tisular continúa, la coexistencia de organización y reparación origina una inflamación de tipo crónico. La úlcera péptica crónica refleja un equilibrio dinámico entre destrucción y reparación tisular.

La microfotografía (a) muestra un corte a través de una úlcera crónica. La superficie ulcerada está cubierta por un esfacelo (**E**), compuesto por una capa de detritos necróticos con tinción rosada (que se suele describir como ***esfacelo necrótico***) junto con la fibrina y los neutrófilos de un exudado inflamatorio agudo. Debajo del esfacelo necrótico existe una zona del tejido de granulación vascular (**V**); estas características se ilustran a mayor aumento en la microfotografía (b). Debajo de la capa de tejido de granulación vascular se aprecia una zona con tejido de granulación fibroso (**F**), mostrado con más detalle en la microfotografía (c). A mayor profundidad todavía en la base de la úlcera, el tejido de granulación fibroso se convierte en colagenizado para formar una cicatriz (**C**) fibrosa. En la microfotografía (a) se observa también que la pared muscular (**M**) está totalmente sustituida por el cráter ulceroso, el tejido de granulación y la cicatriz. Una característica común de la úlcera péptica crónica es la presencia de uno o más vasos sanguíneos grandes (habitualmente arterias) en la base de la lesión ulcerosa; la erosión de uno de esos vasos conduce a hemorragia en la luz del estómago, que se manifiesta con los síntomas clásicos de ***hematemesis*** (vómito de sangre) o ***melena*** (heces negras, similares al alquitrán, por presencia de sangre semidigerida).

La evolución de la úlcera péptica crónica depende de que las condiciones sean favorables al efecto perjudicial de la acidez gástrica o al proceso de reparación de los tejidos locales. Si el equilibrio es favorable a la curación, el tejido fibroso reparará gradualmente el cráter ulceroso, y la mucosa se regenera a partir de los márgenes de la lesión para cubrir el defecto epitelial y proteger al tejido fibroso frente a un daño mayor. Así pues, la úlcera péptica cicatrizada consiste en un área localizada de cicatriz fibrosa que sustituye a todo o parte del grosor de la pared gástrica. En la superficie interior del estómago, la mucosa regenerada suele aparecer fruncida por contracción de la pared cicatrizada subyacente.

Los factores más importantes que favorecen la cicatrización de una úlcera péptica son el tratamiento antibiótico para eliminar *H. pylori* y la reducción de la secreción ácida del estómago, por ejemplo mediante antagonistas de los receptores H2. Entre los factores que favorecen el proceso destructivo se incluyen la secreción excesiva de ácido gástrico (especialmente en el caso de la úlcera duodenal), la infección continuada y la disminución de la capacidad de reparación, que puede ser resultado del tratamiento con corticosteroides y fármacos antiinflamatorios no esteroideos.

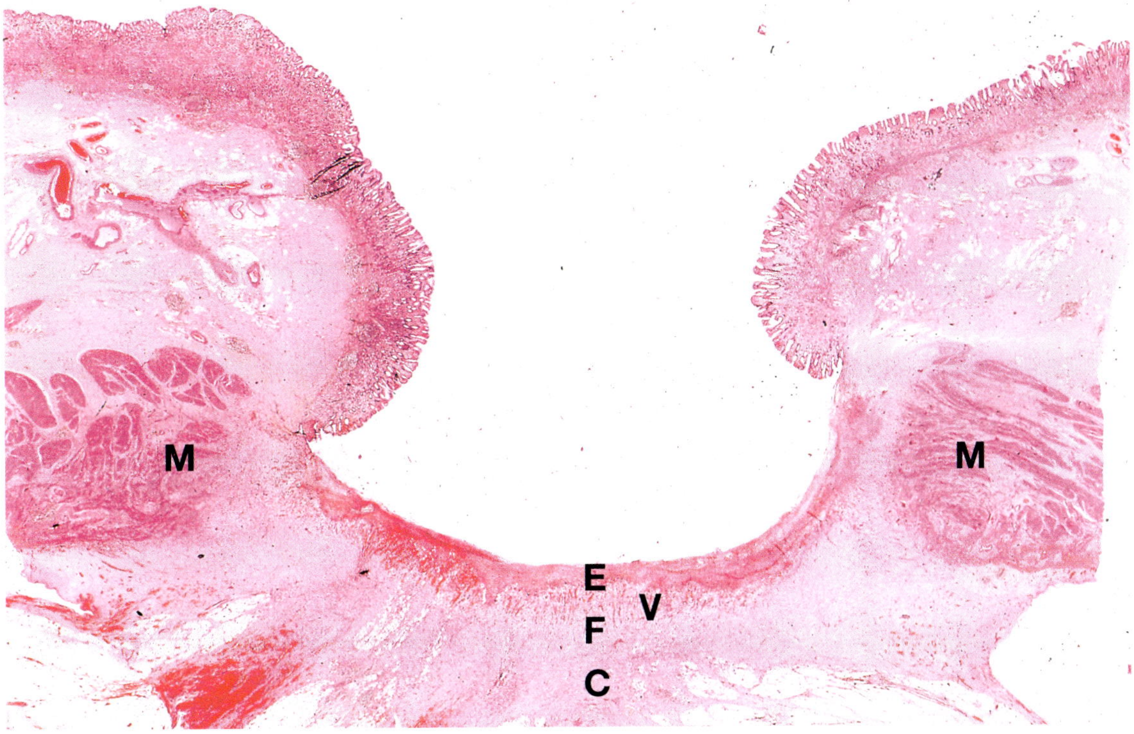

(a)

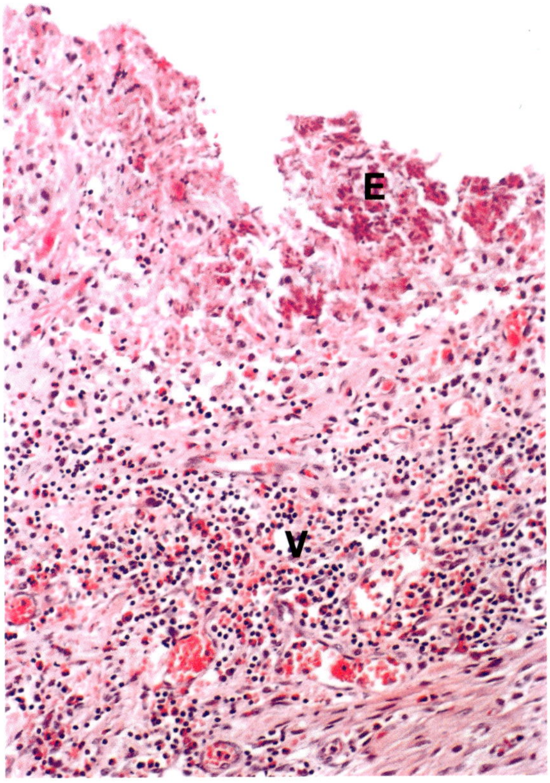

(b)

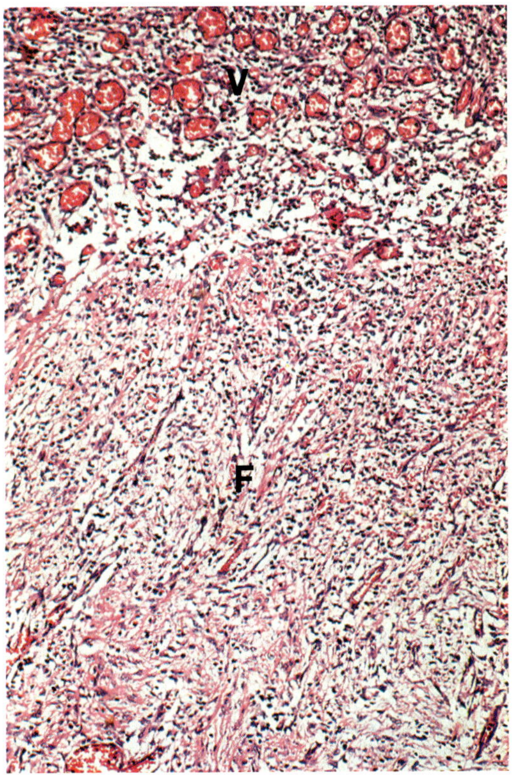

(c)

Fig. 3.2 Ulceración péptica crónica *(pie en la página opuesta)*

Fig. 3.3 Bronquiectasia (BA) *(ilustración en la página opuesta)*

La bronquiectasia es una inflamación crónica de los bronquios asociada con destrucción y dilatación permanente de la pared bronquial.

El daño de la pared bronquial suele ser el resultado de la combinación de episodios repetidos de infección y estasis de las secreciones, que conduce a una destrucción progresiva de los componentes elástico y muscular normales de la pared de las vías aéreas. Tal daño es particularmente probable cuando las vías aéreas se encuentran parcial o totalmente obstruidas. Los componentes elástico y muscular de la pared bronquial son sustituidos por tejido de granulación fibrovascular y, más tarde, por tejido fibroso colágeno. Este proceso debilita la pared y favorece la dilatación de las vías aéreas, lo que a su vez predispone al estancamiento de las secreciones y a más episodios de infección bacteriana.

En esta microfotografía se observan dos bronquios anormales, ambos con la luz llena de pus (**P**). La pared de cada bronquio afecto está formada por tejido de granulación (**G**) fibrovascular, en el que existe un infiltrado intenso de células con tinción oscura apenas visible a este aumento; estas células representan una mezcla de plasmocitos y linfocitos. La bronquiectasia es un ejemplo de coexistencia de daño tisular continuado e intentos de reparación, lo que constituye el dato característico de la inflamación crónica.

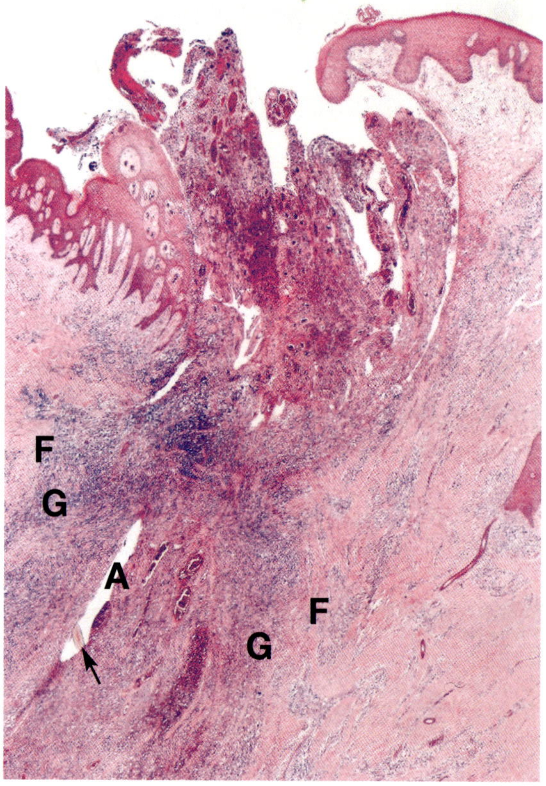

Fig. 3.4 Seno pilonidal (BA)

El ***seno pilonidal*** es un ejemplo común de absceso crónico. En esta anomalía se forma un absceso subcutáneo crónico, la mayoría de las veces en el área sacrococcígea. Los tallos capilares, procedentes de folículos locales destruidos y pelos corporales desprendidos, están presentes en el absceso (flecha) y actúan como un foco de inflamación crónica. El éxito de la curación y la reparación está dificultado por la persistencia de pelos que son resistentes a la fagocitosis. La infección secundaria puede complicar aún más el proceso. Como parte del intento de curación, el epitelio superficial prolifera y llega a tapizar el tracto que conduce hacia abajo hasta la cavidad del absceso (no mostrado en esta microfotografía); tal tracto se conoce como ***seno.***

En esta microfotografía se aprecia la cavidad del absceso (**A**) subcutáneo, cuya pared está formada por tejido de granulación (**G**) intensamente infiltrado por linfocitos y células plasmáticas. Alrededor, en la dermis adyacente, se observa fibrosis (**F**) como resultado de intentos previos de reparación fibrosa.

El seno pilonidal, como cualquier otra lesión inflamatoria crónica, sólo puede curar si se elimina la fuente de irritación persistente; la escisión quirúrgica o la abertura del complejo de senos y cavidades abscesificadas suele proporcionar el único tratamiento satisfactorio en estos casos.

Fig. 3.5 Colitis ulcerosa
(a) BA (b) AM (c) GA *(ilustraciones en la página opuesta [abajo])*

La colitis ulcerosa es un trastorno inflamatorio recidivante del colon de etiología desconocida. Se caracteriza por fases de quiescencia, marcadas por exacerbaciones agudas durante las cuales puede existir una inflamación aguda extensa de la mucosa que conduce a ulceración. Entre las crisis agudas, la mucosa muestra infiltración de la lámina propia por células inflamatorias crónicas (Fig. 3.1). Durante las crisis agudas se producen áreas confluentes de ulceración mucosa, entre las que quedan islotes sobresalientes de mucosa y submucosa con inflamación crónica que simulan pólipos de colon. Éstos, llamados ***seudopólipos,*** contienen restos del epitelio del colon.

Estas tres microfotografías ilustran un caso de colitis ulcerosa de larga evolución. La microfotografía (a) muestra un seudopólipo (**S**) con fragmentos de epitelio (**Ep**) superficial y rodeado de mucosa colónica ulcerada (**U**). En la microfotografía (b), correspondiente a la fase de quiescencia, se puede identificar la destrucción precoz de las criptas del colon. Las criptas son más cortas de lo normal, y faltan muchas de ellas. La regeneración se manifiesta por la ramificación (**R**) de las criptas. El infiltrado inflamatorio crónico queda bien demostrado en la microfotografía (c), donde las sábanas de células plasmáticas y linfocitos infiltran la lámina propia. En esta microfotografía destaca también el aspecto «regenerativo» del epitelio del colon. Las células epiteliales tienen núcleos más grandes de lo habitual, lo que refleja un estado menos maduro de las células en proliferación activa. Este aspecto se aprecia habitualmente en los epitelios inflamados o en fase de curación, y se debe diferenciar cuidadosamente de la ***displasia*** (ver Capítulos 6 y 7). La displasia del epitelio puede ocurrir en la colitis ulcerosa de larga evolución y, aunque no peligrosa en sí misma, puede constituir un precursor del carcinoma invasivo, una de las principales complicaciones de la colitis ulcerosa.

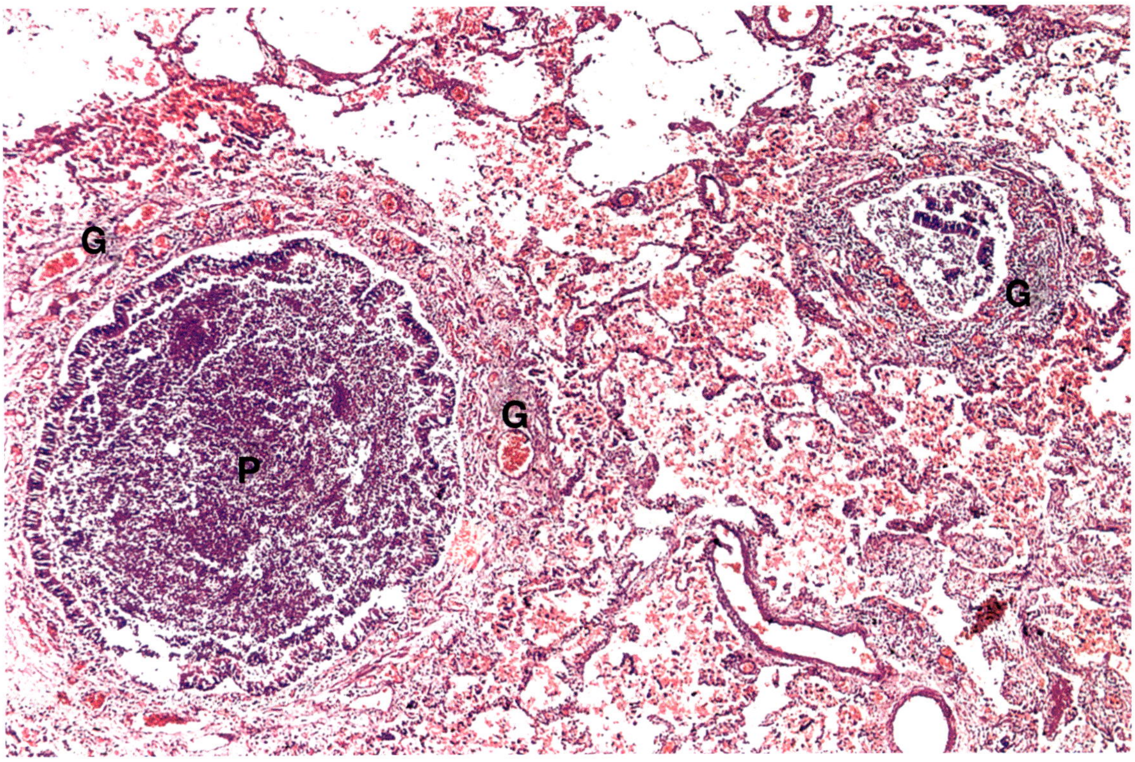

Fig. 3.3 **Bronquiectasia (BA)** *(pie en la página opuesta [arriba])*

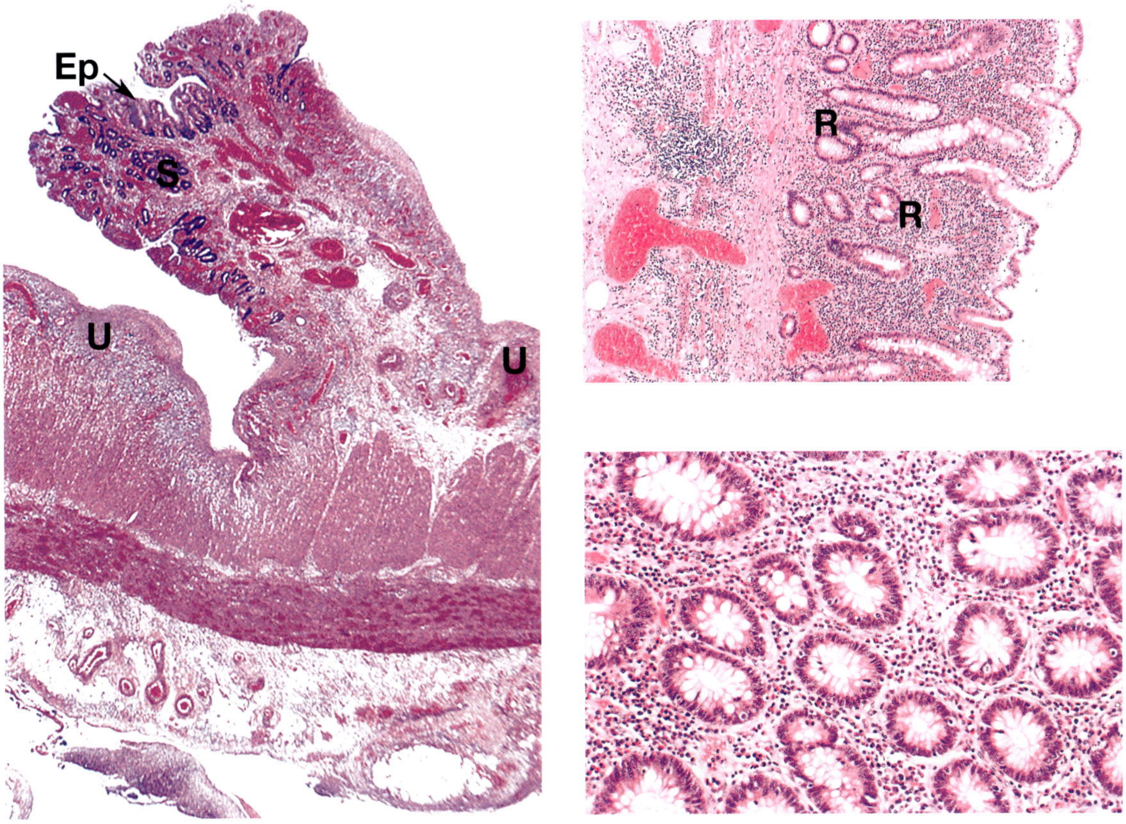

(a) *(b)* *(c)*

Fig. 3.5 **Colitis ulcerosa**
(a) BA (b) AM (c) GA *(pie en la página opuesta [abajo])*

Inflamación crónica específica (primaria)

Este tipo de inflamación crónica se origina por mecanismos distintos a los que producen la inflamación crónica inespecífica. La inflamación crónica primaria puede ser ***granulomatosa*** o ***no granulomatosa***. Una característica clave de la inflamación crónica es la activación de los macrófagos que orquestan la respuesta inflamatoria crónica. Los macrófagos pueden ser activados por mecanismos inmunes o no inmunes. Los macrófagos activados no sólo se convierten en más eficaces para fagocitar y matar los microorganismos, sino que segregan una amplia gama de factores destinados a controlar el comportamiento de otras células inflamatorias (p. ej., factores quimiotácticos, linfocinas) y producir fibrosis (p. ej., citocinas fibrogénicas, factores de crecimiento). Entre los agentes capaces de provocar inflamación crónica primaria se incluyen los siguientes:

Inmunológicos

- Microorganismos de toxicidad baja como *Treponema*, el agente causal de la ***sífilis*** y la ***frambesía.***
- Microorganismos infecciosos que crecen dentro de las células, por ejemplo virus, *Mycobacterium.*
- Reacciones de hipersensibilidad como la ***alveolitis alérgica extrínseca.***
- Procesos autoinmunes, como el ***lupus eritematoso sistémico.***
- Infecciones por hongos, protozoos y parásitos.

No inmunológicos

- Reacción de cuerpo extraño.
- Materiales inertes como sílice, talco, asbestos o berilio.

La inflamación crónica primaria de tipo inmune puede ser granulomatosa o no granulomatosa. Un buen ejemplo del tipo inmune no granulomatoso es la ***hepatitis crónica activa*** causada por el virus de la hepatitis B (ver Fig. 14.5). Las células del hígado infectadas por el virus inducen una respuesta inmune celular. Los linfocitos T citotóxicos así activados matan los hepatocitos infectados por el virus. Algunos individuos organizan una respuesta inmune efectiva y la infección se elimina, mientras que en otros pacientes existe una infiltración continuada del hígado por linfocitos que persiste durante meses o años. En estos casos existen una destrucción continuada de hepatocitos y fibrosis del tejido hepático, que pueden acabar conduciendo a cirrosis. Como en muchos ejemplos de inflamación crónica, el daño tisular se debe a las células inflamatorias y no al virus en sí mismo. En la inflamación crónica primaria de tipo no inmune, los mecanismos son menos claros. Sin embargo, ciertos materiales, como la sílice, pueden activar directamente los macrófagos para que liberen mediadores capaces de inducir reacción inflamatoria y fibrosis.

Inflamación granulomatosa

La característica que define la inflamación granulomatosa es la presencia de ***macrófagos epitelioides*** activados y ***células gigantes multinucleadas*** derivadas de los macrófagos. Los macrófagos epitelioides deben el nombre a su aspecto histológico, que recuerda al de las células epiteliales (escamosas). Estos elementos celulares pueden formar ***granulomas*** bien circunscritos, en general rodeados por linfocitos, macrófagos, fibroblastos y grados variables de fibrosis. En otros casos, la reacción granulomatosa es más difusa. La inflamación crónica primaria granulomatosa puede estar originada por mecanismos inmunes o no inmunes. El tipo inmune, conocido como ***respuesta de hipersensibilidad retardada***, es tipificado por la tuberculosis (ver Capítulo 4). En respuesta a los antígenos micobacterianos, los linfocitos T son activados, se dividen y maduran para producir células T colaboradoras. Éstos, a su vez, secretan linfocinas que inducen la transformación de los macrófagos en macrófagos epitelioides activados y células gigantes.

Se encuentra un ejemplo de inflamación granulomatosa no inmune en la reacción de cuerpo extraño, por ejemplo en respuesta al material de sutura después de una intervención quirúrgica o cuando una espina de rosa queda dentro de la piel. La Figura 3.10 ilustra tal reacción y muestra material vegetal (de heces) embebido en la pared del intestino. En algunos trastornos granulomatosos, como la enfermedad de Crohn o la sarcoidosis, no se sabe con certeza si el mecanismo es inmune o no inmune. Muchos investigadores han buscado sin éxito microorganismos infecciosos como causas de estas enfermedades, pero la pregunta sobre un germen causal aún no tiene respuesta.

El término «granuloma» requiere alguna aclaración. En general, «granuloma» significa un grupo de macrófagos epitelioides en oposición al tejido de granulación descrito en el Capítulo 2. Sin embargo, en el pasado, el término «granuloma» se aplicaba tanto a los granulomas como al tejido de granulación, y quedan algunos ejemplos en la terminología actual en los que persiste el uso antiguo. Los ejemplos incluyen «granuloma apical» para referirse a una masa de tejido de granulación en la raíz de un diente, y «granuloma piogénico» (hemangioma lobular), que es una masa de tejido de granulación en una herida que está cicatrizando.

Algunos granulomas desarrollan necrosis en su zona central. La forma clásica es la necrosis caseosa, que casi siempre se encuentra en la tuberculosis (ver Capítulo 4). A simple vista, la necrosis caseosa tiene un aspecto cremoso o de queso blando. Bajo el microscopio óptico, la necrosis caseosa es amorfa y eosinófila, y contiene pocas células. En algunos otros procesos granulomatosos, como la infección por micobacterias atípicas, también se produce necrosis central, pero la necrosis tiene carácter supurativo, con abundantes neutrófilos. Los granulomas que contienen este tipo de necrosis se suelen denominar «granulomas supurativos». Sin embargo, otros tipos de inflamación granulomatosa se caracterizan por ausencia de necrosis. La enfermedad de Crohn y la sarcoidosis son buenos ejemplos de granulomas sin necrosis.

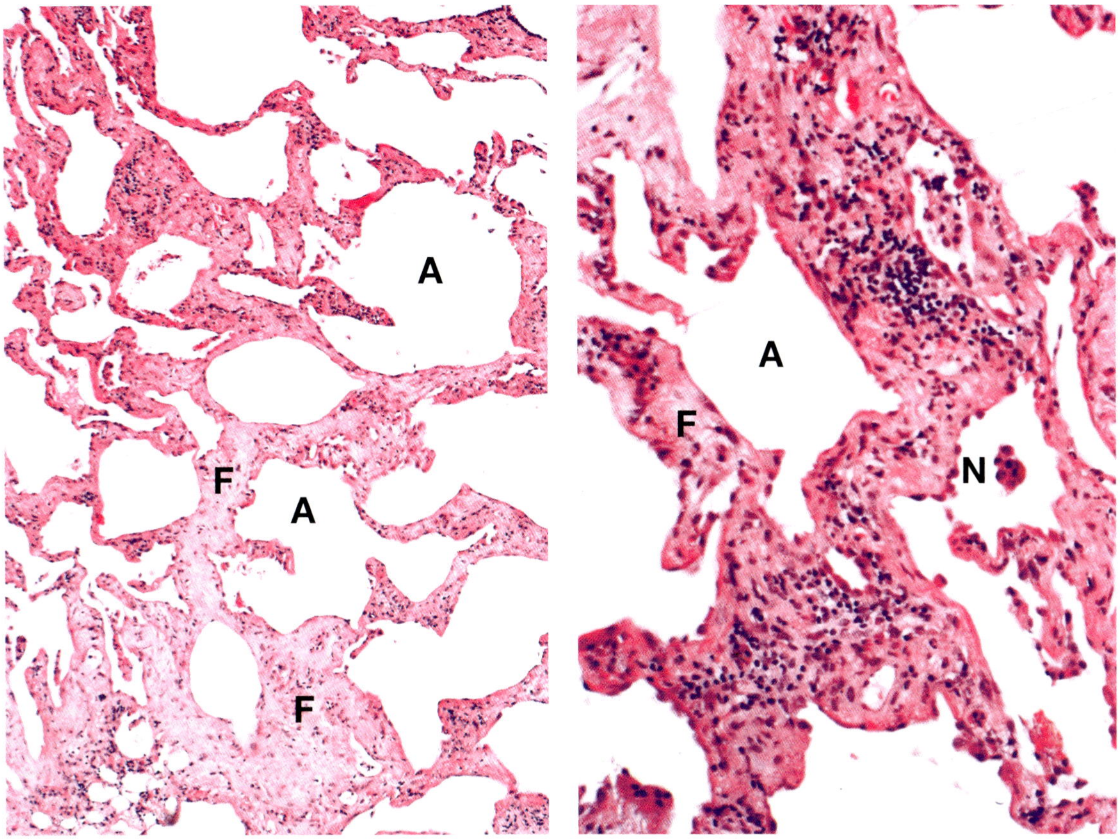

(a) (b)

Fig. 3.6 Fibrosis pulmonar (idiopática)
(a) BA (b) GA

La ***fibrosis pulmonar idiopática*** (o ***alveolitis fibrosante criptogénica***) es un buen ejemplo de enfermedad inflamatoria crónica, que desde las primeras fases tiene un infiltrado inflamatorio crónico. En esta etapa precoz puede ser llamada ***neumonitis intersticial*** (o ***neumonitis intersticial usual***), en la que un agente dañino desconocido (posiblemente una respuesta inmune aberrante frente a antígenos propios, es decir, una reacción autoinmune) desencadena la inflamación de las paredes alveolares.

Las etapas posteriores del proceso quedan bien ilustradas en estas microfotografías, que muestran engrosamiento de las paredes alveolares por depósito de tejido fibroso denso (**F**). Las paredes alveolares engrosadas están distorsionadas y son menos permeables a los gases. En las fases finales puede existir una distorsión intensa de los alvéolos, que da lugar a espacios alveolares (**A**) muy agrandados, lo que se conoce como ***pulmón en panal***. Además, existe daño de las células del revestimiento alveolar, que son sustituidas por neumocitos tipo II hiperplásicos o en regeneración. En la microfotografía (b) se aprecia con facilidad el infiltrado inflamatorio de linfocitos y células plasmáticas, así como la hiperplasia de los neumocitos (**N**) tipo II.

La presentación usual de la alveolitis fibrosante criptogénica es de comienzo insidioso, con disnea y acropaquia. Sin embargo, un cuadro histológico idéntico puede producirse en el estadio final del ***daño alveolar difuso*** debido a toxicidad por oxígeno en los lactantes prematuros, por ejemplo en la ***enfermedad de la membrana hialina*** (Fig. 12.10) y neumonitis vírica aguda. La anomalía puede seguir también a otros varios procesos como la alveolitis alérgica extrínseca, la toxicidad por fármacos, la tuberculosis miliar, las enfermedades del tejido conectivo y la sarcoidosis. Algunas de estas enfermedades cursan con inflamación granulomatosa desde las primeras fases, y tal inflamación puede seguir existiendo en el estadio final.

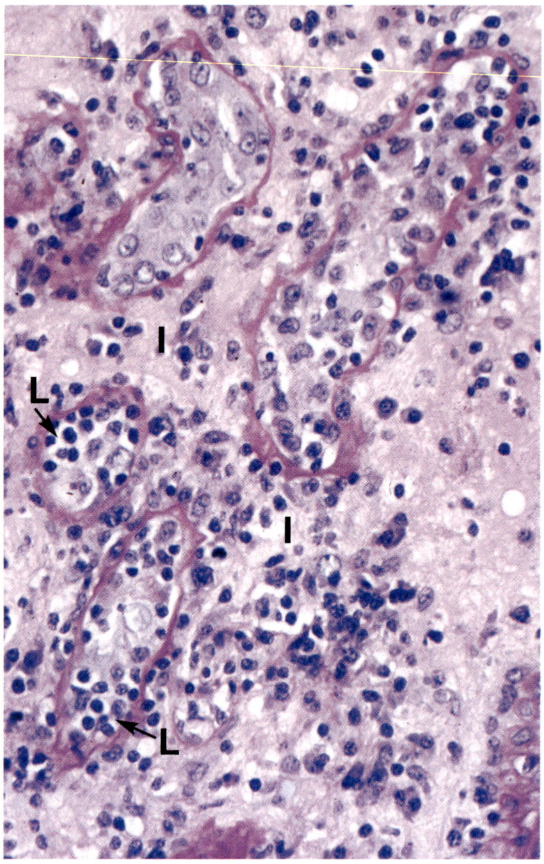

Fig. 3.7 Rechazo de trasplante: riñón (BA)

El trasplante de órganos introduce antígenos no propios en el receptor. De modo específico, los ***antígenos HLA*** del donante muy rara vez son idénticos a los del receptor, excepto en el caso inusual del trasplante de órganos entre gemelos idénticos. Los antígenos HLA del donante provocan una ***respuesta inmune mediada por células*** en el receptor, y los linfocitos T activados infiltran el órgano trasplantado y matan a las células donantes en un intento de liberar al organismo del material extraño. Esta descripción, como es natural, representa una simplificación de los muchos y complejos aspectos del rechazo de trasplantes, que se estudian con más detalle en el Capítulo 15. La microfotografía ilustra una respuesta inmune mediada por células frente a un riñón trasplantado. Existe un infiltrado de linfocitos, la mayoría de ellos linfocitos T, en el intersticio (**I**) del riñón. Los túbulos aparecen ampliamente separados (***atróficos***) y existe fibrosis del intersticio. Se pueden ver linfocitos (**L**) dentro de la membrana basal glomerular entre las células epiteliales tubulares (***tubulitis***). Estos linfocitos están atacando a las células epiteliales tubulares, y causan daño tubular y, en último término, pérdida de túbulos. La pérdida de cualquier parte de la nefrona conduce a la pérdida de la nefrona completa, por lo que el riñón trasplantado es incapaz de funcionar. Este proceso demuestra que, como en muchos casos de inflamación crónica, el daño tisular está causado principalmente por el infiltrado inflamatorio. El riñón trasplantado no ataca al receptor y, si no es atacado por el sistema inmune del receptor, su efecto es beneficioso. Se emplean diversas combinaciones de fármacos para suprimir la respuesta inmune mediada por células frente al riñón trasplantado con el fin de permitir que funcione en el receptor, evitando así la necesidad de diálisis durante toda la vida del receptor.

(*a*)
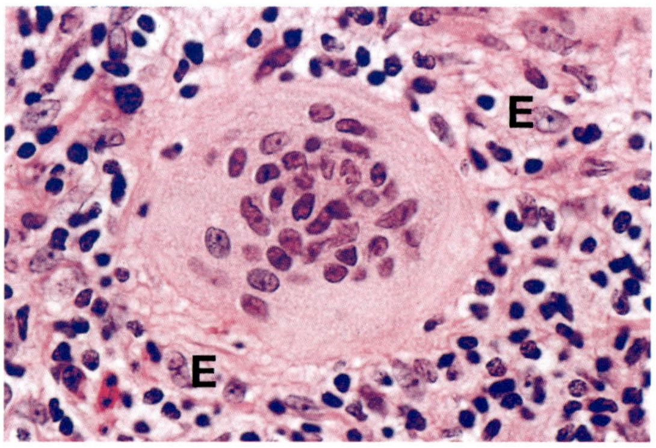

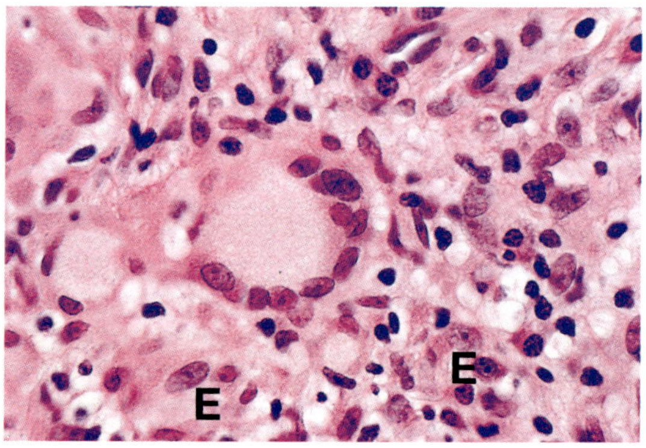

(*b*)

Fig. 3.8 Células gigantes
(a) Célula gigante de cuerpo extraño (GA) (b) Célula gigante de Langhans (GA)

Como se comentó en la introducción, las células gigantes multinucleadas se forman mediante la fusión de macrófagos epitelioides y representan un dato muy característico, aunque no universal, de la inflamación granulomatosa crónica. Las microfotografías ilustran aspectos típicos de las células gigantes. La microfotografía (a) es un buen ejemplo de ***célula gigante tipo cuerpo extraño***, caracterizada por un grupo central de núcleos similares a los observados en los macrófagos epitelioides (**E**) adyacentes. Estas células se pueden encontrar en asociación con material extraño implantado, por ejemplo restos de una sutura quirúrgica o una espina de rosa dentro de la piel. Se suelen hallar junto con macrófagos epitelioides, aunque pueden no formar los granulomas específicos rodeados por linfocitos, fibroblastos y fibrosis que se observan en otros tipos de inflamación granulomatosa.

La segunda forma importante de célula gigante es la de ***Langhans***, considerada característica de la tuberculosis. Como se muestra en la microfotografía (b), los múltiples núcleos de las células gigantes de Langhans están dispuestos en forma de herradura alrededor de la periferia. También en este caso se observan macrófagos epitelioides (**E**) alrededor.

Tanto los macrófagos epitelioides como las células gigantes son células secretoras especializadas, más que células fagocíticas. El abundante citoplasma eosinófilo observado en ambos tipos celulares indica la presencia de una gran cantidad de retículo endoplásmico rugoso, en oposición al citoplasma espumoso pálido de los macrófagos fagocíticos. Aunque se dice que las células gigantes de Langhans y las células de cuerpo extraño son más o menos específicas de distintos tipos de inflamación granulomatosa, en la práctica no sucede así.

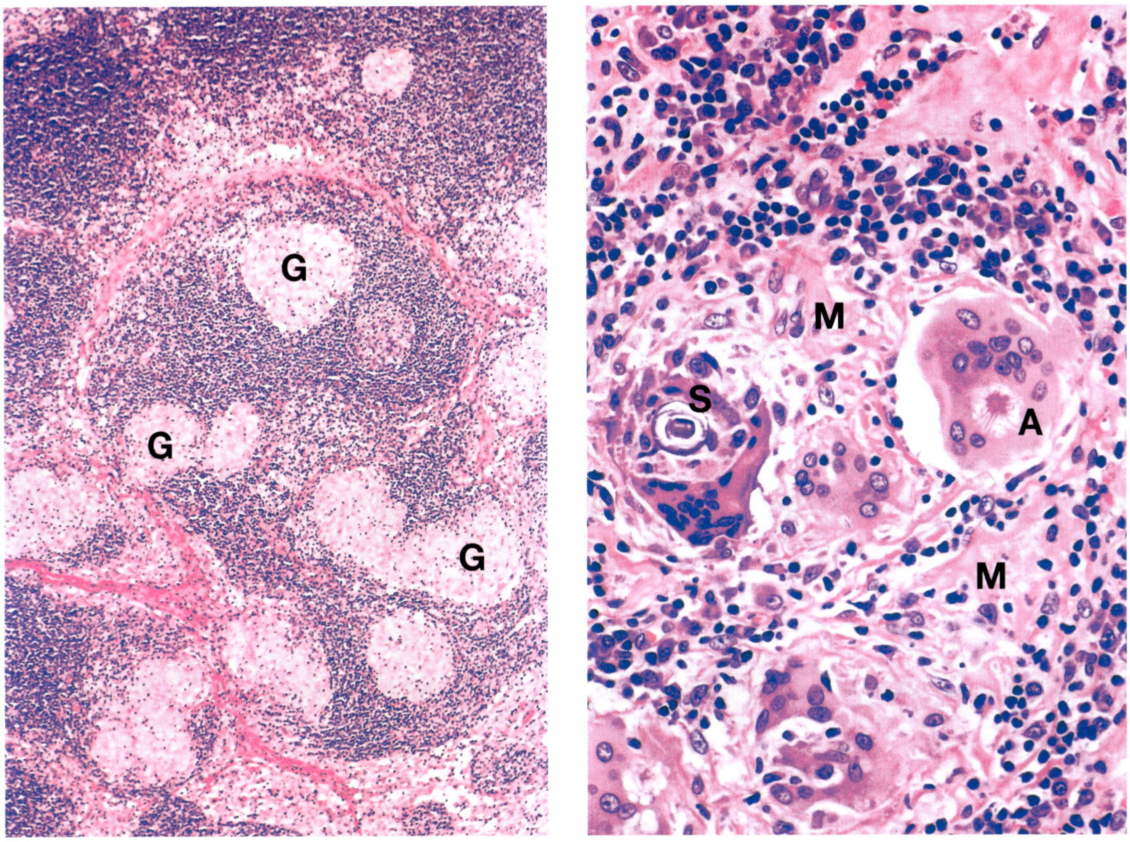

(a) (b)

Fig. 3.9 Sarcoidosis

(a) Sarcoidosis en un ganglio linfático (AM) (b) Granulomas sarcoideos (GA)

La sarcoidosis es una inflamación granulomatosa crónica de etiología desconocida, caracterizada por la formación de múltiples granulomas bien delimitados en numerosos tejidos, similares en muchos aspectos a los de la tuberculosis (ver Capítulo 4). En contraste marcado con los granulomas tuberculosos, los de la sarcoidosis no experimentan típicamente necrosis caseosa central, aunque se pueden ver pequeños focos de necrosis en los granulomas grandes.

La sarcoidosis puede afectar a cualquier órgano o tejido, sobre todo el bazo, el hígado, la piel y los ganglios linfáticos, pero muchas veces también afecta a los pulmones, que pueden aparecer sembrados de numerosos granulomas. En la mayoría de los casos de sarcoidosis pulmonar, los ganglios linfáticos hiliares también muestran agrandamiento grosero debido a masas de granulomas; tales ganglios con afectación masiva proporcionan un dato diagnóstico útil cuando se observan en las radiografías de tórax.

La microfotografía (a) ilustra parte de un ganglio linfático típico. Nótense los granulomas (**G**) diseminados no caseificados. Puesto que no existe una masa central de caseificación, el granuloma sarcoideo difiere del tuberculoso por tener una zona mucho más amplia de macrófagos epitelioides. Al igual que los tuberculosos, los granulomas sarcoideos están rodeados por una zona de linfocitos, aunque este dato es mucho menos obvio en la lesión sarcoidea. En tejidos distintos de los ganglios linfáticos, los granulomas se describen como «desnudos», es decir, carentes de un reborde de linfocitos y fibroblastos.

La microfotografía (b) muestra un granuloma sarcoideo típico a gran aumento. Nótense los macrófagos (**M**) epitelioides. En la mayoría de los granulomas se observan células gigantes multinucleadas. El citoplasma de las células gigantes sarcoideas puede contener cuerpos de inclusión de dos tipos: ***cuerpos*** (**A**) ***asteroides*** eosinófilos, en forma de estrella, y pequeñas concreciones calcificadas laminadas llamadas ***cuerpos de Schaumann*** (**S**). En la práctica, estos cuerpos de inclusión son raros. Aunque característicos de las células gigantes sarcoideas, tales cuerpos de inclusión no son patognomónicos (exclusivos) de la sarcoidosis, y a veces se encuentran en otros granulomas inflamatorios crónicos.

La sarcoidosis suele ser una enfermedad remitente crónica, que muchas veces cursa sin síntomas; en los casos persistentes, los granulomas experimentan fibrosis progresiva, aunque siempre persisten algunas células gigantes. En los pulmones este curso puede culminar en la fibrosis pulmonar y el pulmón en panal (ver Fig. 3.6) y conducir a insuficiencia respiratoria crónica.

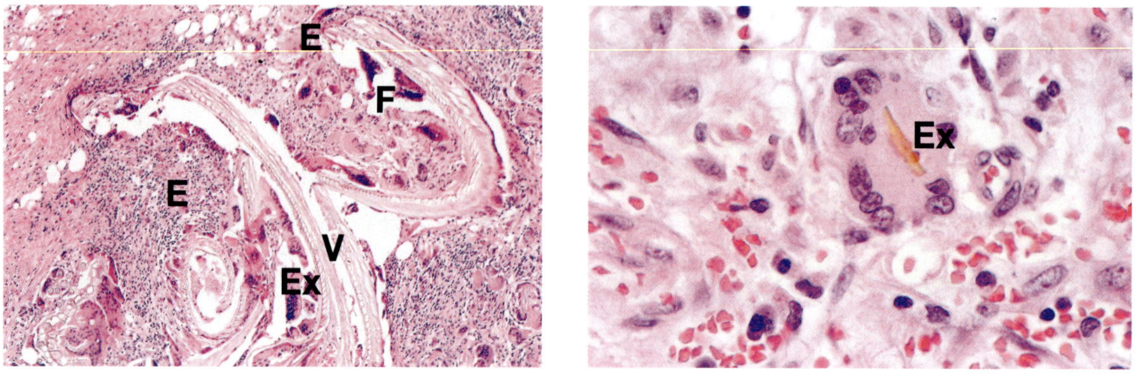

(a) (b)

Fig. 3.10 Reacción a cuerpo extraño
(a) Granuloma de cuerpo extraño (BA) (b) Célula gigante con inclusión (GA)

La presencia en los tejidos de ciertas sustancias extrañas no asequibles a lisis puede excitar una respuesta inflamatoria granulomatosa crónica similar a la observada en la sarcoidosis. Son ejemplos comunes de tales ***reacciones a cuerpo extraño*** las producidas por el talco y el almidón (introducidos en los tejidos como polvos de los guantes durante intervenciones quirúrgicas), material de sutura, madera, fragmentos de metal o cristal, y materiales inorgánicos como la sílice y el berilio, inhalados profundamente en los pulmones durante la exposición a polvos industriales. Los materiales inhalados tienen una particular importancia clínica dada su tendencia a producir una fibrosis pulmonar progresiva, similar a la que puede ocurrir en la alveolitis fibrosante criptogénica. Muchos de estos cuerpos extraños son refringentes bajo la luz polarizada y, por tanto, es posible identificarlos dentro de los granulomas o las células gigantes.

A bajo aumento, la microfotografía (a) muestra material vegetal (**V**) incluido en la pared del colon de un paciente con ***diverticulitis***. El material vegetal pálido, incompletamente digerido, está rodeado por agregados de células gigantes de cuerpo extraño (**Ex**) y macrófagos epitelioides (**E**) junto con otras células inflamatorias. En la microfotografía (b), a mayor aumento, se puede ver con facilidad un fragmento de material extraño (**Ex**) dentro del citoplasma de una célula gigante tipo Langhans.

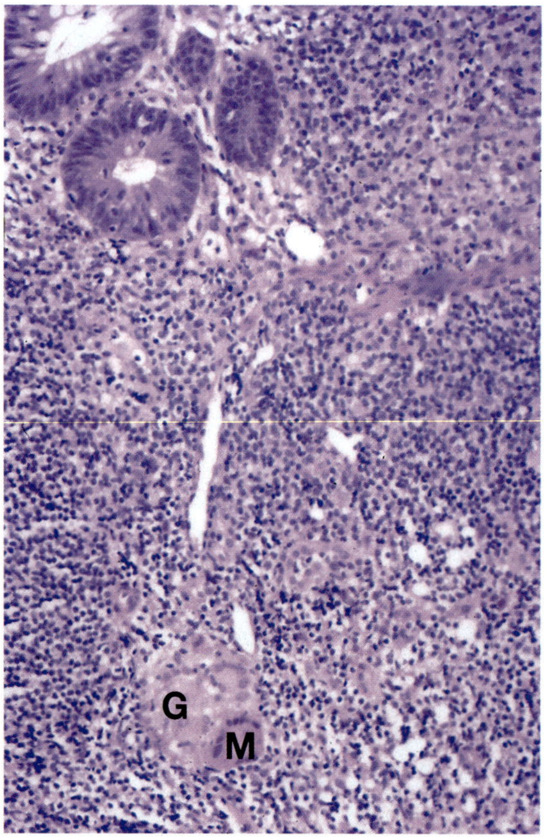

Fig. 3.11 Enfermedad de Crohn (GA)

La enfermedad de Crohn es otra enfermedad granulomatosa crónica de etiología desconocida. En los casos típicos afecta a los intestinos grueso y delgado, pero en otros a cualquier parte del tracto gastrointestinal desde los labios hasta el ano; rara vez también puede afectarse la piel. El dato característico es una reacción inflamatoria crónica que abarca todo el grosor de la pared del segmento intestinal afecto. El infiltrado inflamatorio incluye linfocitos, células plasmáticas y eosinófilos. Son típicos los granulomas de varios tamaños, pero no siempre se ven.

Esta microfotografía a gran aumento muestra la mucosa y la submucosa del colon. Se observan unas pocas criptas en la mucosa en la parte superior. En la submucosa existe un agregado bien definido de macrófagos epitelioides que forman un pequeño granuloma (**G**) con células gigantes multinucleadas (**M**). Se aprecia un infiltrado denso de células inflamatorias mixtas en la mucosa y la submucosa. Los granulomas son muy escasos en la enfermedad de Crohn, pero cuando se identifican son de gran ayuda para establecer la diferenciación con la colitis ulcerosa. La enfermedad de Crohn se describe con mayor detalle en el Capítulo 13.

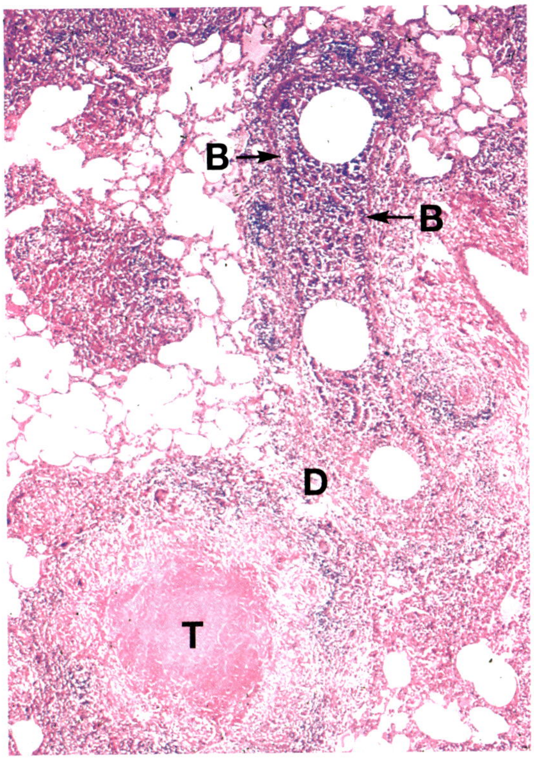

Fig. 4.5 Bronconeumonía tuberculosa (AM)

Cuando la pared de un bronquio es erosionada por un ganglio tuberculoso o un foco de Assmann apical, los bacilos del tubérculo entran en la luz bronquial, desde la que pueden diseminarse de varias maneras. Si son expectorados, la infección podrá contagiar a otras personas susceptibles a través de las gotitas respiratorias; en ocasiones se infecta la laringe del propio paciente (***laringitis tuberculosa***) por este mecanismo. El esputo infectado puede ser deglutido y producir ***esofagitis*** o ***ileítis tuberculosa***. El esputo infectado también puede descender a zonas más bajas del mismo pulmón o del pulmón contralateral y, mediante destrucción de la pared de un bronquiolo, los microorganismos pueden invadir el tejido peribronquial para formar nuevos tubérculos caseificados. Este cuadro se conoce como ***bronconeumonía tuberculosa***.

En este ejemplo de lesión precoz de bronconeumonía tuberculosa se aprecia un segmento de bronquiolo que contiene material infectado; las paredes del bronquiolo (**B**) están indicadas con flechas. Un segmento de la pared bronquiolar ha sido destruido (**D**), permitiendo el acceso de los bacilos que han iniciado la formación de un tubérculo (**T**) caseoso en el parénquima pulmonar vecino. Se pueden formar numerosas lesiones de estas características, que se funden unas con otras para producir una amplia zona de caseificación que aumenta rapidamente de tamaño, habitualmente en los lóbulos inferiores de los pulmones. Ésta es la patogenia de la, en tiempos temida, «tisis galopante».

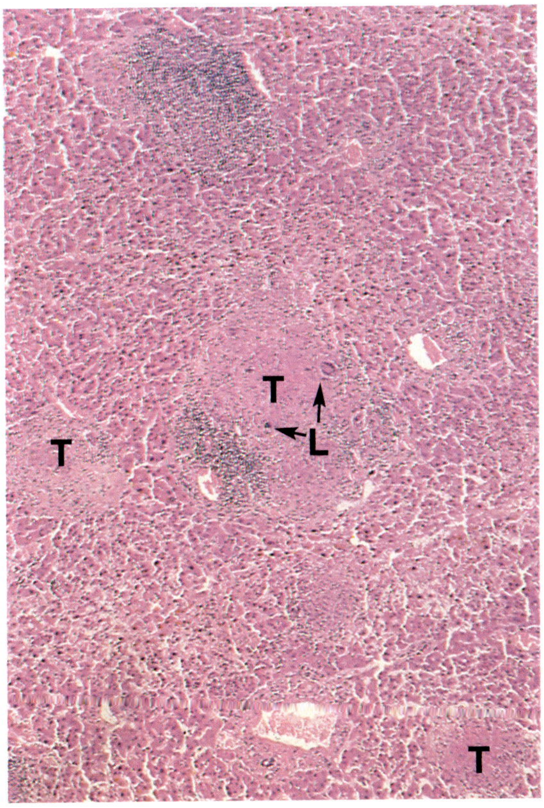

Fig. 4.6 Tuberculosis miliar (AM)

Si una adenopatía tuberculosa rota (o un foco de tuberculosis posprimaria con crecimiento rápido) erosiona la pared de un vaso sanguíneo, pasan a la circulación masas de bacilos tuberculosos que son transportados por la sangre hasta que se alojan en la microcirculación. Si el vaso erosionado es una rama de la arteria pulmonar, los microorganismos entran en otras áreas del pulmón; cuando se afecta una tributaria venosa pulmonar, los gérmenes se extienden por la circulación sistémica hasta llegar a muchos órganos, en particular el hígado, el riñón y el bazo. De este modo se puede producir un enorme número de tubérculos nuevos diseminados por todo el cuerpo. Tales lesiones múltiples rara vez adquieren un tamaño grande puesto que esta forma de la enfermedad suele provocar un deterioro clínico rápido y la muerte del paciente. Como el aspecto macroscópico de las lesiones individuales recuerda a los granos de mijo, el cuadro se conoce como ***tuberculosis miliar.***

La figura muestra varios tubérculos (**T**) miliares en el hígado, formados recientemente como consecuencia de la diseminación hematógena desde focos tuberculosos pulmonares. En dos tubérculos se observan células gigantes de Langhans (**L**); los tubérculos más grandes muestran necrosis caseosa central precoz.

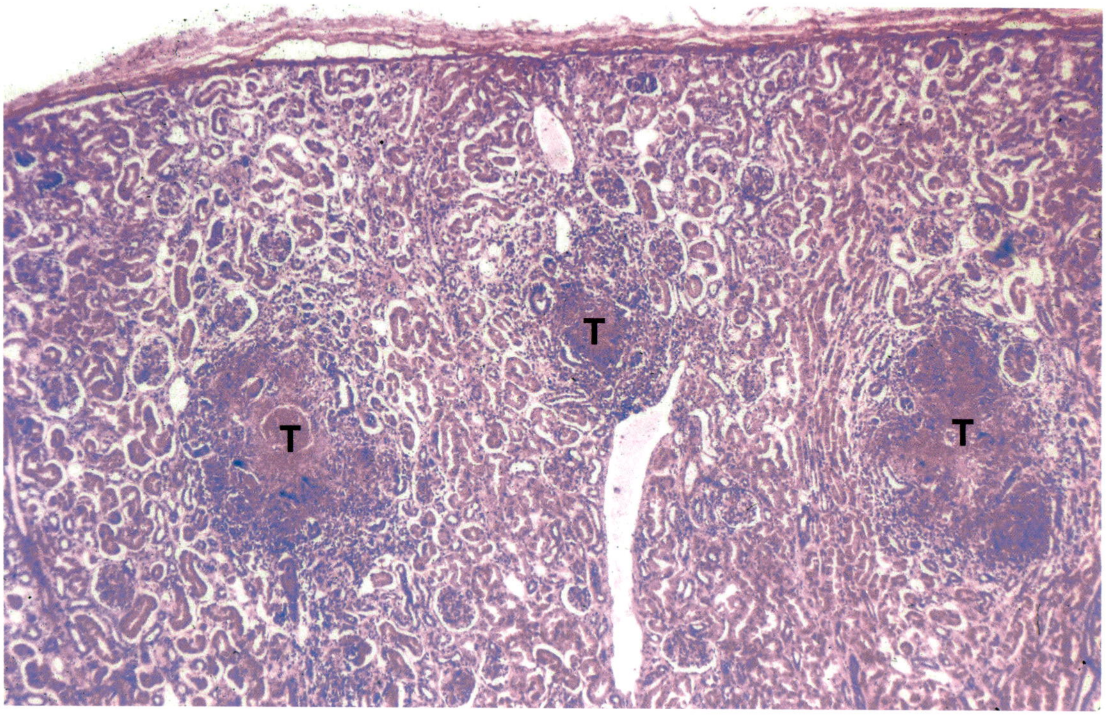

Fig. 4.7 Tuberculosis renal (AM)

La mayoría de los episodios de infección tuberculosa pulmonar son suficientemente contenidos por los mecanismos de defensa locales y sistémicos, de modo que la tuberculosis con diseminación hematógena masiva (miliar) constituye una evolución relativamente infrecuente. Sin embargo, parece que un número relativamente pequeño de microorganismos experimenta diseminación a través del torrente sanguíneo hasta asentar en otros diversos órganos.

Por muchas razones, entre las que probablemente se incluyen la baja virulencia de las bacterias y la alta resistencia del huésped, la mayoría de estos gérmenes diseminados a través de la sangre son neutralizados antes de que inicien la formación de lesiones significativas en los órganos donde se alojan. Al parecer, en ciertos tejidos, algunos microorganismos permanecen viables, aunque quiescentes, y sólo se pueden reactivar más adelante, cuando el estado inmune del huésped experimenta una alteración temporal o permanente; esta reactivación suele suceder mucho tiempo después de haber cicatrizado la lesión pulmonar inicial. En tales casos puede reaparecer la tuberculosis activa, con formación de granulomas caseificantes característicos en tejidos distantes de la lesión original muchos años más tarde. Esta forma de la enfermedad se conoce como ***tuberculosis de órgano aislado*** o ***metastásica***, y las localizaciones más frecuentemente implicadas son los riñones, las glándulas suprarrenales, las meninges, los huesos, las trompas de Falopio, el endometrio y los epidídimos.

La microfotografía ilustra un caso de afectación renal con formación de pequeños tubérculos (**T**) en la corteza renal. Los granulomas exhiben la caseificación central clásica de la tuberculosis, y los tubérculos más grandes tienden a confluir con las lesiones adyacentes. La persistencia de este proceso conduce a la destrucción de gran parte de la corteza y médula del riñón, con rotura eventual de los grandes tubérculos confluentes en el sistema pielocalicial, que aparece distendido por material caseoso; esta condición se conoce como ***pionefrosis tuberculosa***. En los casos más avanzados, la infección se extiende hasta afectar al uréter y la vejiga. La tuberculosis renal es con frecuencia bilateral, y puede acabar conduciendo a insuficiencia renal.

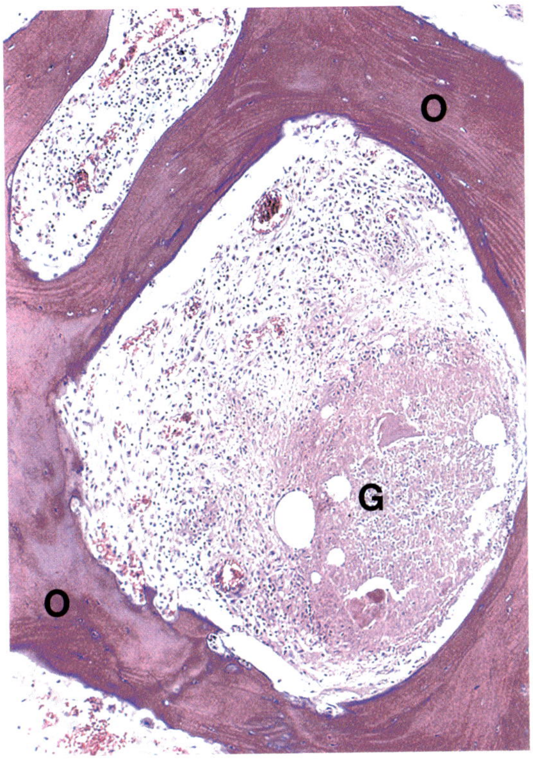

Fig. 4.8 Tuberculosis ósea (AM)

La tuberculosis ósea (***osteomielitis tuberculosa***) afecta sobre todo a los huesos largos y las articulaciones adyacentes a ellos, y a las vértebras; la afectación de las vértebras conduce con frecuencia a colapso espontáneo del cuerpo vertebral y se conoce como ***enfermedad de Pott***. En los huesos largos, la infección puede producir una hinchazón localizada dolorosa, similar a un tumor, que puede drenar a través de la piel para formar un seno crónico. La afectación articular (***artritis tuberculosa***) es más común en los niños, y suele afectar las caderas o las articulaciones vertebrales (***espondilitis tuberculosa***) como parte de la enfermedad de Pott de la columna.

Al igual que en otros tejidos, la lesión tuberculosa característica es el granuloma (**G**) caseificante, que origina una destrucción progresiva de las trabéculas óseas (**O**). La infección tiende a diseminarse extensamente por el hueso medular trabecular y conducir a necrosis del hueso cortical circundante.

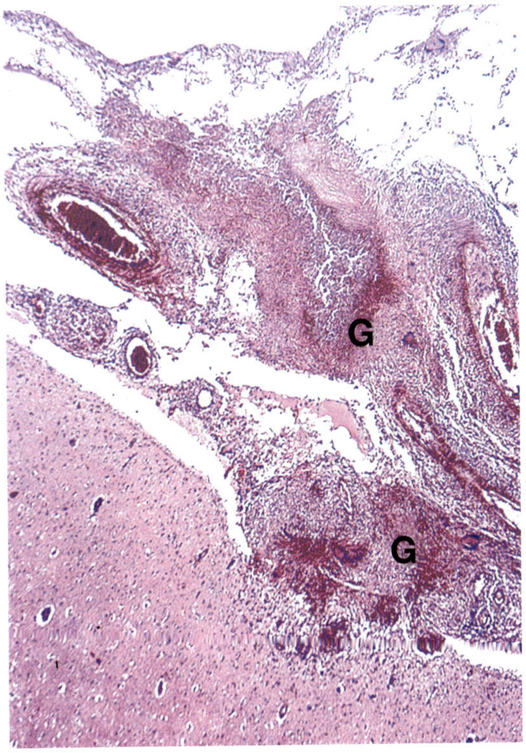

Fig. 4.9 Meningitis tuberculosa (AM)

La meningitis tuberculosa es una complicación habitualmente mortal, aunque infrecuente, de la tuberculosis pulmonar. La mayoría de las veces afecta a las meninges de la base del encéfalo y de la médula espinal.

Se desarrollan granulomas (**G**) tuberculosos, con las características áreas centrales de caseificación, en las leptomeninges y el tejido encefálico adyacente, donde pueden dañar los nervios craneales y espinales.

Las células gigantes de Langhans son relativamente escasas en los granulomas, pero casi siempre existe un infiltrado intenso de linfocitos. La presencia de numerosos linfocitos en el líquido cefalorraquídeo obtenido mediante punción lumbar es útil para diferenciar entre meningitis tuberculosa y meningitis purulenta (bacteriana), en la que predominan los neutrófilos (comparar con Fig. 2.6a).

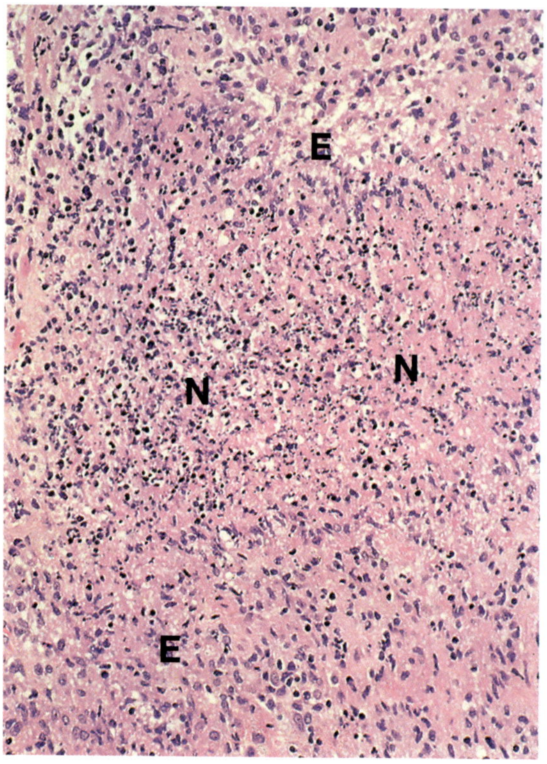

Fig. 4.10 Infección micobacteriana atípica afectando a un ganglio linfático (AM)

La infección por microorganismos del grupo *Mycobacterium avium-intracellulare-scrofulaceum* (MAIS) no es infrecuente en los ganglios linfáticos cervicales de los niños pequeños. Otro grupo de riesgo para la infección por estos microorganismos es el de los pacientes con sida, quienes, debido a su grave inmunosupresión, desarrollan frecuentemente infecciones diseminadas que afectan especialmente al hígado, los ganglios linfáticos y el bazo. Estos pacientes suelen exhibir una respuesta inmune deficiente, y el estudio histológico quizá revele simplemente agregados de células epitelioides, o incluso de macrófagos espumosos, sin un componente linfocítico.

La microfotografía muestra el ganglio linfático de un niño, por lo demás sano, con infección por *M. avium-intracellulare-scrofulaceum*. El tejido linfoide está sustituido por una respuesta inflamatoria granulomatosa consistente en láminas confluentes de macrófagos epitelioides (**E**). En contraste con *M. tuberculosis*, los granulomas de la infección por MAIS muestran necrosis supurativa con agregados de neutrófilos (**N**) en vez de necrosis caseosa. Las células gigantes pueden ser escasas, como sucede en este ejemplo.

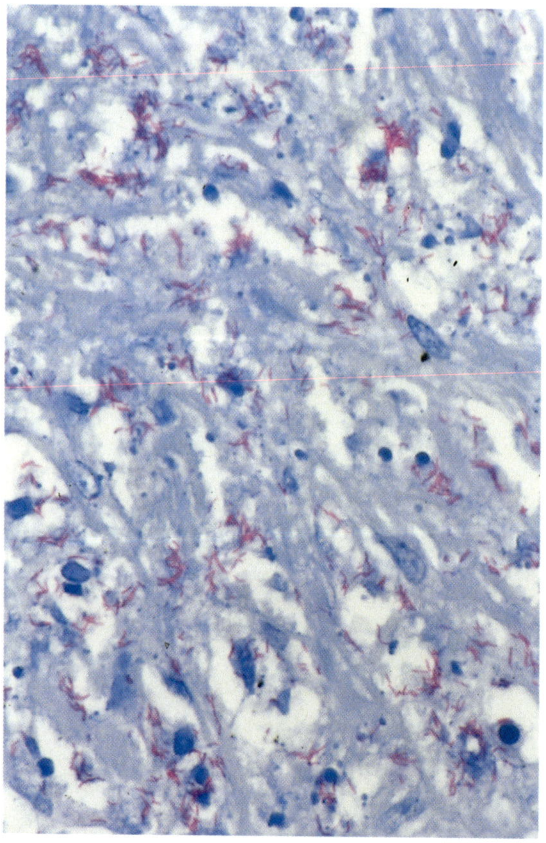

Fig. 4.11 Tinción de Ziehl-Neelsen para micobacterias (GA)

Mycobacterium tuberculosis y las micobacterias atípicas no son visibles en las tinciones habituales con HE. Para demostrar la presencia de micobacterias en los tejidos se emplea el método de tinción de Ziehl-Neelsen (ZN). El colorante es captado por las paredes celulares de las micobacterias, y permanece en ellas a pesar del tratamiento con ácido; éste es el origen del otro término, ***bacilos ácido-resistentes***, usado para designar las micobacterias. En esta microfotografía a gran aumento pueden verse grupos de bacilos curvos de color magenta sobre un fondo de células epitelioides. En un sujeto inmunocompetente, estos microorganismos suelen ser muy escasos y difíciles de encontrar, pero la presencia de incluso un solo germen en el contexto apropiado (un granuloma caseificado) permite establecer el diagnóstico. En los pacientes inmunosuprimidos, y también en las infecciones por MAIS (como la mostrada aquí), los microorganismos suelen ser mucho más numerosos.

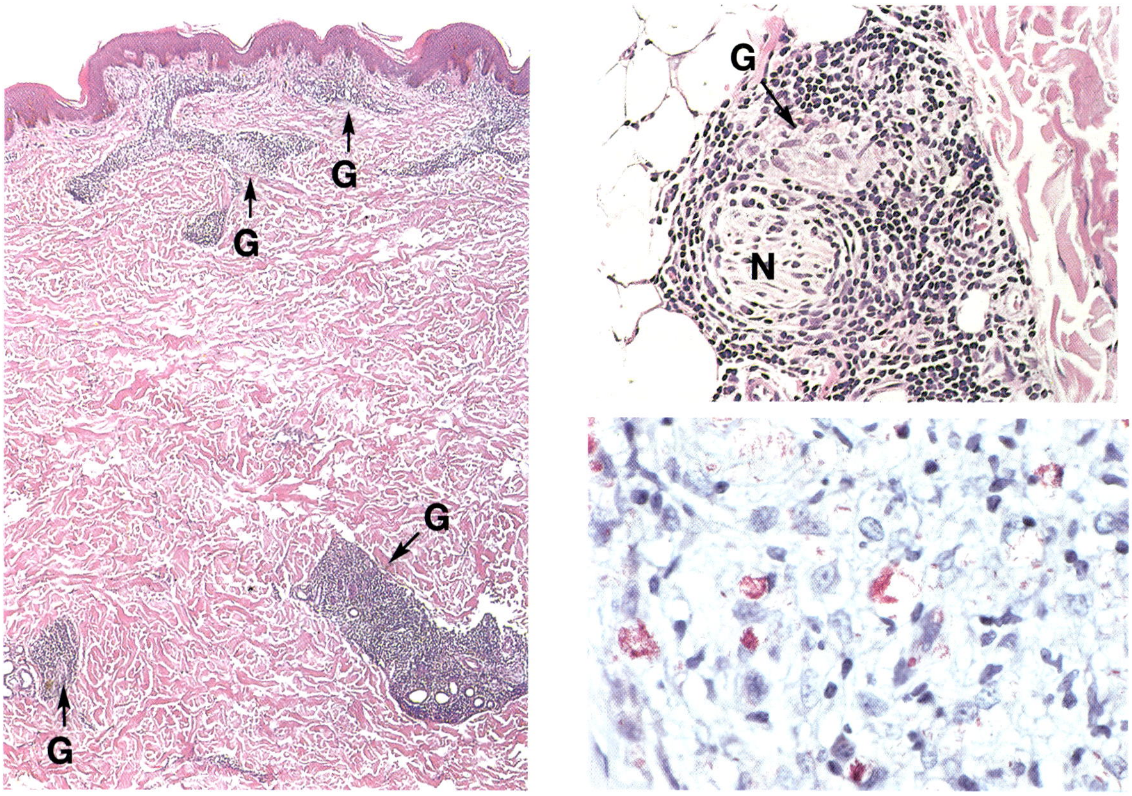

(a) (b) (c)

Fig. 4.12 Lepra
(a) Infiltración dérmica (BA) (b) Afectación del nervio (GA) (c) Tinción de Wade-Fite en la lepra lepromatosa (GA)

La lepra es una enfermedad causada por la infección por *Mycobacterium leprae*. La reacción tisular frente al bacilo depende de la respuesta inmune de la persona infectada. En la ***forma tuberculoide*** de la enfermedad existe una respuesta inmune activa mediada por células, y se forman granulomas similares a los observados en la tuberculosis pero sin evidencia de caseificación. En la ***forma lepromatosa*** no existe una respuesta inmune efectiva mediada por células, y los tejidos aparecen infiltrados por macrófagos colonizados por un gran número de bacterias. Existen formas intermedias de lepra con características tuberculoides y lepromatosas.

Desde el punto de vista clínico, los pacientes con lepra lepromatosa presentan depósitos nodulares dérmicos y subcutáneos de macrófagos llenos de bacterias y lípidos. La enfermedad afecta a la cara, las orejas, los brazos, las rodillas y las nalgas, ya que los bacilos leprosos requieren las áreas de menor temperatura del cuerpo para proliferar. En contraste, la lepra tuberculoide da lugar a lesiones cutáneas en forma de máculas o placas, y además causa una destrucción inflamatoria extensa de los nervios periféricos que produce la anestesia de los miembros y una tendencia a dañarse por lesiones repetidas no percibidas.

La microfotografía (a) muestra la piel de una persona con lepra tuberculoide. Existen granulomas (**G**) histiocíticos con un intenso infiltrado linfocítico en todas las capas de la dermis, pero sobre todo en relación con los nervios pequeños; esta característica se ilustra a mayor aumento en la microfotografía (b), donde se observan un pequeño nervio (**N**) rodeado por linfocitos y un granuloma (**G**) asociado. La microfotografía (c), correspondiente a un caso de lepra lepromatosa, muestra la tinción de Wade-Fite, que es similar a la ZN para la tuberculosis, donde tiñe de rojo los microorganismos. Se puede apreciar con facilidad la semejanza de aspecto entre *M. tuberculosis* y *M. leprae*.

Infecciones treponémicas

La principal infección treponémica en todo el mundo es la sífilis, causada por *Treponema pallidum*; la frambesía y la pinta son infecciones treponémicas raras, excepto en regiones tropicales específicas.

Fig. 4.13 Sífilis
(a) Goma hepático sifilítico (BA)
(b) Aortitis sifilítica (AM *[ilustración en la página opuesta]***)**

Aunque ahora relativamente infrecuente, la sífilis tardía sigue siendo considerada un ejemplo clásico de inflamación crónica específica. El germen causal de forma espiral, *Treponema pallidum*, resiste las defensas tisulares habituales y causa una progresión de fascinantes fenómenos patológicos y clínicos que representan típicas respuestas inflamatorias con superposición de reacciones de hipersensibilidad regidas por el sistema inmune. De acuerdo con las descripciones clásicas, la enfermedad pasa a través de tres fases que se extienden a lo largo de un período de tiempo prolongado.

En resumen, el microorganismo suele penetrar en el cuerpo a través de la mucosa genital, donde produce una *única* ***lesión primaria*** pequeña conocida como ***chancro***. El chancro es un nódulo elevado y rojizo causado por la intensa acumulación local de células plasmáticas y linfocitos en el tejido conectivo subepitelial. Se puede ulcerar en esta fase, pero muchas veces es indoloro y fácilmente puede pasar desapercibido. Cuando aparece el chancro, el microorganismo ya ha experimentado una extensa multiplicación y se ha diseminado a través de los linfáticos locales hasta los ganglios regionales, y desde ellos hasta el torrente sanguíneo para causar una bacteriemia generalizada. El chancro y la bacteriemia concomitante (***sífilis primaria***) se siguen semanas o meses más tarde de una ***fase secundaria,*** transitoria, caracterizada por un exantema cutáneo generalizado de características variables, frecuentemente con lesiones genitales verrugosas húmedas y ulceración de la mucosa oral. Estas variadas lesiones mucosas son histológicamente similares al chancro primario, y están llenas de treponemas. La enfermedad ha llegado ahora al estadio más contagioso, el paciente todavía se suele sentir bien y las otras únicas evidencias de infección generalizada son una linfadenopatía difusa y la positividad de las pruebas serológicas.

En la mayoría de los casos no tratados, la infección es resuelta con efectividad por las defensas corporales, y en muchos de ellos incluso llega a desaparecer la evidencia serológica de infección previa. Por desgracia, una proporción de pacientes no tratados pasa desde la fase secundaria a la de ***sífilis terciaria*** después de un intervalo variable de entre uno y muchos años. Las lesiones de la sífilis terciaria pueden ser tanto focales como difusas, y es la lesión focal de la sífilis terciaria, conocida como ***goma***, la que exhibe muchas de las características de la inflamación granulomatosa. Las lesiones terciarias se pueden localizar en casi cualquier órgano y tejido, y las consecuencias clínicas son muy variables. La forma difusa de sífilis terciaria afecta en especial al sistema cardiovascular, sobre todo a la aorta ascendente, y con menos frecuencia al sistema nervioso central; las bien conocidas ***tabes dorsal*** y ***parálisis general progresiva*** (PGP) son dos manifestaciones de neurosífilis. En la forma focal de sífilis terciaria pueden desarrollarse gomas en hígado, hueso, testículos y otros órganos, y la evolución clínica depende de la naturaleza y la extensión de la destrucción tisular local.

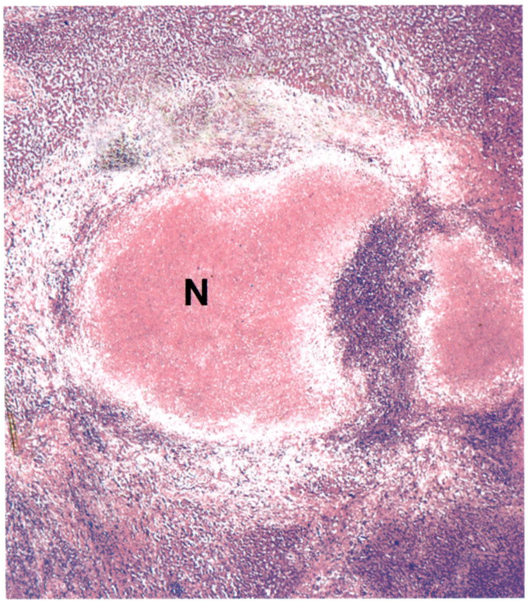

(a)

La microfotografía (a) ilustra el aspecto clásico de un goma. El goma activo tiene un área central de necrosis (**N**) homogénea por coagulación rodeada de una zona de macrófagos epitelioides, linfocitos, células plasmáticas y fibroblastos redondos. La cicatrización fibrosa de los gomas hepáticos puede producir un patrón de cicatrices profundas groseras que dividen la superficie del hígado en numerosos lóbulos irregulares; esta condición se conoce como ***hepar lobatum*** (hígado lobulado).

La microfotografía (b) ilustra un caso de aortitis sifilítica, la forma más común de lesión sifilítica terciaria difusa. El hecho característico de la sífilis terciaria difusa, y también de las lesiones sifilíticas primarias y secundarias, es una vasculitis crónica de bajo grado que afecta a vasos pequeños y se caracteriza por engrosamiento de la pared, en particular del endotelio, y formación de un manguito perivascular de linfocitos y células plasmáticas conocido como ***endarteritis obliterante***. En la aorta, la vasculitis afecta a los *vasa vasorum* de la túnica adventicia y sus ramas menores que se extienden hasta la túnica media; las áreas con tinción azul de la túnica media representan manguitos linfocíticos alrededor de numerosos vasos pequeños. El músculo liso y las fibras elásticas de la media degeneran, probablemente debido a isquemia, y la pared aórtica es sustituida por colágeno. La elastina (**E**) residual se tiñe de un color rosa intenso. La pérdida de elasticidad y contractilidad de la pared aórtica permite su progresiva distensión, con la formación de un ***aneurisma aórtico***, habitualmente en la aorta ascendente o en el cayado aórtico.

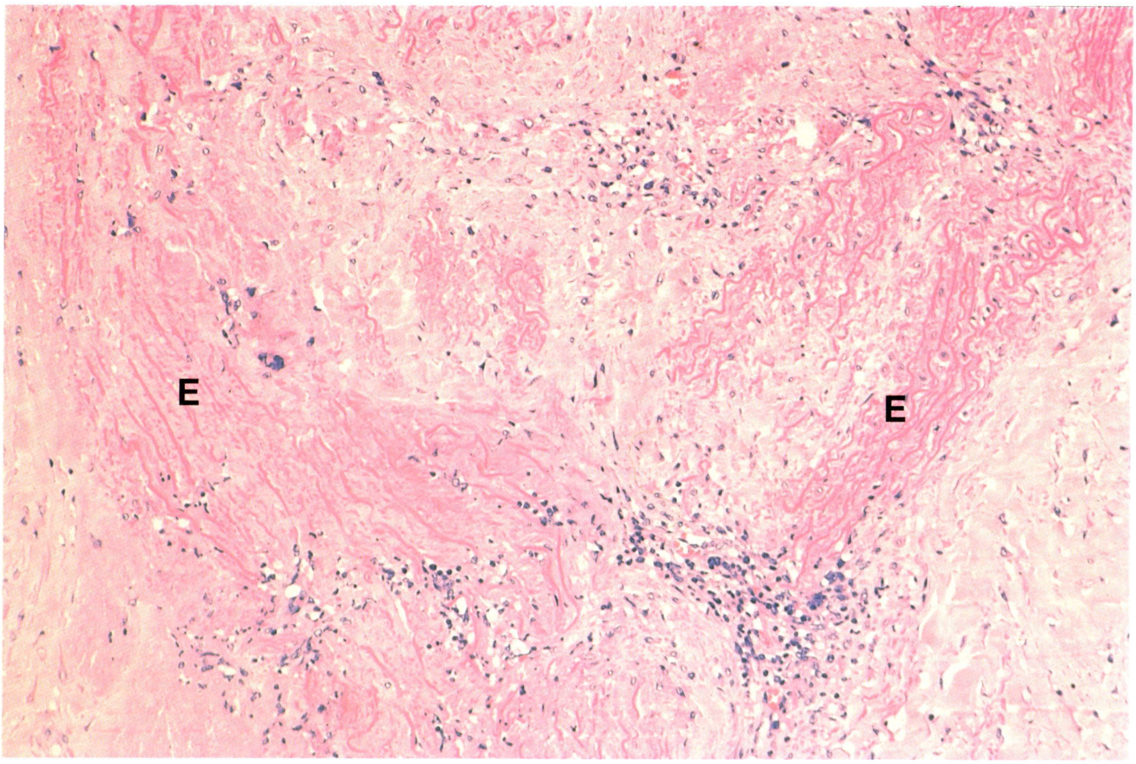

(b)

Infecciones víricas

Los virus puede provocar enfermedad por tres mecanismos principales:

- Causando la muerte de las células infectadas, bien por efecto directo o mediante la modificación del genoma, de modo que la célula huésped es reconocida como extraña y destruida por el propio sistema inmune del huésped.
- Causando una proliferación excesiva de la línea celular infectada. Éste puede ser un factor clave para el eventual desarrollo de tumores de la línea celular afecta. El papilomavirus humano (PVH) tiene importancia a este respecto.
- Por la integración del propio virus en el núcleo celular donde produce infección latente.

Aunque el cultivo virológico y la demostración de una elevación de los títulos de anticuerpos específicos contra el virus siguen siendo las claves del diagnóstico, algunas infecciones víricas se pueden diagnosticar por el aspecto histológico característico. Los virus individuales son demasiado pequeños para verlos al microscopio óptico, pero cuando se agregan en enormes números dentro de la célula huésped son visibles como cuerpos de inclusión víricos intranucleares y/o intracitoplásmicos. Los cuerpos de inclusión proporcionan un indicio histológico del virus causal, y este dato se puede confirmar mediante microscopia electrónica e inmunohistología.

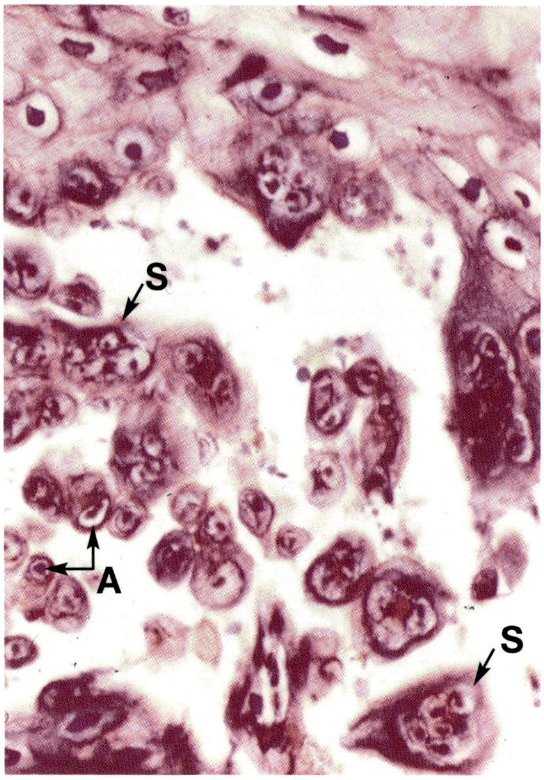

Fig. 4.14 Infección cutánea herpética (GA)

Los ***virus del herpes simple tipos 1 y 2*** (***VHS-1 y VHS-2***) causan erupciones cutáneas comunes conocidas como herpes labial y herpes genital, mientras que el virus de la varicela es responsable del ***herpes zoster***. En los individuos inmunocompetentes, los virus herpéticos pueden permanecer latentes dentro de las células nerviosas, y producir episodios intermitentes de reactivación cuando el virus se replica dentro de las células epidérmicas o de las células epiteliales de las membranas mucosas y las destruye. Desde el punto de vista clínico, esto da lugar a la aparición de grupos de vesículas sobre una base eritematosa. Las vesículas están causadas por degeneración hidrópica y necrosis de las células epiteliales.

La microfotografía corresponde a la biopsia de un paciente con infección por *herpes zoster*. Se pueden ver cuerpos de inclusión intranucleares (**A**), grandes y de color rosa-púrpura, que desplazan la cromatina hipercromática de la célula huésped hacia un lado. Los cuerpos consisten en masas de partículas víricas, unas intactas y otras rotas. Otro dato característico es la fusión de células epiteliales para formar sincitios (**S**) con múltiples núcleos, bien ilustrados en esta microfotografía. Las células infectadas suelen estar muy aumentadas de tamaño, con un núcleo proporcionadamente agrandado.

La mayoría de estas lesiones cicatrizan espontáneamente, aunque el ADN vírico permanece latente dentro de las células nerviosas, desde las que puede emerger durante episodios clínicos subsiguientes.

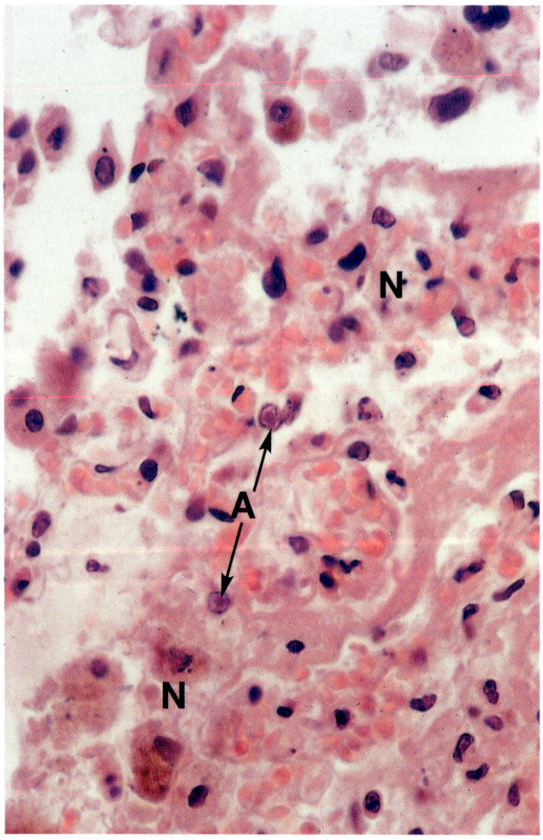

Fig. 4.15 Neumonitis herpética (GA)

En los pacientes inmunosuprimidos, por ejemplo con sida o sometidos a tratamiento inmunosupresor, los virus del herpes pueden provocar infecciones generalizadas cutáneas o viscerales en vez del exantema autolimitado local, como en el sujeto inmunocompetente. Las características histológicas son similares.

Esta microfotografía muestra un corte del pulmón de un paciente con sida con neumonitis por *herpes simple*. Se observan algunas células con cuerpos de inclusión intranucleares (**A**), que pueden ser escasos y difíciles de encontrar. Además, hay necrosis (**N**) del tejido pulmonar y un infiltrado ligero de linfocitos.

El encéfalo, el esófago y el hígado representan otras localizaciones comunes de la infección en los pacientes inmunosuprimidos. Otro grupo de riesgo de infección diseminada es el de los recién nacidos, quienes pueden infectarse durante el paso a través del canal del parto en el que hay una infección activa. Los recién nacidos son relativamente incompetentes desde el punto de vista inmunológico y pueden sucumbir a una infección generalizada, que afecta a los ganglios linfáticos, el bazo, los pulmones, el hígado, las glándulas suprarrenales y el sistema nervioso central.

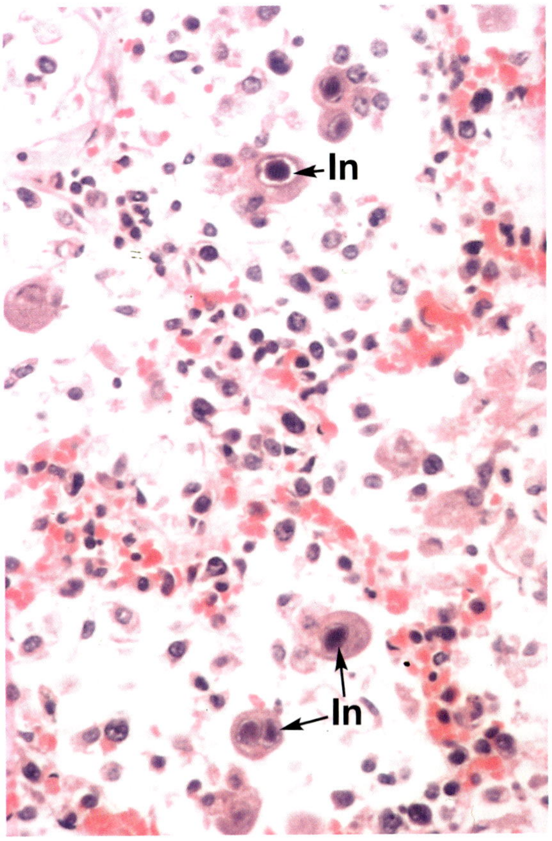

Fig. 4.16 Infección por citomegalovirus (GA)

El ***citomegalovirus*** (***CMV***), otro componente del grupo de los herpesvirus, causa una infección inespecífica leve en los individuos inmunocompetentes. La mayoría de los adultos han sido expuestos y poseen anticuerpos séricos específicos. El CMV infecta los leucocitos sanguíneos, y puede permanecer latente en ellos durante muchos años. Si el individuo desarrolla inmunosupresión por cualquier motivo, puede sufrir una infección sistémica generalizada. Los lugares comunes de infección incluyen pulmones, encéfalo, retina, tracto gastrointestinal y riñones.

Esta microfotografía ilustra un caso de neumonitis por CMV. El dato más característico es la presencia de células de gran tamaño con grandes cuerpos de inclusión (**In**) intranucleares de tinción oscura rodeados por un halo claro. A veces se observan también inclusiones intracitoplásmicas, que en este caso no existen. Es posible observar necrosis focal, pero la inflamación suele ser mínima o inexistente. Las inclusiones citomegálicas se observan habitualmente en las células epiteliales, en las endoteliales y en los macrófagos, y, al igual que sucede en otras infecciones por herpesvirus, pueden ser escasas.

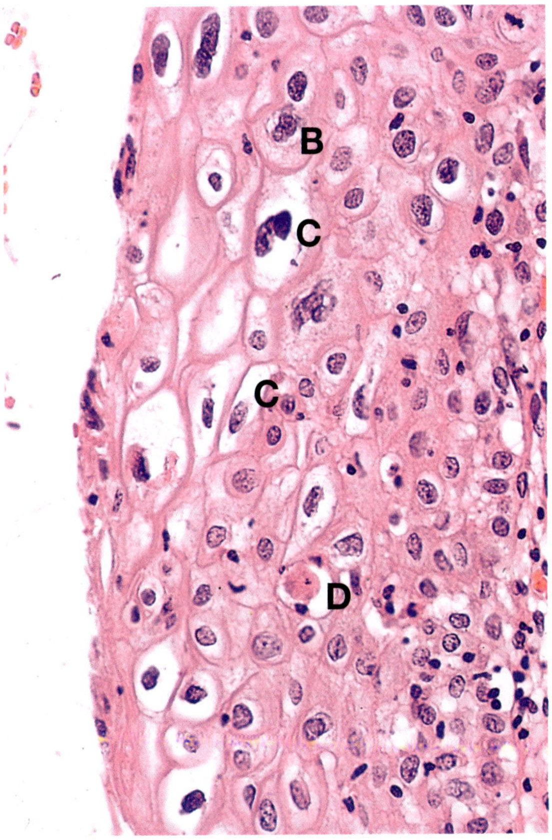

Fig. 4.17 Virus del papiloma humano (GA)

Los ***virus del papiloma humano (VPH)*** son los agentes causales de las verrugas víricas comunes de la piel y de las verrugas genitales. También se ha demostrado una asociación íntima de los VPH con la ***neoplasia intraepitelial cervical*** (***NIC***) y con el carcinoma de células escamosas invasivo de cérvix, vagina, vulva y otros lugares.

Los VPH infectan a las células epiteliales escamosas y causan cambios característicos de la morfología epitelial. El epitelio suele aparecer engrosado (acantótico) o presentar el aspecto papilar de una verruga exofítica (***condiloma acuminado***). La infección de las células de las capas superiores del epitelio produce agrandamiento de sus núcleos, que aparecen hipercromáticos y plegados. También se observa un halo citoplásmico prominente. Estas células se conocen como ***coilocitos*** (**C**). Además, el epitelio contiene células binucleadas (**B**) y células disqueratósicas (**D**) (es decir, existe queratinización de células individuales).

Los cambios mencionados se observan frecuentemente en asociación con la NIC de bajo grado, como se comprueba en este espécimen procedente de una mujer con NIC I. En la NIC de alto grado estos cambios no suelen ser aparentes pues quedan oscurecidos por alteraciones displásicas más avanzadas; sin embargo, las técnicas moleculares permiten demostrar infección por VPH en casi todas las NIC de grado alto (ver también Fig. 17.4).

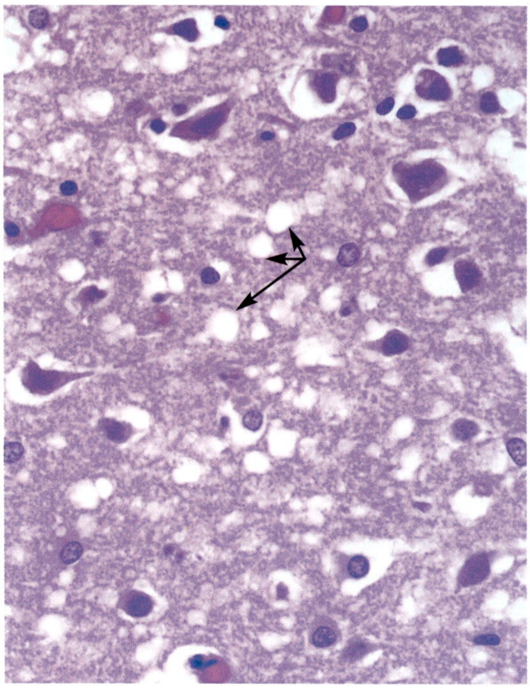

Fig. 4.18 Encefalopatía espongiforme causada por priones (GA)

Las encefalopatías espongiformes están causadas por agentes no convencionales formados sólo por proteínas (sin ácidos nucleicos), llamados ***priones***, que pueden ser transmisibles. En estas enfermedades se observa la acumulación excesiva de una proteína de la membrana celular normal modificada, llamada ***proteína del prión (PrP)***, en el encéfalo. Se cree que la enfermedad se desarrolla cuando la proteína del prión normal adopta progresivamente una conformación anormal por contacto con la forma anormal.

El trastorno más común dentro de este grupo de procesos es la ***enfermedad de Creutzfeldt-Jakob (ECJ),*** caracterizada por una demencia rápidamente progresiva que conduce a la muerte antes de dos años. En la actualidad se cree que la ***variante de la ECJ*** está causada por la transmisión de priones anormales a través de la ingestión de carne de ganado vacuno con ***encefalopatía espongiforme bovina***.

La anomalía histológica dominante es la vacuolización en la corteza cerebral, conocida como degeneración espongiforme (flechas). También existen degeneración y pérdida de neuronas, y gliosis astrocítica. Los métodos inmunohistoquímicos muestran acumulación de proteína de prión anormal en el encéfalo, a veces en forma de placas amiloides (ver Fig. 23.8).

Infecciones micóticas

Las infecciones micóticas pueden causar desde lesiones cutáneas menores localizadas hasta enfermedades sistémicas graves, potencialmente letales, en pacientes inmunosuprimidos. La reacción inflamatoria frente a las infecciones micóticas puede adoptar uno de tres patrones. El aspecto clásico es el de una inflamación granulomatosa que en algunas zonas puede exhibir necrosis supurativa central. El segundo patrón consiste en una respuesta inflamatoria aguda con un infiltrado tisular compuesto sobre todo por neutrófilos; este patrón se observa en la esofagitis candidiásica. El tercer patrón se caracteriza por una respuesta inflamatoria mínima, como en las infecciones superficiales de la piel por hongos dermatofíticos.

Los hongos no suelen ser obvios en la tinción habitual HE pero las paredes celulares gruesas pueden ser resaltadas mediante tinciones especiales, como el PAS con colorante para diastasas o las tinciones argénticas. Algunos hongos se reconocen con facilidad en el examen histológico debido a su forma característica y a la estructura de las hifas, o al patrón de gemación de las levaduras. Sin embargo, las técnicas de cultivo son preferibles para la identificación definitiva de las especies micóticas. Las Figuras 4.19 a 4.23 ilustran algunos ejemplos de hongos encontrados con frecuencia en la práctica histopatológica habitual. Un aspecto diagnóstico importante a tener en cuenta es que la presencia de levaduras micóticas, como *Candida*, en la superficie mucosa o la piel no significa necesariamente infección activa, ya que estos microorganismos son comensales comunes. La presencia de invasión activa se puede sospechar por la observación de hifas y, en la mayoría de los casos, por una respuesta inflamatoria apropiada.

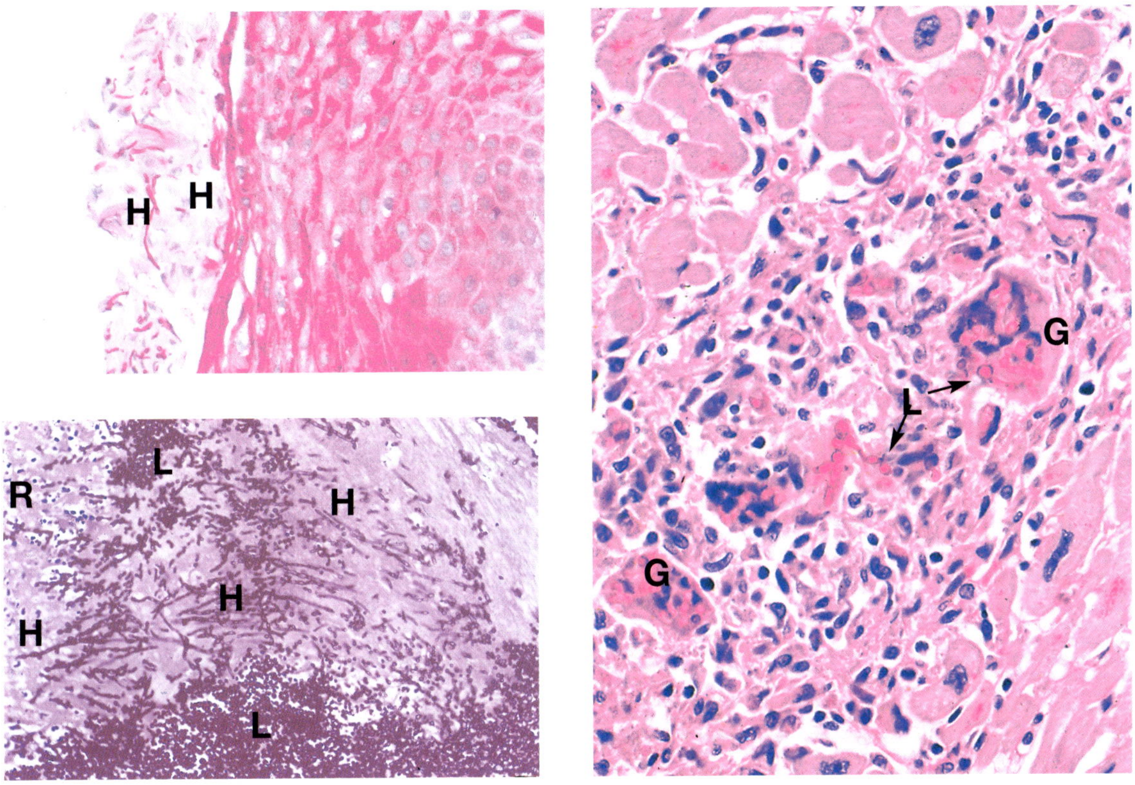

(a) (b) (c)

Fig. 4.19 Candidiasis
(a) Candidiasis oral (PAS - AM) (b) Candidiasis esofágica (PAS - GA) (c) Candidiasis miocárdica (PAS - GA)

Candida albicans es un hongo comensal ubicuo presente en las superficies epiteliales de la piel, la boca y el tracto genital, y existe tanto en forma de hifa/micelio como de levadura (espora) redondeada. Aunque suele actuar como un comensal, también se puede convertir en patógeno y producir enrojecimiento e irritación del epitelio afecto, frecuentemente con formación de una membrana superficial blanquecina compuesta por un exceso de queratina e hifas micóticas. Las localizaciones comunes de estas lesiones corresponden a la boca (candidiasis oral, muguet) y a la región vulvovaginal (vulvovaginitis candidiásica). Ambas anomalías pueden ser precipitadas por los estados de debilidad general, o aparecer como una complicación del tratamiento antibiótico sistémico que destruye la flora bacteriana normal y permite la proliferación de hongos.

Pueden ocurrir infecciones más graves en pacientes inmunosuprimidos: las infecciones epiteliales superficiales son más extensas y sintomáticas, con un gran número de microorganismos tanto en forma de hifas como de levaduras (ver microfotografía b). Los microorganismos también pueden entrar en el torrente sanguíneo y en pacientes inmunosuprimidos pueden producir candidiasis diseminada en muchos órganos (ver microfotografía c).

La microfotografía (a) muestra una infección candidiásica, formada sobre todo por hifas (**H**), en la superficie del epitelio bucal (muguet), en un paciente bajo tratamiento con antibióticos.

La microfotografía (b) muestra abundantes cándidas, tanto hifas (**H**) como levaduras (**L**), en el esófago de un anciano debilitado por cáncer terminal. También existen abundantes restos (**R**) necróticos que forman una membrana superficial gruesa. La infección ha comenzado como muguet orofaríngeo grave, y después se ha extendido hacia abajo por el esófago.

La microfotografía (c) muestra levaduras (**L**) de *Candida* dentro de células gigantes (**G**) en el miocardio formando un granuloma pequeño. Muchas veces la diseminación sanguínea de *Candida* produce pequeños abscesos llenos de neutrófilos (pus), pero este paciente sufría una grave inmunosupresión y fue incapaz de organizar una reacción inflamatoria aguda.

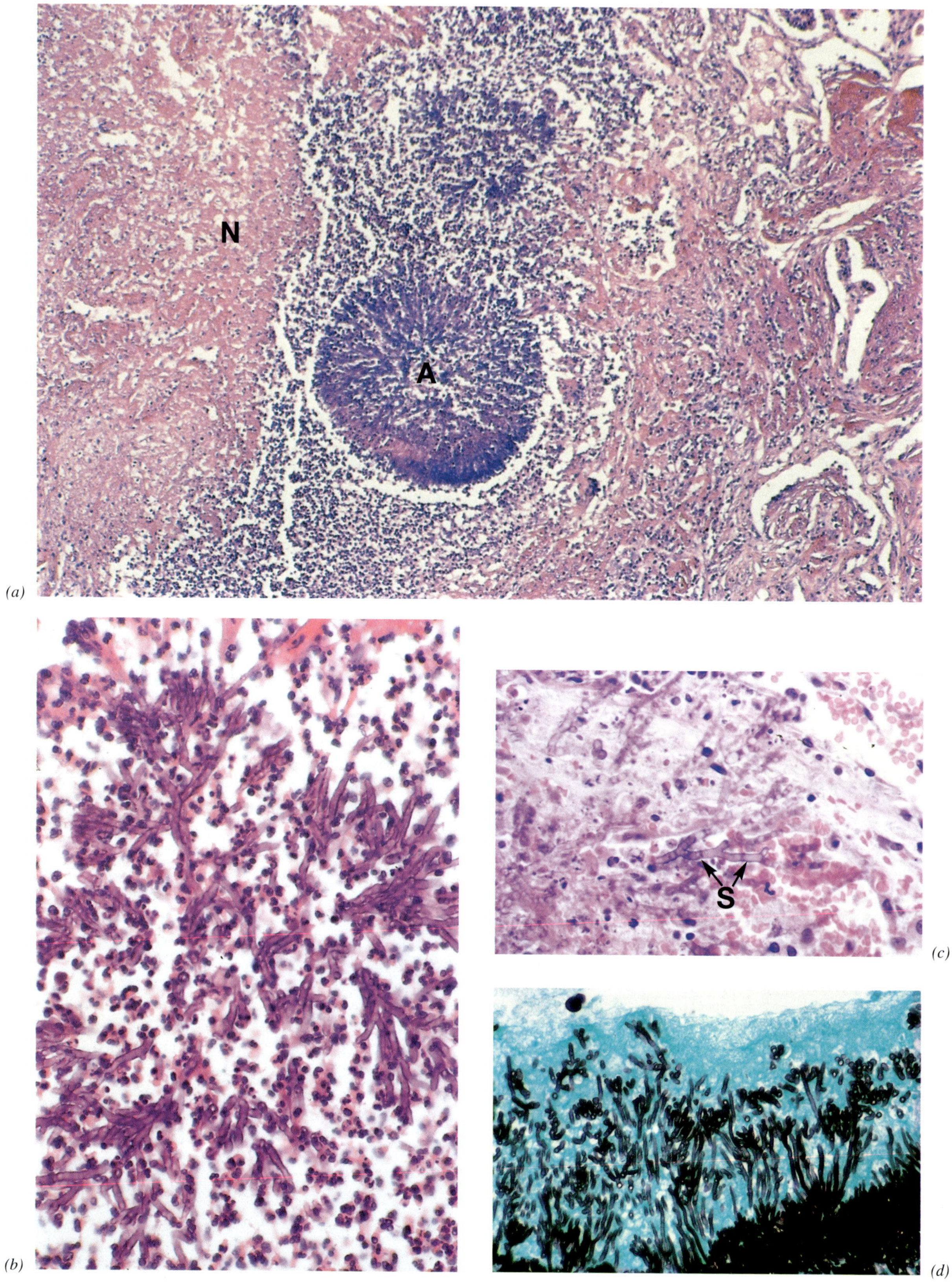

Fig. 4.20 **Aspergilosis pulmonar** *(pie en la página opuesta [arriba])*

Fig. 4.20 Aspergilosis pulmonar

(a) AM (b) GA (c) GA (d) Tinción con plata (GA) *(ilustraciones en la página opuesta)*

Aspergillus es un hongo ubicuo que puede causar una respuesta pulmonar alérgica en individuos por lo demás sanos. El trastorno se conoce coloquialmente como «pulmón del cervecero» y pertenece al grupo de enfermedades designadas en conjunto como ***alveolitis alérgica extrínseca***. En este caso, *Aspergillus* no coloniza ni invade el pulmón. Los individuos asmáticos pueden tener el árbol bronquial colonizado por *Aspergillus* sin invasión. Es probable que sufran exacerbación del asma como resultado de la ***aspergilosis broncopulmonar alérgica***. Esta secuencia de hecho indica el desarrollo de una respuesta de hipersensibilidad frente a los antígenos de *Aspergillus* a los que están constantemente expuestos estos pacientes. *Aspergillus* también puede colonizar cavidades de abscesos preexistentes, clásicamente cavidades tuberculosas antiguas, en las que puede formar una ***bola micótica*** (***aspergiloma***). Las infecciones invasivas por *Aspergillus* ocurren en individuos inmunosuprimidos.

La microfotografía (a) muestra a medio aumento una infección invasiva del pulmón por *Aspergillus*. La masa de hifas de *Aspergillus* (**A**) está rodeada por un infiltrado inflamatorio compuesto principalmente de neutrófilos. Existe una zona vecina de tejido pulmonar necrótico (**N**).

La microfotografía (b) muestra la masa de hifas de *Aspergillus* a gran aumento. Estas hifas se ramifican característicamente en ángulo agudo, como se aprecia en la microfotografía (c). Además, las hifas son ***tabicadas***, es decir, tienen tabiques o septos (**S**) que las dividen en segmentos. La microfotografía (d) ilustra el típico aspecto de *Aspergillus* en la tinción con plata donde se aprecian claramente las hifas.

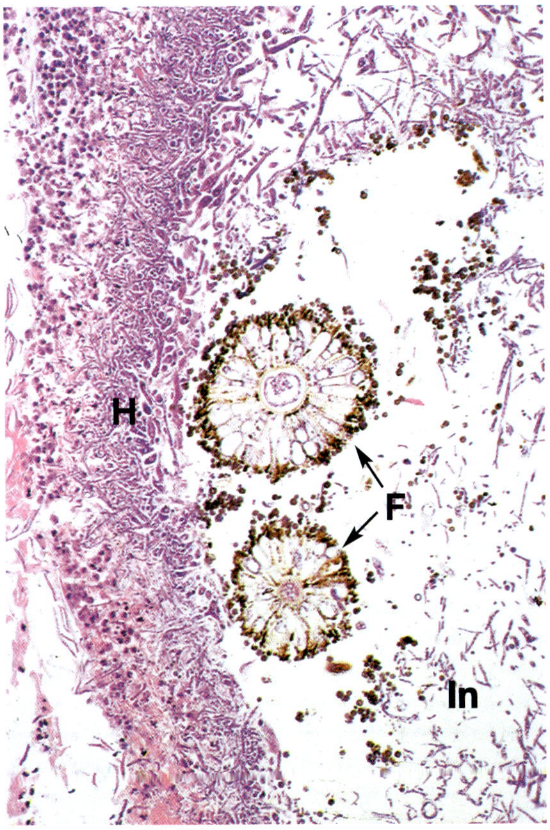

Fig. 4.21 *Aspergillus niger* (AM)

La microfotografía muestra una masa de hifas (**H**) de ***Aspergillus niger*** y células inflamatorias (**In**) en el conducto auditivo externo de un paciente con otitis externa crónica. En el centro del campo se aprecian dos «***frutos***» (**F**) o ***conidias***. Estas formaciones son similares a las conidias de otras especies *Aspergillus* excepto por su pigmentación. El pigmento negro-pardusco se localiza en la periferia de las conidias, y explica la designación *Aspergillus niger*. El microorganismo es una causa común de otitis externa crónica, una infección del oído externo, principalmente del conducto auditivo.

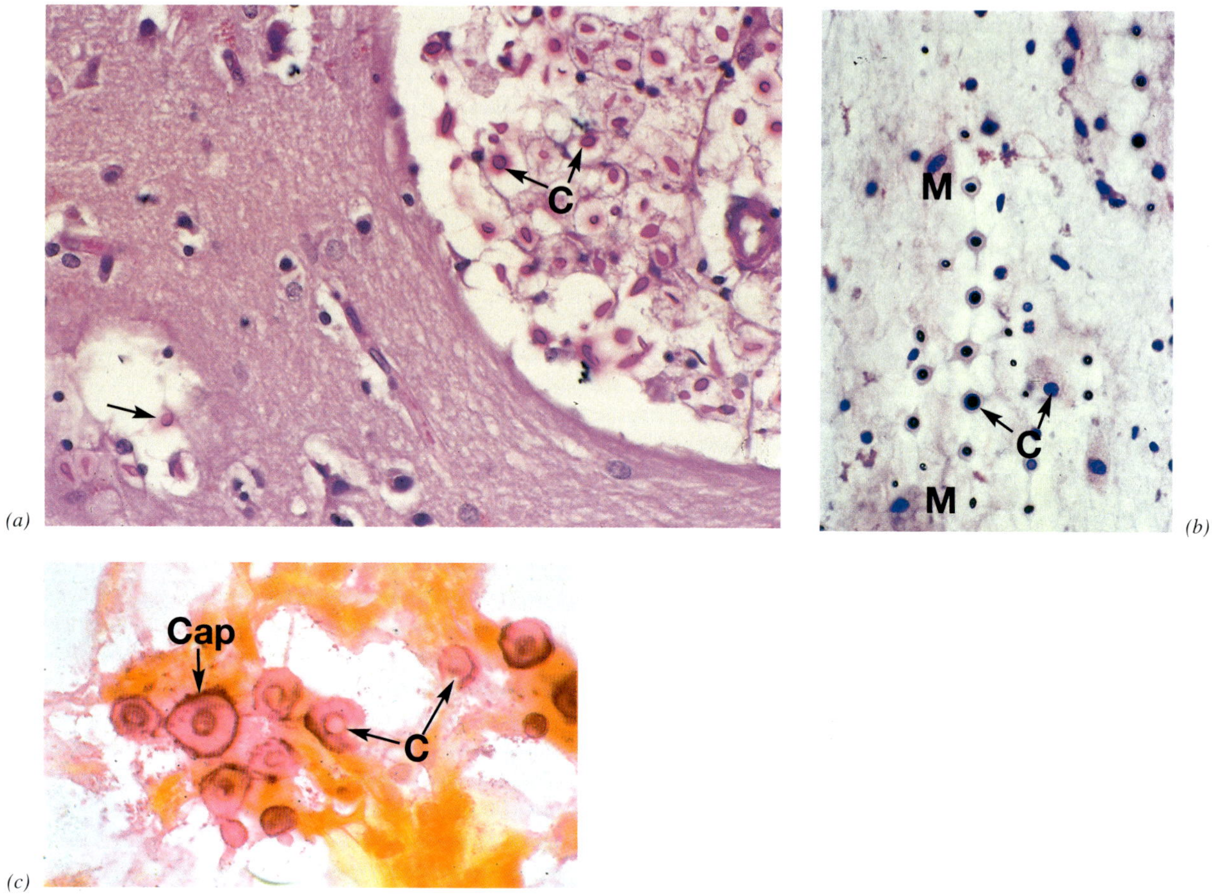

Fig. 4.22 Criptococos
(a) Encéfalo (AM) (b) Aspirado con aguja fina (Giemsa - GA) (c) Biopsia con aguja (mucicarmín - GA)

Cryptococcus neoformans es otra levadura que causa infecciones serias en muchos tejidos, principalmente en individuos inmunosuprimidos como los pacientes con sida, con enfermedades malignas hematológicas o receptores de trasplante. En ocasiones, sin embargo, el microorganismo puede producir meningitis, meningoencefalitis o infección pulmonar en individuos por lo demás sanos.

La microfotografía (a) muestra el aspecto típico de los criptococos en el encéfalo. Los microorganismos forman un quiste en un espacio perivascular de Virchow-Robin. Estas lesiones se conocen como «pompas de jabón». Los criptococos (**C**) se tiñen de color magenta con el PAS, y la gruesa cápsula que rodea al microorganismo aparece como un espacio claro. Se observan unos pocos microorganismos (flechas) invadiendo el tejido encefálico adyacente que aparece edematoso. Como es típico de este germen, existe una respuesta inflamatoria mínima, lo que puede deberse al estado de inmunosupresión del paciente. Sin embargo, en las infecciones crónicas de individuos sin inmunosupresión, los criptococos pueden provocar una respuesta granulomatosa.

En el pulmón *Cryptococcus* puede producir una infección difusa; sin embargo, también puede dar lugar a la formación de una masa solitaria en individuos previamente sanos. En este caso, la lesión es de hecho un granuloma grande con centro gelatinoso formado por una masa de microorganismos rodeada por una capa gruesa de macrófagos, linfocitos y células gigantes.

Las microfotografías (b) y (c) corresponden a una lesión de ese tipo que se presenta como una masa solitaria en la radiografía de tórax de un paciente fumador, que hasta entonces se encontraba bien. Se sospechó carcinoma broncogénico, y se realizó una punción-aspiración con aguja fina (PAAF); en vez del grupo de células malignas esperado, la extensión, mostrada en la microfotografía (b), reveló un gran número de criptococos (**C**) que aparecen como células de color púrpura en esta preparación teñida con Giemsa, cada una de ellas rodeada por una cápsula clara. En el fondo se observan unos pocos macrófagos (**M**) con citoplasma espumoso. La microfotografía (c) muestra una biopsia con aguja tomada al mismo tiempo. La preparación está teñida con mucicarmín y revela la presencia de criptococos (**C**), cada uno de ellos compuesto por una célula teñida en color carmín intenso con una cápsula (**Cap**) externa teñida con menos intensidad.

(a)

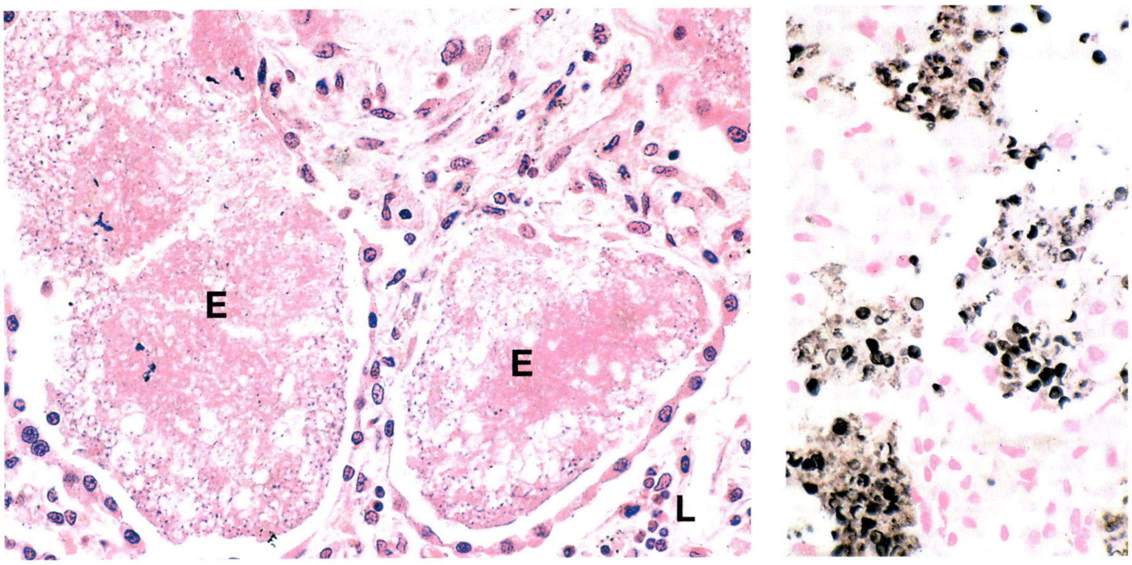

(b)

Fig. 4.23 ***Pneumocystis carinii*** **en el pulmón**
(a) HE (AM) (b) Tinción con plata (AM)

Pneumocystis carinii se clasificaba antes como un protozoo, pero más recientemente ha quedado claro que probablemente pertenece a la familia de los hongos. Se trata de un microorganismo ubicuo que se puede demostrar en los pulmones de la mayoría de individuos normales sin que cause enfermedad. Sin embargo, este germen ha adquirido notoriedad debido a la epidemia de sida, y también puede infectar a pacientes con inmunosupresión por otras causas.

En los pacientes con sida, *Pneumocystis carinii* produce una neumonía focal difusa que puede constituir la manifestación inicial del síndrome y que muchas veces resulta mortal. El diagnóstico suele ser difícil, y requiere con frecuencia una biopsia pulmonar transbronquial. En la tinción habitual con HE, como en la microfotografía (a), quizá no se aprecien los microorganismos. Los alvéolos aparecen muchas veces llenos de un exudado (**E**) acelular espumoso con un infiltrado intersticial de linfocitos (**L**) en la pared alveolar. El infiltrado inflamatorio puede ser mínimo o más intenso, mostrando las características del daño alveolar difuso (ver Fig. 12.10) con membranas hialinas, dilatación capilar y exudado de hematíes. La demostración del microorganismo requiere tinción con plata como la mostrada en la microfotografía (b). Los microorganismos tienen forma de copa y miden 4-6 μm. Las tinciones con Giemsa y azul de toluidina se pueden emplear también en muestras de esputos y lavados bronquiales. Los pacientes con sida presentan frecuentemente infecciones coexistentes por otros microorganismos, como los citomegalovirus (ver Fig. 4.16).

Protozoos y helmintos

Entre la amplia variedad de protozoos con importancia anatomopatológica, sólo unos pocos suelen identificarse en el estudio histológico. Muchos de estos microorganismos son causas importantes de morbilidad y mortalidad en regiones geográficas concretas del Tercer Mundo, pero con la extensión de los viajes y el aumento de las migraciones actualmente se están encontrando con más frecuencia que antes en cualquier lugar.

Los protozoos son microorganismos unicelulares que pueden experimentar reproducción sexual o asexual. Muchos de ellos tienen ciclos vitales complejos en los que participan uno o más animales huéspedes. ***Giardia lamblia*** es un protozoo común que infecta el intestino delgado humano en comunidades de todo el mundo, como se verá en el Capítulo 13. En este capítulo se describen el paludismo y la amebiasis.

Son muchos los helmintos que infectan a los humanos, principalmente el intestino, aunque algunos de ellos pasan a través de otros órganos en su camino. Algunos helmintos, como los nematodos ***Enterobius vermicularis*** y ***Toxocara canis***, se encuentran en todo el mundo, mientras que otros, como ***Wuchereria bancrofti*** y ***Loa loa***, tienen una distribución tropical más limitada. La ***esquistosomiasis*** posee una particular importancia histológica y, por tanto, se ilustra en este capítulo.

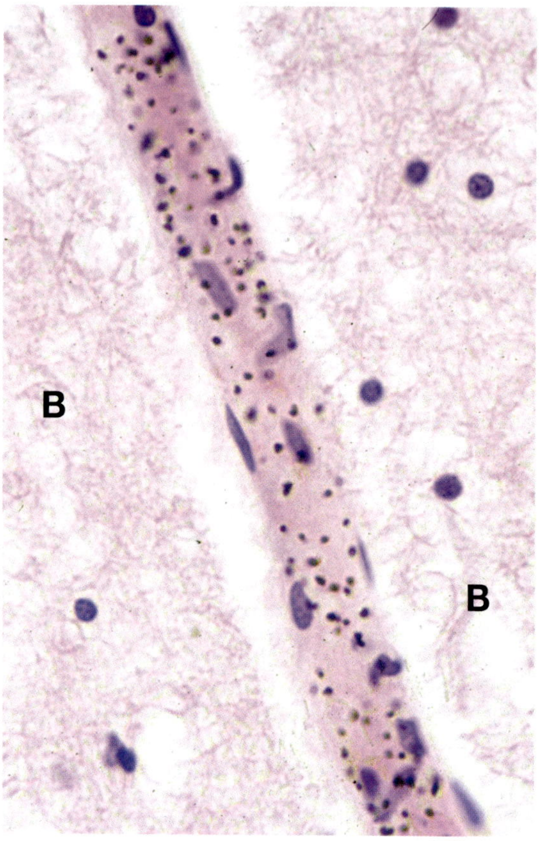

Fig. 4.24 Paludismo cerebral (GA)

El paludismo está causado por cuatro especies de protozoos ***Plasmodium***, es común en las regiones tropicales y subtropicales, y representa una causa importante de mortalidad. Después de ser introducido en la sangre por la probóscide de un mosquito, los merozoítos penetran en los hematíes. Se producen nuevos ciclos de división en el interior del hematíe que acaba rompiéndose, permitiendo nuevos ciclos de infección. La fase sexual del ciclo vital del plasmodio ocurre dentro del mosquito. ***Plasmodium falciparum*** es la especie más virulenta, siendo la afectación cerebral por este parásito una causa importante de muerte. El tejido cerebral aparece característicamente congestionado, como muestra la microfotografía, en la que se observa un pequeño vaso sanguíneo dilatado lleno de hematíes, dentro de los cuales se pueden ver los parásitos como puntos de color pardo oscuro. *Plasmodium falciparum* tiene la propiedad de causar adherencia de los hematíes al endotelio, con lo que se obstruye el flujo sanguíneo. La sustancia blanca (**B**) adyacente aparece edematosa, y la rotura frecuente de los vasos sanguíneos congestionados origina «hemorragias anulares» (no mostradas aquí).

Sin tratamiento específico, el paludismo cerebral casi siempre es mortal, y la incidencia cada vez mayor de resistencia a los fármacos hace que resulte difícil de tratar. También se pueden ver parásitos dentro de los hematíes en los vasos de otros tejidos, y el diagnóstico se suele establecer mediante examen de una extensión sanguínea. Las diferentes especies se pueden identificar por el aspecto característico. Las otras especies causantes de paludismo (*Plasmodium vivax, Plasmodium ovale* y *Plasmodium malariae*) producen una enfermedad mucho más leve que puede tener carácter recurrente. *P. falciparum* puede provocar anemia grave, edema pulmonar, insuficiencia renal, shock e hipoglucemia, además de la enfermedad cerebral.

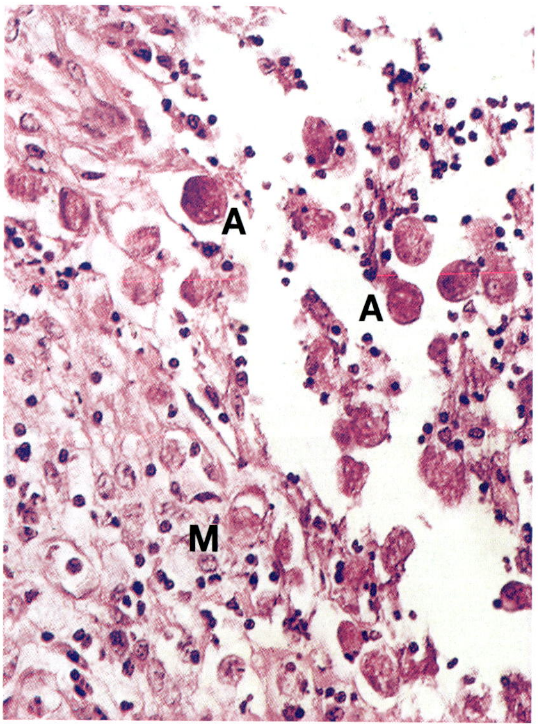

Fig. 4.25 Amebiasis (PAS - GA)

Las infecciones por ***Entamoeba histolytica*** ocurren en todo el mundo. Esta ameba sólo infecta al hombre, y se estima que alrededor del 10% de la población mundial (es decir, unos 550 millones de personas) es portador del parásito en el colon. Sin embargo, menos del 20% de los individuos colonizados desarrollan infección clínica. La forma más común de infección es la ***disentería amebiana***, en la que *Entamoeba* invade la mucosa del colon y el recto y causa diarrea sanguinolenta dolorosa. Desde el punto de vista anatomopatológico, la mucosa aparece rota y extensamente socavada, lo que origina úlceras típicas con forma de frasco; en ocasiones, esta invasión conduce a la perforación de la pared intestinal.

La microfotografía muestra amebas (**A**) adheridas a un área de mucosa (**M**) colónica ulcerada. Las amebas son algo mayores que un macrófago. Típicamente fagocitan a los hematíes, que pueden ser identificables histológicamente en su interior (no en esta microfotografía). Existe una respuesta inflamatoria mixta con abundancia de neutrófilos y células plasmáticas pero sin formación de granulomas. Los parásitos pueden invadir y obstruir las arterias del colon causando necrosis isquémica superpuesta.

Las amebas se pueden extender primero al hígado, y producir un **absceso amebiano**, y después al pulmón o a las cavidades pleural, peritoneal y pericárdica. También son posibles las infecciones venéreas del cérvix y el pene.

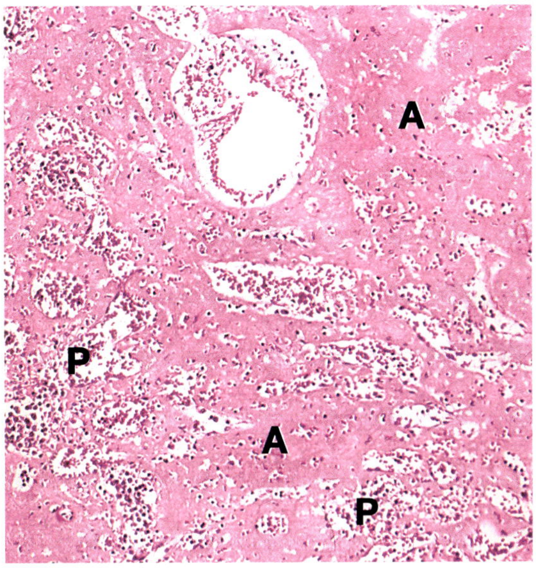

(a)

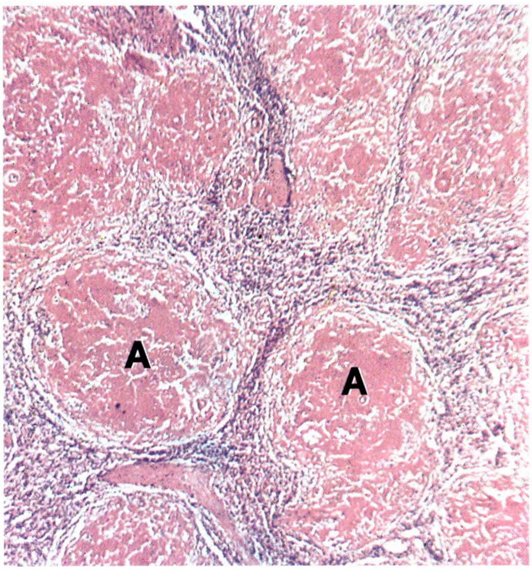

(b)

Fig. 5.4 Amiloidosis esplénica

a)

En el bazo se observan dos patrones de depósito de amiloide designados como ***difuso*** y ***nodular.***

La microfotografía (a) muestra el patrón difuso, más común. La amiloidosis (**A**) esplénica suele comenzar con depósitos en las paredes de los senos esplénicos, que progresan hasta confluir para formar masas difusas grandes; queda poca cantidad de pulpa (**P**) roja y de tejido linfoide (pulpa blanca, no mostrada en este espécimen). Esta forma de amiloidosis se conoce a veces como «lardácea», debido a la firmeza cérea del bazo cuando se corta el espécimen.

Con menos frecuencia, el depósito de amiloide conduce a la formación del llamado «bazo de sagú», ilustrado en la microfotografía (b). En este caso, la amiloide (**A**) se deposita en las vainas linfoides periarteriolares (pulpa blanca), produciendo el aspecto de depósitos delimitados en la superficie de corte del espécimen macroscópico. Nótense los pequeños vasos en el centro de los depósitos amiloideos nodulares teñidos de rosa.

El depósito de amiloide en el bazo puede dar lugar a esplenomegalia clínicamente palpable.

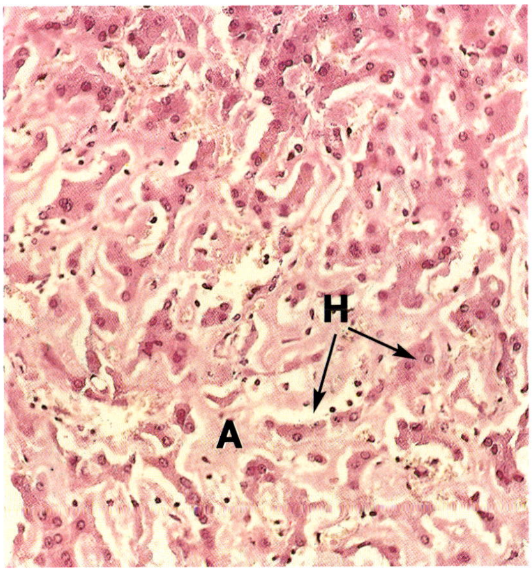

Fig. 5.5 Amiloidosis hepática (GA)

En el hígado, la amiloide se deposita en el espacio entre las células del revestimiento sinusoidal y los hepatocitos. Con el depósito progresivo, los hepatocitos son comprimidos por láminas de amiloide y experimentan atrofia.

La amiloide (**A**) es visible como depósitos con forma de cintas, teñidos de color rosa, dentro de los sinusoides hepáticos. Los hepatocitos (**H**) aparecen comprimidos y atróficos.

Desde el punto de vista clínico, la amiloidosis hepática puede constituir una causa de hepatomegalia (agrandamiento del hígado). Sin embargo, incluso cuando la afectación hepática es intensa, rara vez existe evidencia clínica significativa de afectación de la función hepática.

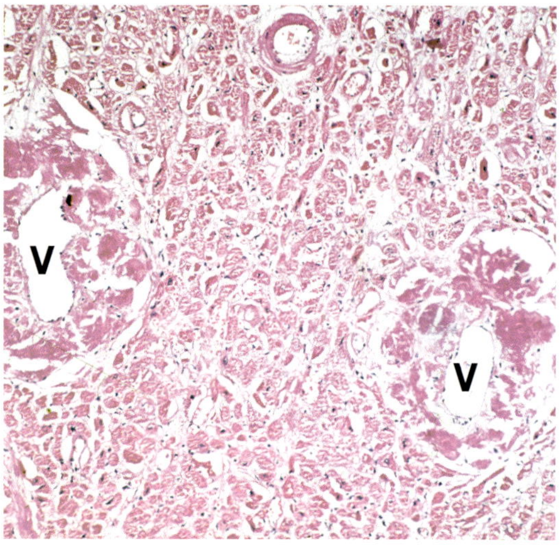

Fig. 5.6 Amiloidosis cardíaca (AM)

La afectación amiloidea del corazón puede constituir un hallazgo accidental en la autopsia de los sujetos ancianos, y en tales casos suele ser una manifestación de amiloidosis cardíaca senil con depósito de amiloide derivada de la transtirretina (prealbúmina).

La forma más grave de amiloidosis cardíaca se encuentra en la amiloidosis heredofamiliar sistémica con depósito de amiloide procedente de la proteína amiloidea A sérica, por ejemplo en la fiebre mediterránea familiar. También se puede producir afectación cardíaca en los casos de amiloidosis AA sistémica.

La amiloidosis miocárdica conduce a insuficiencia cardíaca refractaria con agrandamiento del corazón; el depósito subendocárdico de amiloide puede interferir con el sistema de conducción y originar arritmias cardíacas.

En el caso ilustrado aquí, la amiloide se ha acumulado en las paredes de los vasos (**V**) miocárdicos, y se extiende para formar masas dentro del miocardio.

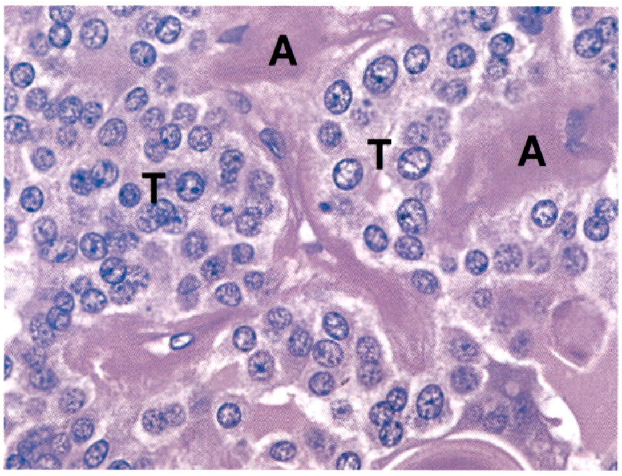

Fig. 5.7 Amiloidosis en el carcinoma medular del tiroides (AM)

Se encuentra un ejemplo de amiloidosis localizada en los tumores derivados de las células secretoras de calcitonina del tiroides, llamados carcinomas medulares. Existen grandes islotes de amiloide (**A**) teñida en color rosa entre las zonas de células tumorales (**T**). La amiloide deriva de la procalcitonina secretada por el tumor. Sólo existe amiloide dentro del tumor, sin depósitos en otros tejidos. Otro ejemplo de amiloidosis localizada se observa en los insulinomas, que son tumores procedentes de los islotes de Langerhans del páncreas. En este caso, parece que la amiloide también se forma a partir de un péptido similar a la calcitonina.

En contraste, la amiloidosis sistémica puede aparecer en asociación con ciertos tumores como los adenocarcinomas renales (en los que la amiloide deriva de la proteína amiloidea A sérica) y el mieloma múltiple y algunos linfomas de células B (en los que la amiloide deriva de las cadenas ligeras de inmunoglobulinas).

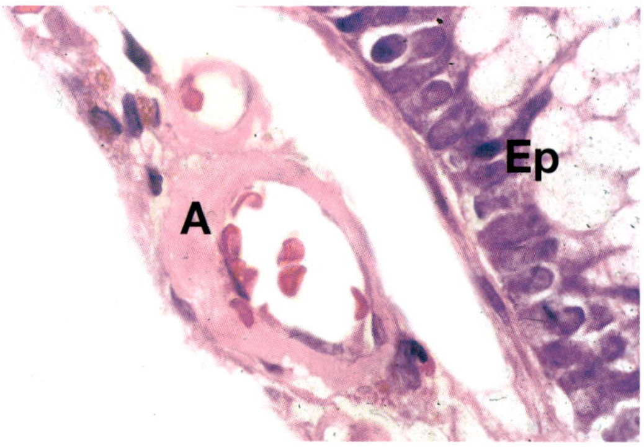

Fig. 5.8 Amiloidosis vascular en la biopsia rectal (GA)

El diagnóstico de amiloidosis sistémica se puede confirmar mediante biopsia tisular, y el recto es el órgano biopsiado con más frecuencia para este fin.

Las biopsias rectales permiten detectar amiloide en los vasos submucosos en el 60-70% de los pacientes con amiloidosis generalizada. Esta microfotografía a gran aumento muestra epitelio (**Ep**) glandular rectal con un pequeño vaso sanguíneo en la lámina propia adyacente. La pared del vaso está engrosada por amiloide (**A**) que muestra tinción rosada homogénea. La presencia de amiloide en un vaso pequeño como éste puede ser difícil de apreciar, y habitualmente el diagnóstico se debe confirmar mediante tinción con algún colorante especial como el rojo Congo.

6. Trastornos del crecimiento

Introducción

Las células responden a los cambios medioambientales de varias formas fundamentalmente distintas dependiendo de la naturaleza del estímulo. Como se expuso brevemente en el Capítulo 1, si el estímulo es insoportable las células degeneran o mueren. Sin embargo, muchos estímulos menos nocivos permiten que las células se adapten mediante cambios del patrón de crecimiento. Esos cambios pueden adoptar tres formas principales:

- Cambio del tamaño de las células.
- Cambio en la diferenciación de las células.
- Cambio del ritmo de división celular.

En un órgano compuesto por diferentes tipos de células es posible que sólo se afecte uno de ellos, lo que conducirá a variaciones marcadas en el aspecto y la función del tejido.

En todos los tejidos existe una población de células indiferenciadas (***células madre***) que conservan la capacidad para dividirse y diferenciarse en tipos celulares especializados. Los tejidos normales pueden clasificarse en tres tipos, de acuerdo con el modo como sus células madre mantienen la población de células diferenciadas:

- Las células madre se dividen de manera continuada para conservar una población constantemente renovada de células diferenciadas, como sucede, por ejemplo, en el epitelio intestinal.
- Las células madre no se dividen ni diferencian habitualmente, pero son capaces de hacerlo en respuesta a determinadas demandas, como sucede en el hígado, por ejemplo, después de la hepatectomía parcial (***divisoras facultativas***).
- Sólo se ha demostrado división de las células madre en situaciones experimentales; por ejemplo, el miocardio y el encéfalo carecen de capacidad de regeneración funcional (***no divisoras***).

Los factores extrínsecos a las células, como el suministro de sangre, la inervación, la estimulación hormonal, el estrés físico o las alteraciones bioquímicas, determinan el patrón normal de crecimiento celular de un órgano o tejido. Dependiendo de las características intrínsecas de un tipo celular particular, un cambio en el medio ambiente puede conducir a una variación del patrón de crecimiento. Tales respuestas se reconocen ahora como controladas por diversos factores de crecimiento que actúan sobre receptores específicos de la superficie celular. Los cambios en las concentraciones de factores de crecimiento o en la expresión de sus receptores conducirán a una alteración del crecimiento celular.

Aumento de la masa celular

Ciertos órganos pueden responder a la estimulación medioambiental con un aumento de la masa funcional de células. Existen dos mecanismos por los que se puede producir esta respuesta:

- Aumento del número de células como consecuencia de la división celular, lo que se conoce como ***hiperplasia.***
- Aumento del tamaño de las células ya existentes, lo que se conoce como ***hipertrofia.***

Una característica importante de estas formas de aumentar la masa celular radica en que, una vez eliminado el estímulo ambiental, cesa el patrón alterado de crecimiento y el tejido recupera muchas veces su estado previo. La hipertrofia y la hiperplasia pueden considerarse en muchas circunstancias como adaptaciones fisiológicas normales, como sucede, por ejemplo, con la hiperplasia de la musculatura esquelética inducida por el ejercicio, y la hiperplasia y la hipertrofia del miometrio durante el embarazo. Son muchos los estímulos patológicos que pueden provocar respuestas de hipertrofia e hiperplasia, y parece que tales respuestas ocurren en muchos casos a través de los mismos mecanismos que inducen la respuesta fisiológica normal. Así, en la primera parte del ciclo menstrual, el endometrio prolifera con alargamiento de las glándulas y aumento del número de células epiteliales. Cuando una concentración excesiva de estrógenos actúa sobre el endometrio, por ejemplo debido a la administración no juiciosa de terapia hormonal sustitutiva después de la menopausia, se producen cambios similares, pero más pronunciados, que conducen al apiñamiento de las glándulas endometriales. El tejido hiperplásico no es en sí mismo neoplásico pero lleva implícito un incremento del riesgo de cambio neoplásico. Así pues, la posibilidad de evolución hacia la degeneración neoplásica será mayor en el endometrio hiperplásico que en el endometrio normal, y el riesgo aumentará todavía más si la hiperplasia se combina con displasia (lo que se conoce como ***hiperplasia atípica***).

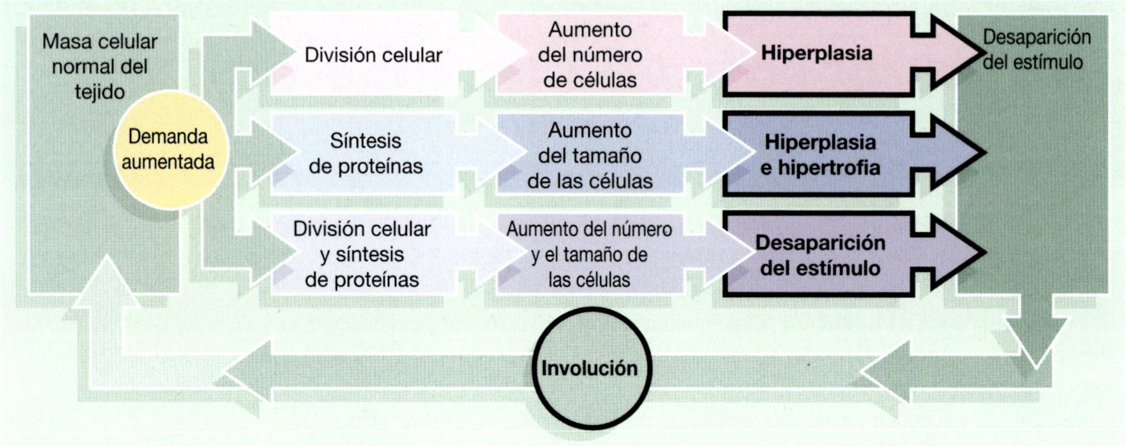

Fig. 6.1 **Masa funcional aumentada**

Por razones mal conocidas, el proceso de hiperplasia puede no ser uniforme en un órgano o tejido, y en esos casos se forman nódulos de crecimiento celular excesivo entre áreas con crecimiento celular inalterado. Este fenómeno, conocido como ***hiperplasia nodular***, se observa en el tiroides (Fig. 20.5), las glándulas suprarrenales (Fig. 20.8) y la próstata (Fig. 19.9).

(a)

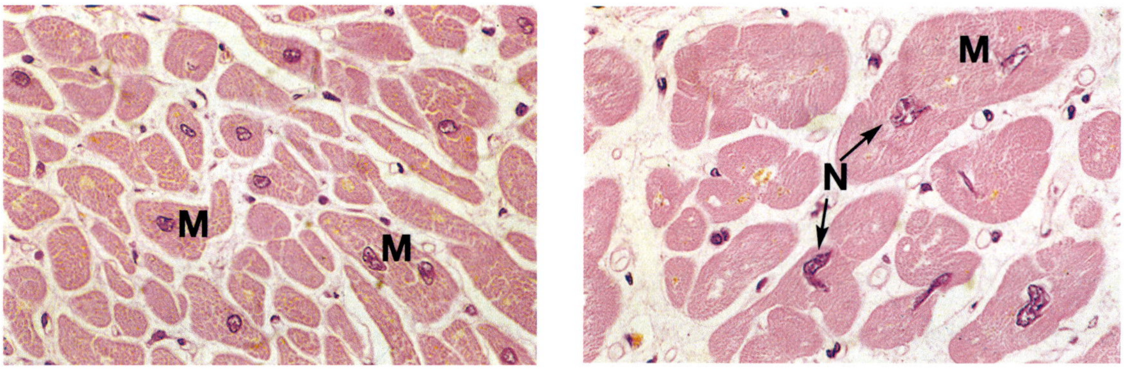

(b)

Fig. 6.2 **Hipertrofia**
(a) Miocardio normal (AM) (b) Miocardio hipertrófico (AM)

La hipertrofia pura, sin hiperplasia coexistente, prácticamente sólo se observa en el músculo, donde el estímulo consiste en un aumento de la demanda de trabajo. Un buen ejemplo es el miocardio adulto. Las células miocárdicas son incapaces de dividirse y, por tanto, no pueden experimentar hiperplasia. El miocardio se convierte en hipertrófico cuando es sometido a una carga hemodinámica aumentada durante cierto período de tiempo, por ejemplo en pacientes con hipertensión sistémica o con estenosis o insuficiencia valvular cardíaca. La microfotografía (a) muestra un miocardio (**M**) normal, mientras que la microfotografía (b) muestra, al mismo aumento, agrandamiento de las células miocárdicas (**M**) y de sus núcleos (**N**). Este agrandamiento se debe a la síntesis aumentada de proteínas y filamentos, lo que permite aceptar una carga de trabajo más alta; de ese modo aumentan el tamaño y el peso del corazón.

Como otros ejemplos de hipertrofia muscular cabe citar la del músculo liso de la pared intestinal en caso de obstrucción crónica del intestino por un tumor, la del músculo detrusor de la vejiga urinaria en pacientes con obstrucción prostática crónica, y en los músculos esqueléticos sometidos a entrenamiento regular. Tiene interés señalar que algunos atletas toman hormonas androgénicas para suplementar los efectos de la carga de trabajo sobre el aumento de la masa muscular.

(a)
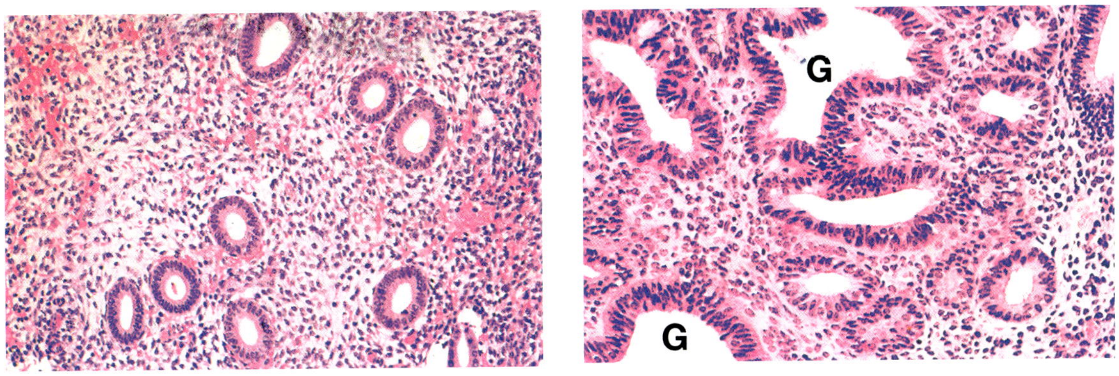

(b)

Fig. 6.3 Hiperplasia
(a) Endometrio en fase proliferativa normal (GA) (b) Hiperplasia endometrial (GA)

La hiperplasia endometrial ocurre cuando existe estimulación estrogénica anormal. La microfotografía (a) muestra un endometrio en fase proliferativa normal que está respondiendo a la estimulación estrogénica ovárica fisiológica. En contraste, en la microfotografía (b), las glándulas endometriales exhiben una marcada hiperplasia, y el continuo aumento del número de células en cada glándula ha originado la dilatación quística de algunas luces glandulares (**G**). Además, existen irregularidad y apiñamiento de las glándulas, y apiñamiento de las células epiteliales que las revisten. Este ejemplo corresponde a una mujer bajo terapia hormonal sustitutiva, en la que los efectos del estrógeno no fueron compensados con progestágenos, produciéndose un crecimiento persistente del endometrio. Se pueden observar cambios similares en el endometrio de pacientes con tumores ováricos secretores de estrógenos. Así pues, la hiperplasia se debe a la exageración de un mecanismo fisiológico normal.

En estos ejemplos, la eliminación de la estimulación estrogénica excesiva restaura el patrón normal de crecimiento endometrial.

(a)
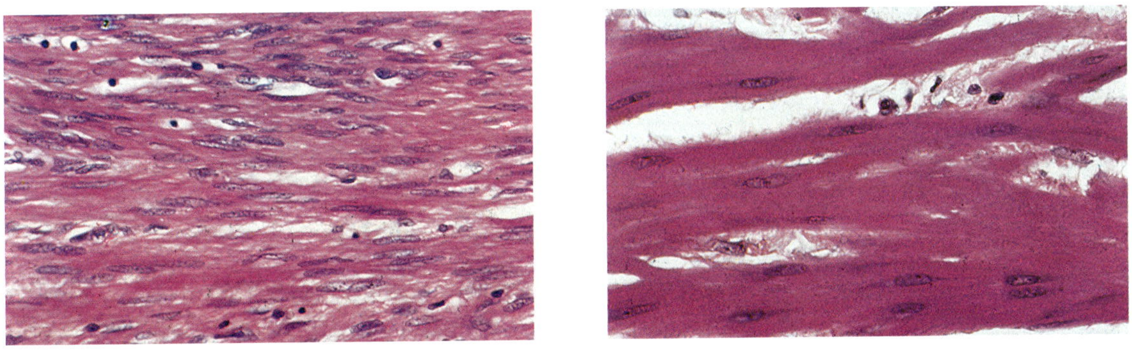
(b)

Fig. 6.4 Hiperplasia con hipertrofia
(a) Miometrio normal (GA) (b) Miometrio durante el embarazo (GA)

La hipertrofia y la hiperplasia se producen habitualmente juntas en respuesta al aumento de los requerimientos funcionales. Comparadas con las fibras miometriales normales, ilustradas en la microfotografía (a), las del útero gestante, mostradas al mismo aumento en la microfotografía (b), están muy agrandadas; el mayor tamaño de sus núcleos refleja el aumento de la síntesis de proteínas.

Dentro del conjunto del útero, el número de células musculares lisas aumenta por hiperplasia. En ocasiones se puede ver alguna figura mitótica en el útero, donde una célula de miometrio se encuentra en el proceso de división celular.

Después del embarazo, el útero recupera su tamaño normal mediante atrofia fisiológica, un proceso que se conoce, por convención, como ***involución***.

Reducción de la masa celular funcional

Cuando disminuye la masa celular funcional de un tejido se dice que el tejido ha experimentado ***atrofia***. El mecanismo de la atrofia puede incluir reducción del volumen o del número de células, y en ambos casos se produce una disminución de la capacidad funcional. Desde el punto de vista macroscópico, el aspecto del tejido depende de si las células funcionales perdidas son sustituidas por otros tejidos. Muchas veces, cuando se produce atrofia, las células perdidas son sustituidas por tejido adiposo o fibroso, manteniendo frecuentemente el tamaño global del órgano; si no se produce sustitución adiposa o fibrosa, disminuye el tamaño del órgano. Ejemplos de ello son los testículos del anciano (Fig. 6.5) y las glándulas suprarrenales suprimidas por la administración de esteroides exógenos (Fig. 20.8). La atrofia puede constituir un evento fisiológico, en cuyo caso se suele denominar ***involución***. Un ejemplo es la involución normal del timo durante la adolescencia.

La atrofia se debe diferenciar de la ***hipoplasia***, en la que existe crecimiento incompleto de un órgano, y de la ***agenesia***, caracterizada por falta completa de crecimiento de un órgano durante el desarrollo embrionario. En general, las condiciones opuestas a las causantes de hipertrofia o hiperplasia originan atrofia. Así, el desuso del músculo esquelético conduce a pérdida de masa celular. La eliminación de la estimulación endocrina causa atrofia de los órganos diana. La reducción del suministro sanguíneo de un tejido puede conducir a la pérdida de células funcionales; este proceso se conoce como ***atrofia isquémica***, y se observa frecuentemente en el riñón.

En muchos tejidos atróficos se acumula un pigmento pardo, llamado ***lipofuscina,*** dentro de las células retraídas. Se cree que este pigmento representa material lipídico degenerado dentro de lisosomas secundarios procedente de la rotura de las membranas y las organelas de la célula. La lipofuscina se acumula de modo particular en las fibras miocárdicas atróficas del corazón de los ancianos, y es el origen de la denominación de ***atrofia parda.***

El término ***degeneración hialina*** describe la sustitución del tejido funcional por un material amorfo que se tiñe de color rosa similar a la matriz de la membrana basal; el proceso suele constituir el resultado final de la atrofia o del daño celular, y se acompaña muchas veces de fibrosis. La degeneración hialina es característica del riñón terminal (Fig. 15.1).

(a)

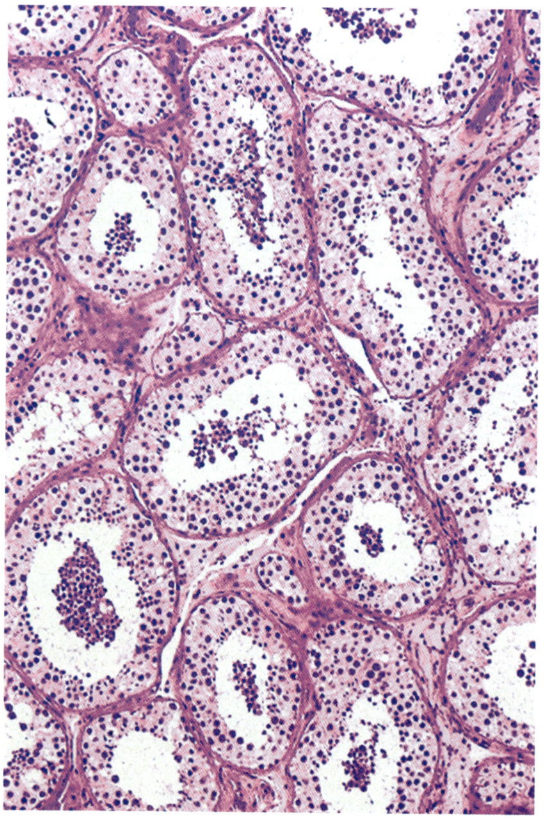

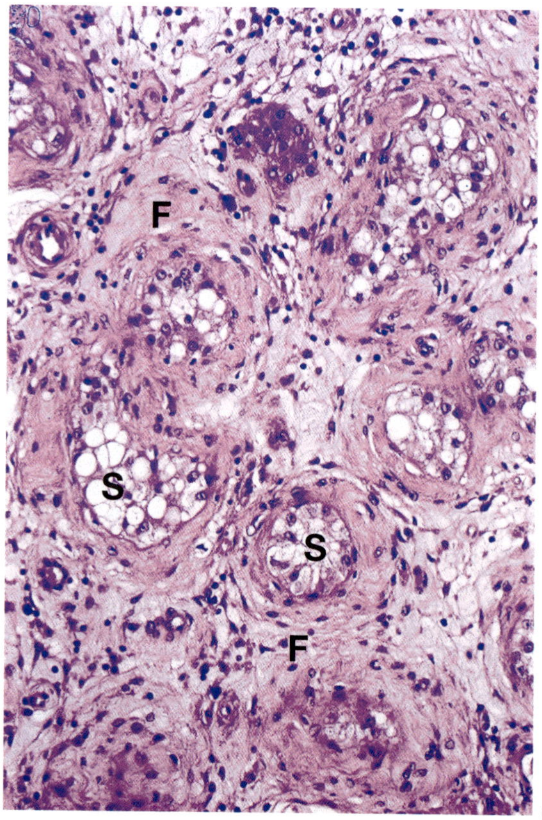

(b)

Fig. 6.5 Atrofia
(a) Testículo normal (GA) (b) Testículo atrófico (GA)

La microfotografía (b) ilustra la atrofia del testículo en un hombre de 94 años. En comparación con el testículo normal mostrado en la microfotografía (a), los túbulos seminíferos del testículo atrófico casi no exhiben actividad espermatogénica; sin embargo, todavía se identifican con facilidad las células de Sertoli (**S**). Las membranas basales de los túbulos están engrosadas y aparecen teñidas de color rosa, un proceso conocido como ***hialinización***. El tejido intersticial muestra un depósito aumentado de material fibroso (**F**). La atrofia de un tejido se debe a retracción de sus células, con reducción de los componentes citoplásmicos, como organelas y proteínas enzimáticas, y también a la pérdida de células a través de la apoptosis.

Cambios en la diferenciación celular

Cuando las células se adaptan a un cambio en el medio ambiente a través de una alteración de su aspecto de diferenciación el proceso se conoce como ***metaplasia***. El dato característico de la metaplasia es la sustitución del tipo celular existente normalmente en un tejido por otro tipo de células. Se cree que la metaplasia representa una respuesta adaptativa encaminada a producir células mejor equipadas para soportar un cambio (habitualmente patológico) del medio ambiente. Por ejemplo, en los bronquios, el epitelio respiratorio puede ser reemplazado por epitelio escamoso bajo la influencia de la irritación crónica causada por el humo del tabaco (***metaplasia escamosa***). De modo similar, en la respuesta a los cambios medioambientales ocurridos durante el ciclo reproductor, el epitelio endocervical columnar normal es sustituido por un epitelio escamoso estratificado (Fig. 6.6a). También en respuesta al reflujo ácido presente en el esófago inferior, el epitelio escamoso estratificado normal puede ser sustituido por mucosa gástrica o del intestino delgado (Fig. 6.6b).

La alteración básica parece ocurrir en las células madre del tejido en cuestión, de modo que en vez de diferenciarse en, por ejemplo, células escamosas lo hacen en células columnares productoras de moco, mejor equipadas para protegerse frente a un medio ambiente ácido. Una vez desaparecido el estímulo inductor de la metaplasia, las células madre pueden volver a producir las células diferenciadas del tipo original.

La metaplasia ocurre la mayoría de las veces en epitelios, pero también se puede observar en tejidos mesodérmicos; por ejemplo, las áreas de tejido fibroso expuestas a traumatismo crónico pueden formar hueso (***metaplasia ósea***). La metaplasia puede coexistir con la hiperplasia y, lo que es más importante, con la displasia.

(a)

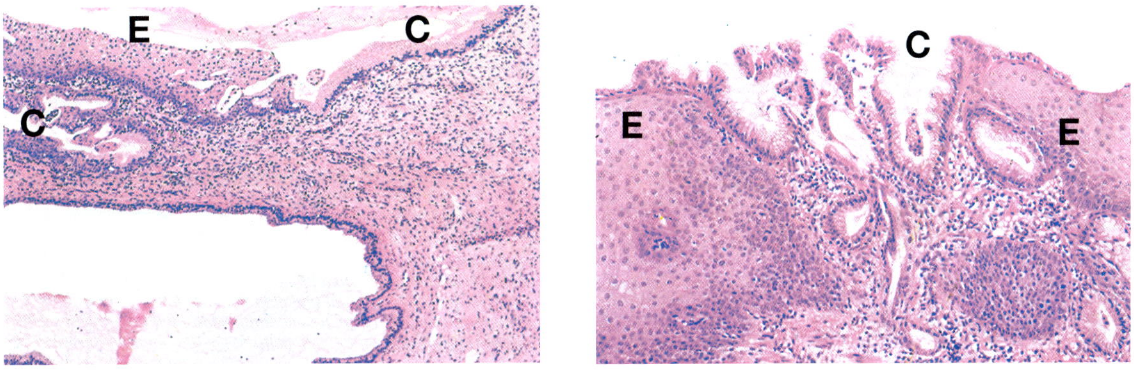

(b)

Fig. 6.6 Metaplasia

(a) Metaplasia escamosa del cérvix (AM) (b) Metaplasia gástrica del esófago inferior (AM)

La metaplasia escamosa del cérvix es tan frecuente que casi se puede considerar como fisiológicamente normal. Durante la vida fértil de una mujer, la forma del cérvix cambia cíclicamente exponiendo el epitelio columnar endocervical al medio ambiente de la vagina. Este ***ectropión***, designado muchas veces incorrectamente como «***erosión***», aparece a simple vista como una zona de epitelio rosa aterciopelado en el orificio cervical externo. En consecuencia, el epitelio endocervical es sustituido por epitelio escamoso estratificado como ilustra la microfotografía (a). En el lado izquierdo, la superficie está cubierta por epitelio escamoso (**E**) estratificado maduro, que se sitúa por encima de glándulas endocervicales tapizadas por epitelio columnar (**C**) mucosecretor normal, que también está presente en la superficie en el lado derecho. Con el transcurso del tiempo, el epitelio escamoso metaplásico puede extenderse al interior de las glándulas. La inflamación del cérvix acelera este proceso. En la microfotografía (b) se está produciendo el cambio inverso en el esófago inferior, donde el epitelio escamoso (**E**) nativo normal, a la derecha y a la izquierda en la figura, está siendo reemplazado por epitelio columnar (**C**) de tipo gástrico capaz de producir moco para proteger al epitelio del reflujo ácido. Este cambio se conoce como ***esófago de Barrett.***

Atipia y displasia celulares

A veces, las células experimentan un ritmo de división aumentado, y eso significa que no tienen tiempo para alcanzar la maduración completa (con desarrollo completo de la especialización citoplásmica) antes de que comience el siguiente ciclo de división celular. Esto conduce a una población de células estructuralmente anormales. Presentan una relación núcleo-citoplasma elevada, con núcleos grandes que contienen abundante cromatina teñida de oscuro y nucléolos prominentes en ocasiones múltiples. Los cambios nucleares se asocian a una evidente maduración incompleta del citoplasma, que es relativamente escaso y carece de las estructuras especializadas existentes normalmente en este tipo celular, como vacuolas de mucina o cilios superficiales. Esta anomalía se conoce como ***fracaso de la diferenciación***, y se dice que las células muestran ***atipia***.

La ***atipia celular*** puede ser consecuencia de la multiplicación rápida de las células como una respuesta a la destrucción celular causada por un estímulo dañino persistente. En este caso la atipia es resultado de una renovación rápida de las células en un intento de regenerar el epitelio dañado. Cuando desaparece el estímulo perjudicial, estas anomalías celulares deben revertir y se debe volver a la diferenciación completa de las células. Sin embargo, a veces, la atipia celular es persistente y no se debe simplemente a la regeneración; en tales situaciones, la experiencia demuestra que la población de células atípicas puede acabar constituyendo un foco en el que se pueda desarrollar un cáncer invasivo. Este tipo de atipia celular persistente se conoce como ***displasia***, y se considera un precursor del cáncer invasivo. El examen citológico de las células tomadas mediante raspado de la superficie del cérvix uterino puede revelar células epiteliales displásicas, lo que constituye el primer indicio del posible desarrollo de un cáncer (Fig. 17.4).

El problema para el patólogo radica en distinguir entre la atipia celular que representa simplemente una respuesta reactiva-regenerativa frente al daño tisular, y la atipia que es indicativa de un precáncer precoz, es decir, displasia. No existe una respuesta simple. La displasia se origina con frecuencia en tejidos metaplásicos, y es probable que los estímulos que causan displasia puedan producir también metaplasia. Así pues, el epitelio metaplásico del cérvix y el esófago de Barrett están sometidos a riesgo de displasia y neoplasia subsiguiente. En las células displásicas, las técnicas de biología molecular han demostrado algunas de las anomalías genéticas de oncogenes celulares y genes supresores de tumores halladas en neoplasias invasivas. Debido a la siniestra asociación entre displasia y desarrollo posterior de neoplasia, el tratamiento de las anomalías displásicas se encamina a minimizar el riesgo de desarrollo subsiguiente de un cáncer. El reconocimiento de los cambios displásicos mediante examen citológico de las extensiones cervicales constituye la base para la detección del cáncer de cérvix (Fig. 17.4).

Fig. 6.7 Displasia *(ilustraciones en la página opuesta)*
(a) Cérvix normal (GA) (b) Displasia del cérvix (GA) (c) Piel normal (GA) (d) Piel displásica (GA)

La displasia es un rasgo morfológico caracterizado por una proliferación aumentada con maduración incompleta de las células. Ocurre frecuentemente en el cérvix uterino y en la piel, y en ambos casos se cree que predispone al cambio neoplásico. La microfotografía (a) ilustra el epitelio escamoso estratificado normal del cérvix. La proliferación celular está confinada a la capa basal (**B**), donde las células madre son pequeñas, uniformes y con tinción oscura. Conforme las células maduran en dirección a la superficie, su citoplasma se expande y se hace más eosinófilo (color rosa). Cerca de la superficie las células se hacen progresivamente más aplanadas; la relación entre núcleo y citoplasma disminuye conforme las células progresan desde la capa basal hasta la superficial. En contraste, la microfotografía (b) muestra epitelio cervical displásico donde hay una alteración de la secuencia de maduración ordenada normal. En este caso, las células de todos los estratos exhiben núcleos más grandes de lo normal, algunas con nucléolos prominentes; se pueden ver figuras mitóticas (**M**) por encima de la capa basal. Los núcleos de las células son más variables de lo normal en cuanto a forma y tamaño (***pleomorfismo***), y la relación núcleo-citoplasma está aumentada. Es la presencia de estas células superficiales con núcleos grandes en una preparación del raspado cervical lo que alerta al citólogo sobre la posibilidad de displasia subyacente.

Las microfotografías (c) y (d) muestran diferencias similares entre la piel normal y la displásica, respectivamente. La estratificación celular normal está alterada en el espécimen displásico, debido a la presencia de células con núcleos grandes, de tinción oscura, y células multinucleadas (**MN**) que se extienden bastante hacia arriba, hasta las capas medias. Además, el patrón de maduración alterado se refleja en el desarrollo de una capa gruesa de queratina que contiene restos nucleares teñidos en color púrpura (***paraqueratosis***). Esta capa de queratina es la que aparece clínicamente como engrosamiento y descamación de la piel sobre áreas de displasia. También se observan figuras mitóticas (**M**) por encima de la capa basal. Ambas condiciones se acompañan de una tendencia muy aumentada al desarrollo de carcinoma invasivo, y cuando son intensas se conocen como ***carcinoma in situ***.

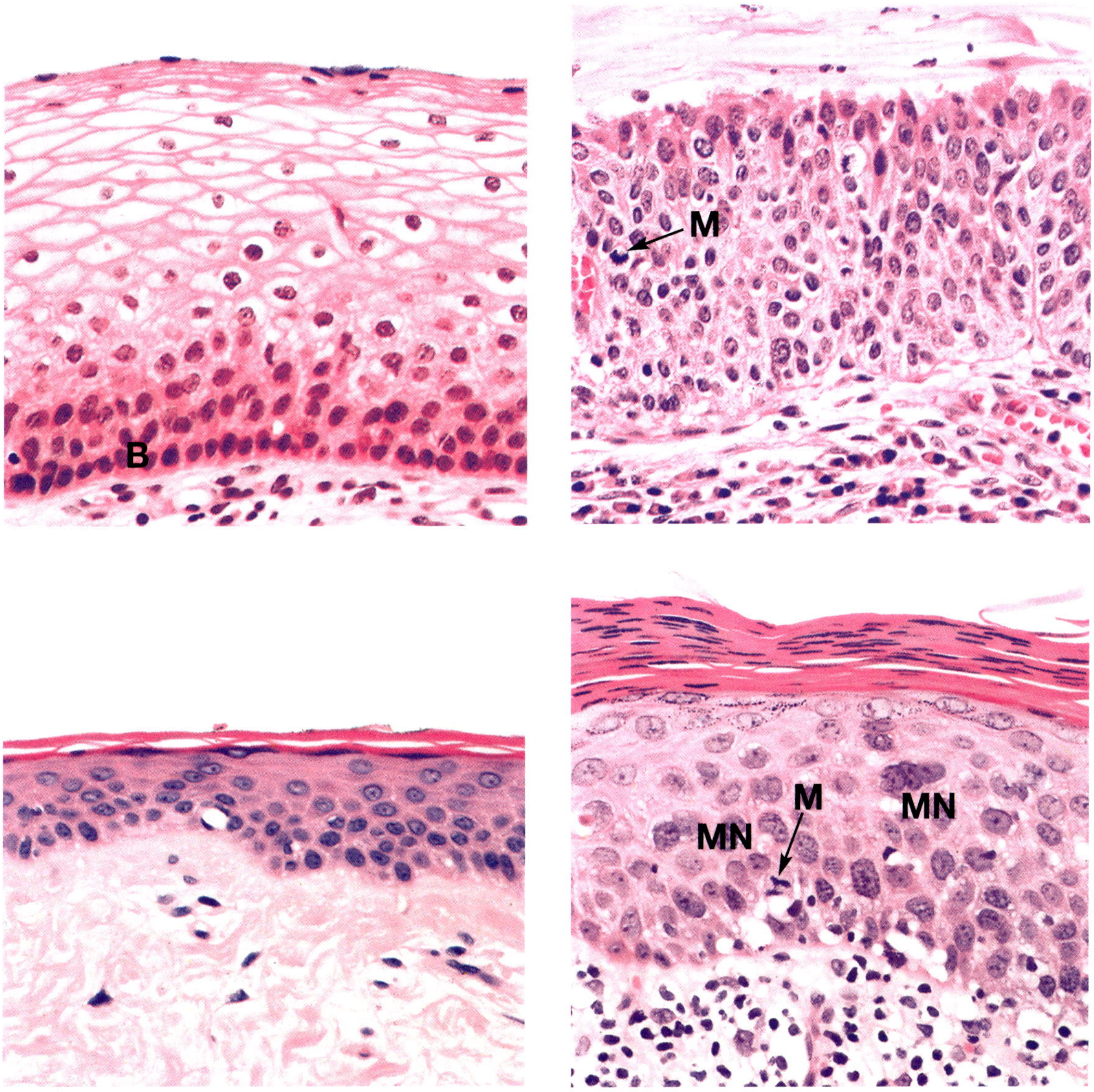

(a) (b) (c) (d)

Fig. 6.7 Displasia *(pie de la figura en la página opuesta)*

7. Neoplasias

Introducción

En una neoplasia la proliferación y el crecimiento celular se producen en ausencia de cualquier estímulo externo continuado. El término ***neoplasia***, por tanto, describe un estado de división celular autónoma, y la masa anormal de células resultante, también se conoce como ***neoplasia***. El estado de crecimiento neoplásico contrasta con la ***hiperplasia***, discutida en el capítulo previo, en la que si bien existe proliferación celular anormal, tal proliferación termina cuando desaparece el estímulo causante.

Por convención, una masa de células neoplásicas se denomina ***tumor***; esta palabra de origen latino se empleaba antes para referirse a cualquier hinchazón tisular, pero tal uso literal ha quedado en gran parte anticuado.

Además de la proliferación celular anormal, la neoplasia se caracteriza también por la maduración anormal de las células. Una característica del crecimiento tisular normal es la maduración de las células hacia una forma adaptada a la función específica del tejido; esta adaptación puede incluir la adquisición de estructuras especializas, como vacuolas de mucina, gránulos de neurosecreción, microvellosidades o cilios. Este proceso de maduración estructural y funcional se conoce como ***diferenciación***. Una célula completamente madura, perteneciente a una particular línea celular, se dice que está ***altamente diferenciada***, mientras que los precursores primitivos o ***células madre*** se describen como ***indiferenciados***. En un determinado tejido, las células normales se encuentran en un estado de diferenciación característico. En contraste, las células neoplásicas exhiben estados de diferenciación variables, y es habitual que no alcance un estado altamente diferenciado. Desde el punto de vista clínico las neoplasias se dividen en dos grupos principales:

- ***Neoplasias benignas***, que crecen con lentitud y permanecen localizadas en el lugar de origen.
- ***Neoplasias malignas***, que crecen con rapidez y se pueden diseminar extensamente.

Existe una correlación general entre aspectos histológicos y conducta biológica que permite predecir el pronóstico probable de una neoplasia. En general, las células de las neoplasias benignas están bien diferenciadas. En el caso de las neoplasias malignas, existe un grado variable de diferenciación. En un extremo de la gama, las células constituyentes pueden ser muy parecidas al tejido de origen, en cuyo caso el tumor se describe como ***neoplasia benigna bien diferenciada***. Alternativamente, las células tumorales pueden recordar poco al tejido de origen, en cuyo caso la neoplasia se describe como ***poco diferenciada***. En el caso extremo, la neoplasia que no exhibe evidencia alguna de diferenciación se conoce como ***neoplasia anaplásica***, y en muchos casos no es posible identificar cuáles son las células de las que procede sólo por el aspecto morfológico. En general, el grado de diferenciación de una neoplasia guarda relación con su comportamiento. Una neoplasia poco diferenciada tiende a ser más invasiva y agresiva que otra bien diferenciada.

Fig. 7.1 Grados de diferenciación tumoral: colon *(ilustraciones en la página opuesta [arriba])*
(a) Mucosa normal (GA) (b) Neoplasia benigna (GA)
(c) Neoplasia maligna bien diferenciada (GA) (d) Neoplasia poco diferenciada (GA)

Esta serie de microfotografías demuestra el grado variable de diferenciación que se puede observar en tumores procedentes de las mismas células de origen, en este caso el epitelio columnar secretor de moco del colon. Existe un espectro de cambio desde la normalidad a las neoplasias poco diferenciadas que pasa por las neoplasias benignas.

Nótese la semejanza existente entre la mucosa normal del colon en la microfotografía (a) y una neoplasia benigna (adenoma tubular) ilustrada en la microfotografía (b); en ambos casos, las células epiteliales (**E**) son altas, columnares y de forma regular. Las principales diferencias radican en que las células de la neoplasia benigna contienen menos mucina (**Mu**) y en que sus núcleos son más grandes y aparecen visiblemente más apiñados.

Las células de la neoplasia maligna bien diferenciada (microfotografía c) también son altas y columnares pero sus núcleos son más irregulares en cuanto a forma y disposición; no hay secreción de mucina y la mayor parte de cada célula está ocupada por el núcleo. Los núcleos aparecen apiñados y exhiben ***estratificación***, es decir, no están dispuestos a lo largo de la parte basal de las células. Los nucléolos también son grandes e irregulares en cuanto a tamaño y forma. En contraste, en la neoplasia poco diferenciada de colon (microfotografía d), las células recuerdan poco a las del tejido de origen y están dispuestas de forma aleatoria en lugar de formar hileras uniformes que tapizan espacios glandulares. Las células muestran una gran variabilidad en cuanto a tamaño y forma del núcleo; se observan mitosis (**M**) y existe poca evidencia de secreción de mucina.

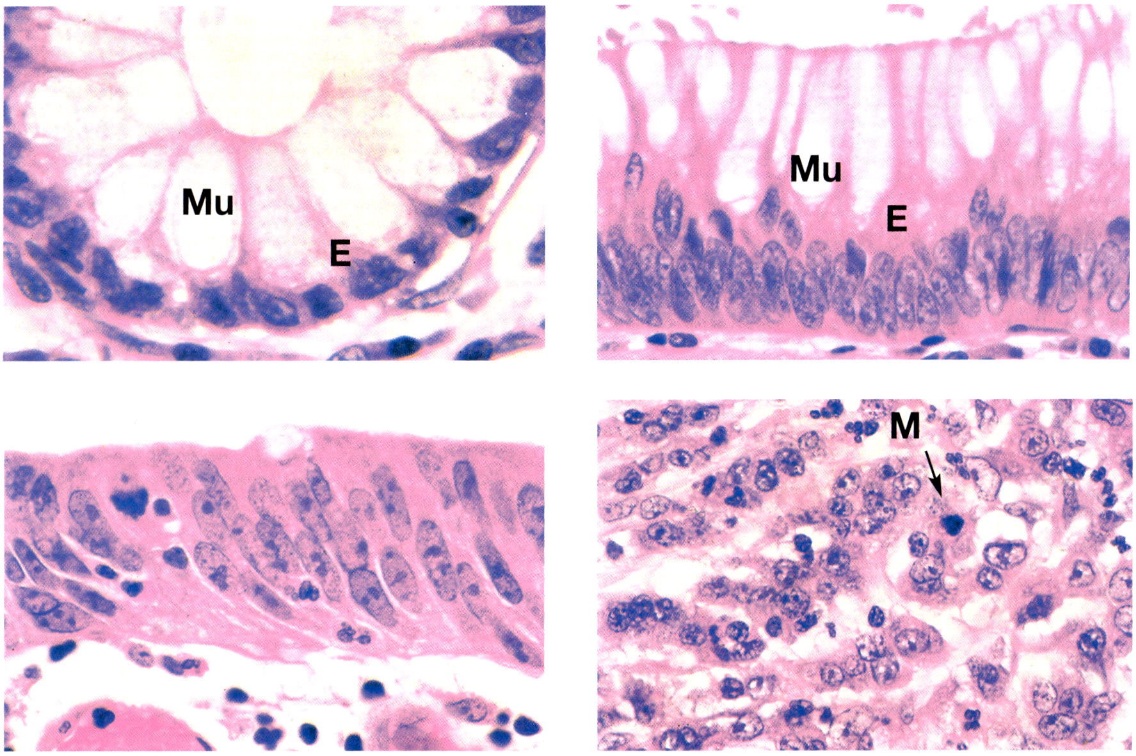

Fig. 7.1 **Grados de diferenciación del tumor: colon** *(pie en la página opuesta)*

Fig. 7.2 Características citológicas de malignidad

Pleomorfismo, hipercromatismo nuclear y actividad mitótica anormal son características de las neoplasias malignas y no se suelen ver en las benignas. El tumor maligno ilustrado muestra una variación considerable del tamaño y la forma de las células (***pleomorfismo celular***) y del tamaño y la forma de los núcleos (***pleomorfismo nuclear***); además, muchos núcleos presentan una tinción intensa (***hipercromatismo nuclear***). La cromatina nuclear aparece típicamente como grumos groseros. Los nucléolos también son prominentes, y algunas células pueden tener varios de ellos. Es frecuente observar un gran número de células en mitosis en muchos procesos en los que hay proliferación celular excesiva (p. ej., hiperplasia), pero en las lesiones malignas muchas de las figuras mitóticas son anormales; nótense dos figuras mitóticas (**M**) con forma de anillo. En los tumores malignos también se pueden ver múltiples mitosis.

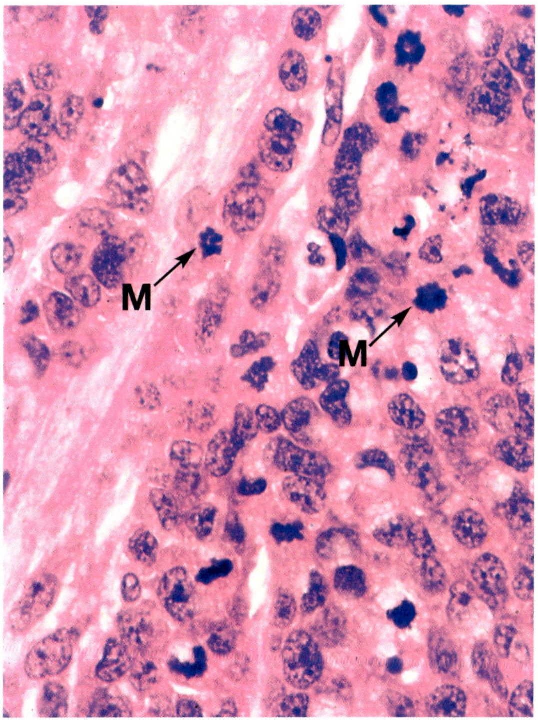

Características generales de las neoplasias

Como ya se ha mencionado, las neoplasias se pueden dividir en dos grupos amplios de acuerdo con su comportamiento:

- Si los márgenes del tumor están bien definidos y el crecimiento celular es exclusivamente local, la neoplasia se denomina ***benigna***.
- Si los márgenes de la neoplasia están poco definidos y las células tumorales se extienden en los tejidos vecinos y los destruyen, o si se diseminan a lugares distantes (metástasis), la neoplasia se designa como ***maligna***.

El proceso por el que un tumor maligno puede crecer dentro del tejido adyacente y a sus expensas se denomina ***invasión***. Otra propiedad de las neoplasias malignas es la de producir diseminación a distancia de células tumorales a partir de la neoformación original (llamada ***tumor primario***) para formar subpoblaciones de células neoplásicas sin continuidad con el tumor primario. El proceso de diseminación a distancia del tumor se denomina ***diseminación metastásica***, y los ***tumores secundarios*** resultantes se conocen como ***metástasis***.

En términos generales, un tumor benigno se comporta de modo relativamente inocuo, mientras que un tumor maligno tiene efectos perjudiciales que frecuentemente conducen a la muerte del paciente. Sin embargo, existen excepciones a estas reglas generales, y ciertos factores distintos al patrón de crecimiento biológico de un tumor pueden tener una influencia importante sobre la evolución. El más importante de esos factores es la localización del tumor; por ejemplo, un tumor benigno localizado en el tronco del encéfalo puede producir rápidamente la muerte, mientras que un tumor maligno de la piel puede progresar lentamente a lo largo de muchos años.

Los tumores malignos se acompañan con frecuencia de síntomas sistémicos como pérdida de peso, falta de apetito, fiebre y sensación de malestar general; en la mayoría de los casos, la fisiopatología de esas alteraciones se conoce mal, pero puede incluir los efectos de citocinas segregadas como el ***factor de necrosis tumoral***. Algunos tumores, tanto benignos como malignos, conservan la función del tejido de origen; si esa función es endocrina, el tumor puede tener efectos perjudiciales por segregar un exceso de hormona. Otros tumores segregan hormonas no producidas habitualmente por el tejido de origen, por ejemplo los carcinomas pulmonares pueden segregar hormona paratiroidea; este fenómeno se conoce como ***secreción hormonal ectópica***, y las manifestaciones clínicas originadas se describen como ***fenómenos paraneoplásicos.***

Modos de diseminación de las neoplasias malignas

Existen cuatro modos principales de diseminación tumoral:

- **Invasión local**. Los tumores invasivos tienden a extenderse en los tejidos adyacentes por simple contigüidad. Los ejemplos incluyen el carcinoma de mama que invade la piel por encima de la lesión o profundamente en el músculo subyacente, y el carcinoma de cérvix que invade el recto o la vejiga urinaria.
- **Diseminación linfática**. Las neoplasias se pueden extender a través de los vasos linfáticos que drenan la zona donde asienta el tumor primario. Las células neoplásicas son conducidas hasta los ganglios linfáticos locales, donde quedan atrapadas y dan lugar a la formación de tumores secundarios, por ejemplo el cáncer de mama con extensión a los ganglios linfáticos axilares o el carcinoma de lengua con metástasis en los ganglios linfáticos del cuello.
- **Diseminación vascular**. Los tumores se pueden extender a través de las vénulas y venas que drenan la localización primaria; las neoplasias intestinales tienden a diseminarse a través de la vena porta hasta el hígado, donde son frecuentes las metástasis. Una vez en la circulación sistémica, las células neoplásicas pueden quedar atrapadas en los capilares del pulmón y formar metástasis pulmonares.
- **Diseminación transcelómica**. Ciertos tumores se pueden diseminar directamente a través de los espacios celómicos, por ejemplo a través de las cavidades peritoneal o pleural. El carcinoma de ovario puede experimentar una extensión transcelómica para producir un gran número de depósitos metastásicos en las superficies peritoneales.

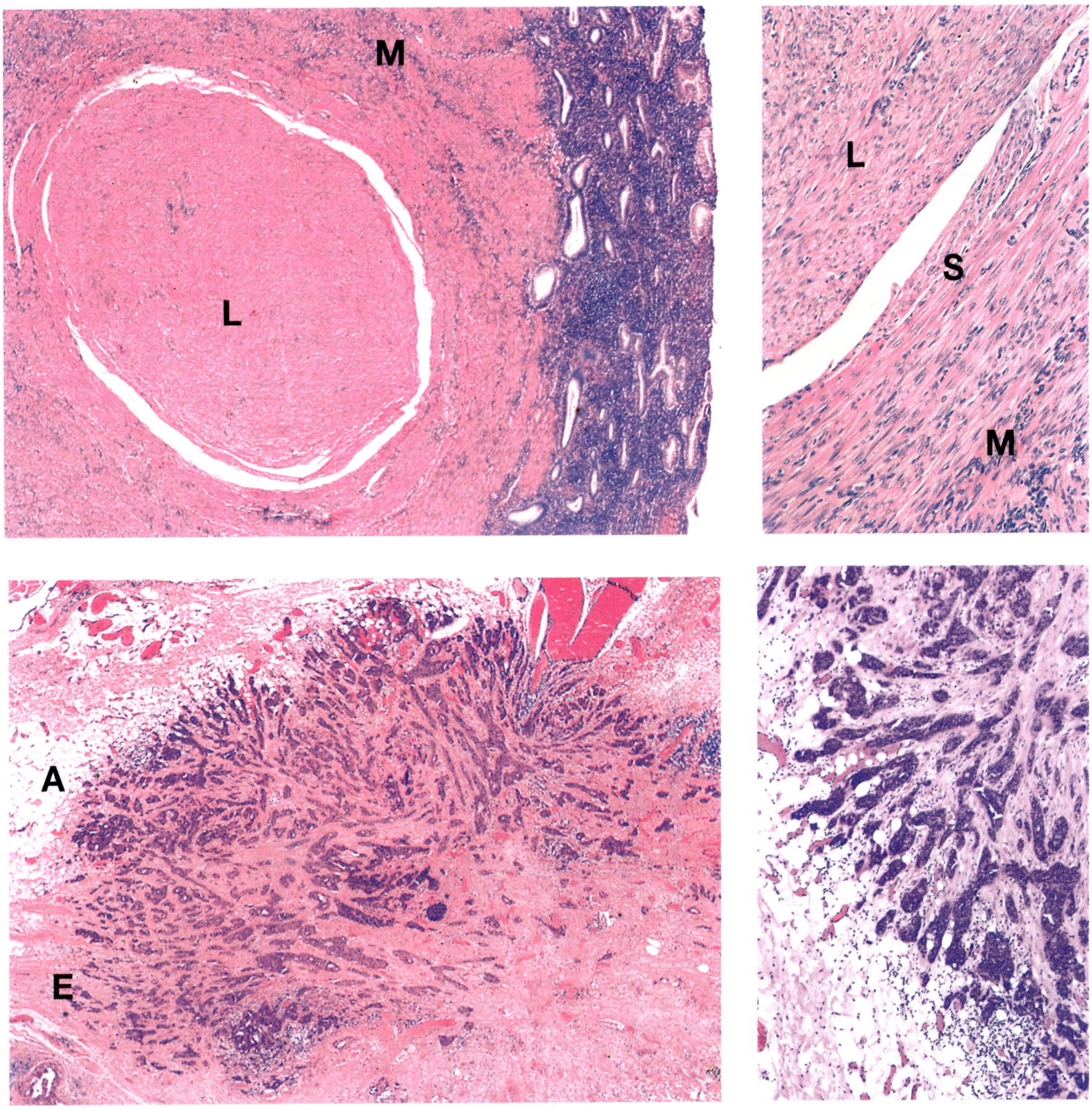

(a) (b) (c) (d)

Fig. 7.3 Invasión local
(a) Neoplasia benigna de miometrio (BA) **(b) Margen de la lesión ilustrada en (a) (AM)**
(c) Neoplasia maligna de mama (BA) **(d) Margen de la lesión ilustrada en (c) (AM)**

Estas microfotografías comparan el comportamiento invasivo local de las neoplasias benignas y malignas dentro de órganos sólidos. La microfotografía (a) muestra una neoplasia benigna del músculo liso uterino (leiomioma) (**L**), rodeada por miometrio (**M**) normal. El margen del tumor se muestra a mayor aumento en la microfotografía (b). Nótese que la neoplasia está bien circunscrita y no muestra evidencia de invasión local. Esta neoplasia se ha extendido de modo simétrico y ha comprimido la estroma de soporte del miometrio hasta formar una ***seudocápsula*** (**S**).

La microfotografía (c) ilustra una neoplasia maligna del epitelio de la mama femenina; nótese que la neoplasia tiene un contorno irregular, con lengüetas de células neoplásicas que invaden el tejido adiposo (**A**) y la estroma (**E**) colágeno de la mama. No se aprecia tendencia a la formación de cápsula. El margen tumoral mal definido se ilustra en la microfotografía (d), en la que puede verse infiltración del tejido adiposo adyacente por células malignas hipercromáticas.

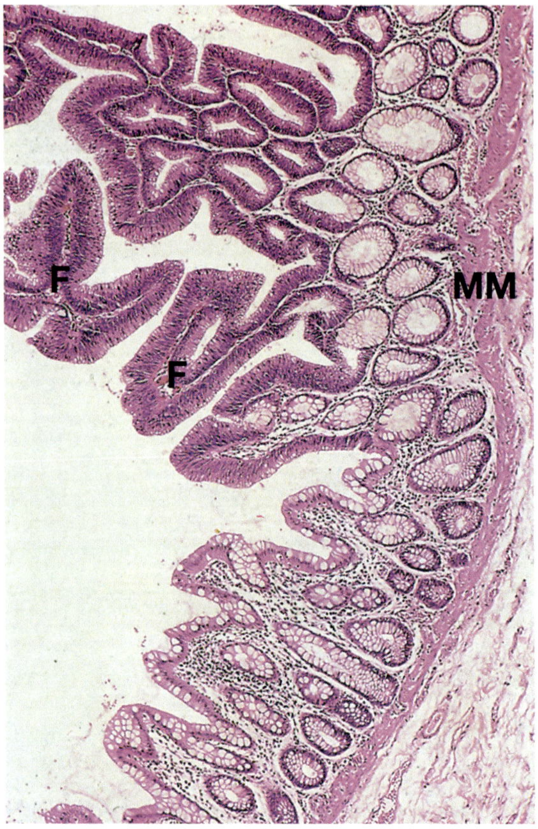

(a)

Fig. 7.4 Características invasivas de las neoplasias superficiales: colon
(a) Neoplasia benigna: adenoma velloso (AM)
(b) Neoplasia maligna: adenocarcinoma (BA)

Las neoplasias benignas de los epitelios superficiales suelen crecer en forma de neoformaciones verrugosas, papilares o nodulares, sin tendencia a infiltrar en profundidad hacia la submucosa. La microfotografía (a) muestra una forma de neoplasia benigna del colon; este ***adenoma velloso*** ha crecido en la luz como frondas (**F**) papilares con una estroma central cubierta por células epiteliales moderadamente displásicas. La *muscularis mucosae* (**MM**) subyacente está intacta, y no existe diseminación tumoral hacia la profundidad.

Las neoplasias malignas no sólo forman una masa en la luz, sino que también se extienden a través de la membrana basal epitelial en los tejidos subepiteliales. La microfotografía (b) ilustra un ***adenocarcinoma*** de colon en el que las células tumorales (**T**) han proliferado hasta formar estructuras glandulares (**G**) anormales y complejas dentro de la mucosa; también se observan glándulas malignas que invaden la submucosa (**SM**), han roto la *muscularis mucosae* (**MM**) y se han extendido debajo de la mucosa normal (**Muc**) adyacente. Incluso a bajo aumento es evidente que las células malignas están desorganizadas, apiñadas y menos diferenciadas que las células del adenoma benigno. Nótese el hipercromatismo nuclear, tanto de las lesiones benignas como de las malignas, en comparación con el tejido normal. La Figura 7.1 ofrece microfotografías a mayor aumento de neoplasias similares.

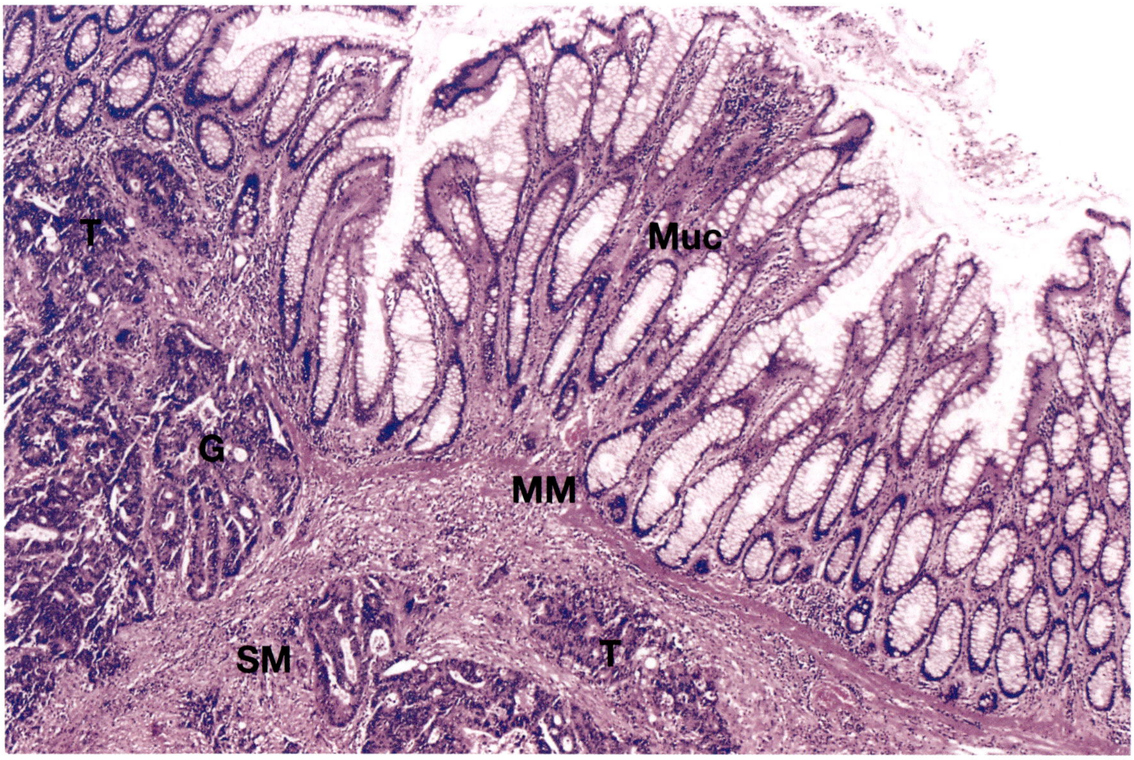

(b)

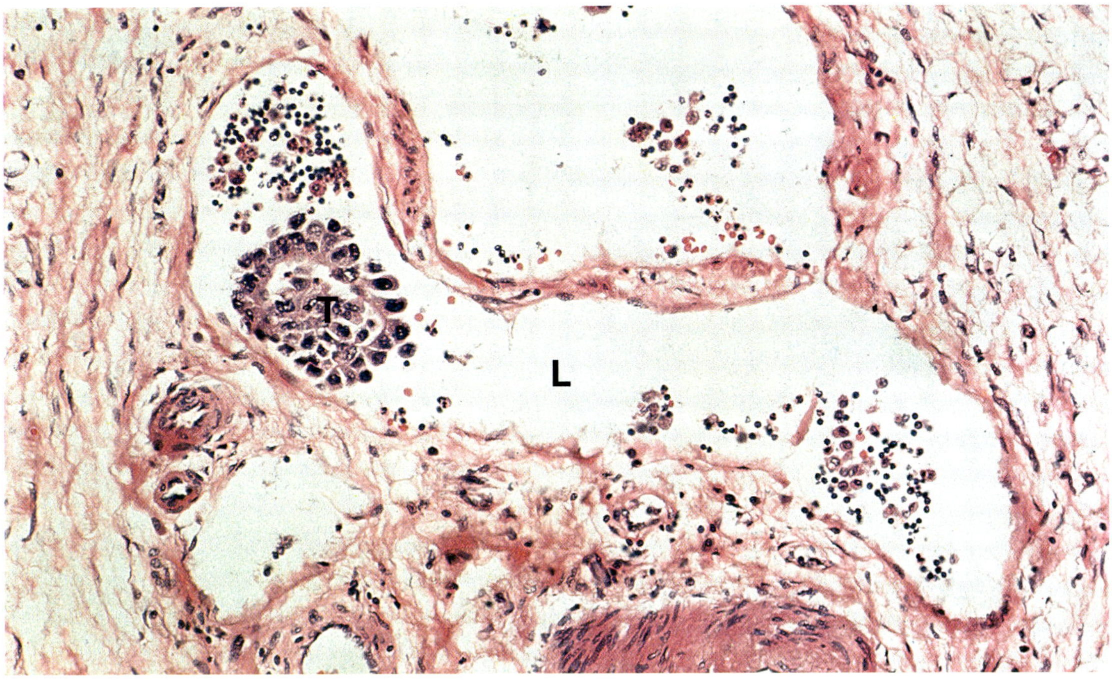

(a)

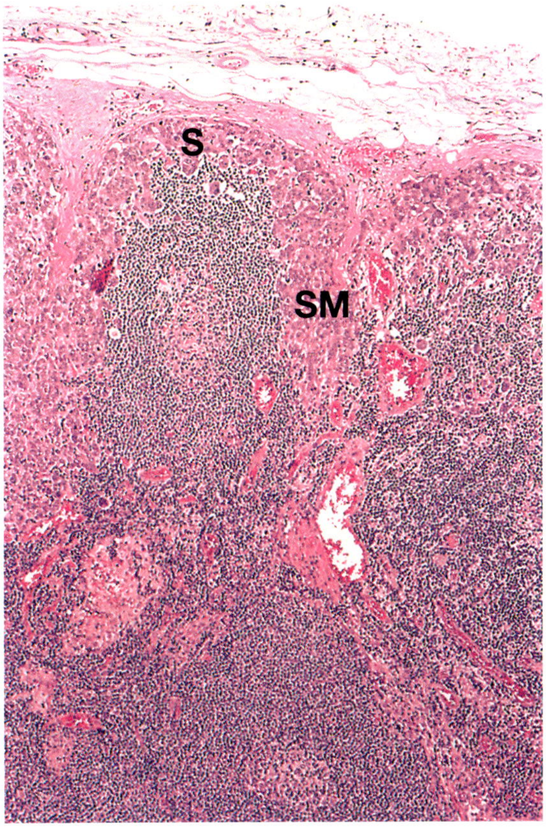

(b)

Fig. 7.5 Diseminación linfática de una neoplasia maligna

(a) Tumor en un vaso linfático (GA)

(b) Metástasis en un ganglio linfático (AM)

Los tumores malignos pueden invadir a través de las paredes de los linfáticos y extenderse después a lo largo de los canales linfáticos mediante crecimiento de nidos tumorales sólidos dentro de la luz, o por el desprendimiento de fragmentos de la masa tumoral intralinfática que circulando por la linfa llegan hasta los ganglios linfáticos regionales. La microfotografía (a) ilustra un linfático (**L**) grande, con válvulas, que contiene un grumo embólico de células tumorales malignas (**T**) *en ruta* hacia un ganglio linfático. La diseminación tumoral por los linfáticos hasta los ganglios regionales es una vía de diseminación muy frecuente en los tumores malignos de origen epitelial.

La microfotografía (b) muestra un ganglio linfático que drena un tumor maligno primario de la mama. Las células tumorales, que llegan a través de los linfáticos aferentes, se alojan y proliferan en el seno (**S**) subcapsular. Desde aquí, las células malignas infiltran los senos medulares (**SM**) y acaban formando masas sólidas dentro del parénquima del ganglio (no ilustrado aquí).

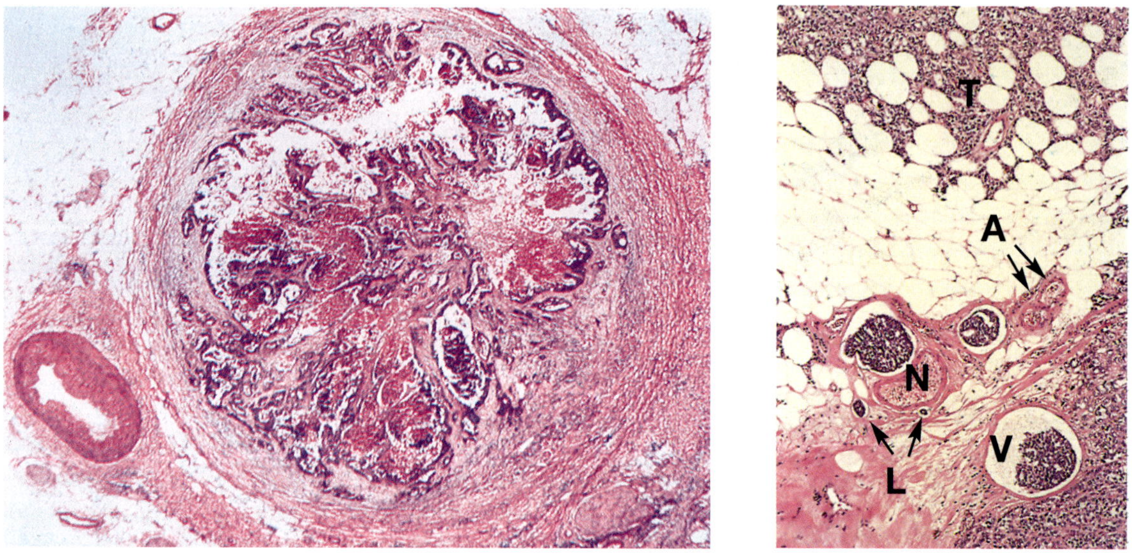

(a) (b)

Fig. 7.6 Diseminación hematógena de las neoplasias malignas
(a) Neoplasia maligna del colon (AM) (b) Neoplasia maligna de la mama (AM)

Los vasos con paredes finas del sistema venoso proporcionan un acceso fácil para la diseminación de muchos tipos de tumores malignos; la invasión de los vasos arteriales es rara, y tiende a producir hemorragia o infarto en vez de diseminación tumoral. Las células malignas pueden crecer a lo largo de las venas formando nidos sólidos desde los que se pueden desprender fragmentos que constituyen émbolos tumorales que se suelen atascar en el primer lecho capilar al que llegan. Los pulmones y el hígado constituyen localizaciones comunes de los depósitos metastásicos. Desde éstos las células tumorales pueden pasar a través del corazón y entrar en el sistema arterial para diseminarse por todo el cuerpo. De esta forma, el encéfalo y la médula ósea se convierten en otras localizaciones comunes de los depósitos metastásicos.

La microfotografía (a) muestra una vena serosa grande del colon en la que existe una neoplasia maligna extensa; la masa sólida de tumor, teñido en azul, está creciendo a lo largo de la luz vascular. El lugar de invasión de la pared vascular se encontraba en un punto proximal a esta sección y, por tanto, no puede verse.

La microfotografía (b) muestra invasión venosa por un carcinoma de mama. Las masas sólidas de células tumorales (**T**) infiltran el tejido graso de la mama. Se observan émbolos tumorales dentro de tres vénulas (**V**) pequeñas, y también en dos linfáticos (**L**) pequeños adyacentes a un nervio (**N**). Las arteriolas (**A**) cercanas no están afectadas. La invasión vascular y linfática es un factor importante en el pronóstico de muchos tipos de tumores.

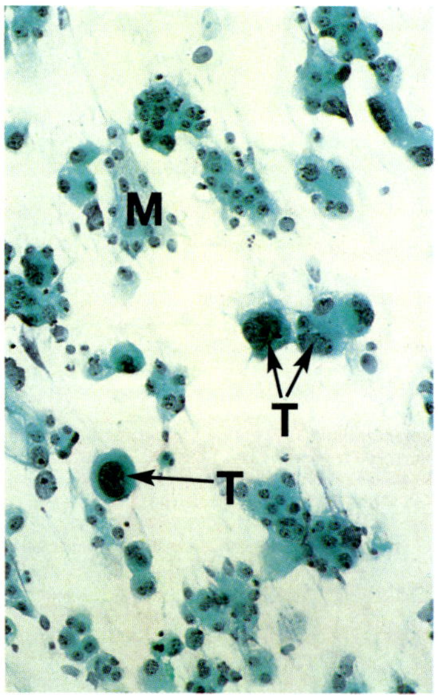

Fig. 7.7 Diseminación transcelómica de las neoplasias malignas (GA)

Los tumores malignos se pueden diseminar a los espacios celómicos mediante extensión directa desde órganos adyacentes. De la masa tumoral se pueden desprender émbolos tumorales que flotando en la pequeña cantidad de líquido existente normalmente en estos espacios se diseminan a otras áreas de la superficie mesotelial. De esta manera, los tumores de mama y pulmón afectan con frecuencia al espacio pleural; los tumores ováricos y gástricos suelen causar afectación peritoneal. En respuesta al crecimiento tumoral en los espacios serosos, habitualmente se produce una reacción inflamatoria en el revestimiento, con acumulación de líquido rico en proteínas y células inflamatorias, proliferación de células mesoteliales y, frecuentemente, hemorragia, que en conjunto forman un ***derrame pleural maligno*** o una ***ascitis maligna***.

Este ejemplo corresponde a una extensión de líquido ascítico procedente de una paciente con cáncer de mama metastásico. El tumor se ha extendido por el espacio pleural y ha alcanzado al peritoneo, probablemente a través del diafragma. La aspiración del líquido alivia los síntomas y permite confirmar citológicamente el diagnóstico (***paracentesis diagnóstica***). Las células tumorales (**T**) aparecen aisladas y en pequeños grupos. Son pleomorfas, con grandes núcleos hipercromáticos y nucléolos prominentes. También existen células mesoteliales (**M**) reactivas que, en contraste con las células tumorales, son más pequeñas y tienen características nucleares benignas. En este ejemplo, las células inflamatorias son escasas.

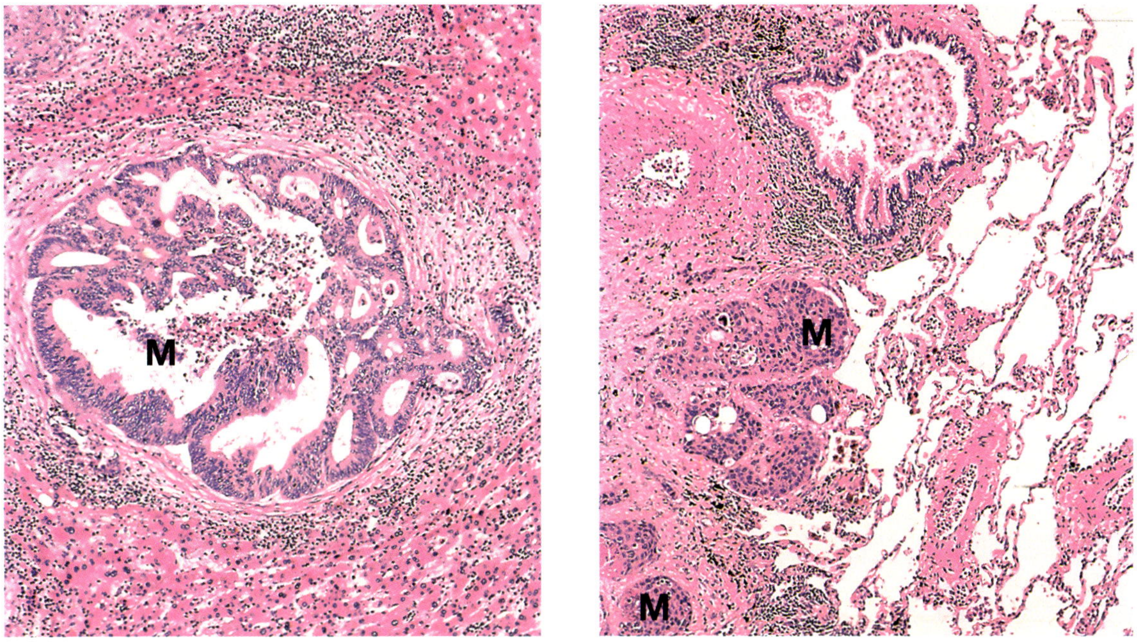

(a) (b)

Fig. 7.8 Depósitos tumorales metastásicos en órganos sólidos
(a) Hígado (BA) (b) Pulmón (BA)

Los depósitos metastásicos tumorales son frecuentes en el hígado, el pulmón, la médula ósea y el encéfalo como resultado de la diseminación hematógena. Los depósitos de metástasis tumorales resultan menos comunes en otros tejidos (p. ej., corazón, músculo esquelético); sin embargo, las metástasis se pueden producir en cualquier tejido u órgano. Ciertos tipos de tumor exhiben patrones de diseminación característicos; por ejemplo, los tumores malignos de la próstata tienen tendencia a extenderse a los huesos. Se cree que las células malignas y el órgano diana deben expresar receptores mutuamente compatibles y moléculas de adhesión de superficie celular que faciliten el anclaje de las células y su crecimiento subsiguiente.

Las microfotografías (a) y (b) muestran ejemplos de metástasis (**M**) hematógenas hepáticas y pulmonares, respectivamente. Las metástasis hepáticas suelen proceder de órganos drenados por el sistema porta. En el caso de la microfotografía (a), el tumor primario era un adenocarcinoma de colon moderadamente diferenciado. Las metástasis pulmonares, por otra parte, se originan a partir de émbolos tumorales procedentes de la circulación venosa sistémica, y la microfotografía (b) proporciona un ejemplo de diseminación desde un carcinoma de mama primario. Nótese que ambos tumores han inducido una reacción estromal en el órgano huésped en forma de tejido conectivo fibroso que contiene vasos sanguíneos y células inflamatorias. El crecimiento de las metástasis no sería posible sin esta capacidad para inducir la formación de un suministro vascular (***angiogénesis***). Se cree que las células inflamatorias representan una respuesta inmunológica frente a las células tumorales anormales, y que en raros casos pueden causar la regresión completa de un tumor maligno; este concepto proporciona la base racional para varios tipos de inmunoterapia antitumoral.

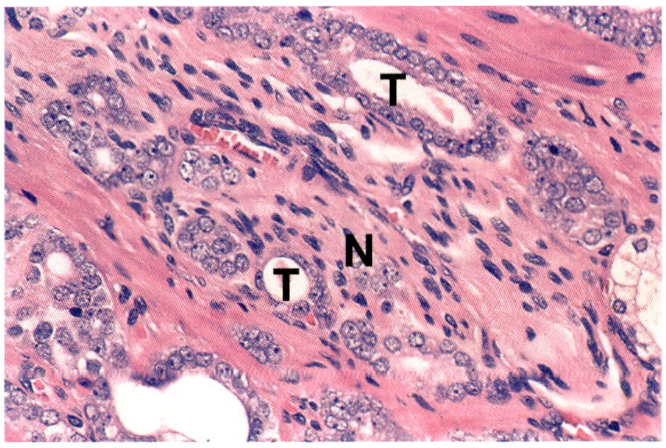

Fig. 7.9 Diseminación perineural (GA)

La diseminación a lo largo de los fascículos nerviosos es una característica común en algunos tumores, como el adenocarcinoma de próstata, pero también se puede ver ocasionalmente en otros tipos de neoplasias. Esta microfotografía muestra invasión perineural por un adenocarcinoma de próstata bien diferenciado. Se ven células tumorales (**T**) con una conformación glandular que están infiltrando entre y alrededor de los fascículos de fibras nerviosas (**N**).

Estadificación de los tumores malignos

La extensión de la diseminación local, regional y a distancia de un tumor es un factor importante para determinar el tratamiento y establecer el pronóstico. Se han propuesto varios sistemas para definir estas características de un modo estándar, lo que se conoce como ***estadificación*** de un tumor. El ***sistema TNM*** es el más usado, y se basa en puntuar la extensión local del tumor (**T**), la afectación de los ganglios (*lymph Node* [**N**]) linfáticos regionales y la presencia de metástasis (**M**) a distancia. A pesar de los avances en las técnicas diagnósticas, la estadificación de un tumor sigue siendo generalmente un indicador muy bueno del pronóstico probable. La evaluación del estadio del tumor también tiene importancia para planificar la terapia; los tumores en estadio avanzado (diseminación extensa) pueden requerir tratamiento agresivo, mientras que las neoplasias en estadio precoz (localizado) son susceptibles de tratarse con medidas más conservadoras como sólo extirpación quirúrgica. La estadificación se suele realizar mediante una combinación de evaluación histopatológica, radiológica y clínica.

Como ejemplo, el método TNM para estadificación del cáncer de mama es el siguiente:

T0 = mama libre de tumor
T1 = lesión local < 2 cm de diámetro
T2 = lesión de 2-5 cm de diámetro
T3 = lesión de > 5 cm de diámetro
T4 = afectación de la piel y/o la pared torácica

N0 = ausencia de afectación de los ganglios axilares
N1 = adenopatías móviles
N2 = adenopatías fijas
N3 = afectación de los ganglios mamarios internos ipsilaterales

M0 = ausencia de metástasis
M1 = metástasis demostrables
MX = metástasis sospechadas

Evaluación histológica de las neoplasias

La evaluación histológica de un tumor proporciona una guía útil para predecir su comportamiento (es decir, si el tumor es benigno o maligno) y una base racional para planear el tratamiento. La evaluación histológica debe establecer los siguientes aspectos:

- Tipo de tumor. Se basa en el tejido de origen presumido y/o la diferenciación del tumor.
- Grado de diferenciación. El proceso se conoce como ***gradación***, y tiene en cuenta alguna o todas las características siguientes:
  - Semejanza del tumor con el supuesto tejido de origen, tanto arquitectural como citológicamente (***diferenciación***).
  - Grado de variabilidad de la forma y el tamaño celular (***pleomorfismo***).
  - Proporción de figuras mitóticas (células en división).
- La extensión de la diseminación del tumor (***estadificación***) se evalúa en parte histológicamente, teniendo en cuenta sobre todo:
  - Tamaño del tumor primario.
  - Evaluación de la invasión local, vascular, linfática y perineural.
  - Presencia de depósitos tumorales metastásicos, por ejemplo en los ganglios linfáticos y huesos.
- Presencia o ausencia de otros factores pronósticos; por ejemplo, la presencia de receptores de estrógenos en las células del carcinoma de mama confiere un mejor pronóstico. La expresión de ciertos oncogenes se está relacionando cada vez más con el pronóstico de algunos tumores.

Las características histológicas que distinguen a los tumores benignos de los malignos se resumen en la Figura 7.10.

Fig. 7.10 Resumen de las características histológicas de las neoplasias

	Benigna	**Maligna**
Conducta	Sólo crecimiento expansivo; crece localmente Frecuentemente encapsulada	Crecimiento expansivo e invasivo; puede metastatizar No encapsulada
Histología	Recuerda a las células de origen (bien diferenciada) Pocas mitosis Relación normal o ligeramente aumentada entre núcleo y citoplasma Células uniformes en todo el tumor	Puede mostrar falta de diferenciación celular Muchas mitosis, algunas de ellas anormales Relación núcleo-citoplasma alta Las células y/o los núcleos pueden variar de forma y tamaño (pleomorfismo celular y pleomorfismo nuclear, respectivamente)

Neoplasia in situ (carcinoma in situ)

Estos términos se usan cuando un tejido epitelial muestra las características histológicas y citológicas de un carcinoma (anomalías arquitecturales y citológicas, como apiñamiento celular, pleomorfismo y actividad mitótica anormal, es decir, displasia grave; ver Capítulo 6), pero no existe evidencia de invasión. La membrana basal que limita el tejido epitelial anormal permanece intacta, y no existe invasión de las células atípicas en la estroma subyacente. Así pues, las células epiteliales muestran características citológicas de malignidad pero sin comportamiento maligno. Sin embargo, muchas formas de ***carcinoma in situ*** acaban por convertirse en invasivas si no se tratan.

Ciertos tumores epiteliales benignos pueden progresar hasta transformarse en tumores malignos invasivos mediante desarrollo y persistencia selectiva de mutaciones en oncogenes clave. En algunos órganos (p. ej., el colon) es bien conocida la secuencia desde la neoplasia benigna, a través de la displasia progresiva, hasta el carcinoma in situ y el carcinoma invasivo.

La neoplasia in situ se encuentra sobre todo en la piel (carcinoma intraepidérmico; ver Fig. 2.15), el ectocérvix uterino (neoplasia intraepitelial cervical, CIN III; ver Fig. 17.6), la piel y mucosa de la vulva (VIN) y en otros lugares. La neoplasia in situ también se puede hallar en órganos glandulares sólidos, especialmente la mama (ver Fig. 18.9).

En este contexto se emplean otros dos términos: se dice que algunos carcinomas ováricos que muestran características citológicas de malignidad, pero sin evidencia histológica de invasión, tienen «***malignidad borderline***», y que algunos tumores de tejidos blandos, que muestran pleomorfismo celular y nuclear limitado y actividad mitótica aumentada, pero que permanecen confinados dentro de una cápsula discreta, son de «***potencial maligno bajo***».

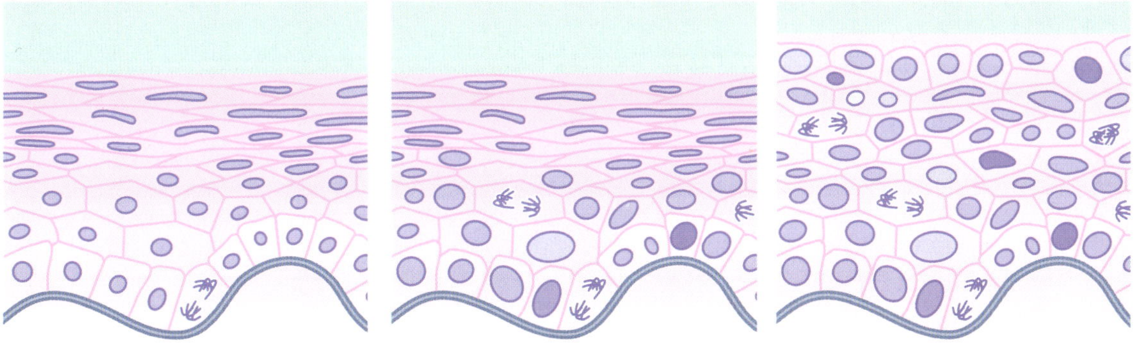

(a) *(b)* *(c)*

Fig. 7.11 Neoplasia in situ

El esquema (a) muestra la arquitectura regular de un epitelio escamoso estratificado normal. El epitelio en capas se forma por replicación mitótica de la capa basal, que produce láminas de células regulares que se diferencian y aplanan conforme van acercándose a la superficie (estratificación). Las células son regulares en tamaño y forma, al igual que los núcleos, y la actividad mitótica está limitada a la capa basal.

El esquema (b) muestra un epitelio en el que existe displasia de las capas inferiores. Las células y sus núcleos son irregulares en forma y tamaño, y los núcleos ocupan la mayor parte de la célula. Existen mitosis en capas distintas de la basal. Las células todavía se diferencian y finalmente maduran cerca de la superficie.

El esquema (c) muestra una neoplasia in situ totalmente desarrollada. Las células epiteliales displásicas ocupan ahora todo el grosor del epitelio, y se han perdido en gran parte la estratificación y la diferenciación; pueden existir mitosis en cualquiera de las capas, incluso en las células superficiales. Aunque todas las células de este epitelio muestran características histológicas de malignidad (pleomorfismo celular y nuclear, relación núcleo-citoplasma aumentada, hipercronicidad nuclear y actividad mitótica anormal aumentada), las células epiteliales todavía no muestran tendencia a atravesar la membrana basal para invadir la estroma.

Los cambios ilustrados en (b) se consideran una fase precoz en el desarrollo de la neoplasia in situ. En ciertas localizaciones este hecho se reconoce mediante un valor numérico. Así, en el epitelio escamoso del cérvix uterino, los cambios ilustrados en (c) se denominarían CIN III (neoplasia intraepitelial cervical III), mientras que los mostrados en (b) serían CIN II. Se aplica un esquema similar para la denominación de los cambios displásicos/neoplásicos in situ en la vulva (VIN), el ano (AIN) y la vagina (VAIN), con grados I, II y III.

Nomenclatura y clasificación de los tumores

La clasificación y la nomenclatura de las neoplasias se han desarrollado a partir de la observación de su aspecto macroscópico e histológico así como de su comportamiento. Idealmente, el nombre de un tumor debe transmitir información sobre la célula de origen y del comportamiento probable (benigno o maligno). Aunque sucede así en la mayoría de los tumores de los tejidos epiteliales y conectivos, existen muchos tumores designados con epónimos o nombres semidescriptivos ya sea por conocerse mal su patogenia o por una tradición largamente establecida. Algunos tumores poseen varios nombres distintos que son sinónimos pero proceden de clasificaciones diferentes.

Tumores de origen epitelial

- Las neoplasias benignas de los epitelios superficiales, por ejemplo de la piel, se denominan ***papilomas***. Este término se sigue de un indicador de las células de origen, por ejemplo papiloma escamoso de la piel o papiloma escamoso de la laringe.
- Las neoplasias benignas de los epitelios glandulares, tanto sólidos como de revestimiento superficial, se denominan ***adenomas***. A continuación se indica el tejido de origen, por ejemplo adenoma tiroideo o adenoma de las glándulas salivales. Muchas veces, un tumor benigno de un epitelio glandular superficial (casi siempre del intestino grueso) asume un patrón de crecimiento papilar, y en ese caso se denomina ***adenoma velloso***.
- Un tumor maligno originado en cualquier epitelio se denomina ***carcinoma***. Los tumores del epitelio glandular (incluyendo los del revestimiento intestinal) se llaman ***adenocarcinomas***. En los tumores de otros epitelios se indica a continuación el tipo de célula original, por ejemplo carcinoma de células escamosas o carcinoma de células transicionales. Para clasificar aún más a un carcinoma se indica el órgano de origen, por ejemplo adenocarcinoma de próstata, adenocarcinoma de mama o carcinoma de células escamosas de la laringe.

La nomenclatura de los tumores epiteliales se resume en la Figura 7.12

Fig. 7.12 Nomenclatura de los tumores epiteliales

Tejido de origen	Benigno	Maligno
Epitelio superficial	Papiloma/adenoma	Carcinoma
Ejemplos		
Escamoso	Papiloma de células escamosas	Carcinoma de células escamosas
Glandular (columnar)	Adenoma (velloso o tubular)	Adenocarcinoma
Transicional	Papiloma de células transicionales	Carcinoma de células transicionales
Epitelio glandular sólido	Adenoma	Adenocarcinoma
Ejemplos		
Tiroides	Adenoma tiroideo	Adenocarcinoma tiroideo
Riñón	Adenoma renal	Adenocarcinoma renal
Hígado	Adenoma hepático	Adenocarcinoma hepático

Tumores del tejido conectivo

En el caso de los tejidos conectivos se emplea una descripción más simple y descriptiva de las neoplasias. En primer lugar, se designa el tejido de origen con la adición del sufijo ***–oma*** para los tumores benignos o ***–sarcoma*** para los malignos. Por ejemplo, un tumor benigno del tejido adiposo se denomina lipoma, mientras que un tumor maligno del mismo tejido se conoce como liposarcoma. La Figura 7.13 resume la nomenclatura de los tumores del tejido conectivo.

Fig. 7.13 Nomenclatura de los tumores del tejido conectivo

Tejido de origen	Benigno	Maligno
Fibroso	Fibroma	Fibrosarcoma
Hueso	Osteoma	Osteosarcoma
Cartílago	Condroma	Condrosarcoma
Adiposo	Lipoma	Liposarcoma
Músculo liso	Leiomioma	Leiomiosarcoma
Músculo esquelético	Rabdomioma	Rabdomiosarcoma
Vasos sanguíneos	Hemangioma	Hemangiosarcoma

Nomenclatura de otros tumores

Existen otras neoplasias que no encajan en la categoría del tejido epitelial ni en la del tejido conectivo, descritas anteriormente, y estos tumores se agrupan de acuerdo con el tejido de origen. Los grupos principales son los siguientes:

- **Linfomas**: tumores del tejido linfoide sólido (Capítulo 16).
- **Leucemias**: tumores derivados de elementos hemopoyéticos que circulan en la sangre y que sólo raras veces forman masas tumorales (Capítulo 16).
- **Tumores de la infancia**: se consideran procedentes de tejido «blástico» embrionario primitivo (también llamados los ***tumores de células redondas pequeñas de la infancia***); los más comunes son el nefroblastoma del riñón (Fig. 15.14) y el neuroblastoma de la médula suprarrenal (Fig. 20.11).
- **Gliomas**: tumores derivados de tejidos de soporte, no neurales, del encéfalo (Capítulo 23).
- **Tumores de células germinales**: tumores derivados de células germinales de las gónadas (Capítulos 17 y 19). Esta categoría incluye los ***teratomas***, que contienen elementos de las tres capas germinales embrionarias; es decir, ectodermo, endodermo y mesodermo; se localizan más frecuentemente en el testículo y el ovario. Varían desde benignos hasta extremadamente malignos, y son más frecuentes en individuos jóvenes. Los teratomas representan formas complejas de tumores de células germinales.
- **Tumores neuroendocrinos**: tumores derivados de las células del sistema neuroendocrino que segregan hormonas polipeptídicas o aminas fisiológicamente activas. Los ejemplos incluyen el feocromocitoma de la médula suprarrenal (Fig. 20.10), el tumor carcinoide del intestino delgado (Fig. 13.17) y el carcinoma medular del tiroides (Fig. 5.7). Algunos de estos tumores solían agruparse antes bajo el término de tumores del sistema APUD (captación y descarboxilación de precursores amínicos funcionales), pero ahora es más frecuente designarlos de acuerdo con la hormona que producen, por ejemplo insulinoma, glucagonoma.

Además de la nomenclatura descrita previamente, los tumores individuales pueden designarse también con otros nombres, de acuerdo con el aspecto histológico (p. ej., carcinoma de células en grano de avena), o con un epónimo (p. ej., enfermedad de Hodgkin).

Por último, existe un grupo de lesiones similares a tumores conocidas como ***hamartomas*** que representan proliferaciones no neoplásicas de tejidos propios del sitio donde aparecen. Se cree que son anomalías del desarrollo. Un ejemplo común es la «mancha en vino de Oporto» de la piel, compuesta por vasos sanguíneos y considerada un hemangioma; nótese que el sufijo «-oma» implica erróneamente que ésta es una neoplasia benigna. La Figura 11.14 ilustra un ejemplo de hemangioma hepático.

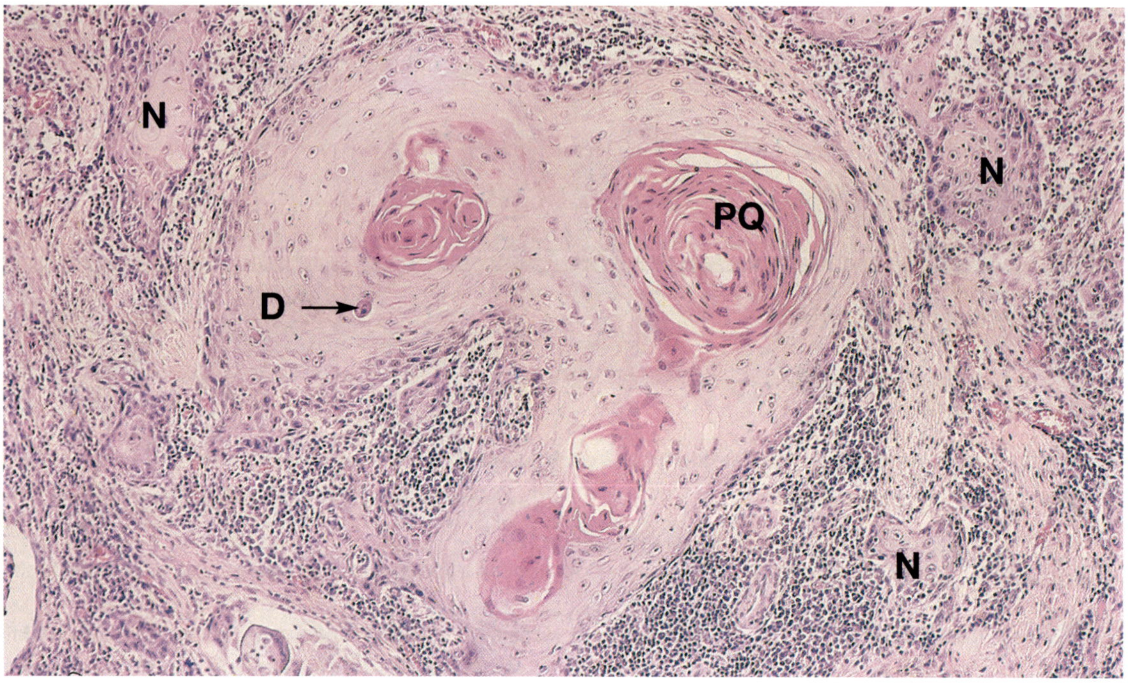

(a)

Fig. 7.14 Carcinoma de células escamosas
(a) Bien diferenciado (GA)
(b) Poco diferenciado (GA)

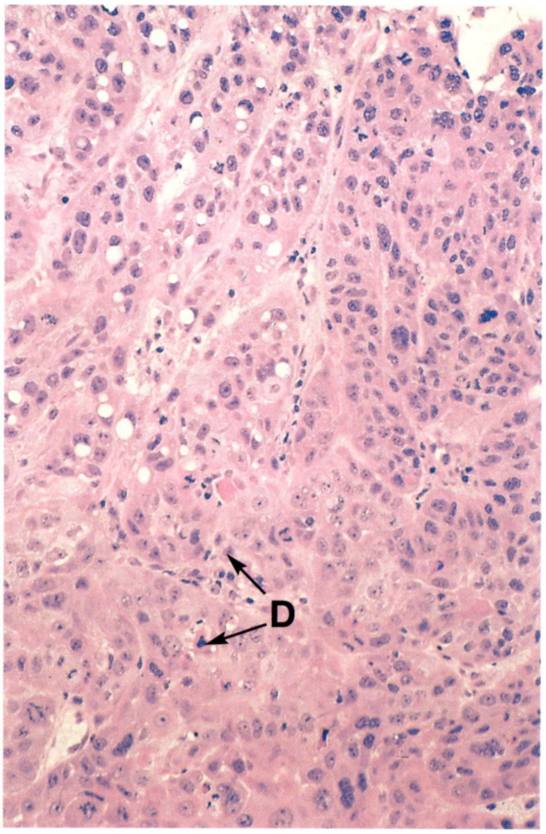

(b)

El carcinoma de células escamosas se puede originar en cualquier localización con epitelio escamoso estratificado nativo, por ejemplo en la piel, el esófago o la lengua. Estos tumores pueden originarse también en epitelio escamoso estratificado formado por el proceso de metaplasia, por ejemplo en los bronquios o la vejiga urinaria.

El grado de diferenciación es muy variable. Los tumores bien diferenciados, como el mostrado en la microfotografía (a), tienen características citológicas similares a las de la capa de células espinosas del epitelio escamoso estratificado normal; las células son grandes, con una forma ligeramente fusiforme. Los núcleos exhiben un grado moderado de pleomorfismo y las figuras mitóticas no son muy abundantes. Habitualmente, las células están dispuestas en láminas amplias y grandes nidos (**N**); a muy gran aumento se pueden ver puentes intercelulares (típicos de las células espinosas normales). El dato más característico de los carcinomas escamosos bien diferenciados es la formación de queratina, que se puede observar dentro de las células individuales, lo que se conoce como disqueratosis (**D**), pero que con más frecuencia forma masas lamelares teñidas de color rosa conocidas como perlas de queratina (**PQ**).

En contraste, los carcinomas escamosos poco diferenciados, como el ilustrado en la microfotografía (b), pierden la mayor parte de su semejanza con las células espinosas normales y tienen una relación núcleo-citoplasma alta. No se observa formación de perlas de queratina, aunque pueden existir ***células disqueratósicas*** (**D**) individuales. En los carcinomas escamosos más anaplásicos, la única evidencia de las células de origen puede consistir en la presencia de puentes intercelulares que sólo se aprecian a gran aumento después de una búsqueda cuidadosa, o la detección de ciertos tipos de citoqueratina con anticuerpos monoclonales.

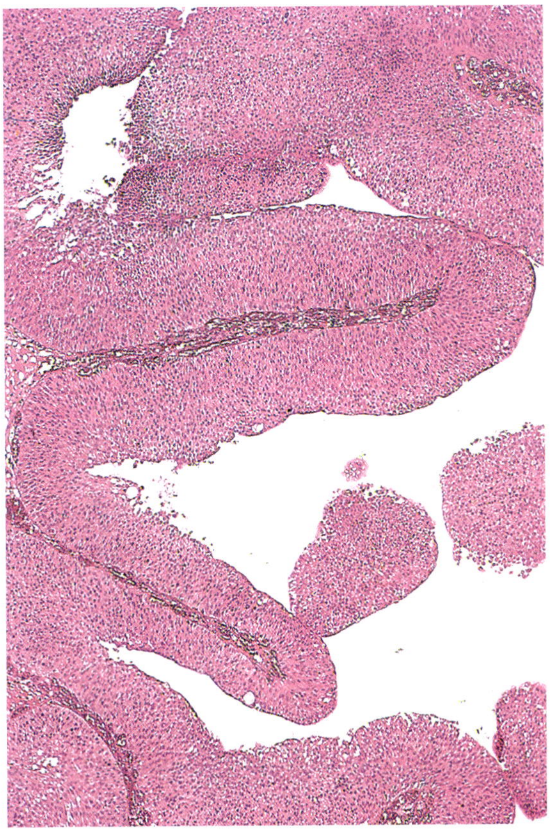

(a)

Fig. 7.15 Carcinoma de células transicionales (urotelial)
(a) Bien diferenciado (papilar) (GA)
(b) Poco diferenciado (GA)

Estos tumores se originan casi exclusivamente en el epitelio transicional nativo del tracto urinario.

Las lesiones bien diferenciadas suelen adoptar un patrón de crecimiento papilar (ver Fig. 15.19), y las características citológicas pueden ser casi indistinguibles a las del epitelio transicional normal. La microfotografía (a) muestra un tumor papilar típico que recuerda al urotelio normal pero con ligero pleomorfismo nuclear y mínima evidencia de actividad mitótica.

Conforme los carcinomas de células transicionales se hacen menos diferenciados, el patrón de crecimiento se vuelve más sólido y se intensifica el pleomorfismo nuclear. En los tumores anaplásicos puede que no sea posible determinar el tejido de origen excepto si se sabe que el tumor se ha originado en el tracto urinario. La microfotografía (b) muestra un tumor sólido poco diferenciado de la pared vesical; nótense los nidos de células tumorales (**T**) muy pleomórficas invadiendo entre los haces de músculo (**M**) liso.

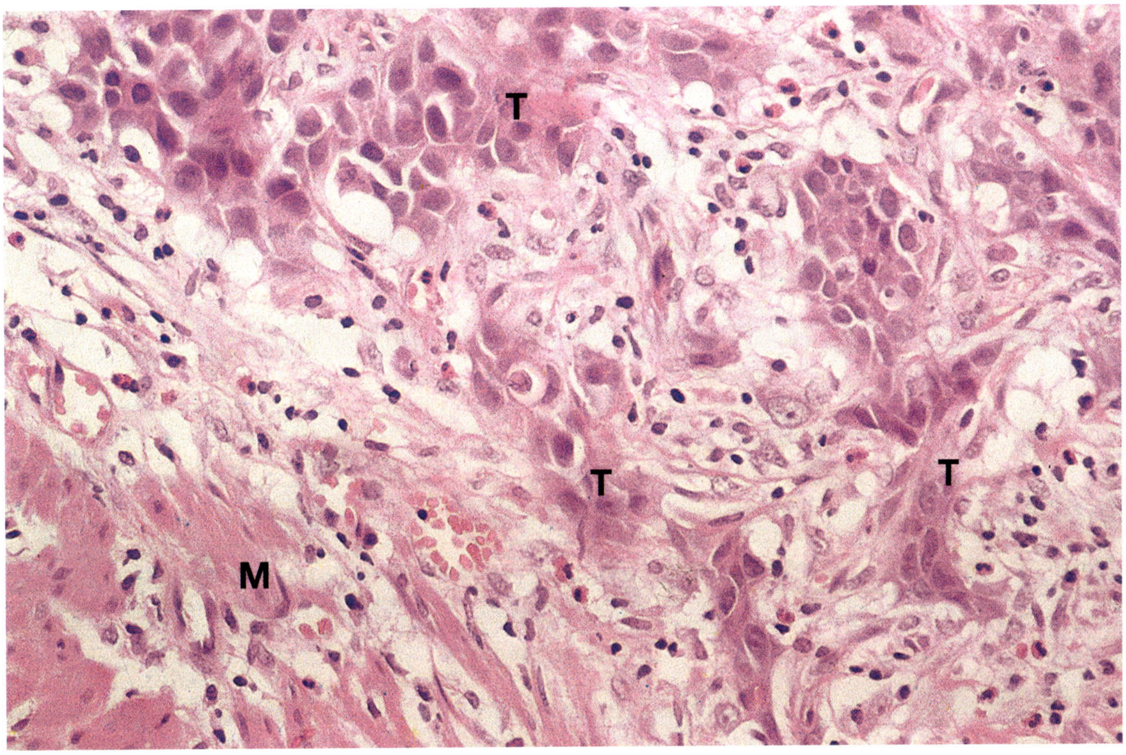

(b)

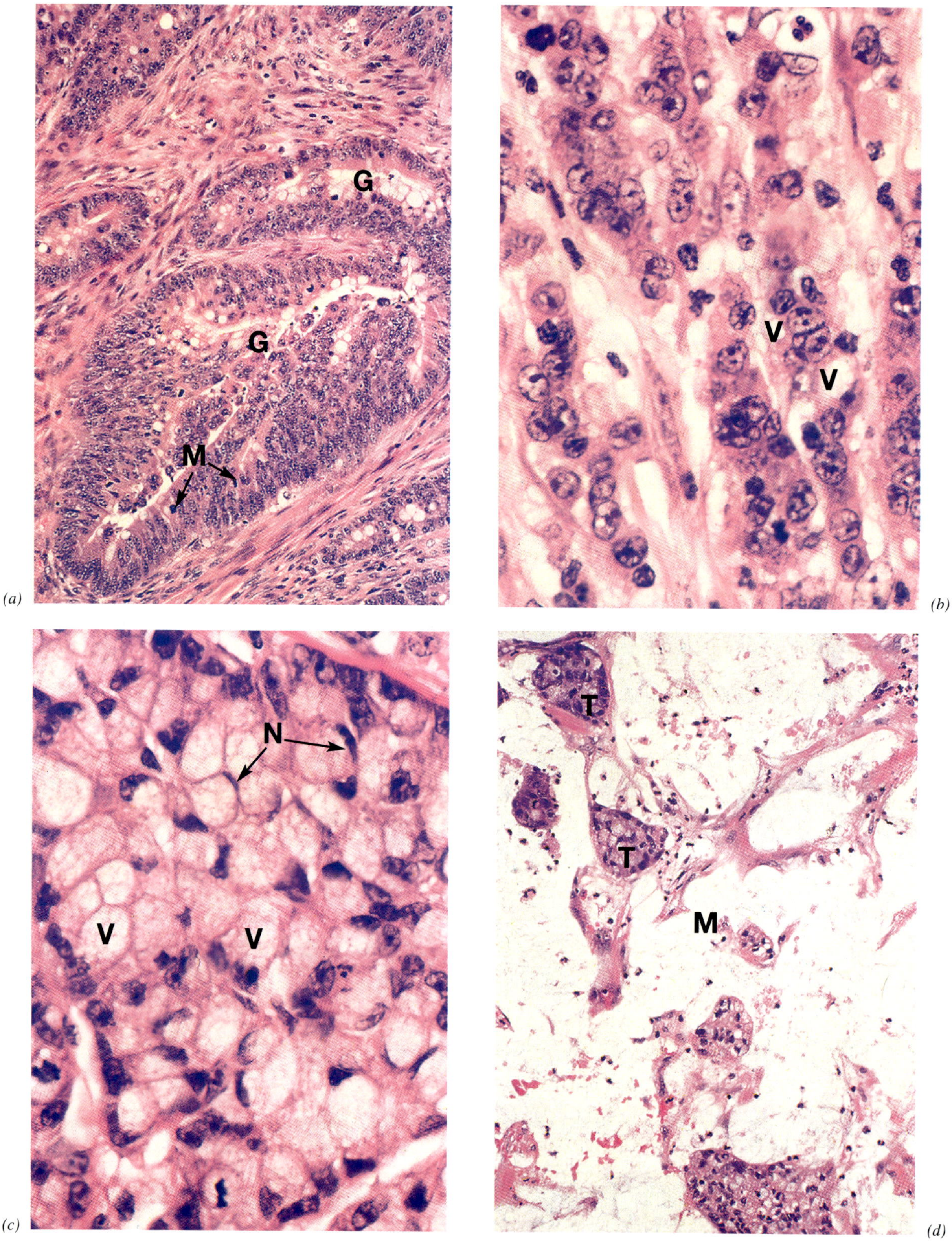

Fig. 7.16 **Adenocarcinomas: colon** *(pie en la página opuesta)*

Fig. 7.16 Adenocarcinomas: colon *(ilustraciones en la página opuesta)*

(a) Bien diferenciado (AM) (b) Poco diferenciado (GA) (c) En anillo de sello (GA) (d) Mucinoso (AM)

Los carcinomas derivados del epitelio glandular superficial, como el intestino grueso o el estómago, tienden a exhibir un patrón de crecimiento glandular, y se conocen como ***adenocarcinomas***. Lo mismo sucede con los carcinomas procedentes de tejidos glandulares sólidos como el riñón, la mama y la próstata, y con los tumores del hígado (que desde el punto de vista embriológico se desarrolla como una evaginación del epitelio intestinal primitivo).

La microfotografía (a) ilustra un típico adenocarcinoma bien diferenciado del colon. Aunque es un carcinoma, aún exhibe un patrón glandular (**G**) que recuerda al del colon normal; sin embargo, los núcleos celulares son hipercromáticos, con una relación núcleo-citoplasma alta, y se observan numerosas mitosis (**M**). A diferencia del colon normal, el patrón glandular es irregular y existe poca evidencia de producción de mucina.

Los adenocarcinomas poco diferenciados, como el ilustrado en la microfotografía (b), exhiben una tendencia mínima a la formación de un patrón glandular, y sus células son extremadamente pleomórficas. La única evidencia del origen glandular es la presencia de células ocasionales con una vacuola (**V**) secretora que contiene mucina.

Otros dos tipos de adenocarcinoma, hallados con mucha más frecuencia en tejidos distintos del colon, son el carcinoma de células en anillo de sello y el carcinoma mucinoso. El ***carcinoma de células en anillo de sello***, como el ilustrado en la microfotografía (c), exhibe una tendencia exagerada a la formación de vacuolas citoplásmicas llenas de mucina, de modo que el núcleo (**N**) de la mayoría de las células aparece desplazado hacia un lado empujado por una vacuola (**V**) llena de mucina. Este patrón es mucho más común en el estómago (ver Fig. 13.11) que en el colon, aunque se pueden hallar áreas focales con este patrón en los adenocarcinomas de una amplia variedad de tejidos. En contraste, en el ***carcinoma mucinoso***, como el mostrado en la microfotografía (d), la secreción excesiva de mucina (**M**) conduce a la formación de los llamados «lagos» de mucina, en los que se encuentran pequeños nidos de células tumorales (**T**). Este patrón de adenocarcinoma no es infrecuente en el colon, y también se observa en la mama, donde se conoce como ***carcinoma coloide*** (Fig. 18.10).

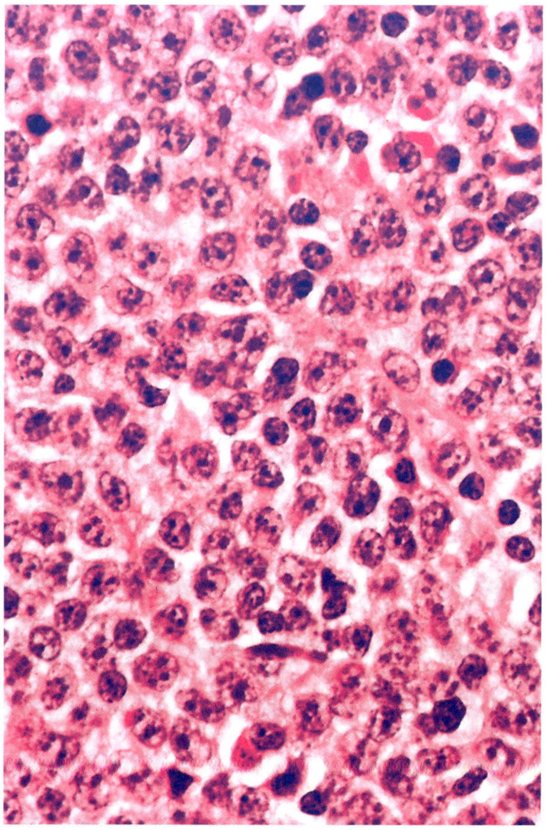

Fig. 7.17 Linfoma (GA)

Los linfomas son tumores sólidos procedentes de células del sistema linforreticular. La mayoría de ellos se originan en órganos linfoides, como ganglios linfáticos, el bazo y la médula ósea, pero se pueden extender a otros tejidos, en particular la piel, el hígado y el sistema nervioso central. Los linfomas primarios pueden originarse también en lugares extraganglionares, muchas veces en tejidos con inflamación crónica o reacciones autoinmunes de larga evolución, por ejemplo el intestino delgado de pacientes con enfermedad celíaca o el tiroides de pacientes con tiroiditis de Hashimoto.

Desde el punto de vista histológico, los linfomas están compuestos por láminas de células linfoides que se organizan de modo difuso o formando un patrón folicular. Estas neoplasias se pueden clasificar como de bueno o mal pronóstico, según las características citológicas y la diferenciación. Los linfomas se discuten con detalle en el Capítulo 16.

La microfotografía ilustra un linfoma maligno de mal pronóstico compuesto por láminas difusas de células linfoides grandes sin evidencia de formación de folículos. Tales tumores pueden tener un curso clínico rápidamente progresivo.

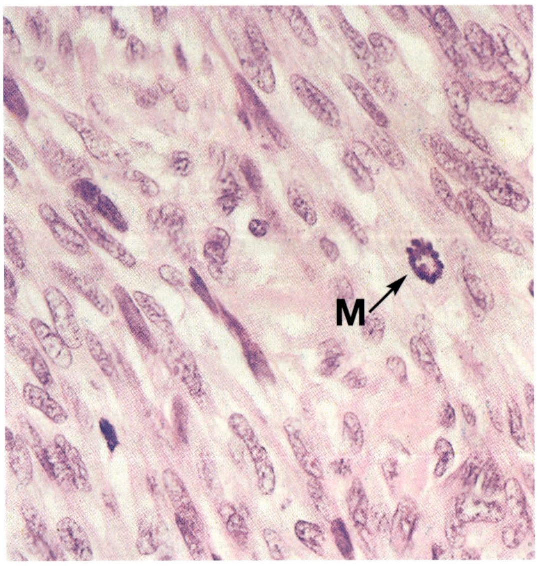

(a)

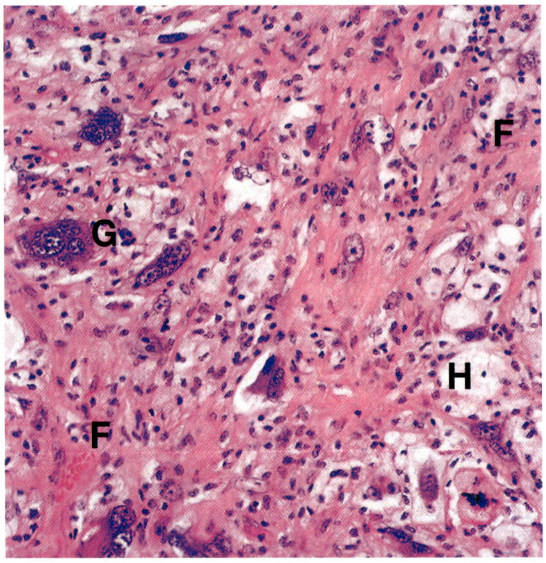

(b)

Fig. 7.18 Sarcomas
(a) Leiomiosarcoma (GA) (b) Histiocitoma fibroso maligno (GA)

Los sarcomas son tumores malignos derivados de los tejidos conectivos, como el tejido adiposo, el hueso, el cartílago y el músculo liso. Muchos sarcomas recuerdan al tejido de origen en cuanto a la citología, la estructura o la producción de materiales extracelulares característicos, como el colágeno y la sustancia fundamental. Por ejemplo, los fibrosarcomas producen colágeno, los liposarcomas tienen vacuolas intracelulares con lípidos y los condrosarcomas sintetizan sustancia cartilaginosa fundamental.

La microfotografía (a) muestra un sarcoma derivado del músculo liso uterino. Las células tumorales son fusiformes y recuerdan a las células normales del músculo liso. Sin embargo, poseen grandes núcleos pleomorfos con mitosis evidentes, incluyendo una figura mitótica (**M**) en anillo anormal; por tanto, este tumor es un leiomiosarcoma.

La microfotografía (b) muestra un sarcoma común de los tejidos blandos conocido como ***histiocitoma fibroso maligno***; este tumor probablemente no deriva de los histiocitos, sino que representa un sarcoma extremadamente poco diferenciado. Los sarcomas de esta categoría se denominaban antes «sarcoma de células fusiformes» o «sarcoma indiferenciado». Estos tumores son característicamente grandes y agresivos, y están compuestos por varias combinaciones de células fusiformes (**F**), elementos similares a los histiocitos (**H**) con citoplasma espumoso pálido, y células gigantes (**G**) malignas. Suelen abundar las figuras mitóticas.

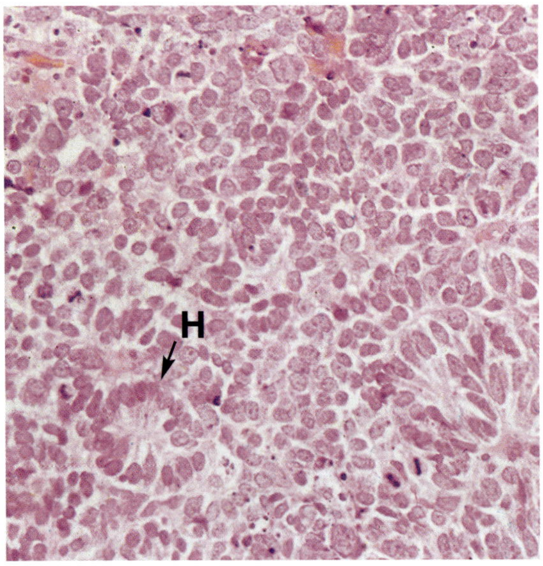

Fig. 7.19 Neuroblastoma (AM)

Ésta es una de las neoplasias conocidas como ***tumores de células redondas de la infancia***, entre las que también se incluyen el retinoblastoma, el nefroblastoma (tumor de Wilms), el meduloblastoma y el hepatoblastoma. Estos tumores derivan de células similares a las de varios tejidos embrionarios. Suelen presentarse en la niñez, pueden crecer con rapidez y ser muy malignos.

La microfotografía muestra un neuroblastoma originado en la glándula suprarrenal. El tumor se compone de sábanas de células pequeñas con núcleos oscuros y poco citoplasma que recuerdan a los neuroblastos primitivos. Los focos de diferenciación aparecen en forma de ***rosetas de Homer-Wright*** (**H**), en las que las células tumorales están dispuestas de modo circular con extensiones citoplásmicas fibrilares que llenan el área central. Estas formaciones pueden faltar, haciendo difícil la diferenciación con otros tumores de células redondas pequeñas.

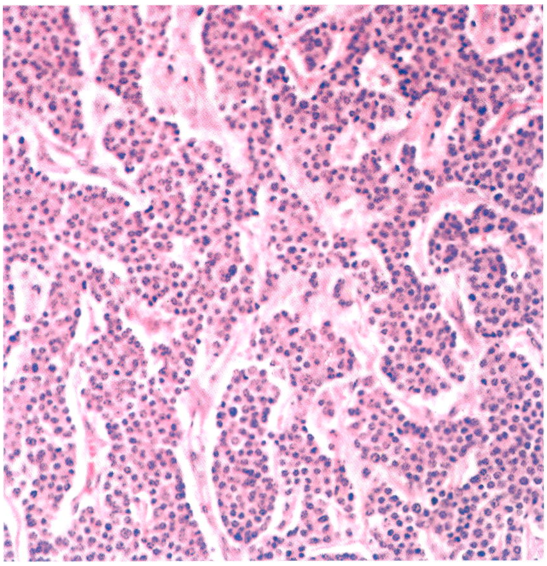

Fig. 7.20 Tumor neuroendocrino (GA)

El sistema de células neuroendocrinas está compuesto por un grupo diverso de células que sintetizan y segregan hormonas peptídicas y amínicas. Los ***tumores neuroendocrinos*** pueden ser benignos o malignos, y se originan principalmente en el tracto gastrointestinal, el páncreas, las glándulas suprarrenales y el tiroides. Se aplica una clasificación funcional cuando es posible identificar el producto segregado, por ejemplo insulinoma, gastrinoma y glucagonoma; sin embargo, muchos tumores endocrinos no tienen productos secretores identificables. Por tradición, se denominan ***tumores carcinoides*** a los tumores de células endocrinas que segregan 5-hidroxitriptamina y pueden dar lugar al llamado ***síndrome carcinoide***.

Los tumores neuroendocrinos comparten ciertas características histológicas. Como muestra esta microfotografía de un tumor carcinoide típico, las células son relativamente pequeñas y uniformes, con núcleos prominentes redondos y citoplasma granular característico debido a la presencia de gránulos secretores; estos gránulos se pueden demostrar mediante tinciones especiales o con técnicas inmunohistoquímicas (Fig. 13.17). La microscopia electrónica también se puede usar para identificar las células de acuerdo con las características ultraestructurales de los gránulos de secreción.

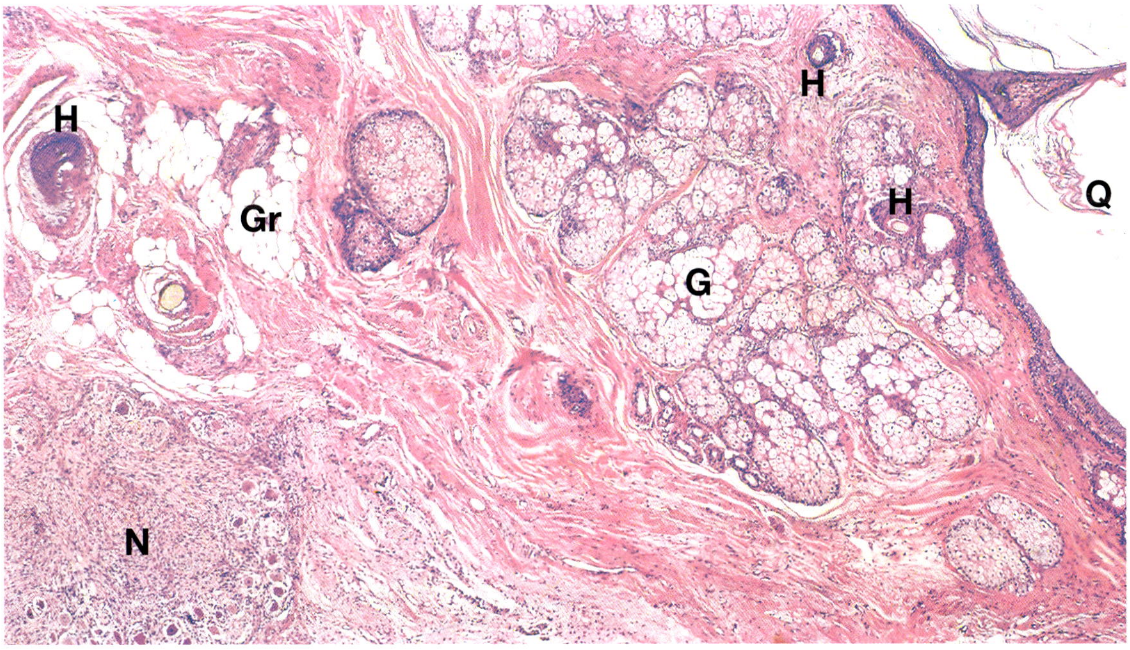

Fig. 7.21 Teratoma (AM)

Los teratomas son tumores derivados de células germinales y la mayoría de las veces se localizan en el testículo o el ovario. Estos tumores contienen tejidos neoplásicos derivados de las tres capas de células germinales: endodermo, mesodermo y ectodermo (incluyendo el neuroectodermo). Por tanto, pueden contener tejidos tan diferentes como piel, dientes, tiroides, encéfalo y músculo. Los teratomas varían desde benignos hasta altamente malignos.

La microfotografía muestra un teratoma benigno de ovario. El epitelio de tipo epidérmico, que incluye folículos pilosos (**H**) y glándulas (**G**) sebáceas, ha formado un espacio quístico (**Q**). También se observan elementos de tejido conectivo incluyendo grasa (**Gr**). El tejido neural (**N**) está representado por grupos de células ganglionares bien diferenciadas. Los teratomas originados en el ovario suelen ser benignos, mientras que los del testículo son en general malignos y contienen tejido más inmaduro, como el mesénquima primitivo.

8. Aterosclerosis

Introducción

Las paredes de los vasos arteriales se componen de músculo liso, elastina y colágeno, que en conjunto constituyen un sistema elástico para mantener el tono vascular. Las alteraciones en las cantidades relativas de esos elementos especializados conducen a endurecimiento, aumento de grosor y pérdida de elasticidad de las paredes vasculares, y son una causa importante de enfermedad y muerte, sobre todo en sociedades ricas. El término ***arteriosclerosis*** se emplea con frecuencia como una designación descriptiva general para tales enfermedades.

El tipo más común de arteriosclerosis es la que afecta a las arterias grandes y medianas en las que la lesión histopatológica subyacente se conoce como ***ateroma***; así pues, esta forma de arteriosclerosis se denomina ***aterosclerosis***. Existen otras formas de arteriosclerosis, como el engrosamiento de las paredes de las arteriolas asociado con hipertensión (Figs. 11.9 y 11.10); desde los puntos de vista histopatológico y clínico, sin embargo, la aterosclerosis es el proceso de mayor importancia.

Hasta cierto punto los cambios ateroscleróticos se pueden demostrar en las arterias grandes y medianas de casi todos los adultos; sin embargo, las consecuencias clínicas ocurren principalmente en los casos de aterosclerosis grave. Los factores que predisponen a las lesiones graves con alta incidencia de complicaciones son ahora bien conocidos y se pueden dividir en ***factores constitucionales***, factores con un efecto mayor sobre la formación de ateromas (***factores de riesgo mayores***), y factores que guardan una relación más débil con el desarrollo de ateromas (***factores de riesgo menores***); todos estos factores se resumen en la Figura 8.1. Además de los factores de riesgo epidemiológicos, ahora se conocen muchos de los mecanismos patogénicos celulares que dan lugar a la enfermedad de la pared arterial.

Fig. 8.1 Factores de riesgo para el desarrollo de aterosclerosis

Factores de riesgo constitucionales	
Edad	La incidencia de enfermedad grave aumenta con cada década hasta los 85 años
Sexo	El riesgo es mayor en los hombres hasta los 75 años de edad
Genética	Algunas familias exhiben un riesgo aumentado, independientemente de otros factores
Factores de riesgo mayores	(Gran contribución a la incidencia; potencialmente evitables o tratables)
Hiperlipidemias	En particular, hipercolesterolemia
Hipertensión	Especialmente después de los 45 años de edad
Tabaco	Efectos aterogénicos predominantes en la aorta y los vasos coronarios
Diabetes	Particularmente en las arterias coronarias, cerebrales y periféricas
Factores de riesgo menores	(Menor contribución a la incidencia de acuerdo con los estudios estadísticos)
Falta de ejercicio regular	
Obesidad	
Estrés	

Fig. 8.2 Fases en la formación del ateroma

El esquema (a) muestra una arteria normal, en este caso una arteria elástica con lámina elástica interna bien definida. La arteria está tapizada en su interior por un endotelio liso de células planas que reposa sobre una delgada túnica íntima, un delicado tejido conectivo fibroelástico laxo que contiene escasas células miointimales multifuncionales. Por debajo de la íntima hay una lámina elástica interna fuerte, y debajo de ésta se encuentra la túnica media, una capa de músculo liso que contiene algunas fibras elásticas. La superficie externa está revestida por una túnica adventicia laxa (no mostrada en estos esquemas).

El esquema (b) muestra el precoz ***estadio de la estría grasa***. Los lípidos (principalmente colesterol, ésteres de colesterol y triglicéridos) entran en la íntima, probablemente desde la sangre a través de un endotelio dañado. Gran parte de los lípidos son fagocitados por células espumosas (probablemente macrófagos derivados de la sangre y células neointimales), pero algunos quedan libres, y la cantidad de lípidos libres aumenta cuando las abotargadas células espumosas mueren.

El esquema (c) muestra la ***fase de placa fibrolipídica***. La presencia de lípidos en la íntima inicia la formación de tejido fibrocolágeno. Las citocinas segregadas por los macrófagos estimulan la proliferación de células miointimales y cambian la función de algunas de ellas, dirigiéndolas hacia la síntesis activa de colágeno, para formar un casquete colágeno grueso. Conforme aumenta de tamaño el depósito ateromatoso en la íntima, la capa media subyacente comienza a atrofiarse y disminuir de grosor a causa de la pérdida de células de músculo liso.

El esquema (d) muestra un ***ateroma complicado***. Ahora, la placa ateromatosa de la íntima es extensa y existe una atrofia marcada de la túnica media, con sustitución del músculo contráctil por colágeno. Los depósitos de lípidos en la íntima con frecuencia adquieren sales de calcio, y la placa fibrolipídica se calcifica progresivamente. La ulceración del endotelio de la superficie predispone al depósito de trombos sobre la placa ateromatosa expuesta (ver Capítulo 9).

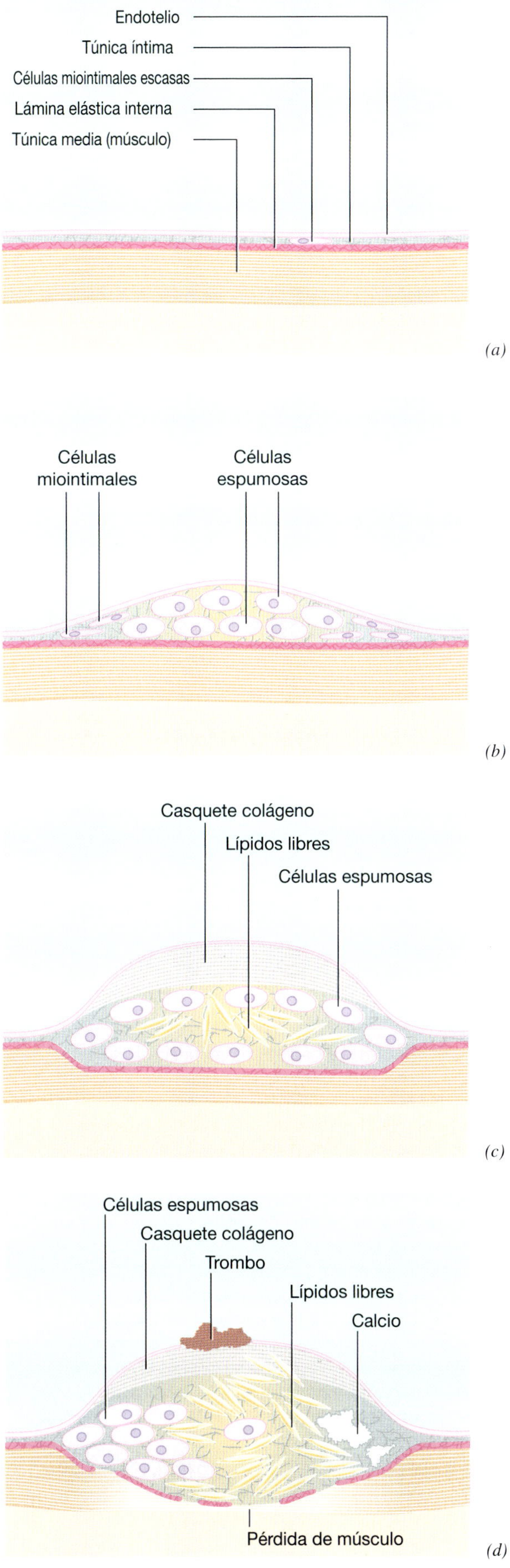

Consecuencias del ateroma

La aterosclerosis puede afectar a todos los vasos arteriales, pero la aorta y las arterias coronarias, cerebrales, carótidas, renales e iliofemorales tienden a ser las más gravemente afectadas, y representan las localizaciones más comunes de la enfermedad clínicamente significativa.

Las secuelas anatomopatológicas y clínicas más importantes son las siguientes:

- **Oclusión**: el estrechamiento de la luz arterial produce una obstrucción parcial o completa del flujo sanguíneo que puede provocar isquemia e ***infarto*** del tejido irrigado por el vaso ateromatoso (Capítulo 10).
- **Trombosis**: la ulceración endotelial estimula la formación de un trombo en su superficie. Esto puede ocluir el vaso en el sitio de la ***trombosis***, o fragmentos del trombo se pueden desprender para formar ***émbolos***, que bloquean uno o más vasos menores distales (Capítulo 9).
- **Aneurisma**: la pérdida de músculo y elastina en la media causa debilidad de la pared vascular y predispone a la dilatación localizada; tal dilatación se conoce como ***aneurisma***. La rotura de la pared arterial debilitada y dilatada produce una hemorragia fatal, que es la complicación más grave y afecta con más frecuencia a la aorta abdominal. Los aneurismas pueden conducir también a la formación de trombos (ver Capítulo 9) debido a la existencia de áreas de estasis dentro de la cavidad aneurismática.

Las principales complicaciones histopatológicas se muestran en las Figuras 8.5 a 8.8.

Fig. 8.3 Arteriosclerosis y lesiones ateromatosas precoces *(ilustraciones b y c en la página opuesta)*

(a) Arteriosclerosis (BA)
(b) Placa ateromatosa precoz (BA)
(c) Células espumosas y lípidos (GA)

El engrosamiento de la íntima de las arterias y arteriolas es muy común a medida que aumenta la edad. Puede formar parte de la enfermedad aterosclerótica o representar simplemente una adaptación fisiológica que ocurre en la edad avanzada. La microfotografía (a) muestra una arteria pequeña con proliferación (**P**) excéntrica de la íntima. La íntima engrosada, definida con claridad por la lámina elástica interna (**LEI**), está compuesta por múltiples capas de células y afecta aproximadamente a la mitad de la circunferencia del vaso. En contraste con la lesión ateromatosa precoz mostrada en la microfotografía (b), en este caso no existe evidencia de depósito de lípidos.

Las microfotografías (b) y (c) muestran cambios precoces de ateroma en la aorta. La microfotografía (b) ilustra un área pálida de engrosamiento en la íntima (**In**) que representa una lesión ateromatosa precoz. Está compuesta de células miointimales agregadas, que contienen lípidos, y algo de tejido fibroso. Puesto que tales lesiones aparecen a simple vista como áreas planas o ligeramente elevadas, se denominan ***placas ateromatosas***. Nótese que la capa media (**M**) de los vasos es uniforme y tiene un aspecto normal en esta fase; el ateroma precoz es una lesión limitada a la íntima.

La microfotografía (c), a mayor aumento, muestra un detalle del engrosamiento de la íntima. Las células espumosas (**E**) llenas de lípidos aparecen como elementos celulares grandes de tinción pálida con citoplasma muy vacuolado. Estas células pueden proceder de las células miointimales o de macrófagos. Conforme progresa la lesión algunas células espumosas se destruyen y liberan sus lípidos en la íntima, donde aparecen como hendiduras (**H**) angulares no teñidas. La presencia de lípidos libres parece inducir una reacción fibrosa en los tejidos adyacentes, que adoptan un aspecto eosinófilo (tinción rosa) debido a la presencia de cantidades aumentadas de colágeno.

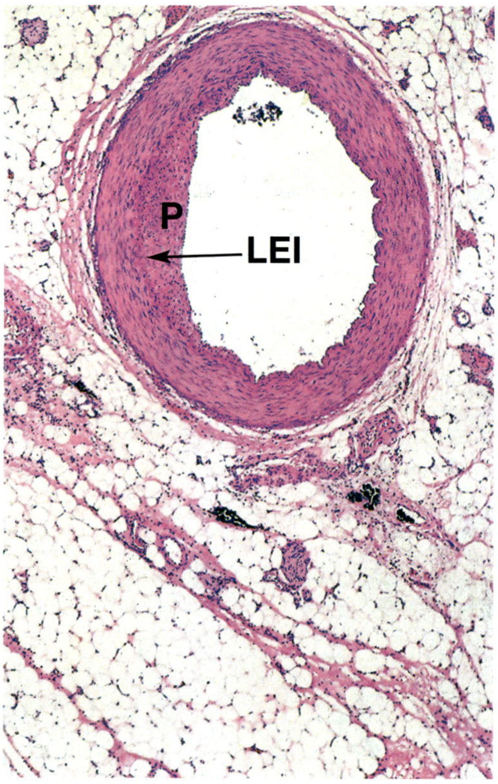

(a)

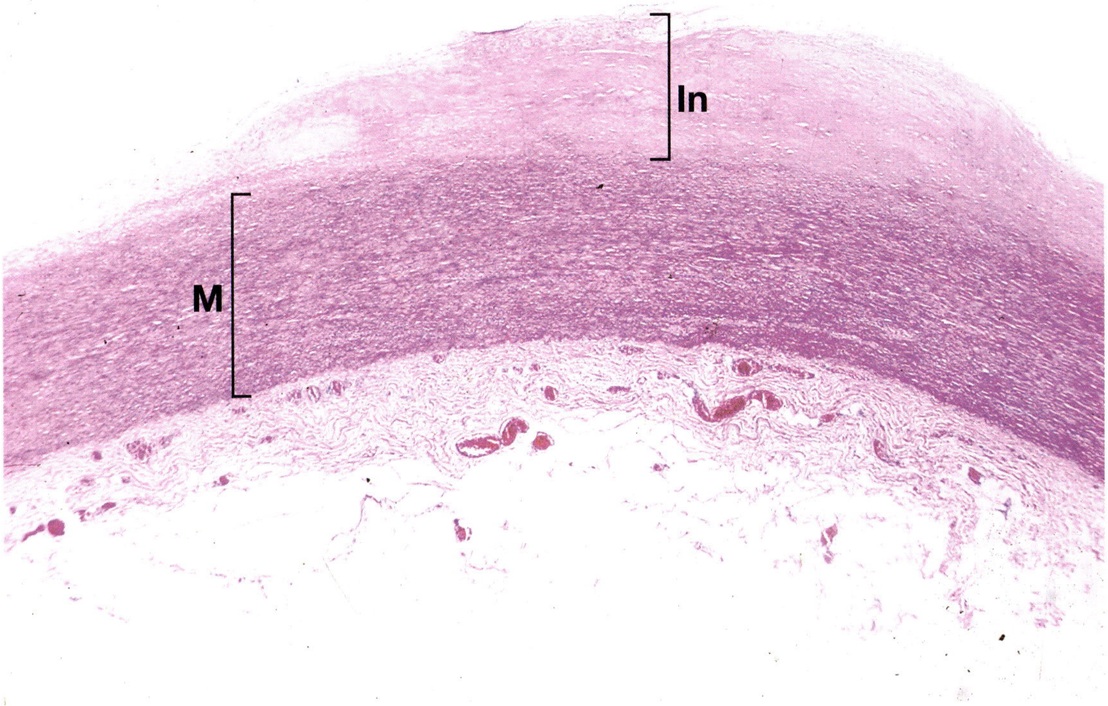

(b)

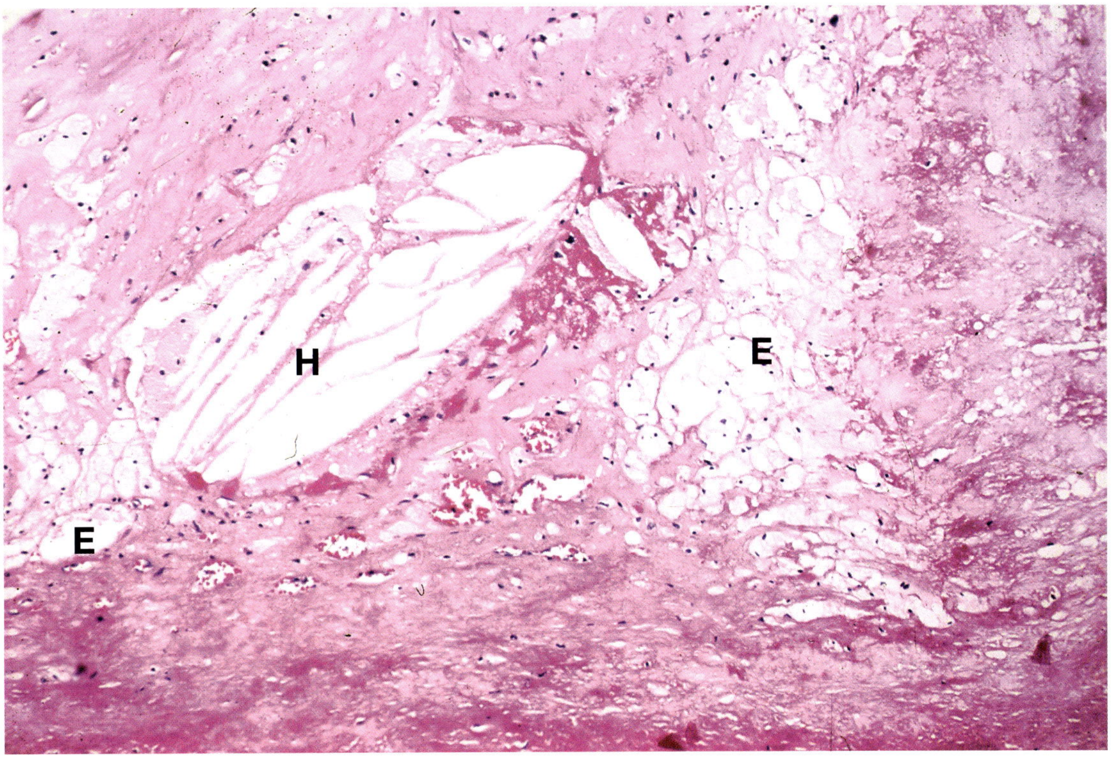

(c)

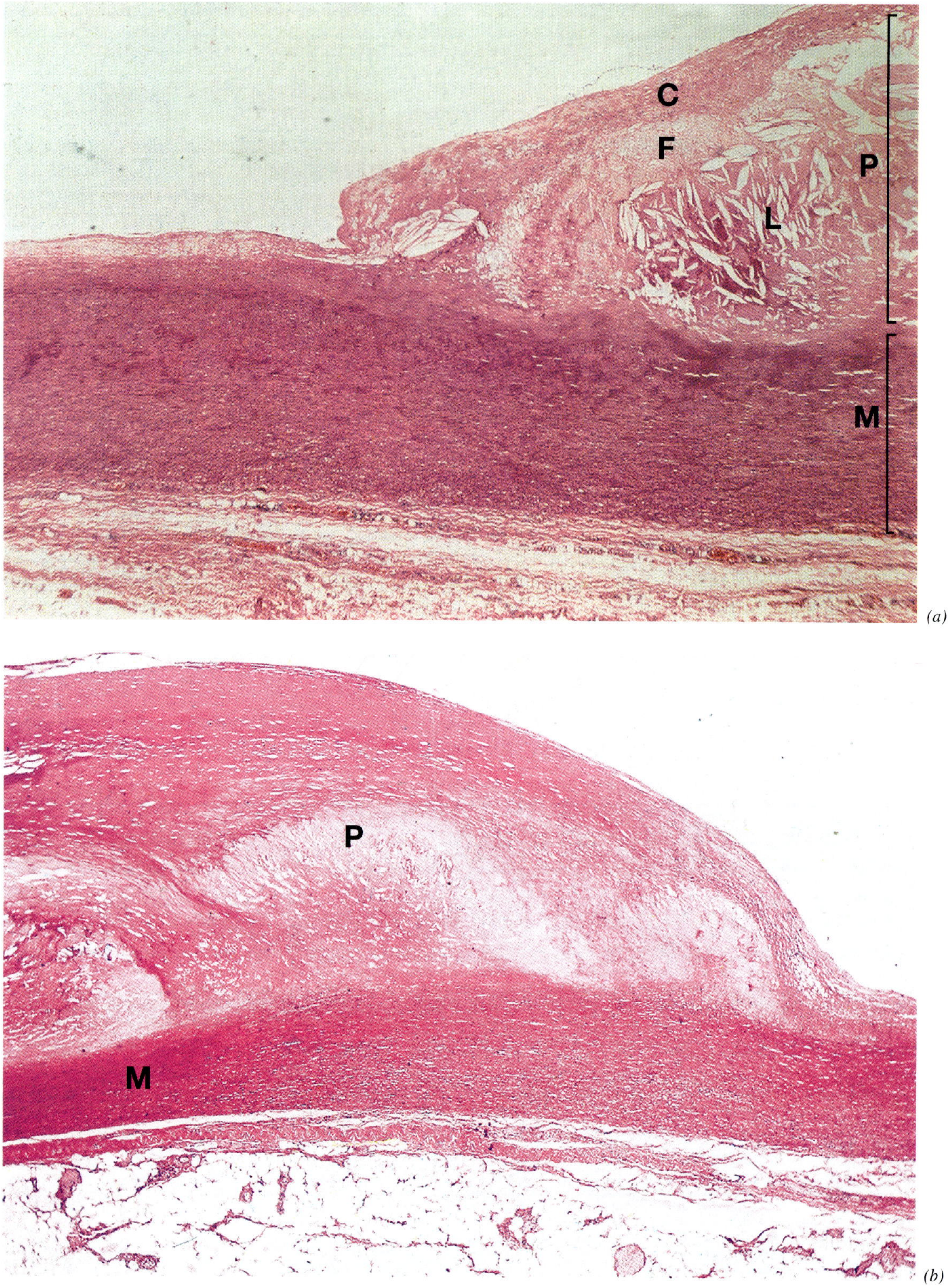

Fig. 8.4 **Placas ateromatosas fibrosas** *(pie en la página opuesta)*

Fig. 8.4 Placas ateromatosas fibrosas *(ilustraciones en la página opuesta)*
(a) Placa fibrolipídica (BA) (b) Placa fibrosa (BA)

Las lesiones ateromatosas precoces de la íntima aumentan de tamaño por la acumulación de lípidos en el interior de las células espumosas y en forma libre en el tejido extracelular de la íntima. Estos cambios se asocian con una respuesta fibrosa más marcada en la íntima, que conduce a engrosamiento de la placa. Una vez que aparece un grado más significativo de tejido fibroso en una lesión ateromatosa, ésta se conoce como ***placa fibrolipídica***.

La microfotografía (a) muestra una sección de la aorta con parte de una placa (**P**) fibrolipídica. Nótense las áreas de lípidos (**L**) no teñidos, rodeadas por tejido fibroso (**F**) teñido en rosa, responsables del engrosamiento de la íntima. Existe una zona de tejido fibroso más denso, intensamente teñido, que se suele denominar ***casquete*** (**C**) ***fibroso***, entre la superficie endotelial y el agregado fibrolipídico subyacente. Al progresar la lesión, el casquete fibroso aumenta de grosor y la lesión de la íntima se hace más grande y más elevada. La microfotografía (b) muestra una placa (**P**) de este tipo, compuesta sobre todo de tejido fibroso. Nótese que en ambas microfotografías existe adelgazamiento precoz de la túnica media (**M**) debajo de la placa, en comparación con la pared vascular normal adyacente. Este adelgazamiento se debe a pérdida de tejido elástico, atrofia de las células musculares lisas y fibrosis progresiva de la media. Con el transcurso del tiempo el tejido fibroso de la media se estira debido a pérdida de retracción elástica de la pared vascular, y el vaso se dilata. Esta dilatación constituye la base de la formación de un aneurisma ateromatoso.

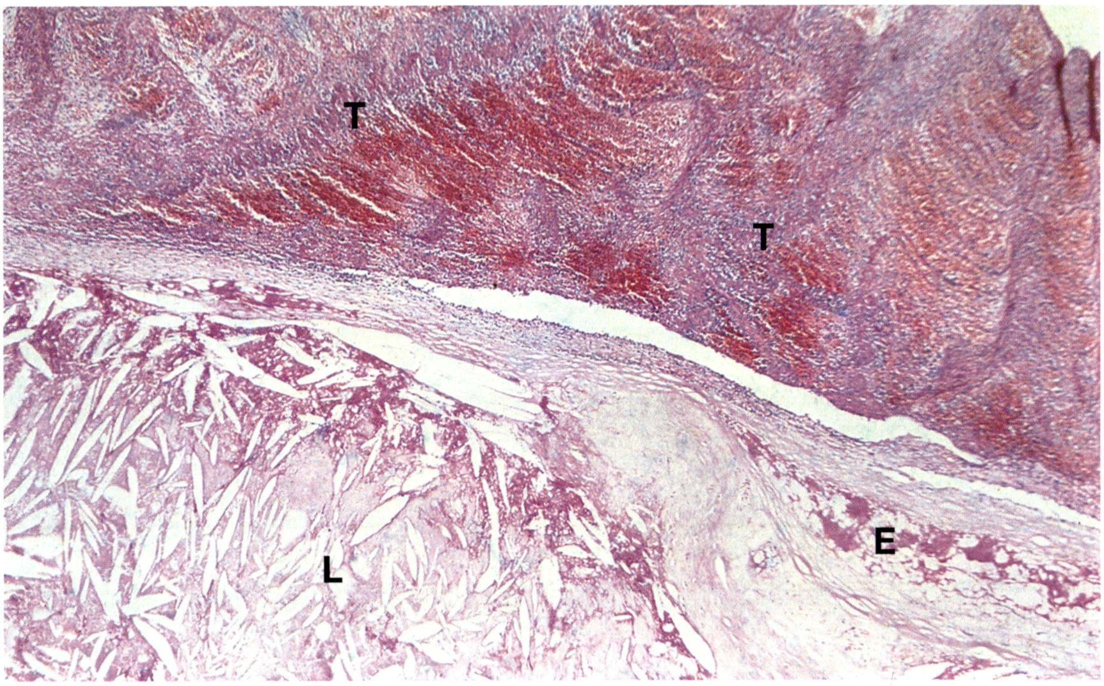

Fig. 8.5 Ateroma complicado (AM)

Conforme aumenta de tamaño la placa ateromatosa, ésta puede hacerse muy gruesa en comparación con el grosor de la pared vascular normal y, además de lípidos, células espumosas y tejido fibroso, se puede depositar calcio en la lesión. Debido al engrosamiento y la fibrosis, el suministro sanguíneo de la íntima anormal puede convertirse en insuficiente, y la lesión puede experimentar necrosis y ulceración superficial; esto se conoce como ***lesión ateromatosa complicada***. Se ha perdido el revestimiento endotelial liso normal, y el colágeno y los lípidos de la lesión ateromatosa quedan directamente expuestos al flujo sanguíneo. En consecuencia, se activa la cascada de la coagulación y se forma un trombo sobre la pared vascular en el sitio del ateroma ulcerado (ver Capítulo 9).

La microfotografía muestra la parte superior de una placa ateromatosa con células espumosas (**E**) y lípidos (**L**) libres. La superficie se ha ulcerado y está cubierta por una costra de trombo (**T**) compuesto de plaquetas, fibrina y hematíes atrapados. En un vaso pequeño, por ejemplo una arteria coronaria, tal trombo puede ocluir la luz.

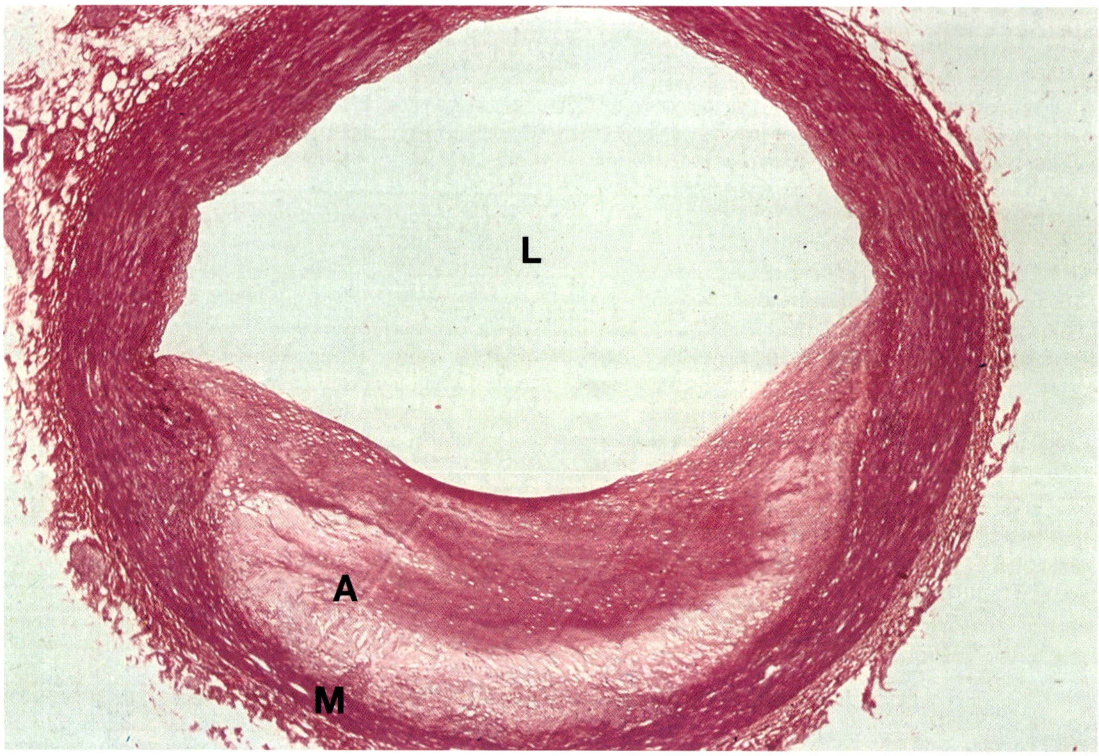

Fig. 8.6 Estenosis arterial por ateroma (BA)

La formación de una placa de ateroma (**A**) grande en la íntima de una arteria pequeña o mediana, como la rama arterial coronaria mostrada aquí, puede reducir mucho el tamaño de la luz (**L**). La reducción consiguiente del flujo sanguíneo conduce a isquemia del tejido irrigado, en este caso el miocardio. Nótese que la media (**M**) subyacente a la masa más gruesa de ateroma presenta una disminución marcada del grosor. Tal ateroma parcialmente oclusivo es muy frecuente en las arterias coronarias de los hombres fumadores, sobre todo en la bifurcación de la coronaria izquierda. Un síntoma frecuente de esta estenosis arterial es la ***angina de pecho***, caracterizada por dolor opresivo en el tórax, que aparece sobre todo con el ejercicio y mejora con el reposo. El dolor es una manifestación de la isquemia del miocardio, y los pacientes con angina de larga evolución muestran muchas veces sustitución de áreas pequeñas del músculo miocárdico por tejido cicatricial fibroso como resultado final de la necrosis anóxica de las fibras musculares.

Se produce una estenosis similar de la luz por el ateroma en otras muchas arterias. En las arterias de las piernas, tales cambios pueden producir dolor intenso en las pantorrillas al caminar (***claudicación intermitente***), y pueden acabar conduciendo al desarrollo de gangrena en la porción distal del miembro. En el sistema arterial vertebrobasilar, que irriga el cerebelo y el tronco del encéfalo, el ateroma intenso puede provocar isquemia transitoria, que se manifiesta clínicamente con vahídos, pérdida del equilibrio y, en ocasiones, inconciencia (***síndrome vertebrobasilar***).

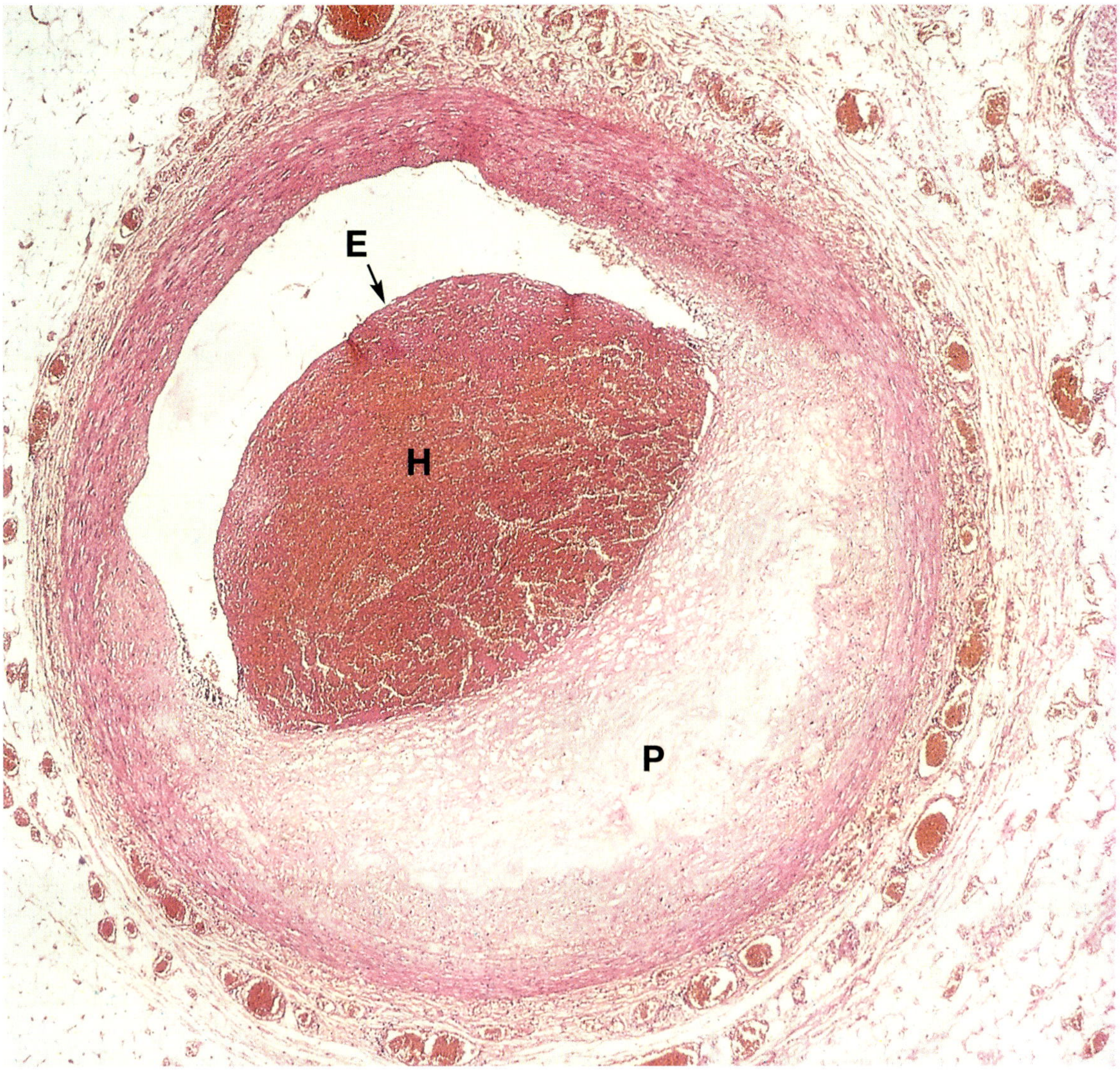

Fig. 8.7 Hemorragia dentro de una placa ateromatosa (BA)

Existen dos posibles mecanismos para el desarrollo de hemorragia en una placa ateromatosa: el primero, que la placa ateromatosa rígida se agriete bajo el traumatismo constante de los movimientos pulsátiles, permitiendo que la sangre de la luz del vaso expanda mucho la placa lesionada; tal proceso se denomina ***fisuración de la placa***; el otro, que los pequeños vasos capilares, desarrollados en las placas establecidas, se rompan y produzcan una hemorragia. Cualquiera que sea el mecanismo, debido al confinado espacio en el que se produce tal hemorragia banal, las consecuencias pueden ser desproporcionadamente devastadoras. En esta microfotografía se ha producido una pequeña hemorragia (**H**) en el área superficial de la placa (**P**) ateromatosa fibrolipídica; la sangre acumulada se ha abierto camino debajo del endotelio (**E**) no ulcerado, causando un marcado abombamiento en la arteria. El abombamiento ha aumentado todavía más la estenosis de la luz, que ya estaba reducida aproximadamente a la mitad por la placa ateromatosa preexistente. Esta reducción brusca del flujo arterial conduce a isquemia aguda de los tejidos irrigados por el vaso.

En este sujeto, la lesión estaba situada en la rama descendente anterior de la arteria coronaria izquierda, y causó isquemia aguda de un área sustancial de la pared anterior del ventrículo izquierdo y la mitad anterior del tabique interventricular. Se produjo necrosis del músculo cardíaco, un proceso conocido como ***infarto de miocardio***, que causó la muerte del paciente (Fig. 10.2).

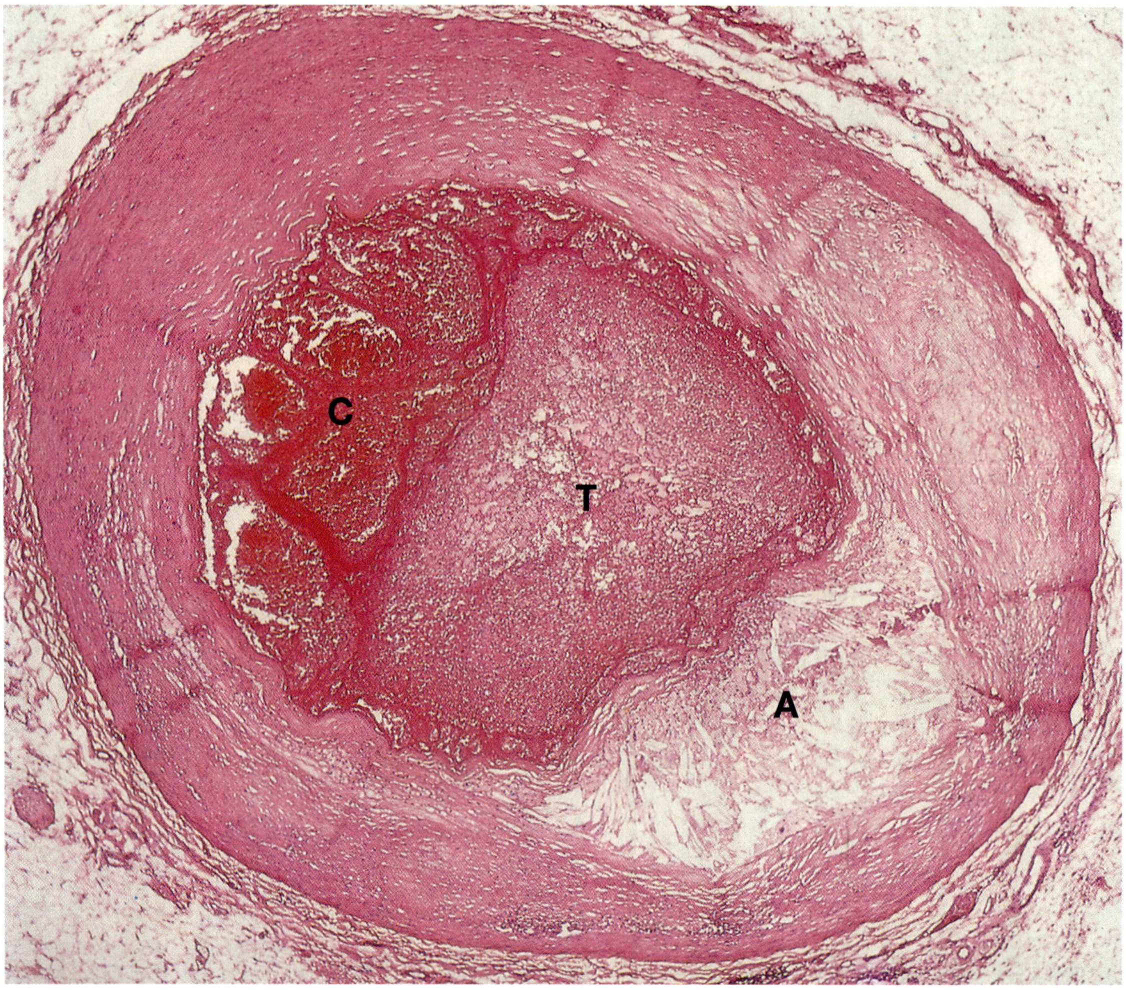

Fig. 8.8 Formación de un trombo sobre el ateroma (BA)

La complicación más importante del ateroma en las arterias pequeñas y medianas es el desarrollo de un ***trombo*** en la superficie de la placa ateromatosa; el proceso de formación del trombo se describe con detalle en el Capítulo 9. El trombo, compuesto por una masa de plaquetas y fibrina insoluble, tiende a formarse, en el caso del sistema arterial, sobre cualquier superficie íntima que haya experimentado denudación exponiendo los tejidos subyacentes. La ulceración endotelial sobre una placa ateromatosa es la causa más común de trombosis en el sistema arterial, aunque la fisuración de la placa también puede iniciar la trombosis, como se dijo a propósito de la Figura 8.6.

Esta microfotografía de una arteria coronaria muestra una placa ateromatosa (**A**) ulcerada, que ya ha disminuido de forma significativa la luz arterial. Se ha desarrollado un trombo (**T**) sobre la superficie ulcerada que oblitera en gran parte la luz restante. El trombo es de color rosa intenso, y está compuesto de fibrina y plaquetas con hematíes atrapados. La luz residual está ocupada por un coágulo (**C**) sanguíneo post mórtem de color rojo brillante, compuesto totalmente por hematíes densamente agrupados. La distinción a simple vista entre el trombo ante mórtem genuino y el coágulo post mórtem es importante; el trombo es de color rojo rosado, granular y firme, mientras que el coágulo es predominantemente rojo oscuro, reluciente y de consistencia gelatinosa.

Cuando el trombo se forma sobre una lesión ateromatosa en una arteria de gran diámetro, como la aorta o la carótida, el trombo puede ser pequeño y causar poca obstrucción del flujo sanguíneo. Sin embargo, es posible que fragmentos del trombo se desprendan, pasen a la circulación periférica y bloqueen vasos más pequeños causando isquemia o infarto en su territorio de distribución. Este fenómeno se conoce como ***tromboembolismo***, y se describe con más detalle en el Capítulo 9.

9. Trombosis y embolismo

Trombosis

El sistema vascular contiene normalmente sangre líquida; sin embargo, muchas veces es necesario que la sangre se coagule para evitar la hemorragia después de lesiones de la pared vascular. Con el fin de controlar la hemostasia, existen sistemas interrelacionados que favorecen o inhiben el proceso de coagulación sanguínea. Bajo determinadas circunstancias patológicas, esa dinámica se puede alterar, lo que conduce a la formación de una masa sólida de productos hemáticos en la luz vascular; tal proceso se conoce como ***trombosis***, y la masa de productos hemáticos se denomina ***trombo***. Es importante diferenciar entre trombosis, un proceso dinámico que ocurre en la sangre con flujo, y coagulación, un proceso que tiene lugar en la sangre estancada para formar un ***coágulo*** sanguíneo y en el que sólo intervienen los factores de la coagulación.

El trombo se compone de agregados de plaquetas mantenidos unidos por filamentos de fibrina con un número variable de hematíes y leucocitos atrapados en el entramado, y que contribuyen al volumen del trombo. La trombosis puede ocurrir en cualquier parte de la circulación, pero es más frecuente en venas y arterias grandes, en las cámaras cardíacas y sobre las válvulas del corazón. Tres factores fundamentales, aislados o en combinación, predisponen a la trombosis. En conjunto se conocen como ***tríada de Virchow:***

- El ***daño de la pared vascular***, en particular del endotelio, es la principal causa de trombosis arterial e intracardíaca, en las arterias debido a ateroma y en el corazón a daño endocárdico (Fig. 9.3).
- ***Alteración del flujo sanguíneo***. La estasis relativa es importante para iniciar la formación del trombo en lugares con flujo sanguíneo lento, como las venas. El flujo sanguíneo turbulento predispone a la formación de trombos en los vasos arteriales y el corazón.
- ***Propiedades hemostáticas de la sangre anormalmente potenciadas***. El aumento de la concentración o la adhesividad de las plaquetas y los factores que favorecen la coagulación sanguínea o disminuyen la fibrinólisis, contribuyen a la trombosis tanto arterial como venosa. En esta categoría se incluyen los cambios de la viscosidad sanguínea como los que ocurren en casos de deshidratación, enfermedad grave, carcinoma diseminado y estados postoperatorios.

Un trombo tiene una arquitectura y una consistencia definidas que reflejan el modo y las fases de su formación y la naturaleza del flujo sanguíneo existente en la vecindad. Por ejemplo, el trombo formado en una arteria suele ser denso y estar compuesto principalmente de plaquetas agregadas y fibrina, mientras que el trombo formado en lugares con flujo sanguíneo lento o nulo recuerda íntimamente a la sangre coagulada ya que contiene masas de hematíes y leucocitos.

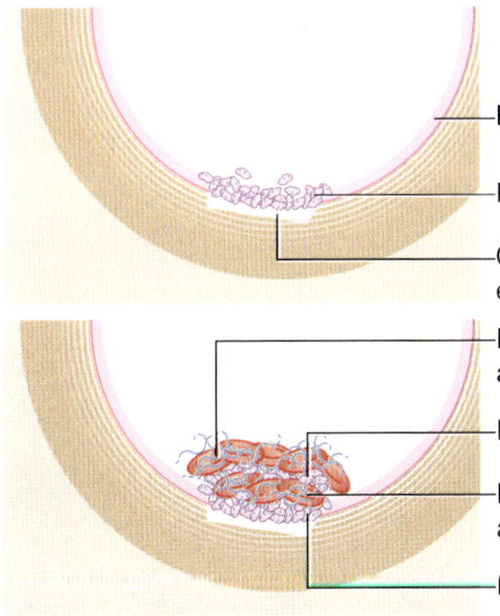

Fig. 9.1 Trombogénesis precoz

(1) Cuando se produce una lesión endotelial las plaquetas se adhieren al colágeno subendotelial expuesto (un proceso mediado por el factor von Willebrand), y se activan para liberar ADP y tromboxano A2, que aumentan aún más la agregación plaquetaria. (2) Las plaquetas experimentan desgranulación y sus productos, junto con los factores tisulares liberados, activan la cascada de la coagulación. Esto conduce a la generación de trombina, que convierte el fibrinógeno soluble en fibrina insoluble. Los hematíes quedan atrapados pasivamente en la malla formada por fibrina y plaquetas en un número que depende de las circunstancias bajo las que se forma el trombo. En los trombos de las arterias existen pocos hematíes y una mayor cantidad de plaquetas y fibrina; en los trombos de las venas, donde la sangre fluye con más lentitud, generalmente existen muchos más hematíes.

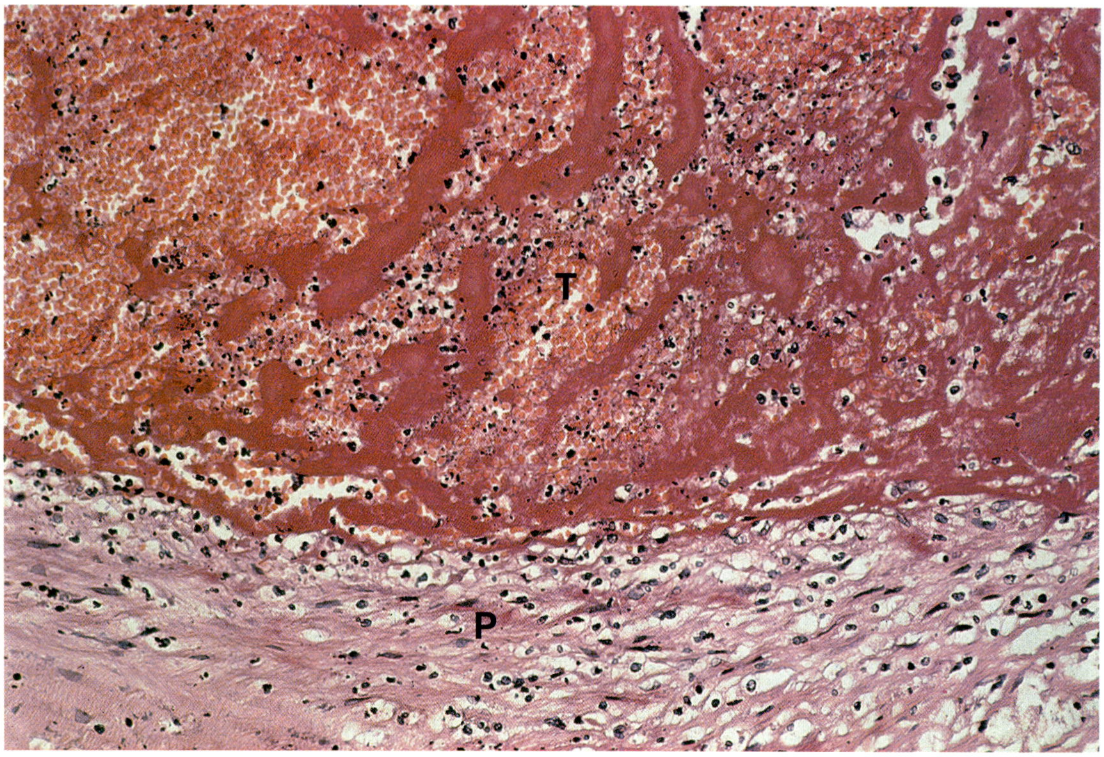

(a)

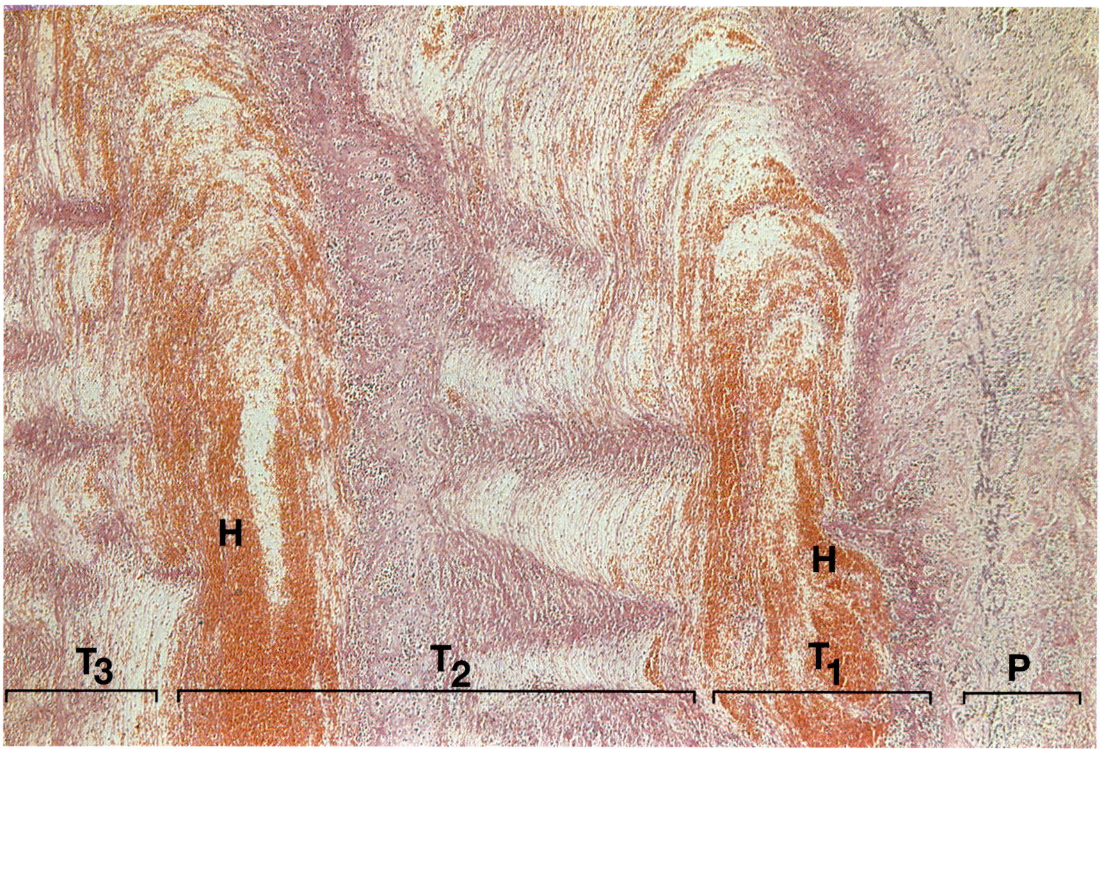

(b)

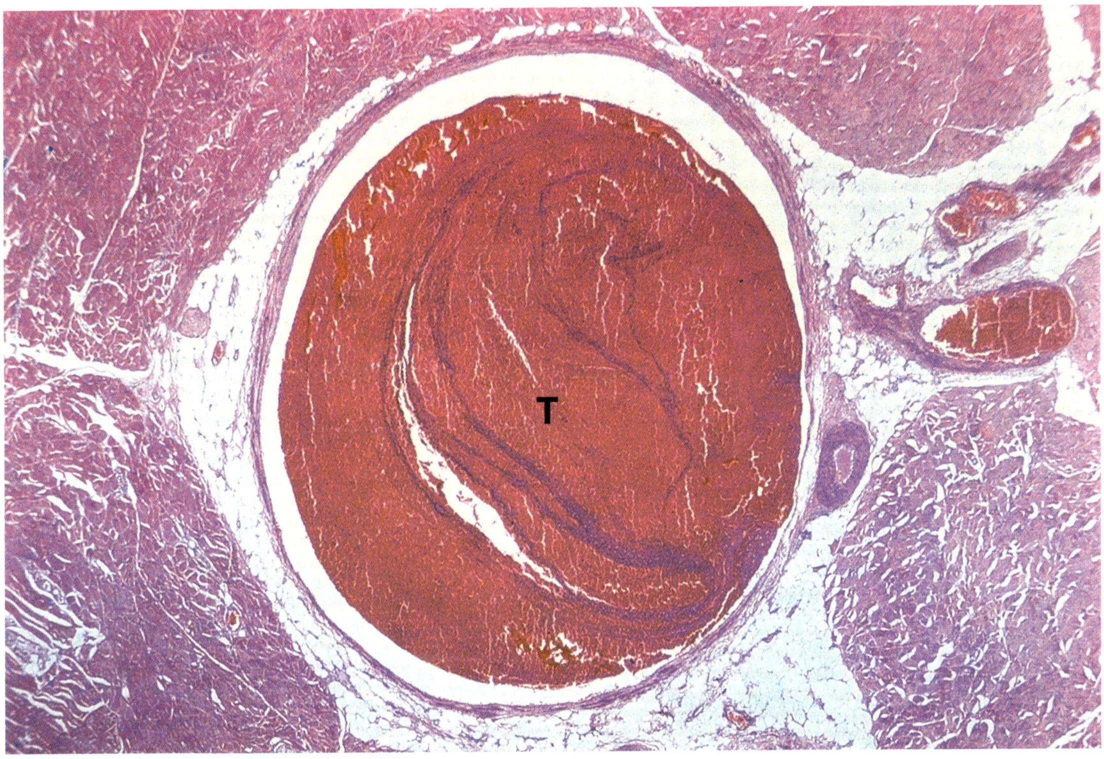

(c)

Fig. 9.2 Formación del trombo *(ilustraciones a y b en la página opuesta)*
(a) Trombo precoz (GA) (b) Agrandamiento del trombo (AM) (c) Trombosis en una vena (BA)

El daño a la pared de un vaso suele conllevar lesión del tapizado endotelial y exposición del colágeno de la íntima, lo que origina primero adherencia y después agregación de las plaquetas, en el lugar de la lesión. El daño tisular y la exposición de colágeno también activan los sistemas de la coagulación sanguínea extrínseco e intrínseco, siendo la activación del intrínseco dependiente también de la liberación del factor 3 plaquetario por parte de las plaquetas agregadas. El resultado es la activación de la conversión de protrombina a trombina, que cataliza a su vez la conversión del fibrinógeno plasmático soluble en fibrina insoluble. De ese modo, los agregados plaquetarios frágiles se unen entre sí para formar una masa resistente sólida, el trombo.

La microfotografía (a) ilustra una pared (**P**) arterial dañada por ateroma. El endotelio está ulcerado y se ha formado un trombo (**T**) en el sitio de la lesión. El trombo se compone de agregados de plaquetas dentro de una malla de fibrina eosinófila; hay leucocitos y hematíes atrapados, pero no participan por sí mismos en los procesos hemostáticos específicos.

Las áreas pequeñas de trombo formadas sobre las paredes vasculares pueden ser totalmente disueltas por los mecanismos fibrinolíticos; sin embargo, bajo condiciones apropiadas, el trombo puede continuar aumentando de tamaño. La microfotografía (b) ilustra este proceso. La pared (**P**) vascular anormal aparece tapizada por una capa fina de trombo ($\mathbf{T_1}$) fibrinoplaquetario, con hematíes (**H**) atrapados. Éste ha proporcionado la base para el depósito de otra capa de trombo ($\mathbf{T_2}$) de fibrina-plaquetas, también con hematíes atrapados. Se está formando una tercera capa de trombo ($\mathbf{T_3}$) en la parte izquierda de la imagen. Así pues, los trombos aumentan de tamaño por el depósito sucesivo de un número de capas, lo que se pone de manifiesto a simple vista por la superficie de corte laminada que se observa en un trombo establecido (***líneas de Zahn***).

En el caso del sistema arterial, el daño de la capa íntima es el factor predisponente más común para la formación de trombos, mientras que el factor más importante en el sistema venoso es la velocidad del flujo sanguíneo; el enlentecimiento del flujo sanguíneo aumenta la tendencia a la formación de trombos. La vasculitis o inflamación de la pared vascular también puede causar trombosis (ver Capítulo 11).

La microfotografía (c) muestra un trombo (**T**) venoso que ocluye por completo la luz de una vena en un tracto neurovascular de un músculo de la pantorrilla. Esta lesión se conoce como ***trombosis venosa profunda*** (***TVP***), y suele observarse en pacientes postoperados que permanecen encamados.

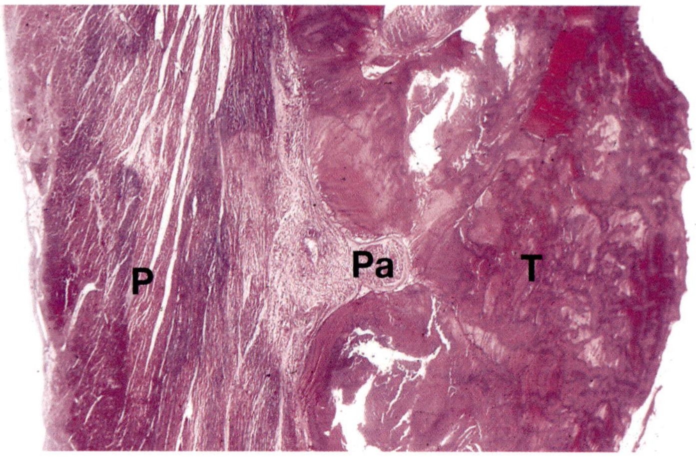

Fig. 9.3 Trombo mural ventricular izquierdo (BA)

Dentro de las cámaras del corazón, la trombosis es más común sobre el endocardio dañado a causa de un infarto de miocardio (ver Fig. 10.2). Esta microfotografía ilustra la pared (**P**) ventricular infartada con un trombo (**T**) mural depositado en la superficie luminal; el trombo rodea un músculo papilar (**Pa**).

El ventrículo izquierdo es la localización más común de trombosis mural después de un infarto de miocardio.

Consecuencias de la trombosis

La trombosis tiene dos consecuencias principales: la obstrucción vascular y el embolismo:

- **Obstrucción vascular**. El trombo puede ocluir parcial o totalmente la luz del vaso. Esta complicación es particularmente común en las venas profundas de las piernas en pacientes inmovilizados o debilitados, y produce una obstrucción del retorno venoso desde los pies y las porciones inferiores de las piernas que causa edema (Fig. 9.2c). El trombo formado sobre la superficie del ateroma en una arteria puede ocluir el vaso y causar daño isquémico de los tejidos distales a la obstrucción. La isquemia puede originar muerte tisular (***infarto***), como se verá en el Capítulo 10.
- **Embolismo**. El embolismo es un proceso por el que cualquier masa anormal que se forma o penetra en el torrente sanguíneo viaja con la circulación hasta alojarse en un vaso más distal, con las consecuencias patológicas consiguientes; la masa anormal se conoce como ***émbolo***. En la mayoría de las ocasiones, los émbolos se forman por el desprendimiento del trombo o de una parte de él desde el sitio de su formación, constituyendo de este modo un embolismo que se suele denominar ***tromboembolismo***, y es de la máxima importancia clínica. La estasis de la sangre a causa de la oclusión u obstrucción parcial del flujo sanguíneo, causada por el trombo, puede conducir a la propagación del trombo en la sangre estancada. Como ya se ha dicho, el trombo formado bajo tales condiciones contiene muchos hematíes y relativamente poca fibrina, y por tanto está más predispuesto a desprenderse para formar ***tromboémbolos***. Por ejemplo, después de una trombosis de venas profundas de las piernas, el trombo se puede propagar hasta la vena ilíaca común o incluso hasta la cava inferior; parte de este enorme trombo se puede desprender con facilidad, pasar por las cavidades del lado derecho del corazón y entrar en el árbol arterial pulmonar para causar una ***embolia pulmonar***, con frecuencia mortal (ver Fig. 9.4).

Los tromboémbolos arteriales sistémicos suelen proceder del corazón o de las grandes arterias; en esos casos, el trombo frecuentemente sólo cubre parte de la pared luminal, como una estructura en forma de placa, y se conoce como ***trombo mural***. Por ejemplo, se puede formar un trombo mural sobre el endocardio ventricular después de un infarto de miocardio (Fig. 9.3), o en una dilatación aneurismática o una lesión ateromatosa de la aorta (Fig. 8.5). Los émbolos originados en el sistema arterial se atascan en vasos arteriales periféricos, donde la consecuencia más dramática es la necrosis del tejido irrigado por el vaso (infarto); este proceso se describirá con detalle en el capítulo siguiente.

Aunque el origen trombótico es el más común, existen otros posibles orígenes para la formación de émbolos. Éstos incluyen restos ateromatosos, grumos de células tumorales, vegetaciones bacterianas procedentes de válvulas cardíacas infectadas, grasa y médula ósea después de una fractura ósea, aire introducido en la circulación y, rara vez, líquido amniótico en embarazos complicados.

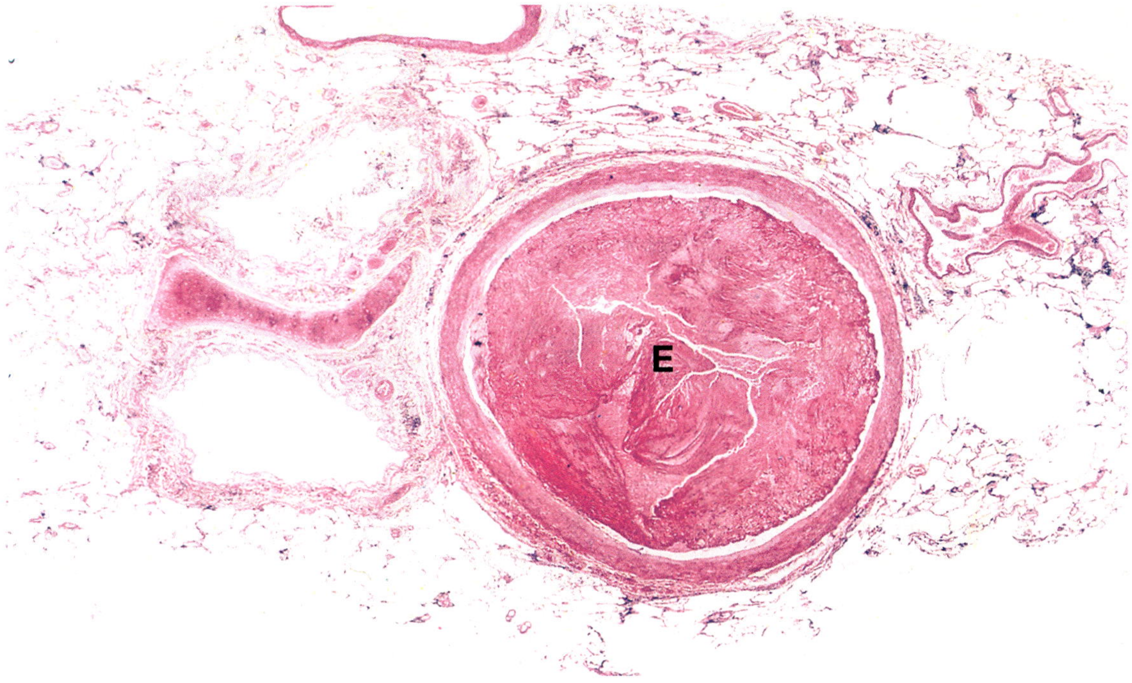

Fig. 9.4 **Tromboembolismo: émbolo pulmonar (BA)**

Cuando los fragmentos de un trombo se desprenden desde el sitio donde se han formado, viajan en la circulación (arterial o venosa, dependiendo del lugar de origen) en forma de tromboémbolos. Cuando llegan a vasos con calibre suficientemente pequeño para impedir su avance, los tromboémbolos se atascan y provocan oclusión vascular súbita. Dependiendo del tamaño del tromboémbolo, del tejido u órgano afecto y de la presencia de circulación colateral disponible, el resultado puede consistir en un flujo sanguíneo inadecuado para mantener el funcionamiento fisiológico del tejido (isquemia) o en necrosis tisular franca (infarto); estos fenómenos se describirán con más detalle en el capítulo siguiente.

La microfotografía ilustra tejido pulmonar en el que la rama de la arteria pulmonar está obstruida por un émbolo (**E**), procedente de un trombo formado en las venas profundas de las piernas.

Este proceso, conocido como ***embolismo pulmonar***, representa una causa importante de muerte súbita, sobre todo entre pacientes debilitados o inmovilizados predispuestos a trombosis venosa profunda.

Destino de los trombos vasculares

Con independencia de que el trombo se haya formado localmente o que por embolismo haya llegado procedente de otro lugar, puede evolucionar de dos formas:

- **Resolución**. Este proceso se basa en el mecanismo fisiológico normal de la fibrinólisis, así como en la desintegración autolítica de los elementos celulares del trombo; el resultado final es la disolución completa del trombo con restauración del flujo sanguíneo.
- **Organización**. Cuando la fibrinólisis no consigue eliminar el trombo se produce invasión por tejido de granulación desde la pared vascular, con la reparación fibrosa subsiguiente. Mediante un mecanismo extraordinario, el trombo organizado puede experimentar recanalización, un proceso por medio del cual se forman nuevos canales vasculares para restablecer una luz permeable. Los procesos de organización y recanalización se ilustran en la Figura 9.5.

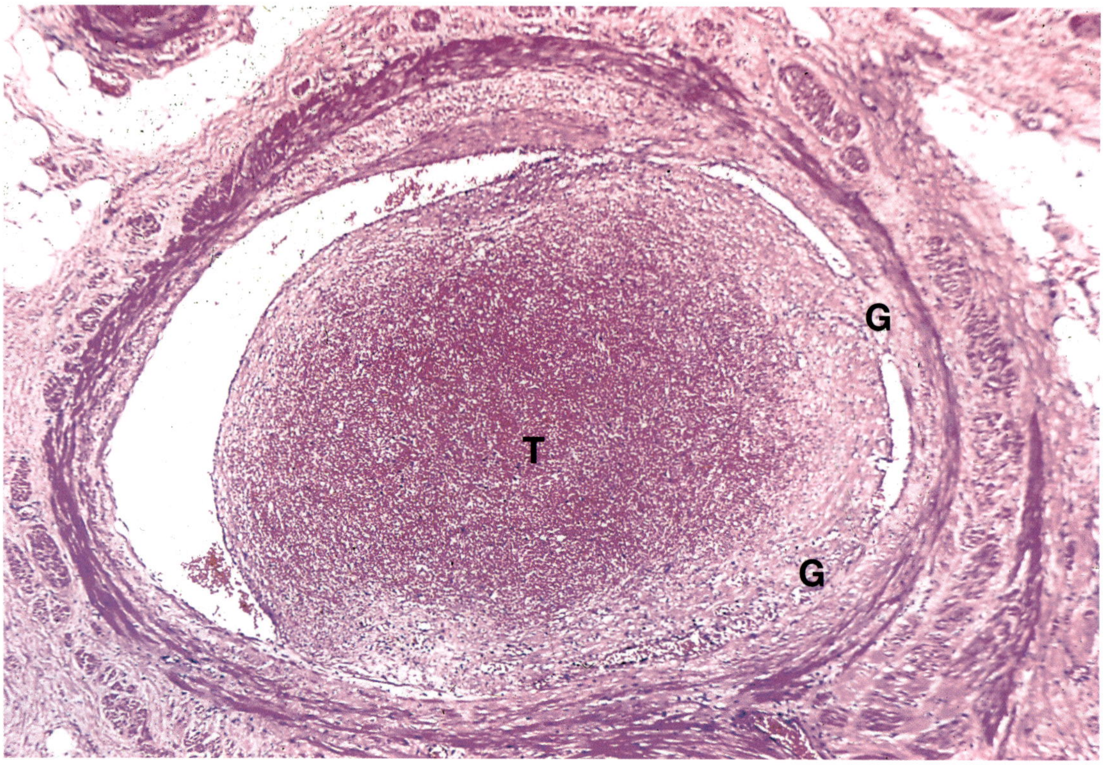

(a)

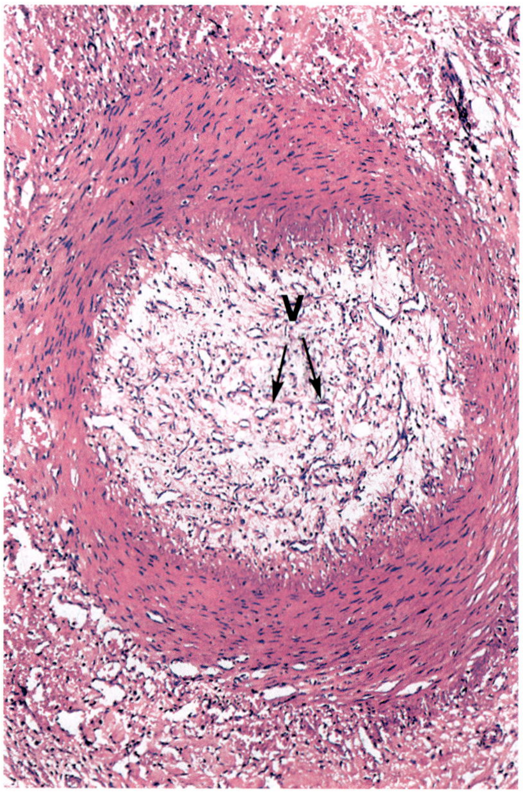

(b)

Fig. 9.5 Destino de los trombos
(a) Organización (BA)
(b) Recanalización (AM)

Después de la oclusión de un vaso por un trombo se produce una respuesta inflamatoria inicial en la pared vascular local. Al cabo de pocos días, el trombo es ***organizado*** por invasión de tejido de granulación procedente de la íntima de la pared vascular. La microfotografía (a) muestra una vena ocluida por un trombo (**T**). En diversos puntos, el tejido de granulación (**G**) se extiende desde la pared del vaso hacia el trombo. Este proceso acaba conduciendo a la sustitución del trombo por tejido de granulación fibrovascular. En algunos casos se forman vasos de mayor tamaño dentro del tejido de granulación fibrovascular del trombo organizado, lo que puede acabar permitiendo el paso de sangre a través de la zona dañada, previamente ocluida. Este fenómeno ocurre con más frecuencia en las arterias, y se conoce como ***recanalización.***

La microfotografía (b) ilustra este proceso en una arteria ocluida por un trombo que se encuentra en una fase más avanzada de la organización que el vaso de la microfotografía (a). Nótese que el tejido de granulación de la luz contiene numerosos vasos (**V**) sanguíneos pequeños. Estos vasos pueden conducir sangre a través del área trombosada y algunos de ellos aumentarán de tamaño con el transcurso del tiempo y adquirirán paredes de músculo liso.

10. Infarto

Introducción

El infarto ocurre en cualquier tejido cuando se produce una interrupción del suministro de sangre suficiente para causar necrosis tisular; el área de tejido afectado se describe como ***infarto***. El trastorno del suministro sanguíneo no siempre es suficientemente intenso como para causar necrosis tisular franca, pero puede causar un daño temporal o permanente del tejido o de alguno de sus elementos funcionales; esta situación se conoce como ***isquemia*** y puede conducir, aunque no siempre, a infarto.

Causas de infarto

El infarto puede ser consecuencia de la obstrucción del suministro arterial o, con mucha menos frecuencia, del drenaje venoso.

- El **infarto arterial** suele estar causado por el bloqueo completo de una arteria, por trombosis o embolismo. En general, la trombosis arterial es una complicación del ateroma preexistente (Fig. 8.7). El embolismo en el sistema arterial se debe la mayoría de las veces a un trombo formado dentro del corazón, en la pared (Fig. 9. 3) o en las válvulas cardíacas (vegetaciones; ver Fig. 11-6), o a trombosis y/o ateroma de las arterias; las Figuras 10.1 y 10.2 ilustran ejemplos de infartos renales y miocárdicos, respectivamente.
- El **infarto venoso** se debe la mayoría de las veces a compresión mecánica de los vasos, sobre todo en órganos que reciben su irrigación a través de un pedículo vascular. Tales órganos pueden experimentar infarto si el pedículo se retuerce, como sucede, por ejemplo, en la torsión del testículo (Fig. 19.2), o si es comprimido dentro de un espacio estrecho, por ejemplo el infarto intestinal debido a una hernia estrangulada (Fig. 10.5). En tales casos, la obstrucción venosa se debe a la presión extrínseca que afecta a las venas de paredes finas y presión baja sin que inicialmente se comprometa la irrigación arterial; el tejido experimenta sufusión masiva con extravasación de hematíes, y cuando la obstrucción venosa es prolongada acaba produciendo isquemia debido a la estasis de sangre. La interrupción consiguiente de la perfusión tisular origina un infarto manifiesto. Los infartos venosos pueden ocurrir también en el encéfalo como consecuencia de una trombosis de los senos venosos durales.

Aspecto macroscópico de los infartos

Cuando el infarto se debe a la simple interrupción del suministro arterial, su forma refleja la distribución geográfica de la arteria afectada. En la mayoría de los órganos (p. ej., riñón, bazo, encéfalo), la sección del infarto tiene forma de cuña, con la parte ancha en la periferia. En contraste, los infartos del corazón no tienen forma de cuña, sino que afectan a parte o a todo el grosor del miocardio, el endocardio subyacente y/o el pericardio visceral sobreyacente.

Como la mayoría de las formas de daño tisular, el infarto provoca una respuesta inflamatoria aguda, seguida de sustitución del tejido necrótico por tejido de granulación, que más adelante experimenta reparación fibrosa y cicatrización (ver Capítulo 2). El aspecto macroscópico y microscópico de los infartos depende, por tanto, del punto de esta secuencia de acontecimientos en que la lesión se encuentre. Una excepción importante a este proceso se halla en el encéfalo, que normalmente no muestra formación de tejido de granulación ni reparación fibrosa. Los infartos cerebrales experimentan licuefacción central, conocida como necrosis por licuefacción (ver Capítulo 1), con gliosis reactiva en los márgenes de la lesión, y los infartos antiguos suelen estar formados por un área quística rodeada por una zona de gliosis; las Figuras 1.7 y 23.2 ilustran ejemplos de infartos cerebrales.

Los infartos de órganos en los que existen extensas anastomosis capilares, sinusoidales o arteriovenosas, suelen presentar en los primeros estadios un color rojo oscuro debido a la congestión sanguínea y la hemorragia (del latín *infarcire*, rellenar); son ejemplos importantes los infartos de pulmón (Fig. 10.4) y bazo.

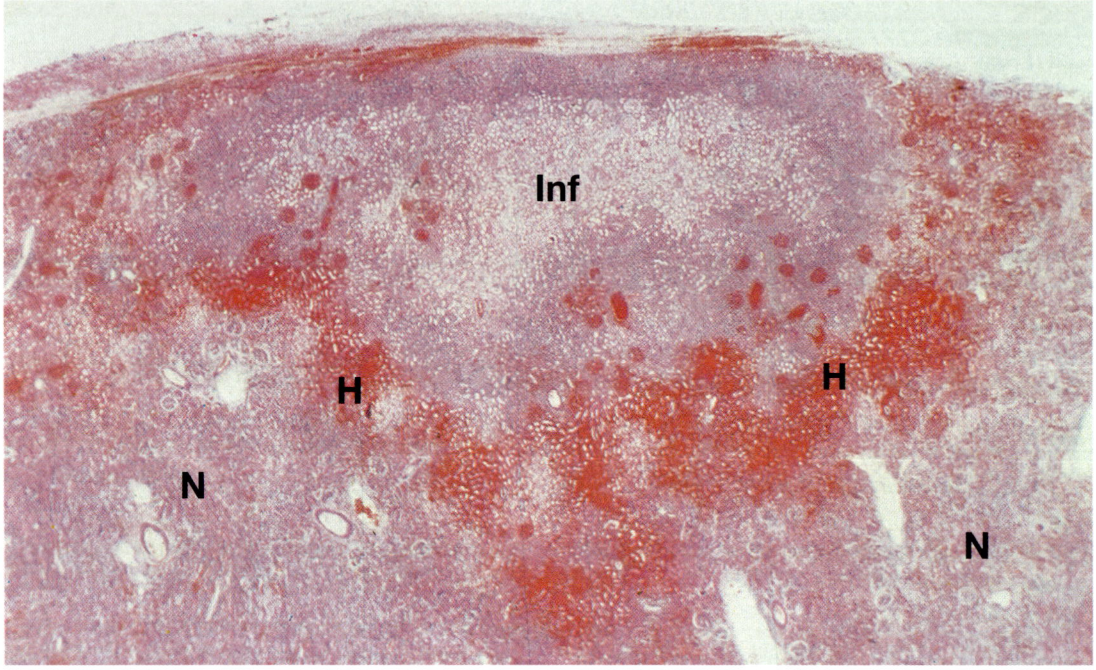

(a)

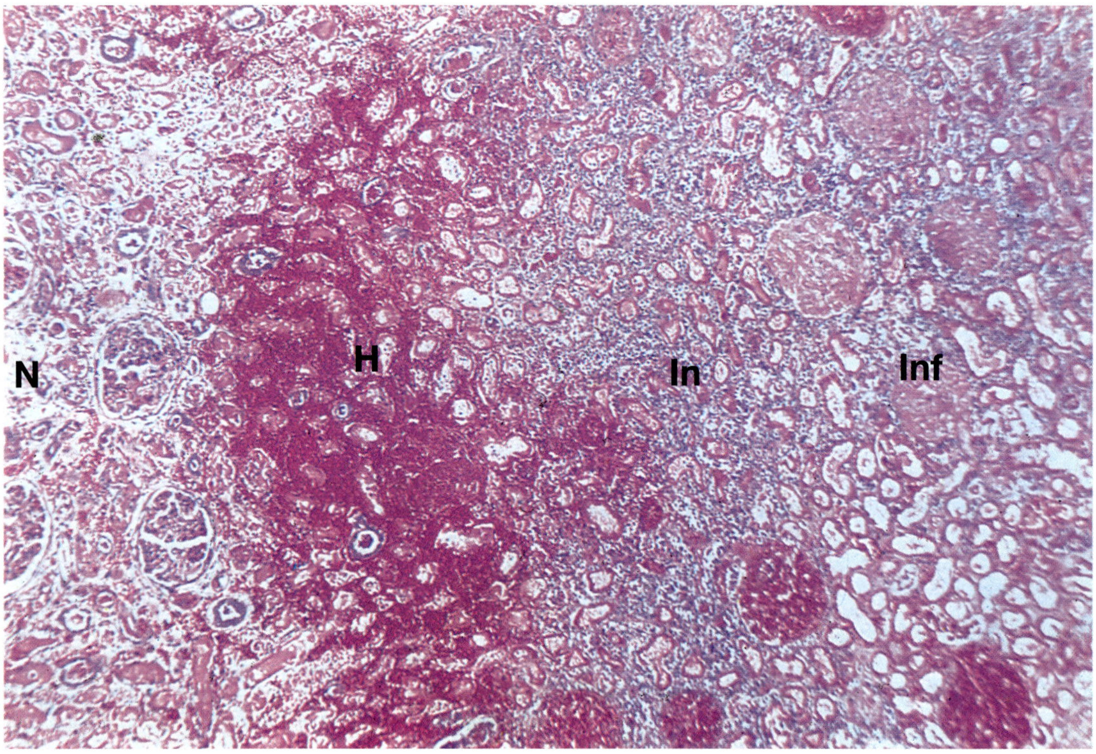

(b)

Fig. 10.1 **Infarto renal** *(ilustraciones a y b en la página opuesta)*

(a) Infarto precoz (BA)
(b) Margen del infarto (AM)
(c) Infarto renal antiguo (AM)

Las características generales del infarto causado por tromboembolismo aparecen bien ilustradas en los infartos renales, que habitualmente se deben a émbolos procedentes de trombos formados en el ventrículo izquierdo (p. ej., trombo mural después de un infarto de miocardio) o en el apéndice auricular izquierdo (p. ej., en pacientes con fibrilación auricular).

En los estadios muy tempranos (es decir, durante las 12 primeras horas después del infarto), el examen macroscópico muestra el área infartada como una zona mal definida de coloración oscura, pero progresivamente la lesión se hace cada vez más pálida hasta que se pueden distinguir con claridad sus márgenes en forma de cuña.

La microfotografía (a) muestra el aspecto histológico de un infarto renal precoz típico. El área necrótica infartada (**Inf**) recientemente se tiñe con menos intensidad que la corteza normal (**N**), pero la arquitectura general de la zona infartada permanece intacta y todavía pueden apreciarse los «fantasmas» de los glomérulos y los túbulos renales. El área infartada está separada de la corteza normal por una zona hiperémica (**H**) estrecha, que corresponde a las fases vasculares más tempranas de una típica respuesta inflamatoria aguda. Entre esa zona hiperémica y el tejido necrótico existe una banda de color púrpura que contiene los neutrófilos de un exudado inflamatorio celular agudo precoz.

La microfotografía (b) muestra, a mayor aumento, el borde del infarto ilustrado en (a). Nótese que el tejido cortical normal (**N**), con sus glomérulos y túbulos bien definidos, da paso a una zona de hiperemia (**H**); a continuación se observa una banda púrpura de inflamación (**In**) aguda en el margen del área infartada (**Inf**), donde se aprecian cambios necróticos marcados, tanto de los glomérulos como de los túbulos (ver Fig. 1.6). La zona inflamatoria aguda exhibe típicamente capilares dilatados y congestionados e invasión por polimorfonucleares neutrófilos pequeños con tinción oscura.

El tejido necrótico es progresivamente eliminado por los neutrófilos y los macrófagos y sustituido por tejido de granulación, que acaba experimentando una reparación fibrosa para formar una pequeña cicatriz fibrosa. Este estadio se muestra en la microfotografía (c), que ilustra el resultado final de un infarto renal ocurrido dos meses antes; el infarto tenía un tamaño similar al mostrado en (a). Todo lo que queda ahora es una pequeña cicatriz (**C**) estrecha, teñida de rosa y en forma de cuña, con su parte ancha en la superficie capsular. Nótese que la superficie de la cápsula en el sitio de la cicatriz está deprimida a consecuencia de la contracción de las fibras colágenas de la cicatriz (un proceso conocido como retracción cicatricial; ver Fig. 2.9).

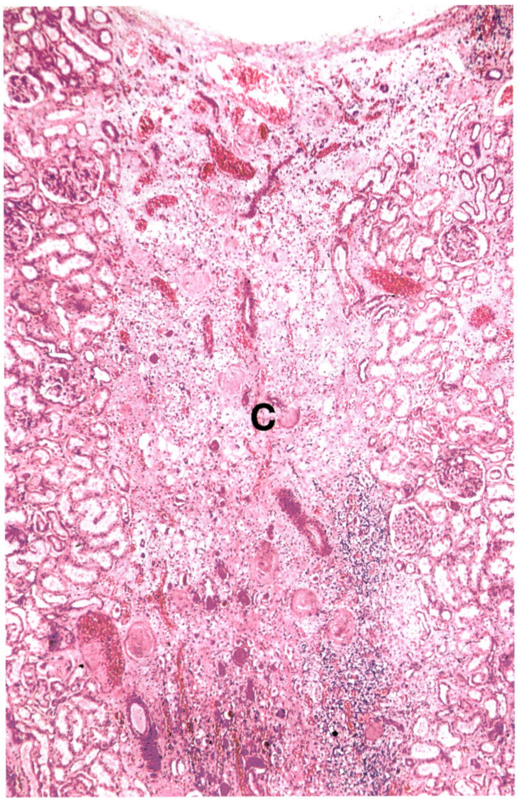

(c)

Cardiopatía isquémica

La enfermedad del músculo cardíaco como consecuencia del trastorno del suministro sanguíneo es una causa importante de muerte en todos los países industrializados. La aterosclerosis coronaria es responsable de la gran mayoría de los casos, y da lugar a cuatro síndromes clínicos principales: angina de pecho (dolor torácico con el ejercicio), infarto agudo de miocardio («ataque cardíaco» u «oclusión coronaria»), enfermedad cardíaca isquémica crónica y muerte súbita cardíaca (infarto de miocardio o arritmia inmediatamente fatales).

El infarto agudo de miocardio adopta dos formas anatomopatológicas principales:

- **Infarto transmural**. Afecta al grosor completo de un segmento de la pared ventricular, y se asocia con la obstrucción completa de una arteria coronaria principal por trombosis superpuesta en un área de estenosis arteriosclerótica. Como se dijo en el Capítulo 8, la fisuración o la ulceración de una placa ateromatosa constituye la causa habitual de la formación de trombos arteriales.
- **Infarto de miocardio subendocárdico**. En este caso, la necrosis miocárdica se limita a las células del tercio interno de la pared ventricular, y suele asociarse con estenosis arteriosclerótica grave de ambas arterias coronarias, derecha e izquierda. La patogenia del infarto radica en limitación del flujo de sangre que llega a las arterias terminales encargadas de irrigar la porción interna de la pared ventricular, más que en una obstrucción completa de los troncos arteriales principales.

Los cambios histológicos consecutivos al infarto se ilustran en las Figuras 10.2 y 10.3.

Fig. 10.2 Infarto de miocardio *(ilustraciones en la página opuesta)*

(a) Infarto de 24 horas (GA) (b) Infarto de 3 días (GA) (c) Infarto de 10 días (GA) (d) Infarto de 14 días (GA)

El ejemplo clínico más común de infarto es el infarto de miocardio consecutivo a la oclusión de una arteria coronaria.

Con los métodos de tinción habituales, la primera evidencia histológica de infarto se aprecia entre 12 y 24 horas después del comienzo de la isquemia aguda, según se ilustra en la microfotografía (a). Las fibras musculares cardíacas infartadas (**In**) exhiben pérdida focal o imagen borrosa de las estriaciones transversales, y tienden a teñirse más intensamente con la eosina, en comparación con las fibras miocárdicas (**M**) normales. En esta fase puede existir también algún grado de ingurgitación capilar y edema intersticial precoces, que representan los primeros estadios de la respuesta inflamatoria aguda.

Al cabo de dos o tres días, como muestra la microfotografía (b), las fibras infartadas aparecen intensamente eosinófilas y la mayoría de ellas han perdido los núcleos; existe una marcada infiltración por neutrófilos (**N**) en el intersticio edematoso. El proceso inflamatorio agudo evoluciona a lo largo de los días siguientes, durante los cuales el miocardio necrótico experimenta autólisis y fragmentación, y la infiltración por neutrófilos se hace más intensa.

Aproximadamente a los 10 días, como se ilustra en la microfotografía (c), la mayor parte del músculo necrótico ha desaparecido como consecuencia de la actividad fagocítica combinada de los neutrófilos y los macrófagos (ver Fig. 2.8). El área infartada está ahora ocupada en gran parte por macrófagos residuales, algunos linfocitos y células plasmáticas, en una malla edematosa laxa en la que unos pocos capilares y fibroblastos anuncian el comienzo de la formación de tejido de granulación.

Hacia los 14 días el infarto está casi totalmente reemplazado por tejido de granulación (**G**) fibrovascular, como se ilustra en la microfotografía (d), y el miocardio necrótico ha sido eliminado casi por completo gracias a la actividad fagocítica de los macrófagos y los neutrófilos (Fig. 2.7).

A lo largo de las semanas siguientes, el tejido de granulación fibrovascular se convierte en progresivamente más fibroso y menos vascular, lo que conduce a la formación de una cicatriz rica en colágeno y relativamente pobre en células hacia el final del segundo mes después del infarto; la Figura 10.3 muestra ejemplos de cicatrices miocárdicas.

El miocardio infartado ofrece una resistencia mínima a la presión alrededor de los días 5 a 10, y en este período está aumentado el riesgo de rotura miocárdica. Esta complicación no infrecuente es casi invariablemente mortal, la rotura del ventrículo derrama sangre dentro de la cavidad pericárdica (***hemopericardio***). Si el tabique interventricular ha sido afectado por el infarto se puede romper, lo que se manifiesta con la aparición súbita de un soplo sistólico. De modo similar, la rotura de un músculo papilar infartado puede provocar insuficiencia valvular mitral, con aparición brusca de un soplo sistólico característico.

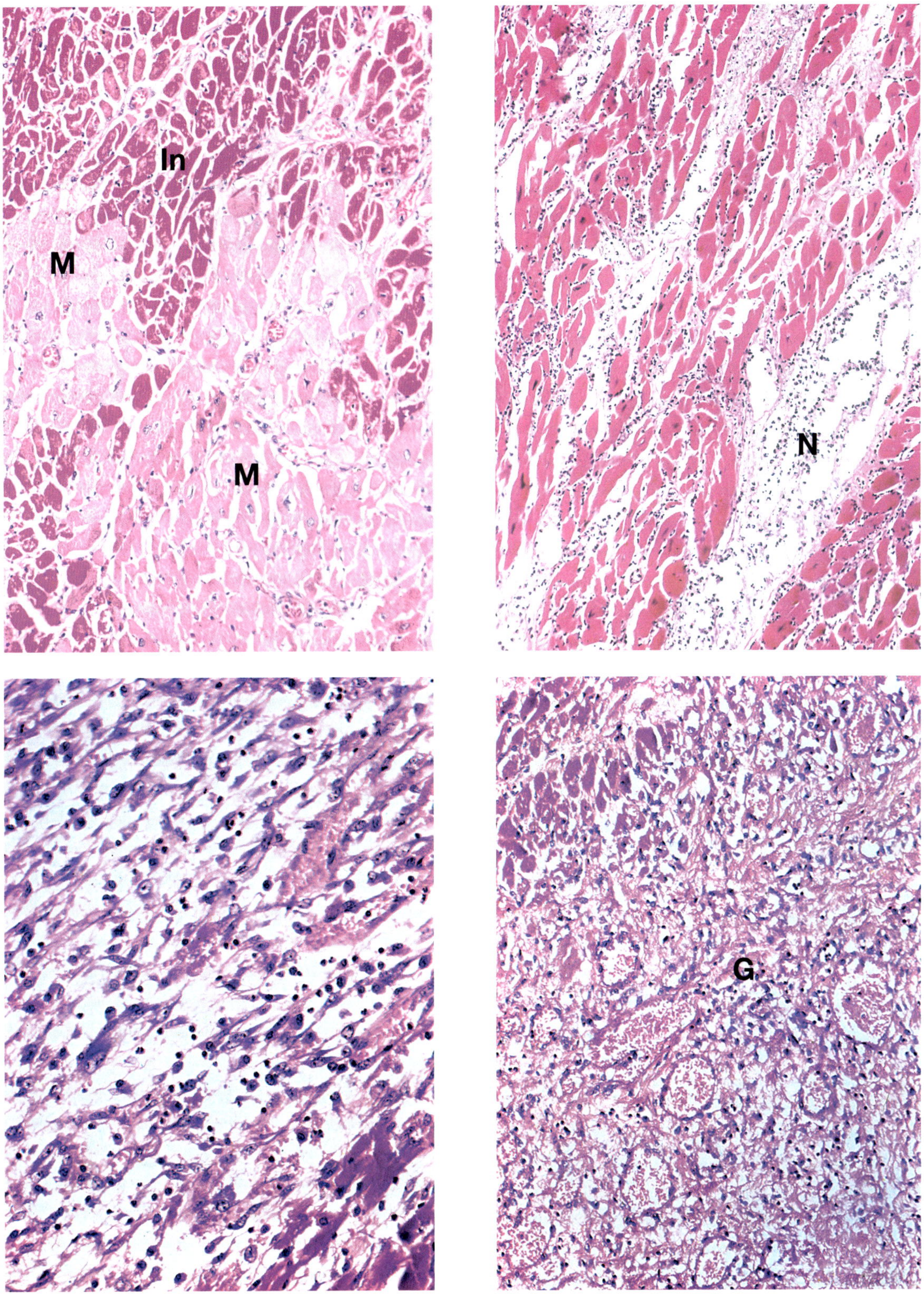

(a) (b) (c) (d)

Fig. 10.2 Infarto de miocardio *(pie en la página opuesta)*

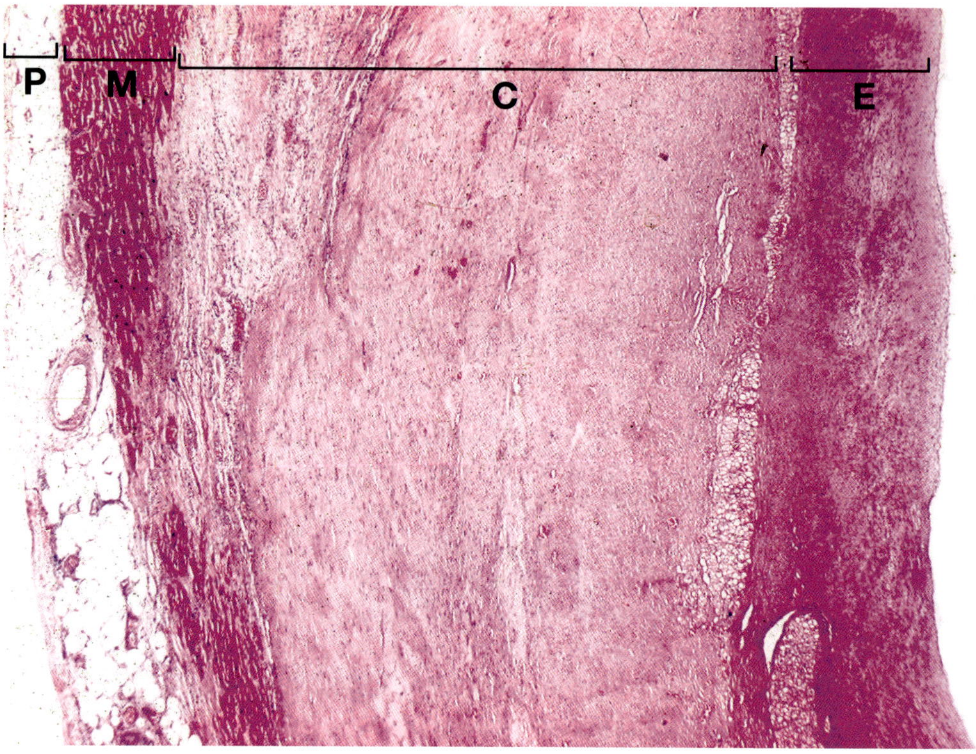

(a)

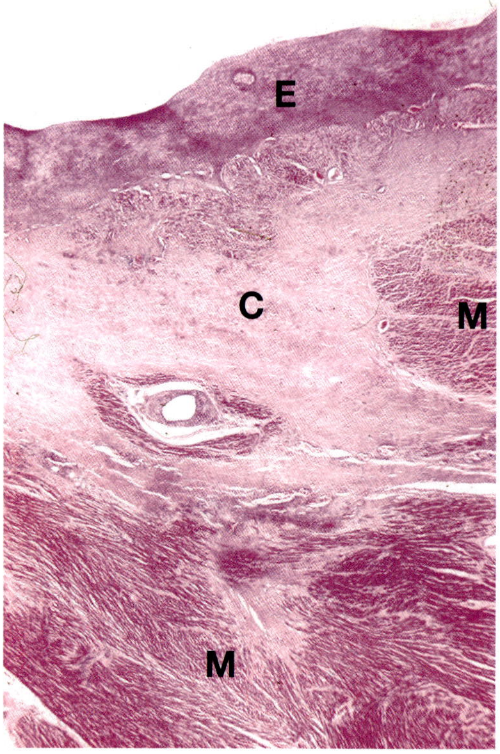

(b)

Fig. 10.3 Infartos de miocardio antiguos
(a) Cicatriz transmural (BA)
(b) Cicatriz no transmural (BA)

Estas dos microfotografías muestran ejemplos de cicatrices miocárdicas varios meses después del infarto. Los lugares del infarto están marcados por una cicatriz (**C**) teñida en rosa pálido, densamente colágena, que contrasta con el músculo (**M**) miocárdico superviviente, más eosinófilo. La contracción continuada (retracción cicatricial) del tejido fibroso cicatricial a lo largo de los meses siguientes produce un adelgazamiento del área infartada de la pared ventricular. Si la cicatriz es incapaz de soportar las presiones ventriculares (lo que sucede con más frecuencia después de un infarto transmural), es posible la formación de un aneurisma por dilatación de la pared del ventrículo. Con o sin aneurisma, el estasis en la región de la cicatriz no contráctil predispone a la formación de un trombo mural ventricular.

Si el infarto original afecta al endocardio (**E**), al pericardio (**P**) visceral o a ambos, como en algunos infartos transmurales, esas capas, normalmente delicadas, experimentan un engrosamiento marcado a consecuencia de su participación en el proceso inflamatorio, con la organización y reparación subsiguientes.

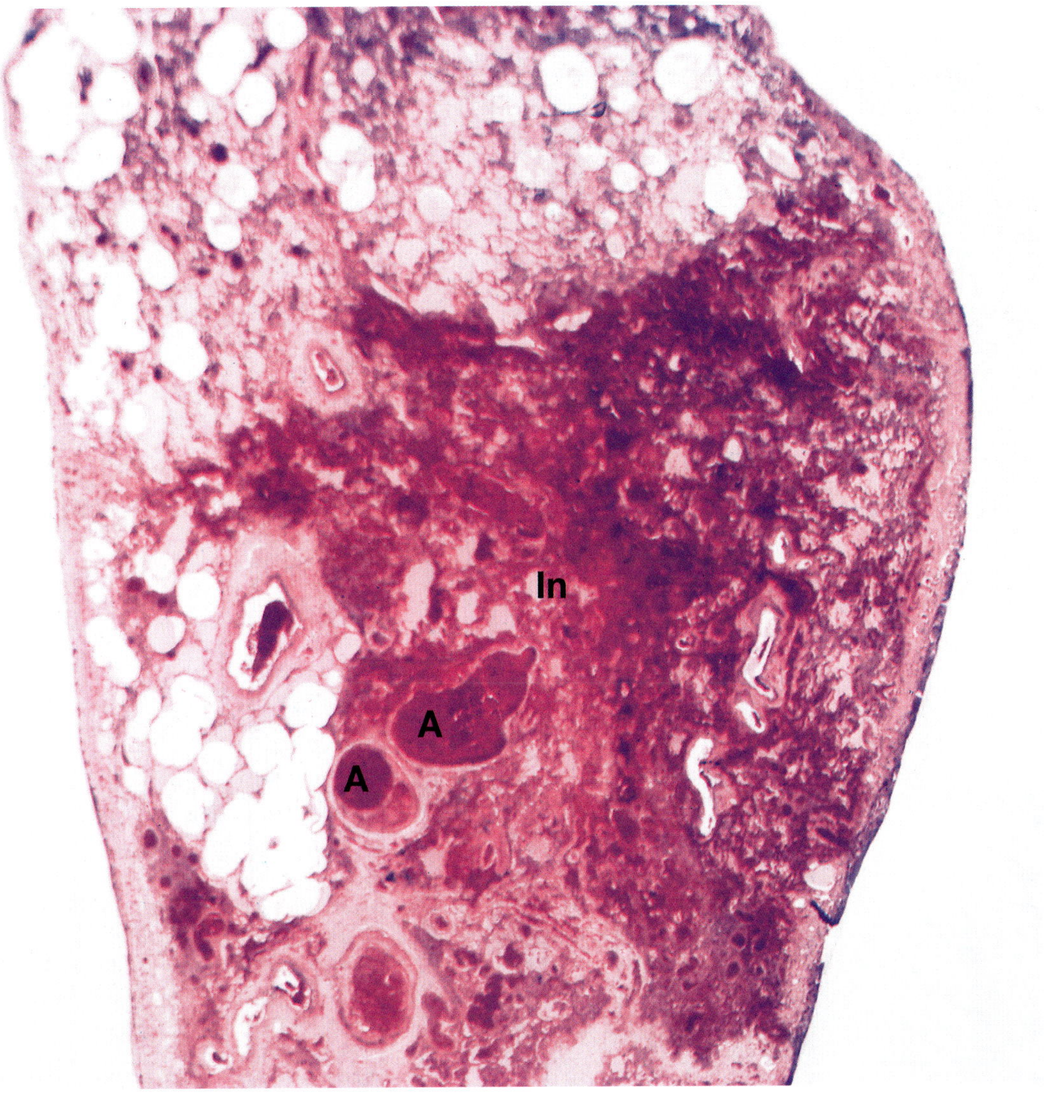

Fig. 10.4 Infarto pulmonar (BA)

Los infartos pulmonares suelen deberse a pequeños émbolos en el pulmón procedentes de fragmentos de trombos formados en las venas de las piernas (ver Fig. 9.2c). En los estadios precoces, los infartos de pulmón son áreas firmes, de color rojo oscuro y con forma de cuña, localizadas en la periferia pulmonar; su firmeza y color se deben a que los espacios alveolares están llenos de hematíes, en parte por fuga a través de las paredes capilares dañadas y en parte transportados por la circulación arterial bronquial no obstruida. La pleura se afecta por la respuesta inflamatoria aguda consiguiente, y se produce una pleuresía fibrinosa que causa un dolor pleurítico agudo y un roce de fricción pleural característicos. Los émbolos más grandes que obstruyen las arterias pulmonares principales suelen producir la muerte súbita.

La microfotografía ilustra el borde de un pulmón con un pequeño infarto (**In**) congestivo. Nótense las ramas obstruidas de la arteria (**A**) pulmonar y los márgenes claramente definidos del infarto que delimitan la zona irrigada por este vaso.

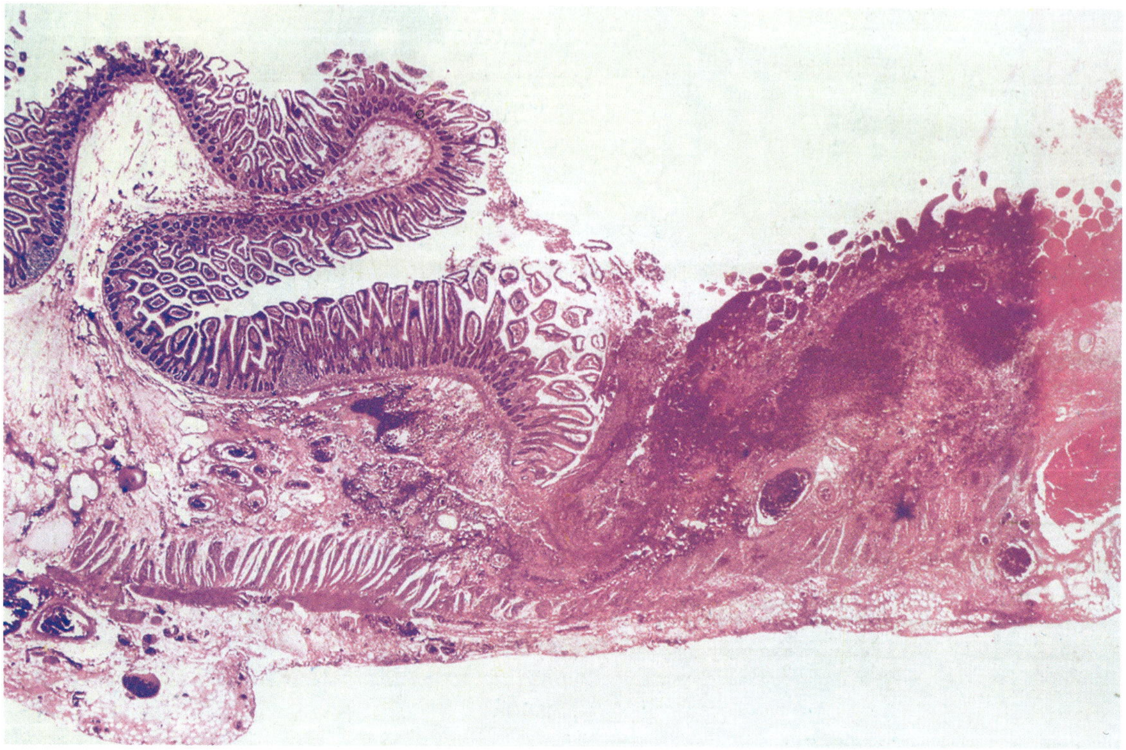

Fig. 10.5 Infarto venoso de intestino consecutivo a un vólvulo (BA)

El infarto intestinal puede ser el resultado de una oclusión arterial (p. ej., trombosis mesentérica o embolismo) o, más frecuentemente, de la obstrucción venosa. La obstrucción venosa se puede deber a ***torsión*** de un asa libre de intestino alrededor de su pedículo vascular (***vólvulo***), atrapamiento en un orificio herniario estrecho (p. ej., ***hernia inguinal indirecta estrangulada***), o a la obstrucción por ***adherencias peritoneales*** fibrosas (p. ej., después de intervenciones quirúrgicas).

La obstrucción venosa causa inicialmente una congestión intensa del intestino, que muestra una coloración cerúlea en el examen macroscópico; cuando el estancamiento de la sangre impide el flujo arterial, el intestino desarrolla una hipoxia progresiva. Acabará produciéndose necrosis franca a menos que se remedie la obstrucción venosa.

En esta microfotografía de un vólvulo de intestino delgado, el intestino necrótico, al lado derecho de la imagen, aparece teñido de color rojo brillante a causa de la sufusión masiva con sangre; todavía se aprecia el contorno de las microvellosidades de la mucosa necrótica. Nótense la demarcación nítida entre el intestino normal y el necrótico, y la marcada ingurgitación de todos los vasos.

PATOLOGÍA DE LOS SISTEMAS BÁSICOS

PARTE 2

11. Sistema cardiovascular

Introducción

Las enfermedades del sistema cardiovascular representan la causa más común de muerte y enfermedad importante en los países desarrollados. La causa subyacente más frecuente es la ***aterosclerosis***, estudiada en el Capítulo 8. También son importantes la ***trombosis*** y el ***embolismo***, discutidos en el Capítulo 9, y su frecuente secuela, el ***infarto***, descrito en el Capítulo 10.

Cardiopatía isquémica

Entre las enfermedades que afectan al corazón, la cardiopatía isquémica es la más importante en los países desarrollados. En casi todos los casos, la enfermedad cardíaca isquémica está causada por aterosclerosis de las arterias coronarias con o sin trombosis acompañante; el ateroma y la trombosis de las arterias coronarias se ilustran en las Figuras 8.3 y 8.4, y las fases del infarto de miocardio se muestran en la Figura 10.2.

Inflamación del corazón

La inflamación puede afectar al pericardio, el miocardio o el endocardio, por separado o en conjunto. Existen numerosas causas posibles, pero las más frecuentes son la isquemia y la infección. La mayoría de las infecciones del pericardio (***pericarditis***) y del miocardio (***miocarditis***) son víricas, mientras que las del endocardio (***endocarditis***) y las válvulas (***valvulitis***) suelen ser bacterianas o micóticas (Figs. 11.6 a 11.8).

La Figura 11.1 resume las principales causas de pericarditis. Las manifestaciones histológicas de la mayor parte de las formas de pericarditis aguda son prácticamente idénticas, con independencia de la causa, y se ilustran en la Figura 2.6. En la pericarditis tuberculosa existe una respuesta granulomatosa crónica, que se describe en el Capítulo 4. En la pericarditis maligna, los grupos de células tumorales se mezclan frecuentemente con el exudado inflamatorio.

El término *miocarditis* implica daño inflamatorio del miocardio, y tradicionalmente suele excluir la reacción inflamatoria aguda frente a las fibras musculares necróticas presentes en el infarto de miocardio (Fig. 10.2). La miocarditis primaria se puede asociar con infecciones víricas, fiebre reumática y exposición a ciertas toxinas y fármacos. En algunos casos no es posible identificar ningún factor causal (***miocarditis idiopática***).

La endocarditis y la valvulitis (ver más adelante) conllevan no sólo inflamación sino también depósito de un trombo sobre el endocardio y/o las válvulas. Se trata de enfermedades importantes con tasas de mortalidad altas, y sus manifestaciones clínicas se deben con frecuencia a fenómenos embólicos o disfunción valvular.

Fig. 11.1 Causas importantes de pericarditis

Infarto de miocardio	Después de infarto de miocardio transmural	Común
Cirugía cardíaca	Después de la abertura del saco pericárdico	Común
Infecciones víricas	Usualmente en adultos jóvenes. El virus más común es el *Coxsackie B*	Común
Neoplasias malignas	Invasión local o depósitos tumorales metastásicos	Infrecuente
Uremia	Insuficiencia renal	En la actualidad, infrecuente
Infecciones bacterianas	Secundaria a infecciones pulmonares, incluyendo TB	Infrecuente
Fiebre reumática	Parte de pancarditis reumática	En la actualidad, rara

Miocardiopatía

Las miocardiopatías son trastornos que cursan con anomalías de la estructura y la función del miocardio no debidas a isquemia ni a hipertensión; la Figura 11.2 muestra una clasificación de las miocardiopatías. Estas anomalías suelen causar insuficiencia cardíaca progresiva, pero la muerte cardíaca súbita provocada por disritmia aguda puede ser la primera manifestación.

El término ***miocardiopatía secundaria*** se emplea a veces para describir casos en los que se conoce la causa del trastorno miocárdico, por ejemplo infiltración amiloide, miocarditis vírica, alcohol y ciertos fármacos o, rara vez, distrofias musculares.

Fig. 11.2 Clasificación y causas de miocardiopatía

Clasificación	Anatomía patológica	Etiología
Miocardiopatía hipertrófica (obstructiva)	Gran hipertrofia de la pared ventricular izquierda (en particular del tabique interventricular) que causa obstrucción al flujo de salida	Herencia autosómica dominante (algunos casos), desconocida (la mayoría)
Miocardiopatía dilatada (congestiva)	Contractilidad miocárdica defectuosa que provoca atrofia y dilatación ventricular e insuficiencia cardíaca	Miocarditis posvírica (algunos casos), desconocida (la mayoría)
Miocardiopatía restrictiva	La rigidez anormal del miocardio limita el llenado y la contracción	Infiltración por amiloide (algunos casos), desconocida (la mayoría)

Fiebre reumática

La fiebre reumática es una enfermedad inflamatoria sistémica que parece seguir, en los individuos susceptibles, a la infección por ***estreptococos betahemolíticos del grupo A***; tales infecciones ocurren frecuentemente en la garganta y, por sí mismas, son relativamente inocuas. Las manifestaciones sistémicas indican una respuesta inmunológica alterada que provoca la inflamación de los tejidos conectivos. Pueden participar los tejidos conectivos de todas las partes del cuerpo, por ejemplo de las articulaciones y de la piel, produciendo dolor como consecuencia a corto plazo. La afectación del corazón tiene gran importancia clínica debido a las miocarditis y endocarditis agudas potencialmente fatales, y a las consecuencias a largo plazo de la fibrosis crónica de las válvulas cardíacas.

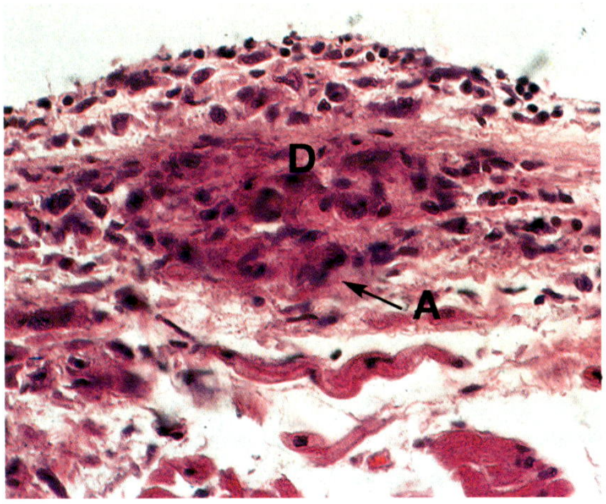

Fig. 11.3 Carditis reumática (GA)

La lesión cardíaca característica de la fiebre reumática aguda es el ***nódulo de Aschoff***, como el que se muestra en esta microfotografía. El nódulo de Aschoff completamente desarrollado tiene un área central mal definida, de material degenerado (**D**), rodeada por una mezcla de leucocitos inflamatorios. Entre esas células se puede ver muchas veces el llamado ***miocito de Anitschow*** (**A**), que se reconoce por su núcleo irregular en forma de cinta y su extenso citoplasma eosinófilo. A pesar de su nombre, se considera que estos elementos son células histiocíticas grandes modificadas. Los nódulos de Aschoff se encuentran en el tejido conectivo intersticial del miocardio, particularmente cerca de los vasos en el tejido fibroso subepicárdico, y (como en esta microfotografía) en el tejido conectivo subendocárdico.

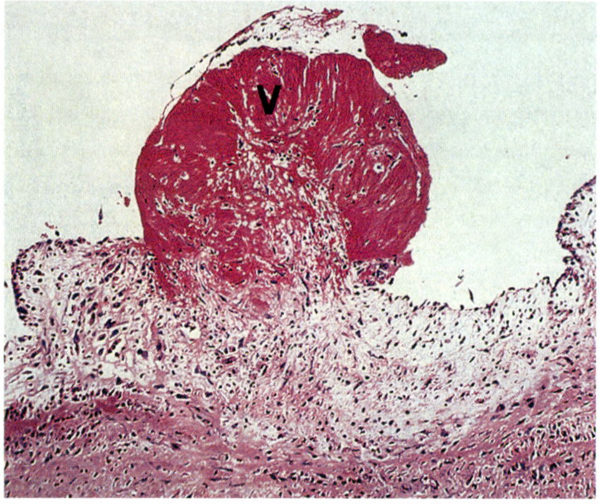

Fig. 11.4 Endocarditis reumática aguda (AM)

La importancia de la endocarditis reumática aguda guarda relación con la afectación de las válvulas cardíacas, en las que la rugosidad del endocardio induce la formación de trombos de fibrina y plaquetas. Esta microfotografía ilustra parte de una valva de la válvula mitral afectada por la endocarditis reumática aguda. Se ha formado una pequeña vegetación (**V**) trombótica en la superficie superior (auricular) de la valva, en el lugar donde quedan restos de un nódulo de Aschoff grande.

La enfermedad valvular reumática crónica es el resultado de la organización y la cicatrización fibrosa de las valvas afectas. Este proceso continúa a lo largo de muchos años, produciendo engrosamiento y distorsión de las valvas de la válvula así como de las cuerdas tendinosas. Tal distorsión suele convertir a las válvulas afectas en estenóticas o incompetentes.

Valvulitis (endocarditis de las válvulas)

Las válvulas cardíacas están expuestas a una variedad de lesiones vegetativas que se han descrito tradicionalmente como formas de ***endocarditis***. El fenómeno primario subyacente a estas anomalías consiste en la formación de trombo sobre las valvas o las cúspides de las válvulas.

Como en el sistema arterial, la rugosidad del sistema arterial predispone a la formación de trombos (Capítulo 9). Esto puede ocurrir cuando las valvas o las cúspides de las válvulas han sido dañadas previamente por fiebre reumática o son congénitamente anormales. La formación de trombo también puede seguir al daño valvular autoinmune en el lupus eritematoso sistémico (***endocarditis de Libman-Sacks***) y en la fase aguda de la fiebre reumática (Fig. 11.4). El tipo más frecuente de trombo valvular, sin embargo, ocurre en la llamada ***endocarditis marántica*** (Fig. 11.5), en la que se desarrollan vegetaciones trombóticas verrugosas sobre las válvulas mitral y aórtica. Este fenómeno ocurre en pacientes con enfermedades graves, muchas veces neoplasias malignas ampliamente diseminadas, y se suele asociar con un estado de hipercoagulabilidad sanguínea. A pesar de la denominación endocarditis aplicada a estos procesos, la inflamación no suele ser una característica de la válvula en el momento de la formación del trombo.

Se puede producir una verdadera inflamación valvular, sin embargo, si estas vegetaciones trombóticas de las válvulas se infectan más adelante por bacterias, hongos u otros microorganismos, procesos englobados bajo el término común de ***endocarditis infecciosa***. La endocarditis bacteriana se tiende a dividir en dos patrones clinicopatológicos. En el primero, conocido tradicionalmente como ***endocarditis bacteriana subaguda*** (Fig. 11.6), se desarrollan vegetaciones trombóticas sobre válvulas previamente dañadas, y las vegetaciones son colonizadas después por bacterias de baja virulencia, como *Streptococcus viridans*; tales microorganismos suelen alcanzar las válvulas a través de una bacteriemia transitoria, por ejemplo después de una extracción dentaria. Las principales consecuencias clínicas son las que resultan del desprendimiento de pequeños émbolos de origen trombótico, frecuentemente infectados, hacia la circulación sistémica.

En el segundo tipo de endocarditis bacteriana, conocido tradicionalmente como ***endocarditis bacteriana aguda*** (Figs. 11.7 y 11.8), los trombos se forman sobre válvulas previamente normales y son infectados por microorganismos virulentos, como *Staphylococcus aureus*. En este caso, el paciente suele sufrir ya debilidad intensa y septicemia, por ejemplo a causa de una sonda urinaria infectada, y el microorganismo causal es el responsable de la septicemia. En contraste con el patrón subagudo, en la forma aguda la infección fulminante se extiende por el tejido valvular y causa necrosis tisular. La rápida destrucción de la valva conduce a incompetencia valvular, con insuficiencia cardíaca aguda como evolución clínica habitual.

La endocarditis micótica (Fig. 4.19), antes rara, se encuentra ahora con más frecuencia como una complicación del tratamiento inmunosupresor, el abuso de drogas intravenosas o el sida; *Candida albicans* es el germen causal más común.

La incidencia de los distintos tipos de endocarditis que se acaban de describir ha cambiado durante las últimas décadas; las razones comprenden el uso generalizado de antibióticos de amplio espectro y la disminución de la incidencia de fiebre reumática. Además, la comprensión de la naturaleza de estos procesos ha cambiado de forma marcada durante los últimos años, y se ha abandonado una terminología en parte inapropiada.

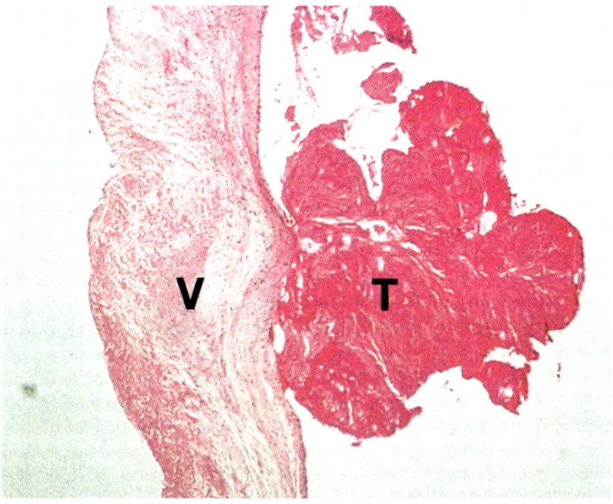

Fig. 11.5 Endocarditis marántica (BA)

Esta microfotografía ilustra una lesión valvular mitral de endocarditis marántica (trombótica, no bacteriana); se han formado masas de trombo (**T**) sobre la superficie superior de la valva (**V**). Tales masas trombóticas sólo están ligeramente adheridas a la válvula subyacente no inflamada y, por tanto, se pueden desprender con facilidad produciendo complicaciones embólicas importantes, como infarto cerebral, renal y esplénico. En la práctica, este tipo de endocarditis se diagnostica rara vez en vida, mientras que constituye un hallazgo común en las necropsias.

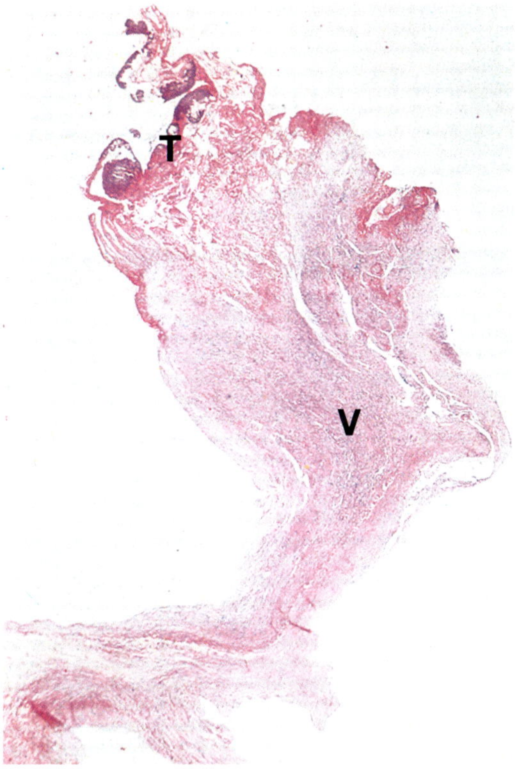

Fig. 11.6 Endocarditis bacteriana subaguda (BA)

La microfotografía corresponde a un caso de endocarditis bacteriana subaguda que afecta a la válvula mitral. La valva (**V**) está cubierta en su extremo por un trombo (**T**) teñido de color rosa que contiene pequeñas colonias de bacterias teñidas de azul-púrpura. No existe evidencia de destrucción infecciosa, y los gérmenes se encuentran presentes en cantidades relativamente pequeñas. La valva mitral está engrosada como resultado de la fiebre reumática previa.

Es posible que se desprendan fragmentos de tales vegetaciones para dar lugar a múltiples émbolos pequeños, que se pueden manifestar como hemorragias *en astilla* en las uñas y hematuria microscópica.

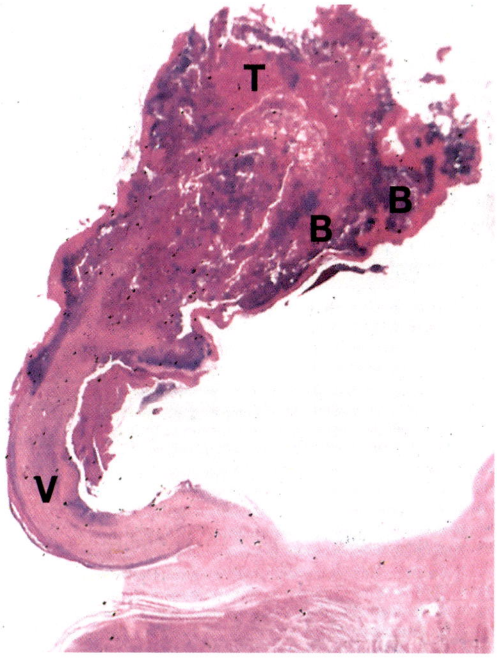

Fig. 11.7 Endocarditis bacteriana aguda (BA)

Esta microfotografía muestra un ejemplo de la forma aguda de la endocarditis bacteriana con afectación de la válvula aórtica. El paciente había presentado bacteriemia después de una infección local fulminante, en este caso renal. Las bacterias (**B**) altamente virulentas asentaron sobre las válvulas cardíacas, probablemente mediante la colonización de pequeños trombos preexistentes; después, la proliferación bacteriana estimuló la formación de más trombos (**T**) que desarrollaron grandes vegetaciones que han erosionado y destruido la válvula (**V**) previamente normal. Compárese la enorme masa de bacterias y trombo en este caso con la de la forma subaguda mostrada en la Figura 11.6. Puesto que la destrucción valvular es muy rápida, el cuadro clínico se suele caracterizar por insuficiencia cardíaca rápidamente evolutiva debida a incompetencia valvular, en vez de por episodios embólicos.

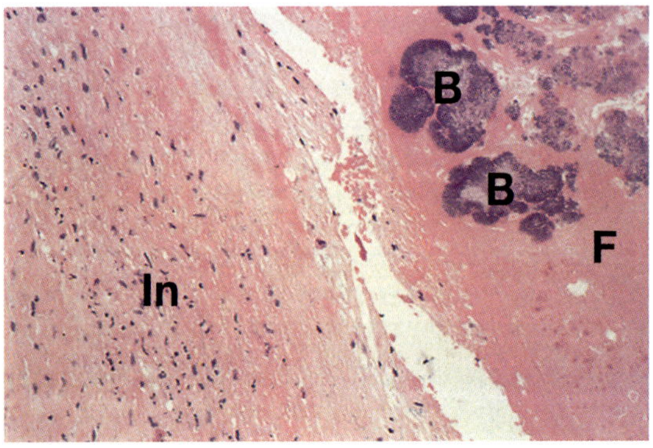

(a)

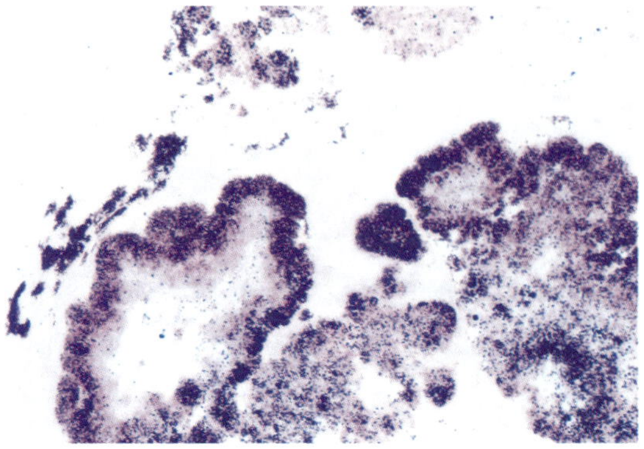

(b)

Fig. 11.8 Endocarditis bacteriana aguda (GA)
(a) HE (b) Tinción de Gram

Este ejemplo de ***endocarditis bacteriana aguda*** corresponde a un paciente que debutó con insuficiencia cardíaca aguda después de la destrucción bacteriana de la válvula aórtica. En la microfotografía (a), el tejido fibroso que constituye la válvula se observa en la parte inferior izquierda y está infiltrado por escasas células inflamatorias (**In**). En la porción superior derecha existe una masa de fibrina (**F**) eosinofílica que contiene grandes colonias de bacterias (**B**) con tinción púrpura, en este caso *Streptococcus bovis*.

La microfotografía (b) pertenece al mismo espécimen y está teñida con el colorante de Gram; esta técnica demuestra grandes cantidades de estreptococos grampositivos, de color púrpura, embebidos en la fibrina. El paciente fue sometido a sustitución urgente de la válvula aórtica y a antibioticoterapia intravenosa, y obtuvo una recuperación excelente.

Enfermedades del sistema arterial

La anomalía anatomopatológica más común del árbol arterial es el engrosamiento y endurecimiento de sus paredes, un proceso conocido como arteriosclerosis. El ateroma (aterosclerosis) constituye la causa más frecuente de arteriosclerosis, y se estudia en el Capítulo 8.

Las otras causas importantes de arteriosclerosis son la hipertensión y la diabetes mellitus; en ambos procesos, los cambios vasculares específicos se superponen frecuentemente sobre los cambios de aterosclerosis previas. Algunos cambios importantes de la pared arterial asociados con la hipertensión se ilustran en las Figuras 11.9 y 11.10, y en relación con el riñón en la Figura 15.12; las lesiones vasculares renales relacionadas con la diabetes mellitus se muestran en la Figura 15.9. Los trastornos inflamatorios de los vasos arteriales tienen una importancia histológica considerable, y se discuten más adelante en este capítulo.

Aneurismas

Las dilataciones anormales de los vasos arteriales se conocen como ***aneurismas***, y se pueden dividir en cinco tipos principales, como muestra la Figura 11.11. Un tipo, el ***aneurisma en frambuesa***, se ilustra en la Figura 11.12. Las principales complicaciones del aneurisma son la rotura que conduce a hemorragia y, más rara vez, la formación de trombos que provoca fenómenos oclusivos u embólicos.

Los ***aneurismas disecantes*** (Fig. 11.13) aparecen de forma aguda como resultado de la degeneración idiopática de la túnica media; no son verdaderos aneurismas puesto que no originan dilatación permanente de la arteria.

Tumores de origen vascular

Es posible la formación de tumores, tanto benignos como malignos, a partir de los vasos sanguíneos o linfáticos. Los más comunes son los ***hemangiomas*** (Fig. 11.14), muchos de ellos considerados hamartomas (ver Capítulo 7) en vez de neoplasias. El ***angiosarcoma***, un tumor maligno, raro, del endotelio, se ilustra en la Figura 11.15.

El ***sarcoma de Kaposi***, un tumor maligno originado en tejidos vasculares, afecta en particular a los pacientes inmunosuprimidos, sobre todo a aquellos con sida; la Figura 11.16 proporciona un ejemplo.

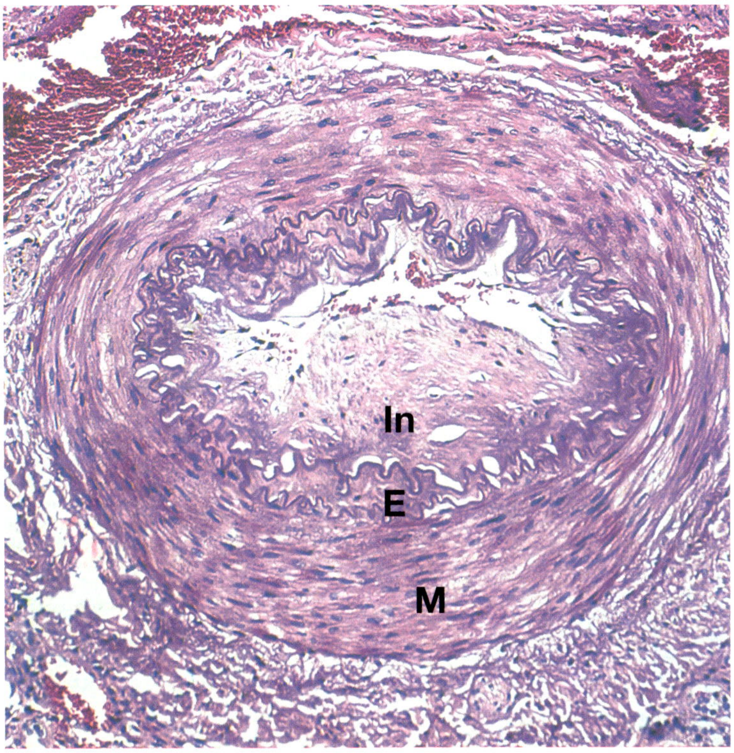

(a)

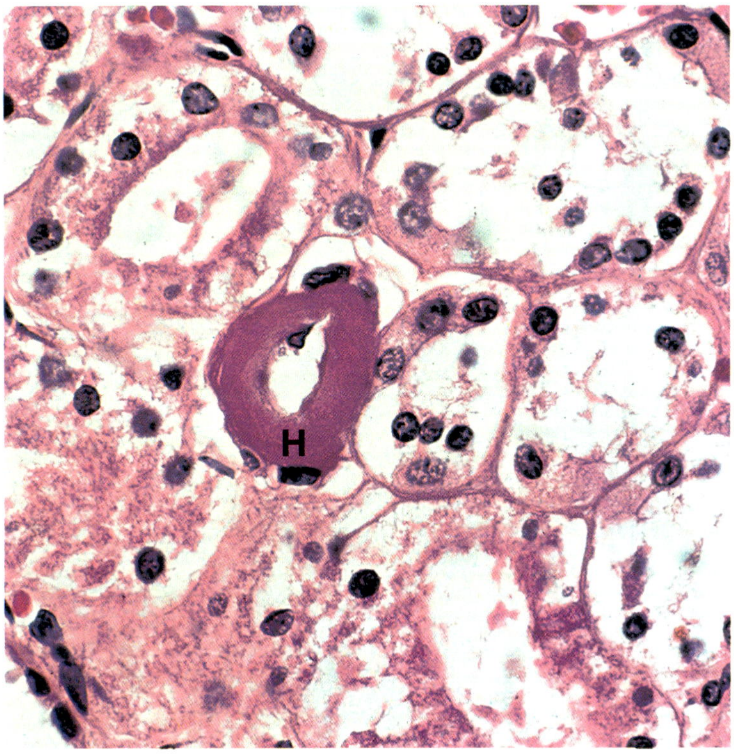

(b)

Fig. 11.9 Hipertensión esencial: riñón

(a) Arteria de mediano tamaño (AM)
(b) Arteriola renal (GA)

La hipertensión, tanto idiopática (primaria) como secundaria, se asocia con cambios en los vasos arteriales periféricos; aunque sigue sin estar claro si tales cambios forman parte del proceso causal primario, tienen carácter secundario o actúan como factores contribuyentes.

Cuando el aumento de la presión arterial es moderado y de comienzo gradual (***hipertensión esencial*** o ***benigna***), las arterias musculares experimentan un engrosamiento progresivo de sus paredes. Típicamente se observan tres características, ilustradas en la microfotografía (a): hipertrofia simétrica de la capa media (**M**) muscular, reduplicación extensa de la lámina elástica (**E**) interna y engrosamiento fibroso de la íntima (**In**). Todos estos cambios conducen a la reducción del diámetro luminal.

Las arteriolas muestran un tipo diferente de engrosamiento parietal que a veces se designa como ***arteriolosclerosis hialina***, y se muestra en la microfotografía (b). Las capas normales de la pared se hacen mal definidas, y son sustituidas por un material eosinófilo (teñido de rosa) homogéneo llamado ***hialina*** (**H**), que al parecer consiste en una sustancia similar a la de la membrana basal. Esto conduce a la reducción del tamaño de las luces arteriolares, y puede agravar la hipertensión.

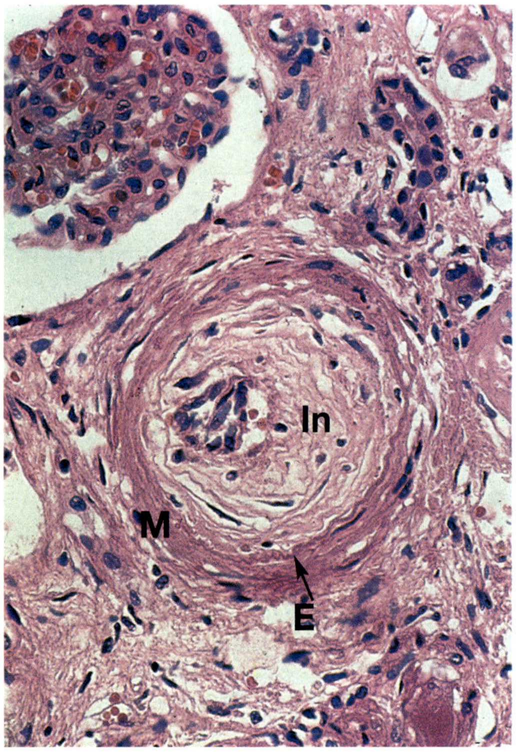

(a)

Fig. 11.10 Hipertensión acelerada: riñón

(a) Arteria de mediano tamaño (GA)
(b) Arteriola (GA)

Cuando el aumento de la presión arterial es marcado y rápido (***hipertensión acelerada o maligna***), las arterias musculares desarrollan un engrosamiento intenso de la túnica íntima (**In**) mediante proliferación de sus células intimales; esto proporciona un aspecto de capas concéntricas, que disminuyen la luz arteriolar, como se aprecia en la microfotografía (a). En contraste con lo observado en la hipertensión moderada, la túnica media (**M**) y la lámina elástica (**E**) interna permanecen en gran parte inalteradas.

El impacto de la hipertensión súbita e intensa sobre las arteriolas es aún más dramático, como se observa en la microfotografía (b). Las células de la íntima experimentan una rápida proliferación (como en las arterias musculares), muchas veces complicada por la rotura de la pared muscular, que permite la fuga de proteínas plasmáticas, entre ellas el fibrinógeno, hacia el interior de la pared arteriolar y por fuera de ella. Esta alteración, designada inexactamente como ***necrosis fibrinoide***, se caracteriza por obliteración de la pared debida a material proteináceo (**P**) amorfo intensamente eosinófilo; la luz aparece muchas veces totalmente ocluida. El daño de la pared vascular puede conducir a formación de un trombo dentro de la luz.

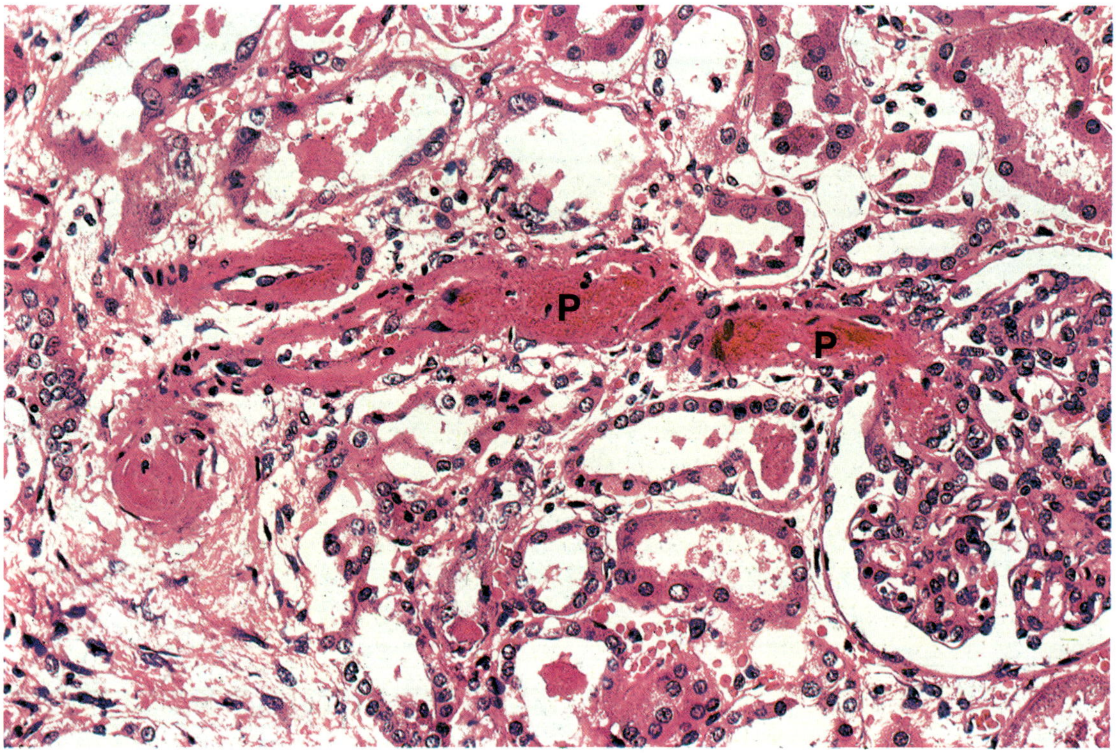

(b)

Fig. 11.11 Clasificación de los aneurismas

Tipo	Localizaciones comunes	Etiología	Efectos comunes de la rotura
Aneurisma aterosclerótico	Aorta abdominal	Debilidad de la túnica media debido a ateroma	Hemorragia masiva en el retroperitoneo y la cavidad peritoneal
Aneurisma en frambuesa (Fig. 11.12)	Arterias cerebrales	Defectos congénitos en la túnica media y la lámina elástica	Hemorragia subaracnoidea
Aneurisma sifilítico (Fig. 4.13)	Aorta torácica ascendente	Daño de la túnica media por arteritis sifilítica	Hemorragia masiva en el mediastino y la cavidad torácica
Aneurismas micóticos (infecciosos)	Cualquier vaso arterial	Destrucción de la túnica media por trombo infectado	Hemorragia por el vaso afecto
Microaneurismas	Encéfalo, retina	Enfermedad de vasos pequeños hipertensiva y dia bética	Hemorragias encefálicas y retinianas

Nota: los aneurismas disecantes (Fig. 11.13) no son verdaderos aneurismas puesto que no representan dilataciones permanentes de las arterias.

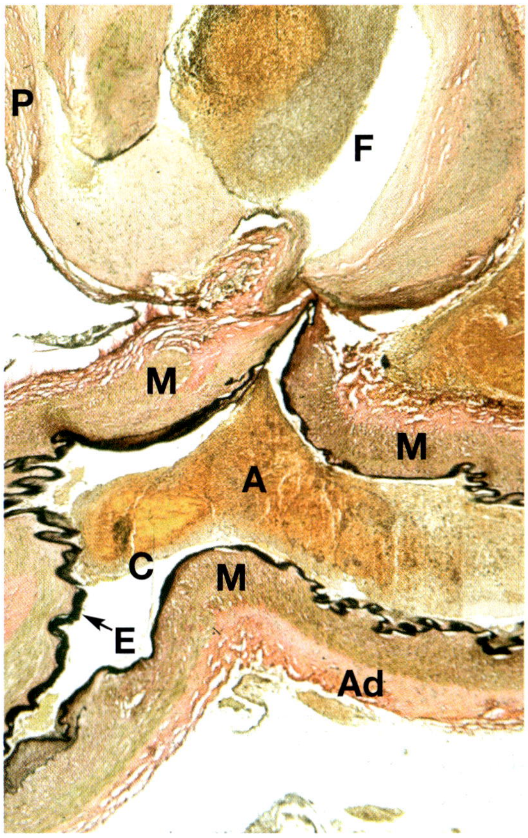

Fig. 11.12 Aneurisma en frambuesa (elástica van Gieson - BA)

Los aneurismas en frambuesa son un tipo característico de aneurisma que se encuentran en la circulación cerebral, sobre todo en las uniones entre las ramas del polígono de Willis o en las bifurcaciones de las grandes arterias cerebrales (especialmente en las de la arteria cerebral media). Los aneurismas en frambuesa se manifiestan la mayoría de las veces en individuos de edad media por una rotura que causa hemorragia subaracnoidea. Sin embargo, también pueden constituir hallazgos autópsicos incidentales en individuos de cualquier edad, y muchas veces son múltiples.

La microfotografía ilustra un aneurisma en frambuesa (**F**) originado en la arteria (**A**) cerebral anterior, justo proximal al punto donde nace la rama comunicante (**C**) anterior. Son normales la túnica media (**M**), la adventicia (**Ad**) y la lámina elástica (**E**) interna (la elastina se tiñe de negro con este método). Nótese que en el punto de origen del aneurisma la túnica media es deficiente. La pared (**P**) del aneurisma está compuesta por tejido fibroso laxo de la íntima, y la luz contiene sangre. En la pared del aneurisma no existen muscular de la media ni tejido elástico.

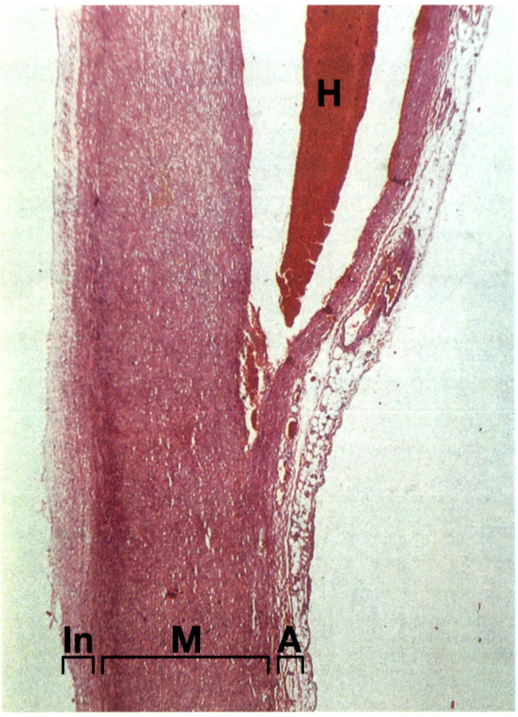

Fig. 11.13 Aneurismas disecantes de la aorta (BA)

Los aneurismas disecantes son más frecuentes en la aorta torácica. Una laceración de la túnica íntima (**In**) conduce a que la sangre se abra camino en la túnica media (**M**). El plano de separación (disección) se localiza entre los tercios medio y externo de la capa media, como en este ejemplo; nótese que el lugar del desgarro de la íntima no está incluido en el campo fotográfico. El hematoma (**H**) de la media estalla con frecuencia a través de la túnica adventicia (**A**), con consecuencias rápidamente mortales.

La patogenia de los aneurismas disecantes se conoce mal, pero casi todos los casos exhiben un tipo peculiar de degeneración no inflamatoria del músculo liso y el tejido elástico de la túnica media, conocida como ***degeneración mixoide de la media*** o ***necrosis quística de la media***. En esta situación, las áreas de la túnica media son reemplazadas por masas irregulares de material polisacárido acelular. Los aneurismas disecantes pueden ocurrir en adultos de cualquier edad, pero son más frecuentes en los hombres de edad media.

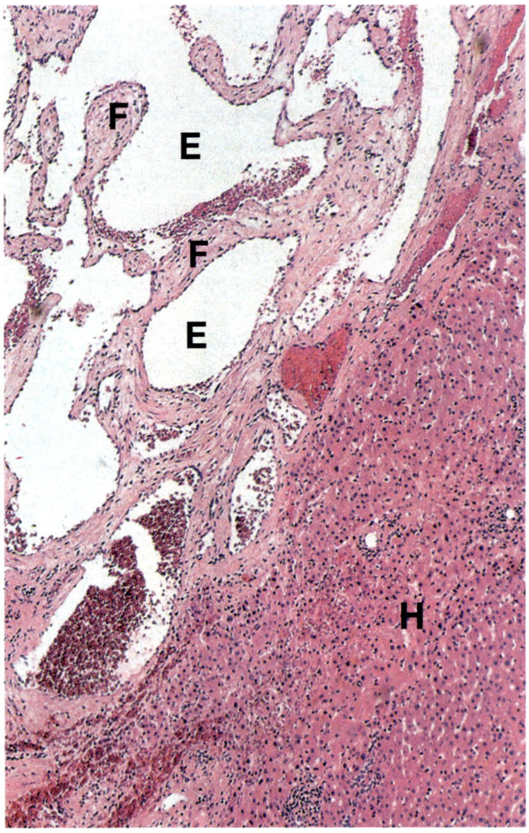

Fig. 11.14 Hemangioma (AM)

Los tumores benignos de los tejidos vasculares ocurren la mayoría de las veces en la piel y el hígado, pero se pueden encontrar en cualquier tejido. Muchos existen al nacer o aparecen poco después, y suelen considerarse hamartomas o trastornos del desarrollo. Los hemangiomas se suelen dividir en ***capilares*** y ***cavernosos***; los primeros se componen de espacios capilares pequeños, mientras que los segundos están formados fundamentalmente por grandes espacios vasculares dilatados.

La microfotografía muestra un típico ***hemangioma cavernoso*** del hígado a bajo aumento. En la parte inferior derecha de la figura se aprecia parénquima hepático (**H**) normal. La mitad superior izquierda muestra el hemangioma, compuesto de grandes espacios (**E**) vasculares, algunos de los cuales contienen sangre. Están tapizados por células endoteliales esencialmente normales, en contraste con el angiosarcoma (ver Fig. 11.15), y separados por una estroma fibrosa (**F**). Estos tumores son frecuentes en el hígado, y se encuentran a menudo como hallazgos accidentales en la autopsia o la laparotomía.

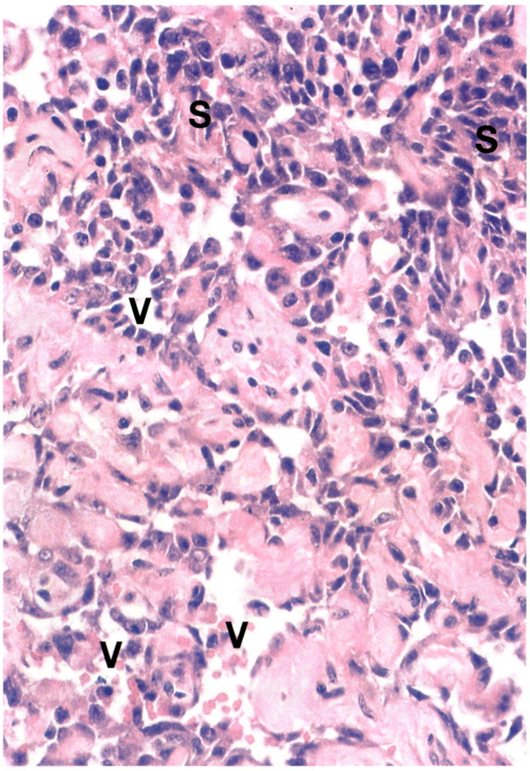

Fig. 11.15 Angiosarcoma (GA)

Los angiosarcomas son raros y se encuentran sobre todo en la piel (como en este ejemplo), los tejidos blandos, la mama y el hígado. Los del hígado se asocian con carcinógenos conocidos, entre ellos arsénico, Thorotrast y cloruro de polivinilo. Estos tumores están formados por células endoteliales malignas que muestran pleomorfismo, aumento de figuras mitóticas e hipercromía.

Este ejemplo procede del brazo de una mujer sometida a mastectomía radical con vaciamiento axilar varios años antes; se pueden ver células endoteliales malignas que forman espacios vasculares (**V**) ramificados irregulares en algunas áreas, y láminas sólidas (**S**) de células en otras. Son frecuentes las figuras mitóticas. Se puede apreciar con facilidad la diferencia entre estas células endoteliales malignas y el endotelio benigno que recubre los espacios vasculares en el hemangioma del hígado (Fig. 11.14). Los tumores malignos procedentes del endotelio del sistema linfático, o ***linfangiosarcomas***, suelen tener un aspecto similar excepto por la ausencia de sangre dentro de los espacios vasculares.

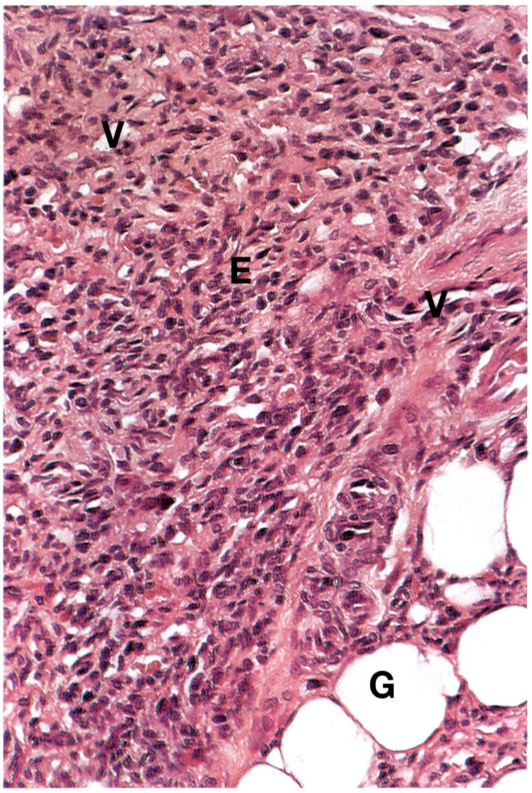

Fig. 11.16 Sarcoma de Kaposi (GA)

Hasta hace poco tiempo el sarcoma de Kaposi era un tumor raro en los países desarrollados que afectaba a hombres ancianos de origen europeo oriental y a receptores de trasplantes. Se conocía un tumor similar común en los niños y hombres jóvenes de las regiones ecuatoriales de África. Desde la aparición del sida el sarcoma de Kaposi se ha convertido en un tumor frecuente en los países desarrollados. Suele aparecer en la piel, pero en los pacientes con sida también se extiende ampliamente en las vísceras.

La lesión típica, ilustrada aquí, se compone de láminas de células estromales (**E**) redondeadas, entremezcladas con espacios vasculares (**V**) irregulares como hendiduras. En este caso, el tumor está infiltrando la grasa (**G**) subcutánea. Es frecuente la extravasación de hematíes, que no se observa aquí. La ***angiomatosis bacilar***, causada por *Rickettsiae quintana*, puede mostrar un aspecto similar excepto por la presencia de numerosos neutrófilos y polvo nuclear. Esta infección también ocurre en pacientes con sida, pero se puede curar mediante la administración de eritromicina.

Inflamación de los vasos (vasculitis)

La inflamación de las paredes de los vasos sanguíneos puede afectar a las arterias (***arteritis***), los capilares (***capilaritis***) o las venas (***flebitis***, ***venulitis***); el término colectivo es ***vasculitis***. La clasificación de este grupo de trastornos ha cambiado recientemente de acuerdo con un mejor conocimiento de los mecanismos patogénicos subyacentes. Algunos casos de vasculitis se deben a infección directa de la pared vascular, por ejemplo la ***aortitis sifilítica*** (Fig. 4.13) y la infección por *Aspergillus*. La lesión vascular y la inflamación consiguiente pueden estar causadas también por daño directo de los vasos, como el traumatismo mecánico y la lesión por radiación.

Los tipos más comunes de vasculitis están causados por mecanismos inmunológicos:

- Depósito de complejos inmunes circulantes en las paredes de los vasos sanguíneos, como en la ***púrpura de Henoch-Schönlein*** y la ***poliarteritis microscópica relacionada con la hepatitis B***.
- Daño directo de las paredes vasculares por anticuerpos que reaccionan contra las células endoteliales (***síndrome de Kawasaki***, ***lupus eritematoso sistémico***) o la membrana basal glomerular (***síndrome de Goodpasture***).
- Vasculítides asociadas con ***anticuerpos anticitoplasma de los neutrófilos*** (**ANCA**), como la ***granulomatosis de Wegener*** y ***la poliarteritis microscópica*** (Fig. 11.19).
- La ***arteritis de células gigantes*** (Fig. 11.17) y la ***arteritis de Takayasu*** pueden guardar relación con la inmunidad mediada por células.

Otro tipo importante de vasculitis, la ***poliarteritis nodosa macroscópica*** o ***clásica*** (Fig. 11.18), pertenece probablemente al grupo inmunológico, pero su etiología todavía no está clara.

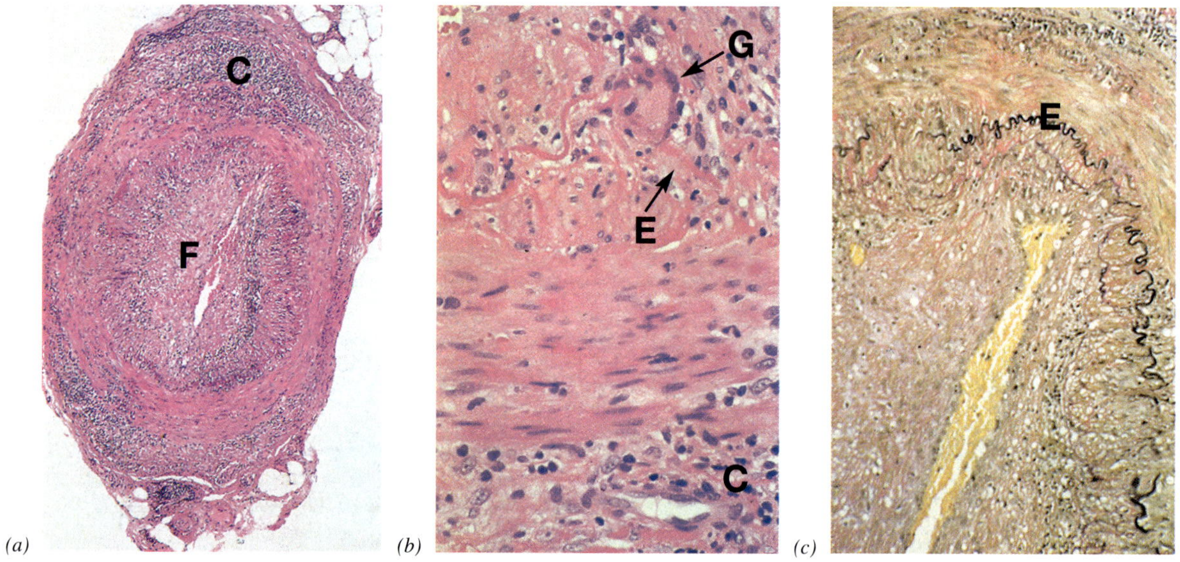

Fig. 11.17 Arteritis de células gigantes (craneal o temporal)
(a) BA (b) GA (c) Tinción para elastina (GA)

La arteritis de células gigantes es una enfermedad sistémica de los vasos sanguíneos que afecta en particular a las arterias de tamaño medio de la cabeza. Puede estar mediada por hipersensibilidad tipo IV a un antígeno todavía desconocido.

Desde el punto de vista histológico, las paredes de los vasos afectos exhiben características de una respuesta inmune mediada por células (reacción de hipersensibilidad tipo IV). Las células gigantes (**G**) multinucleadas son características, y tienden a estar dispuestas en forma circunferencial, aparentemente en relación con los fragmentos degenerados de la lámina elástica (**E**) interna; esta situación se ilustra en las microfotografías (b) y (c). También hay un infiltrado de linfocitos y células (**C**) plasmáticas en la pared vascular. El marcado engrosamiento fibroso (**F**) de la capa íntima, mostrado en la microfotografía (a), se puede complicar con trombosis, que puede producir ceguera aguda si se afecta la arteria oftálmica.

La arteritis de células gigantes se presenta principalmente por encima de los 50 años de edad. Además de los síntomas generales debilitantes, la condición se manifiesta frecuentemente con dolor pulsátil localizado o hipersensibilidad sobre la arteria temporal. Como alternativa, el dolor puede ser más generalizado, con afectación de los músculos de las cinturas escapular y pélvica, un cuadro que se conoce como ***polimialgia reumática***. El diagnóstico de arteritis temporal se confirma por la biopsia de la arteria temporal, aunque los resultados serán negativos si el espécimen de biopsia no incluye una lesión específica con células gigantes.

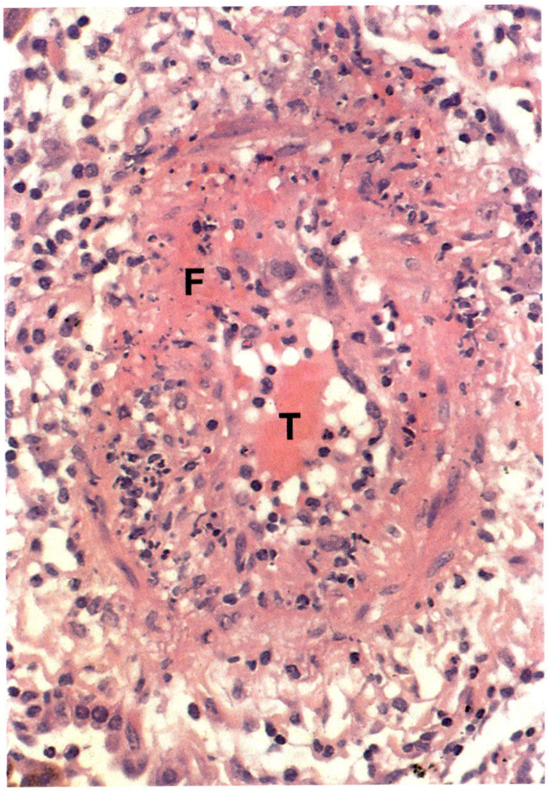

Fig. 11.18 Poliarteritis nudosa (AM)

El ***tipo clásico de poliarteritis nudosa*** (**PAN**), conocida también como ***PAN macroscópica***, afecta principalmente a las arterias musculares medianas y pequeñas. Los vasos afectados con más frecuencia son las arterias que irrigan los riñones, el intestino, el corazón, el hígado, los nervios periféricos y el encéfalo. Las características típicas de la lesión precoz se muestran en esta microfotografía a gran aumento, en la que un segmento de la pared vascular revela un área necrótica que se conoce como ***necrosis fibrinoide*** (**F**) asociada con infiltración de la pared vascular por neutrófilos. La luz del vaso contiene trombo (**T**) de fibrina, que da lugar a una de las manifestaciones comunes de la vasculitis: la isquemia del tejido irrigado por la arteria afecta. Además, las áreas necróticas de la pared vascular se pueden romper durante la fase de cicatrización cuando son sustituidas por tejido fibroso, y es posible la formación de pequeños aneurismas. Estos aneurismas aparecen como nódulos en los vasos afectos, lo que justifica el término de poliarteritis ***nudosa***.

Además de síntomas sistémicos como fiebre, malestar general, debilidad y pérdida de peso, la presentación clínica de esta enfermedad es extremadamente variable, y depende de los tejidos afectados por la isquemia o el infarto como resultado de las lesiones arteriales. Por ejemplo, la afectación del riñón se puede manifestar con dolor, hematuria y proteinuria; la afectación cardíaca puede producir angina, infarto de miocardio o pericarditis, y la afectación cutánea puede cursar con nódulos subcutáneos dolorosos. En general, el diagnóstico clínico se debe sustentar en la biopsia tisular.

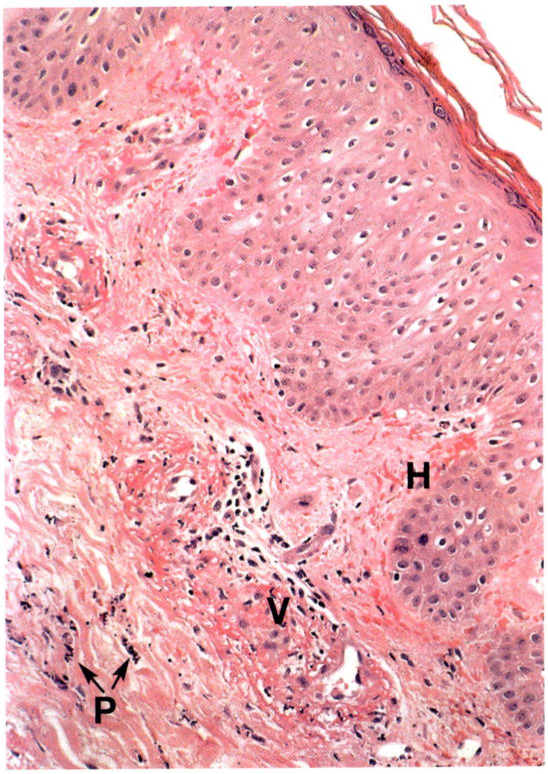

Fig. 11.19 Poliarteritis microscópica (AM)

La poliarteritis microscópica, conocida también como ***vasculitis leucocitoclástica*** o ***vasculitis por hipersensibilidad***, ocurre en asociación con una amplia gama de procesos, incluyendo reacciones a fármacos, enfermedad del suero y respuestas inmunes a ciertos microorganismos. Se afectan los vasos menores, como arteriolas, capilares y vénulas. La enfermedad afecta a la piel (donde causa púrpura palpable), las membranas mucosas, los riñones, los pulmones y el tracto gastrointestinal. En contraste con la PAN, la poliarteritis microscópica causa hematuria, hemoptisis y diarrea sanguinolenta en vez de infarto franco o hemorragia mayor.

Esta microfotografía de la piel muestra los hallazgos clásicos de la poliarteritis microscópica. Los neutrófilos infiltran las paredes vasculares (**V**), que también exhiben necrosis fibrinoide, y habitualmente se observa polvo (**P**) nuclear (núcleos fragmentados de los neutrófilos) –de aquí el término «leucocitoclástica»–. Se observan neutrófilos, polvo nuclear y hemorragia (**H**) en la dermis adyacente. Como en cualquier tipo de vasculitis, la trombosis de los vasos afectos es común, aunque no se aprecia en este caso.

En el suero de aproximadamente el 70% de los pacientes con poliarteritis microscópica se puede detectar un autoanticuerpo que reacciona contra componentes citoplásmicos de los neutrófilos. Este autoanticuerpo, llamado ***anticuerpo anticitoplasma de los neutrófilos (ANCA)***, se encuentra también en la mayoría de los pacientes con una forma rara de vasculitis, la ***granulomatosis de Wegener***, y es posible que cause directamente el daño de las paredes de los vasos sanguíneos.

12. Sistema respiratorio

Enfermedades de la nariz, la nasofaringe y la laringe

Aunque las infecciones víricas (coriza [resfriado común]) y la inflamación alérgica (fiebre del heno [rinitis alérgica]) afectan frecuentemente a la nariz, los senos nasales y la nasofaringe, existen pocos procesos con interés histopatológico general en el tracto respiratorio superior. Los ***pólipos nasales*** (Fig. 12.1) son una secuela común de la inflamación prolongada o recurrente, en particular de la inflamación alérgica. Los tumores malignos de las vías y los senos nasales son raros, pero el ***carcinoma de nasofaringe*** (Fig. 12.2) tiene un interés especial debido a su relación con la infección por el ***virus de Epstein-Barr (EB).***

El epitelio escamoso estratificado de la laringe puede experimentar cambio hiperplásico o displásico para formar papilomas escamosos benignos o carcinomas invasivos (Fig. 12.3). El consumo de tabaco y alcohol predispone al desarrollo de carcinoma de la laringe.

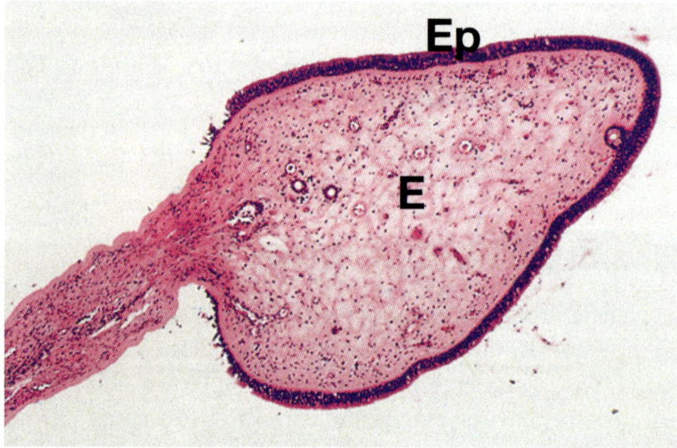

(a)

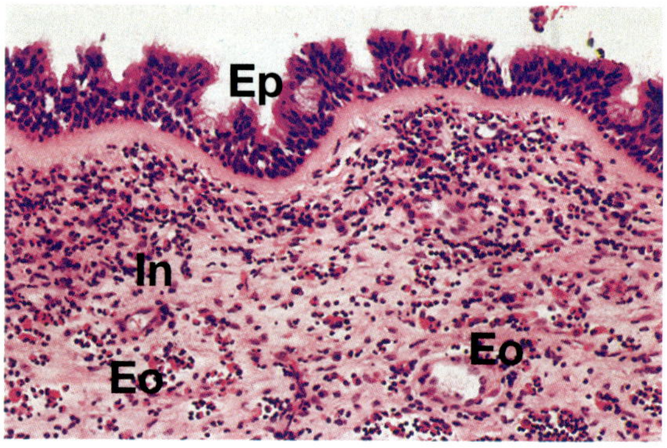

(b)

Fig. 12.1 Pólipo nasal
(a) BA (b) GA

Los pólipos nasales son una consecuencia de la inflamación crónica de la mucosa nasal, habitualmente de naturaleza infecciosa o alérgica. Existen edema e ingurgitación marcada del tejido conectivo de la mucosa e infiltración por células inflamatorias crónicas; los eosinófilos son abundantes en la rinitis alérgica.

La microfotografía (a) muestra una visión a bajo aumento de un pólipo nasal; nótense la estroma (**E**) con marcado edema y el epitelio (**Ep**) de revestimiento, estirado pero por lo demás relativamente normal. Como se aprecia en la microfotografía (b), el tejido conectivo contiene un marcado infiltrado (**In**) de células inflamatorias, entre las que predominan las células plasmáticas y los eosinófilos (**Eo**). Nótese la gruesa membrana basal típica del epitelio respiratorio.

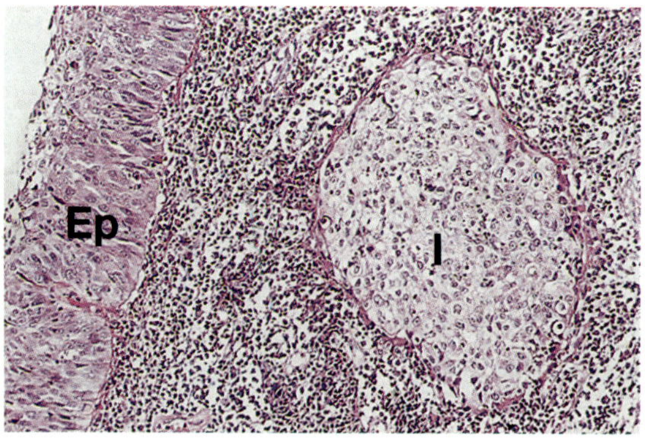

Fig. 12.2 Carcinoma nasofaríngeo (AM)

En las cavidades nasales y la nasofaringe, los tumores malignos adoptan la forma de carcinoma de células transicionales, carcinoma de células escamosas o adenocarcinoma, aunque también ocurren carcinomas anaplásicos, especialmente en la nasofaringe. En esta microfotografía se muestra un carcinoma de células transicionales invasivo de la cavidad nasal. Se ha postulado una posible etiología vírica (virus EB) para algunos carcinomas nasofaríngeos. Nótese el islote (**I**) de carcinoma invasivo debajo del epitelio (**Ep**) transicional displásico.

(a)

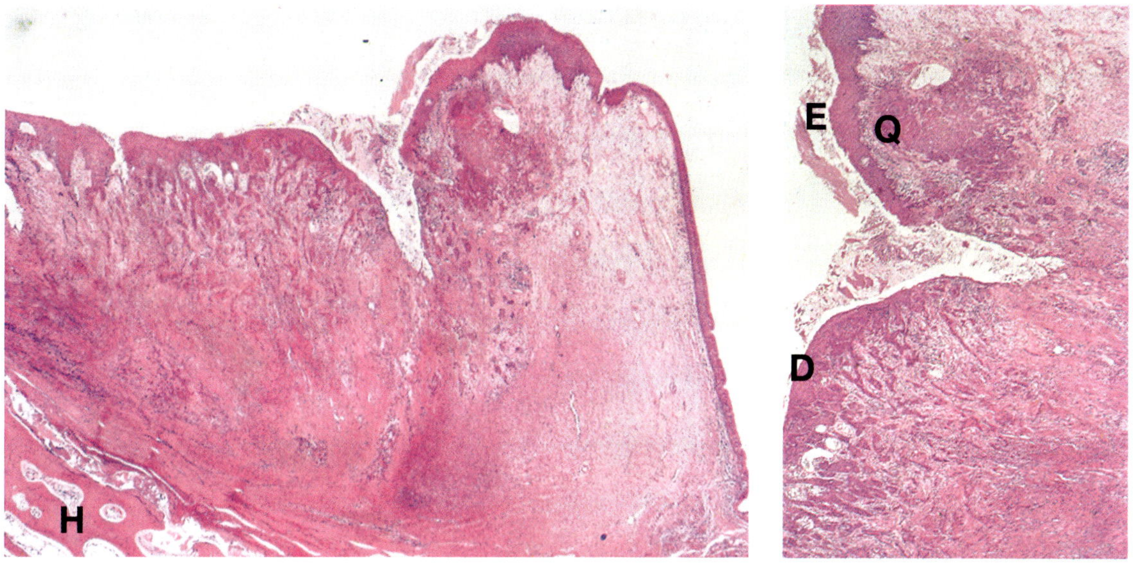

(b)

Fig. 12.3 Carcinoma de laringe
(a) BA (b) AM

Los carcinomas de células escamosas constituyen la gran mayoría de los tumores malignos de la laringe, y suelen originarse de las cuerdas vocales (intrínsecos), aunque en ocasiones se forman en la epiglotis, los pliegues ariepiglóticos y las fosas piriformes (carcinoma de laringe extrínseco). Los carcinomas escamosos de laringe suelen ser bien diferenciados y exhibir formación de perlas de queratina.

La microfotografía (a) muestra una visión a bajo aumento de un carcinoma escamoso originado en una cuerda vocal. La sección también incluye parte de la pared laríngea normal, con hueso (**H**).

A mayor aumento, en la microfotografía (b) se pueden ver perlas de queratina (**Q**) ocasionales. En un borde se observa epitelio (**E**) escamoso estratificado normal, pero la mayor parte del tumor está recubierta por epitelio displásico (**D**).

Enfermedades inflamatorias de las vías aéreas y los pulmones

La tráquea y los bronquios pueden experimentar inflamación aguda por virus o bacterias piógenas que provocan ***traqueobronquitis aguda*** (Fig. 12.4). Las infecciones bacterianas de las vías aéreas se complican con frecuencia por extensión de la inflamación en el parénquima pulmonar adyacente causando un patrón de infección pulmonar conocido como ***bronconeumonía*** (Fig. 12.5), que constituye una causa común de enfermedad y muerte entre los pacientes debilitados y los ancianos. Otro patrón común de infección pulmonar bacteriana es la ***neumonía lobar***, que afecta a todo un segmento o lóbulo; en general está involucrada una bacteria más virulenta, como el neumococo, y las personas jóvenes sanas pueden ser casi tan susceptibles a esta neumonía como los ancianos y los enfermos debilitados. La neumonía lobar ilustra muchos principios importantes de la inflamación aguda y su resolución, algo que ya se ha descrito en el Capítulo 2 (Figs. 2.4 y 2.8). En contraste, la tuberculosis y la sarcoidosis son ejemplos clásicos de inflamaciones crónicas específicas, y se estudian con detalle en los Capítulos 3 y 4.

Las infecciones bacterianas supuradas recurrentes o persistentes de los bronquios pueden conducir a dilatación irreversible de las vías aéreas, con inflamación crónica y engrosamiento marcado de las paredes, un proceso conocido como ***bronquiectasia*** (ver Fig. 3.3).

La formación de abscesos en los pulmones es una complicación grave de ciertas neumonías, en particular de las producidas por estafilococos y *Klebsiella*. Los abscesos pulmonares se pueden deber también a émbolos sépticos que causan infartos pulmonares, bronquiectasia, obstrucción bronquial de origen tumoral, o a complicación de una tuberculosis pulmonar.

El término ***enfermedad pulmonar obstructiva crónica*** (***EPOC***) se refiere a procesos caracterizados por obstrucción crónica o recurrente del flujo aéreo, e incluye la bronquitis crónica y el enfisema. Los episodios recurrentes de bronquitis aguda o la irritación persistente no infecciosa de la mucosa bronquial (p. ej., a consecuencia del humo de tabaco) pueden producir ***bronquitis crónica*** (Fig. 12.7), que muchas veces cursa con dilatación persistente de los espacios aéreos y destrucción de sus paredes, una condición que se conoce como ***enfisema*** (Fig. 12.6).

El *asma* (Fig. 12.8) es un trastorno de las vías aéreas caracterizado por broncoconstricción reversible, frecuentemente provocada por alergenos en individuos susceptibles pero que también puede ser desencadenada por agentes físicos o infecciosos. Además, aumenta la secreción de moco bronquial, lo que conduce a taponamiento de las luces bronquiales.

El enorme lecho capilar de los pulmones los convierte en vulnerables a una variedad de trastornos hemodinámicos y a otras anomalías vasculares. La insuficiencia ventricular izquierda provoca ingurgitación de los capilares pulmonares y trasudación de líquido al interior de los espacios alveolares, lo que causa ***congestión*** y ***edema pulmonar*** (Fig. 12.9). Otros dos trastornos vasculares comunes con gran importancia clínica son el ***embolismo pulmonar*** y su secuela, el ***infarto pulmonar***, ilustrados en las Figuras 9.4 y 10.4, respectivamente.

La inflamación aguda de la pleura (***pleuresía***) acompaña frecuentemente a la infección y los infartos pulmonares, y se caracteriza por un típico exudado fibrinoso en las superficies serosas (Fig. 2.6).

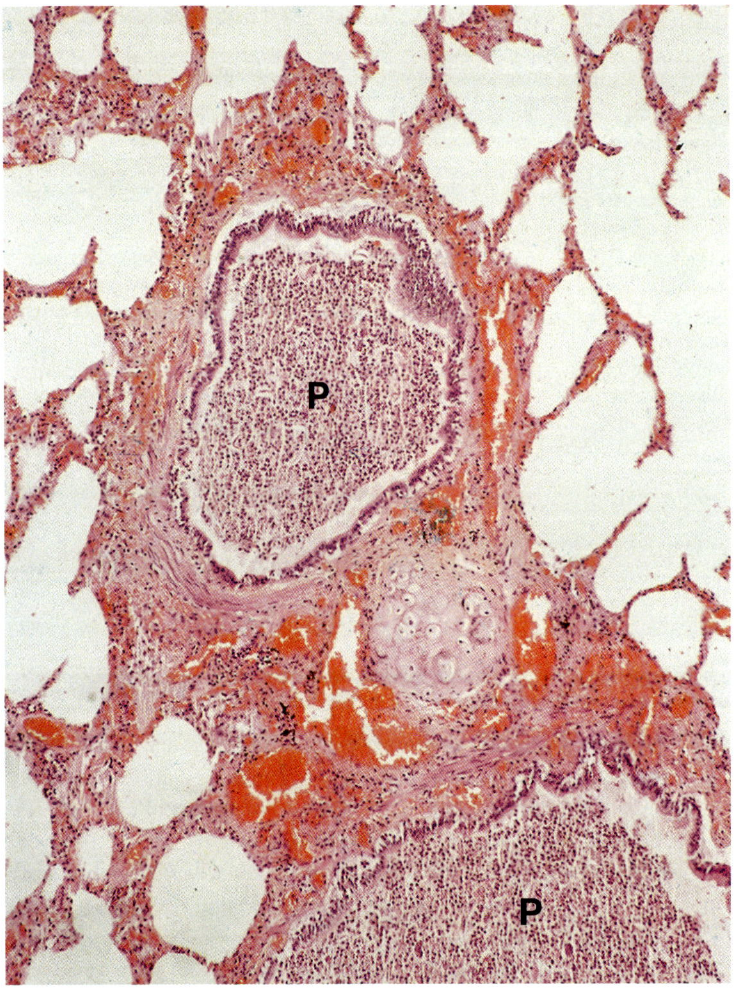

Fig. 12.4 Bronquitis aguda purulenta (AM)

Las infecciones bacterianas del tracto respiratorio superior (muchas veces a continuación de una infección vírica transitoria) tienden a extenderse hacia abajo, en el tracto respiratorio, para producir ***traqueobronquitis purulenta aguda*** y ***bronquiolitis***. La mucosa de las vías aéreas sufre una inflamación y congestión agudas, y los bronquios lobulillares menores y los bronquiolos se llenan de exudado purulento (**P**), compuesto de líquido rico en proteínas y numerosos neutrófilos; muchas veces hay tiras de epitelio necrótico esparcidas en el pus. El proceso inflamatorio inhibe la actividad ciliar y favorece la secreción de moco, que, junto con los neutrófilos muertos y moribundos, se estanca en las vías aéreas hasta ser expulsado con la tos como esputo de color amarillo verdoso. En los estadios precoces, el parénquima pulmonar no se suele afectar, pero los espacios alveolares adyacentes a los bronquiolos afectados aparecen con frecuencia llenos de edema. En los individuos susceptibles, esta situación puede conducir al desarrollo de bronconeumonía (Fig. 12.5).

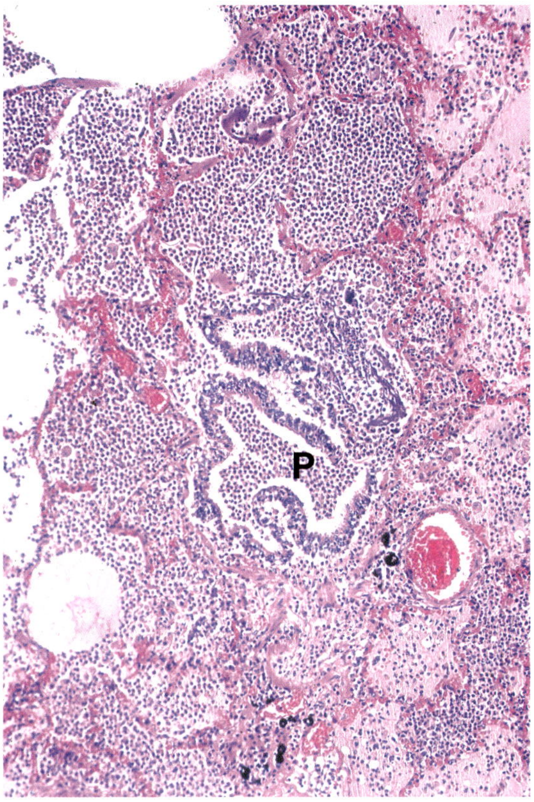

Fig. 12.5 Bronconeumonía (AM)

La extensión de la infección bacteriana desde los bronquiolos hasta el parénquima pulmonar adyacente produce un patrón parcheado de consolidación neumónica purulenta conocido como bronconeumonía; este patrón contrasta de forma marcada con la afectación, desde el principio, de un lóbulo o lobulillo completo, propia de la neumonía lobar (Fig. 2.4).

Cada foco peribronquial de consolidación neumónica tiene dentro un bronquio pequeño o bronquiolo que exhibe las características de la bronquitis aguda purulenta (**P**), según se ilustra en la Figura 12.4. Conforme se extiende, cada foco de bronconeumonía se tiende a fundir con los focos adyacentes, hasta que la consolidación se hace confluente.

La bronconeumonía es una amenaza para los sujetos muy jóvenes, los ancianos y los pacientes debilitados por enfermedades preexistentes como la insuficiencia cardíaca congestiva o la carcinomatosis, y representa un evento terminal muy común. No existe un único microorganismo responsable, pero *Streptococcus pneumoniae* y *Haemophilus influenzae* son los gérmenes más comunes.

(a)

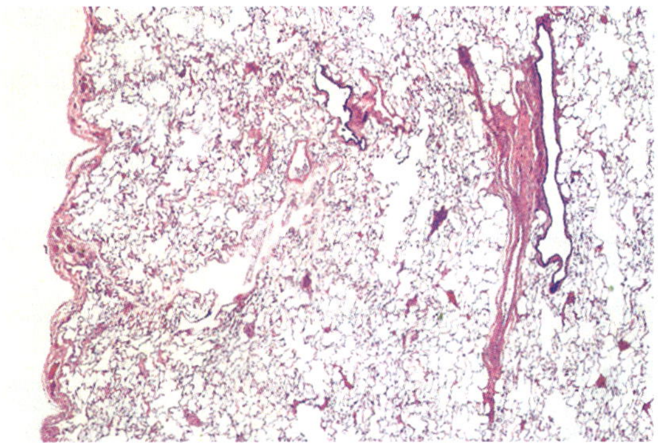

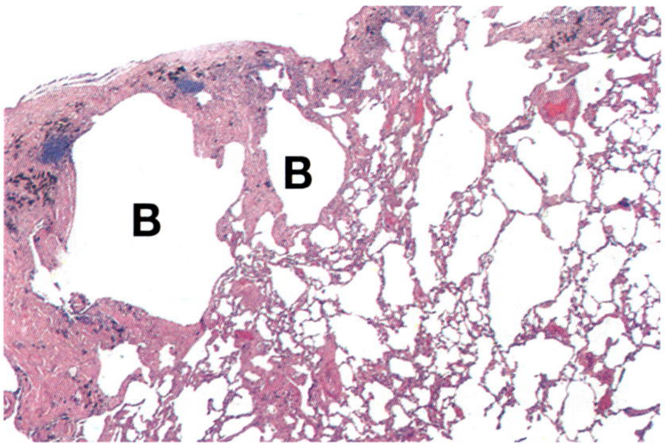

(b)

Fig. 12.6 Enfisema pulmonar

(a) Pulmón normal (BA) (b) Pulmón enfisematoso (BA)

El enfisema es un proceso caracterizado por el agrandamiento permanente de los espacios respiratorios distales a los bronquiolos terminales, acompañado por destrucción de sus paredes. La comparación del pulmón enfisematoso con el pulmón normal (mostrados aquí al mismo aumento) demuestra el significativo aumento del volumen alveolar y la consiguiente marcada reducción del área de pared alveolar disponible para el intercambio gaseoso en el enfisema. Este problema se complica con la pérdida de soporte elástico, que normalmente proporcionan las paredes alveolares a las vías aéreas; así pues, en el enfisema, las vías aéreas tienden a colapsarse durante la espiración. El enfisema se asocia muchas veces con infección crónica o recurrente de las vías aéreas (bronquitis crónica), y con algún grado de obstrucción reversible de esas vías a causa de broncospasmo. En la microfotografía (b) se aprecian dos bullas (**B**) subpleurales pequeñas. Estas lesiones son comunes en el enfisema, y se pueden romper hacia el espacio pleural causando un neumotórax.

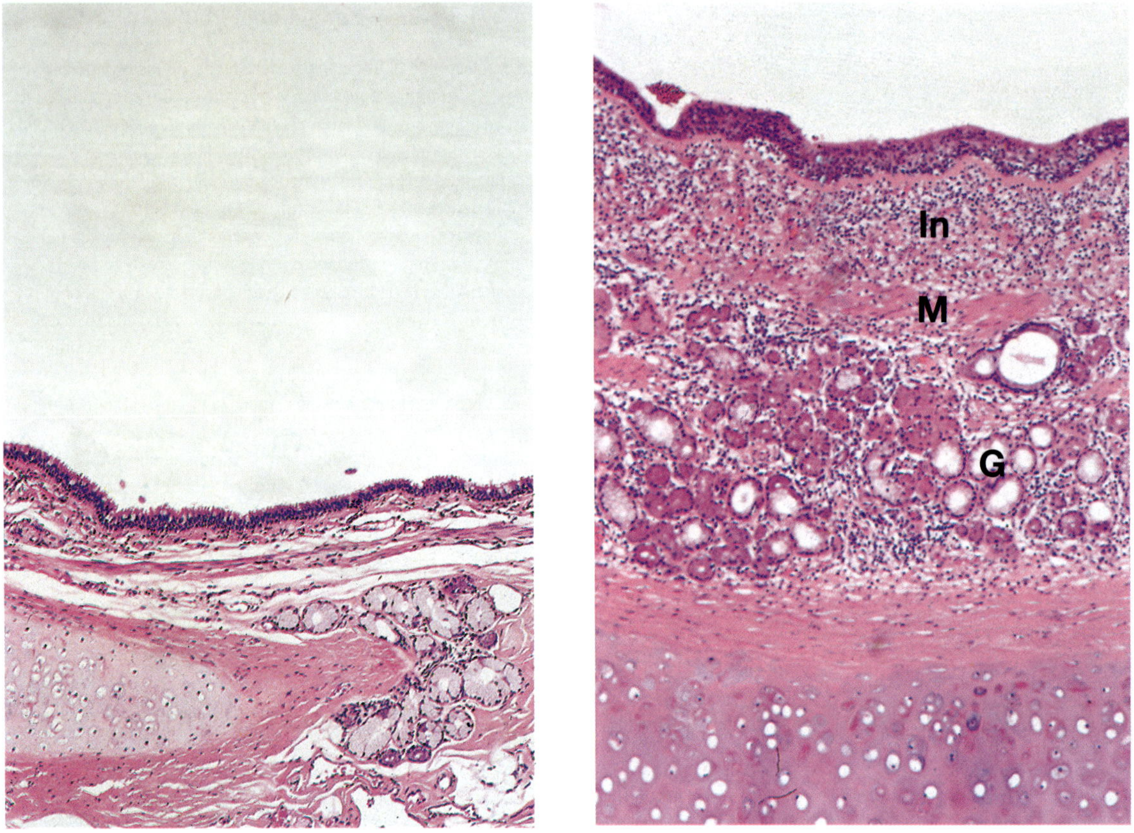

(a) (b)

Fig. 12.7 Bronquitis crónica
(a) Pared bronquial normal (AM) (b) Pared bronquial en la bronquitis crónica (AM)

El término bronquitis crónica se usa clínicamente para describir una situación en la que existe una expectoración excesiva la mayoría de los días, durante el menos tres meses al año en por lo menos dos años consecutivos.

Aunque bien definida como un término clínico, los cambios anatomopatológicos de la bronquitis crónica son variables y relativamente inespecíficos. La irritación crónica de la mucosa bronquial por el humo de tabaco, la polución atmosférica o por episodios repetidos de infección induce cambios inflamatorios e hiperplásicos crónicos, que provocan el engrosamiento marcado de la pared bronquial. Esta característica es la principal anomalía en casos de bronquitis crónica, y se ilustra bien en la microfotografía (b) cuando se compara con la pared normal mostrada en la microfotografía (a) con la misma ampliación.

Son tres los factores que contribuyen al grosor aumentado de la pared bronquial: infiltración de la submucosa por células inflamatorias (**In**) crónicas, marcada hipertrofia del músculo (**M**) liso mucoso e hiperplasia significativa de las glándulas (**G**) mucosas con producción de moco abundante.

Además, el epitelio superficial experimenta hiperplasia y, muchas veces, metaplasma escamoso (que no se observa aquí). Esto provoca una pérdida de actividad ciliar, anulándose la función de «escaleras mecánicas mucociliares», que sumado a la excesiva producción de moco proporciona un medio ambiente ideal para la infección bacteriana superpuesta.

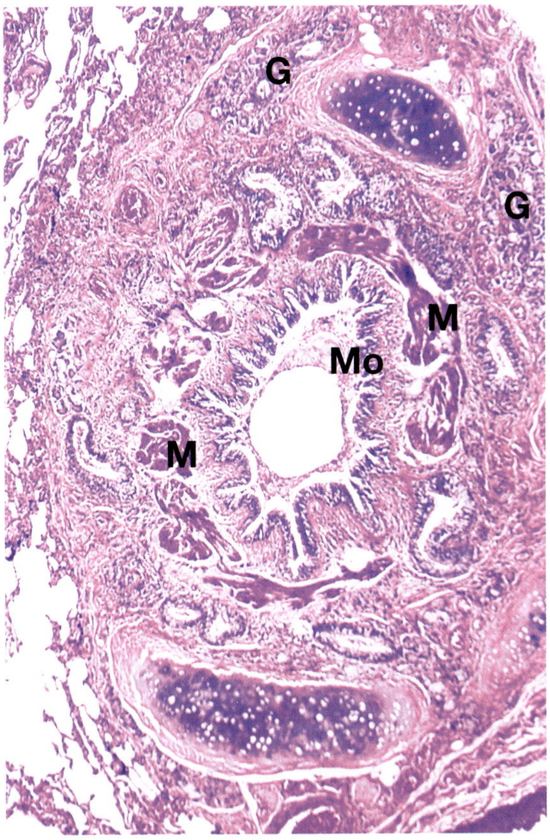

Fig. 12.8 Asma crónica (AM)

El asma es un trastorno respiratorio común caracterizado por inestabilidad del músculo liso de las paredes bronquiolares que conduce a broncoconstricción paroxística. Ésta produce una disminución del diámetro de las vías aéreas, con marcada resistencia al flujo de aire, particularmente durante la espiración. Desde el punto de vista clínico, aparecen disnea, sibilancias y tos. Existen varios factores etiológicos y desencadenantes para el broncospasmo, entre los que se incluyen reacciones de hipersensibilidad a alergenos mediadas por IgE, infecciones bacterianas o víricas, esfuerzo físico, cambios de la temperatura del aire y sensibilidad no alérgica a agentes medioambientales específicos (muchas veces a través de exposición laboral). En el asma grave, la reducción del diámetro bronquial tiene tres componentes: broncospasmo, edema mucoso y oclusión luminal por producción excesiva de moco.

Las crisis asmáticas agudas aisladas se resuelven con tratamiento, y no parecen dejar trastorno estructural residual. En los asmáticos crónicos, como en este ejemplo, las paredes bronquiales aumentan de grosor por hipertrofia del músculo (**M**) liso, hiperplasia de las glándulas (**G**) mucosas, edema persistente de la submucosa e infiltración marcada por eosinófilos. La luz bronquial es obstruida por moco (**Mo**) que contiene numerosos eosinófilos.

De forma característica, los eosinófilos se acumulan en diversos estados alérgicos, y es posible que participen en la desactivación de algunos mediadores químicos.

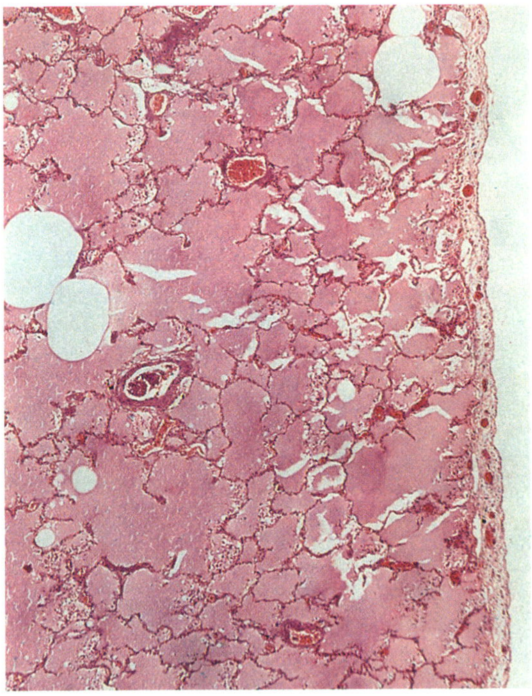

Fig. 12.9 Edema pulmonar (BA)

Cualquier condición en la que el ventrículo o la aurícula izquierdos no consigan vaciarse adecuadamente aumentará la presión en la cámara afecta, y el aumento de presión será transmitido hacia atrás, hacia el sistema venoso pulmonar y los capilares pulmonares. Los capilares pulmonares aparecen ***dilatados*** y ***congestionados*** por hematíes, y la presión hidrostática aumentada produce ***trasudación*** de líquido desde el plasma hacia los espacios alveolares causando ***edema pulmonar.***

Puesto que la insuficiencia cardíaca congestiva es un evento terminal en muchas enfermedades, la congestión y el edema pulmonar representan hallazgos post mórtem comunes. Esta condición también proporciona un medio ambiente ideal para la proliferación de patógenos con virulencia relativamente baja, de modo que la bronconeumonía superpuesta es una secuela frecuente (ver Fig. 12.5). La congestión pulmonar crónica debida, por ejemplo, a estenosis mitral puede conducir a numerosas hemorragias intraalveolares pequeñas seguidas de lisis de los hematíes; la fagocitosis de los pigmentos férricos liberados, en especial hemosiderina, conduce al aspecto macroscópico conocido como ***induración parda***.

Enfermedades intersticiales del pulmón

Una amplia gama de estímulos patológicos puede causar inflamación intersticial pulmonar, es decir, una inflamación que afecta de modo primario a las paredes alveolares. Esta situación contrasta con la inflamación neumónica o intraalveolar observada en la neumonía.

La inflamación intersticial aguda se llama con frecuencia ***neumonitis***. El cuadro clínico puede consistir en dificultad respiratoria aguda catastrófica, como en el ***síndrome de dificultad respiratoria del adulto*** (***SDRA***), que tiene una amplia gama de causas, entre las que se encuentran las neumonías víricas y atípicas, el shock y reacciones de hipersensibilidad y a fármacos. El ***síndrome de dificultad respiratoria*** de los lactantes prematuros (***SDRL***) es un proceso similar, y tanto la forma del adulto como la del lactante se caracterizan por la presencia de membranas hialinas sobre la paredes alveolares (Fig. 12.10).

En el extremo crónico del espectro, la enfermedad pulmonar intersticial se suele presentar con disnea de comienzo insidioso secundaria a ***fibrosis pulmonar*** (Fig. 12.11). También en este contexto, el desarrollo de fibrosis pulmonar se puede deber a una amplia gama de factores, y puede estar precedido por una fase aguda. Los factores causales más comunes son los polvos inorgánicos (sílice, carbón, asbesto), los polvos orgánicos (heno enmohecido en el «pulmón del granjero»), y ciertos trastornos de causa desconocida, como la sarcoidosis y la ***fibrosis pulmonar idiopática*** (ver Fig. 3.6).

Los trastornos causados por inhalación de polvos inorgánicos se designan ***neumoconiosis***; siguen a la inhalación de minerales (p. ej., sílice y asbesto), habitualmente durante un período de tiempo prolongado con exposición laboral, que conduce a reacciones fibrosas en el pulmón. La inhalación de polvos orgánicos (p. ej., esporas de hongos y polvos vegetales) suele causar fibrosis pulmonar a través de respuestas alérgicas crónicas denominadas ***alveolitis alérgica extrínseca***. El resultado final de estos procesos es el desarrollo de fibrosis intersticial pulmonar. Este tipo de fibrosis pulmonar aumenta el grosor de la barrera entre sangre y aire causando reducción de la transferencia de gases. Conforme progresa la enfermedad pueden aparecer hipertensión pulmonar e insuficiencia respiratoria. En la mayoría de estas enfermedades, cuando se desarrolla la fibrosis quedan ya pocos indicios del agente causal original. Entre las excepciones a tal regla se incluyen la silicosis (Fig. 12.12), que cursa con un patrón de fibrosis distintivo; la asbestosis (Fig. 12.13), en la que es diagnóstica la presencia de numerosos cuerpos de asbesto, y la sarcoidosis, en la que pueden observarse granulomas característicos (Fig. 3.9).

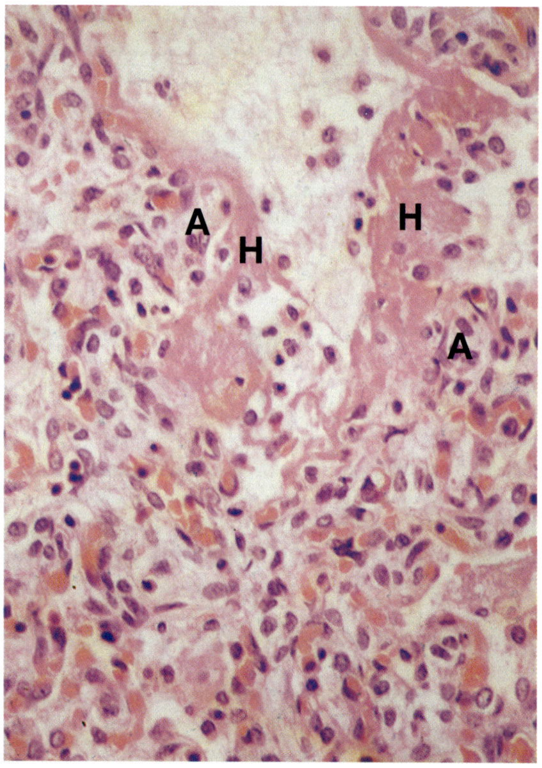

Fig. 12.10 Enfermedad de las membranas hialinas (GA)

En el extremo más agudo del espectro de enfermedades pulmonares intersticiales, la histología pulmonar se caracteriza por la presencia de «membranas hialinas» (**H**) formadas por acreción de proteínas y detritos celulares necróticos sobre la superficie alveolar de las paredes de los alvéolos (**A**). Esta condición se designa también como ***daño alveolar difuso*** (***DAD***). De forma característica, las paredes alveolares están engrosadas debido a una mezcla de infiltrado inflamatorio, edema, congestión capilar y hemorragia. En combinación con las membranas hialinas, estas anomalías dificultan mucho el intercambio gaseoso y conducen a insuficiencia respiratoria. En ocasiones existen características histológicas peculiares de una forma etiológica particular, como los granulomas caseificados en la TB miliar (Fig. 4.5) o los cuerpos de inclusión nucleares en la infección por citomegalovirus (Fig. 4.16).

En la mayoría de los casos, el aspecto histológico es inespecífico, y una historia cuidadosa tiene especial importancia para definir la causa. En el de los prematuros (SDRL), la causa es una deficiencia de surfactante pulmonar. En los adultos existe una amplia variedad de causas posibles, pero el factor común es el daño generalizado de las células endoteliales capilares y/o de las células del tapizado alveolar. Esta entidad es con frecuencia mortal, pero se puede resolver por completo con tratamiento apropiado, y también puede evolucionar hacia la fibrosis pulmonar.

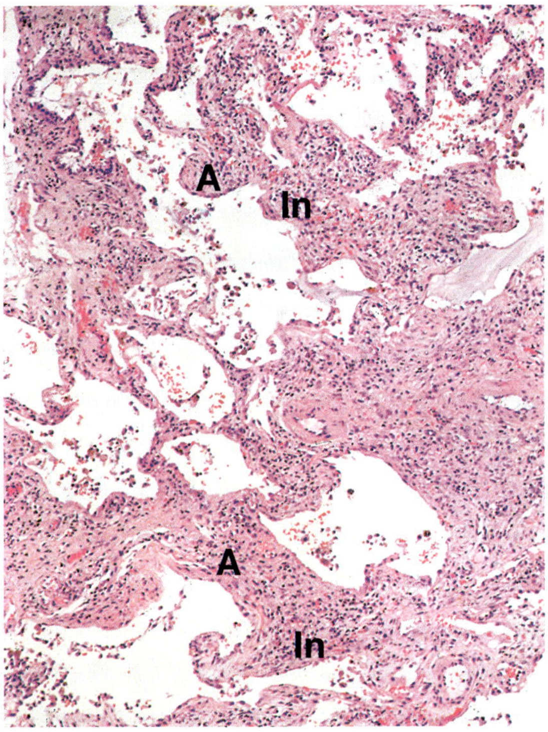

Fig. 12.11 Fibrosis pulmonar (AM)

Esta anomalía puede representar el estadio final del daño alveolar difuso agudo o de una enfermedad subaguda como la alveolitis alérgica extrínseca. Muchas veces, sin embargo, la entidad se presenta con disnea insidiosa, y la biopsia pulmonar demuestra fibrosis pulmonar ya establecida. Como se aprecia en esta microfotografía, las paredes alveolares (**A**) están muy engrosadas debido al depósito de colágeno. Existe un infiltrado (**In**) inflamatorio crónico variable compuesto principalmente por linfocitos. Además, el epitelio alveolar contiene sobre todo neumocitos tipo II. Cuando no es posible aclarar los factores etiológicos por la biopsia y la historia clínica cuidadosa, el proceso se conoce como ***alveolitis fibrosante criptogénica*** o ***neumonitis intersticial usual***, como en este caso. Otras veces existen características histológicas distintivas, como los granulomas en la fase tardía de la tuberculosis y la sarcoidosis, y los cuerpos de asbesto en la asbestosis. Algunos casos se asocian a una historia clínica significativa por ejemplo de exposición a fármacos, como en la fibrosis pulmonar inducida por bleomicina. En las fases posteriores, el parénquima pulmonar normal puede aparecer densamente fibroso con grandes espacios visibles macroscópicamente; este cuadro se conoce como ***pulmón en panal.***

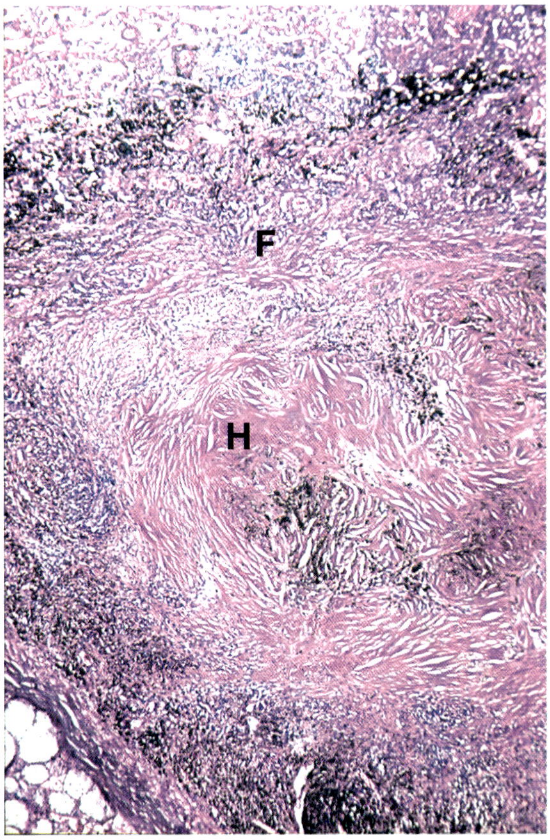

Fig. 12.12 Silicosis (AM)

La silicosis es una forma de neumoconiosis que suele afectar a mineros y otros obreros con exposición laboral a polvo de sílice. Inicialmente, las partículas de sílice inhaladas son fagocitadas por los macrófagos, que se acumulan en grupos y muy ocasionalmente forman masas similares a granulomas. La presencia de macrófagos cargados de sílice provoca una intensa reacción fibrosa focal que resulta en la formación de nódulos de tejido colágeno. El centro de cada foco poco a poco se hace acelular e hialino (**H**), y aparece rodeado por una zona variable de tejido fibroso (**F**) más celular mostrando un infiltrado con escasas células inflamatorias crónicas en el que abundan los macrófagos cargados de carbón negro. Los métodos histológicos usuales no revelan la presencia de sílice, que se puede mostrar, sin embargo, como partículas birrefringentes en la microscopia con luz polarizada.

Conforme el proceso continúa, los nódulos fibrosos pueden confluir y originar una fibrosis pulmonar extensa. La silicosis es la más común de las neumoconiosis; también pertenecen a esta categoría la asbestosis (Fig. 12.13) y la beriliosis, en las que las partículas inhaladas provocan una reacción granulomatosa de células gigantes similar a la observada en la sarcoidosis (Fig. 3.9).

Todas las enfermedades clínicamente significativas de pulmón causadas por polvos inorgánicos conducen a fibrosis progresiva, con fracaso ventilatorio y disminución del intercambio gaseoso. La alteración de la microvascularización pulmonar puede provocar hipertensión pulmonar.

La presencia de una gran cantidad de carbón negro indica que este caso corresponde a un minero del carbón.

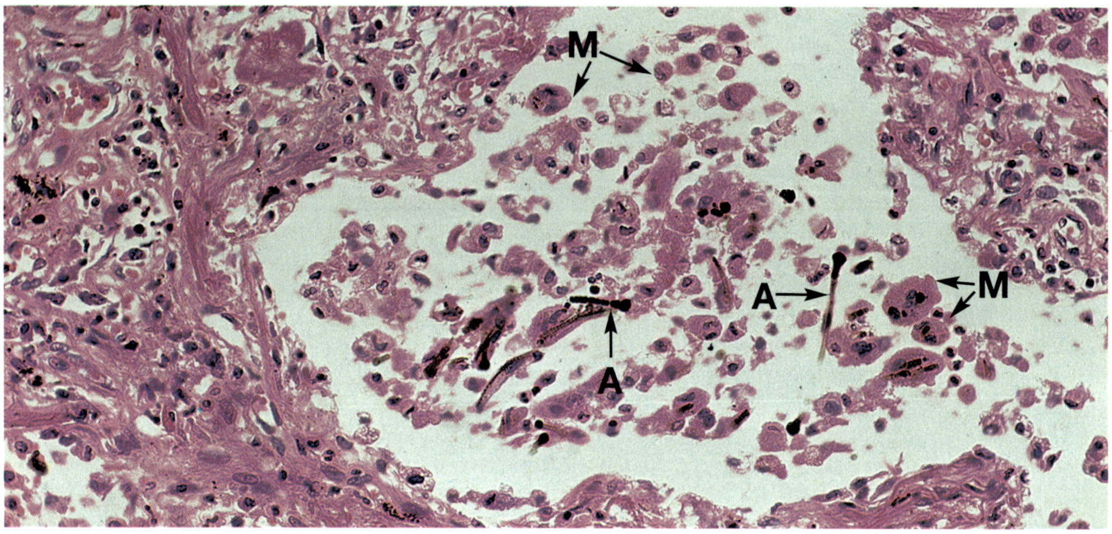

Fig. 12.13 Asbestosis (GA)

El asbesto, un silicato complejo, aparece en forma de largas fibras con forma de aguja que, al ser inhaladas y llegar al parénquima pulmonar, son recubiertas por material proteináceo para formar ***cuerpos de asbesto*** segmentados. La presencia de fibras de asbesto provoca una respuesta de células gigantes y macrófagos, que en último término conduce a fibrosis mediante un proceso similar al descrito para la silicosis (Fig. 12.12). Las mayores lesiones fibrosas ocurren inicialmente en la zona subpleural de los lóbulos inferiores.

Esta microfotografía muestra un espacio alveolar que contiene macrófagos (**M**) alveolares y cuerpos de asbesto (**A**) típicos; el color pardo de los cuerpos de asbesto procede de la presencia de hemosiderina en el tapizado proteináceo.

Aparte de su tendencia a producir fibrosis pulmonar, la exposición al asbesto predispone también a la transformación neoplásica. Los mesoteliomas de la pleura y, con menos frecuencia, los del peritoneo (Fig. 12.19) pueden seguir a la exposición a una forma de asbesto conocida como «asbesto azul», mientras que la exposición al asbesto común aumenta mucho el riesgo de carcinoma pulmonar, especialmente en individuos fumadores de cigarrillos.

Tumores del pulmón y la pleura

Los tumores pulmonares genuinamente benignos son raros. La mayoría de los «adenomas bronquiales» son en realidad tumores carcinoides originados en células neuroendocrinas pulmonares; estas neoformaciones pueden exhibir capacidad invasiva local, y a veces producen metástasis. Su aspecto histológico es similar al de los tumores carcinoides del tracto gastrointestinal (Fig. 13.17).

La gran mayoría de los tumores malignos primarios del pulmón son carcinomas originados en los bronquios y, por tanto, se les suele llamar ***carcinomas broncogénicos***; los carcinógenos presentes en el humo del tabaco son los principales agentes etiológicos. Otros factores menos importantes son la exposición a la radiación, al asbesto (especialmente en combinación con el tabaco), y a otros minerales como el níquel y el cromo. La polución del aire y la predisposición genética son otros posibles factores. Ocasionalmente, estos tumores se forman en una cicatriz pulmonar antigua.

Existen cuatro tipos principales de carcinoma broncopulmonar:

- ***Carcinoma de células escamosas diferenciado*** (Fig. 12.14).
- ***Adenocarcinoma diferenciado*** (incluyendo el patrón bronquioloalveolar) (Figs. 12.16 y 12.17).
- ***Carcinoma escamoso/adenocarcinoma indiferenciado*** (indiferenciado de células grandes) (Fig. 12.18).
- ***Carcinoma neuroendocrino maligno*** (carcinoma de células pequeñas o de células en grano de avena) (Fig. 12.15).

La tendencia actual consiste en llamar a este último tipo ***carcinoma de células pequeñas***, y agrupar todos los demás tipos bajo la denominación de ***carcinoma no de células pequeñas***. Tal sistema insatisfactorio de agrupamiento tiene como base la probable respuesta del tumor a las limitadas opciones terapéuticas actuales. Los tumores metastásicos, habitualmente diseminados por vía sanguínea desde órganos distantes, también son muy comunes en los pulmones (Fig. 7.9).

La pleura es uno de los lugares de origen de ciertos tumores infrecuentes pero mortales conocidos como ***mesoteliomas*** (Fig. 12.19). Estas neoplasias aparecen de modo casi exclusivo en pacientes expuestos al asbesto.

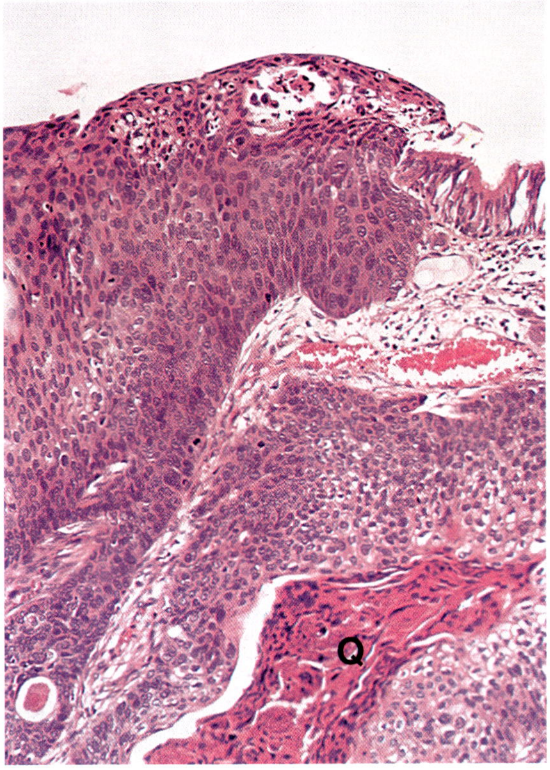

Fig. 12.14 Carcinoma bronquial de células escamosas: bien diferenciado (AM)

El carcinoma de células escamosas, la neoplasia maligna primaria más común del pulmón, se suele formar en los bronquios principales o en sus ramas mayores, cerca del hilio pulmonar, y con frecuencia en un área de epitelio que ha experimentado previamente metaplasma escamoso, por ejemplo a consecuencia del humo del tabaco. Tales tumores invaden el parénquima local, y tienden a obstruir la vía aérea afectada y a extenderse por medio de los linfáticos locales hasta los ganglios regionales.

Estos tumores exhiben las características típicas del carcinoma de células escamosas, pero tienden a variar ampliamente en el grado de diferenciación. En un extremo del espectro se encuentra el tipo queratinizado bien diferenciado, como el de esta microfotografía, donde es evidente la semejanza con el epitelio escamoso estratificado y existe formación de queratina (**Q**) en algunas áreas. En el otro extremo del espectro se sitúan los tumores poco diferenciados, en los que las características escamosas, como los puentes intercelulares, sólo son visibles a gran aumento (ver Fig. 7.14). Algunos tumores están tan poco diferenciados que no pueden observarse características escamosas con el microscopio; tales neoplasias se clasifican como carcinomas indiferenciados de células grandes (Fig. 12.18).

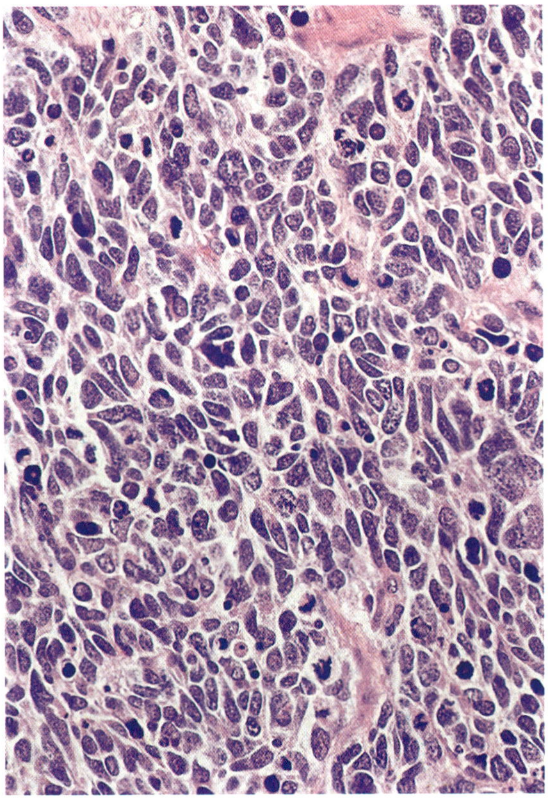

Fig. 12.15 Carcinoma de células pequeñas (GA)

Además del carcinoma escamoso, los bronquios proximales también pueden dar lugar a otro carcinoma importante conocido como de células pequeñas o de células en grano de avena. Como se aprecia en esta microfotografía a gran aumento, el nombre deriva de la supuesta semejanza de las células tumorales, pequeñas, densamente agrupadas, con tinción oscura y forma ovoide, con granos de avena. Estos tumores invaden rápida y extensamente la pared bronquial y el parénquima adyacente, y pueden comprimir e invadir las venas pulmonares próximas. La diseminación precoz, linfática y sanguínea es una característica de estos tumores. Los tumores de células pequeñas son los que tienen peor pronóstico entre todos los carcinomas broncogénicos, puesto que, si bien son los más sensibles a la quimioterapia, casi siempre recidivan pronto.

Aparte de sus efectos locales y metastásicos, estas neoplasias también pueden segregar hormonas peptídicas, como la ADH y la ACTH (***secreción hormonal ectópica***), lo que da lugar a diversos ***síndromes endocrinos de origen tumoral***.

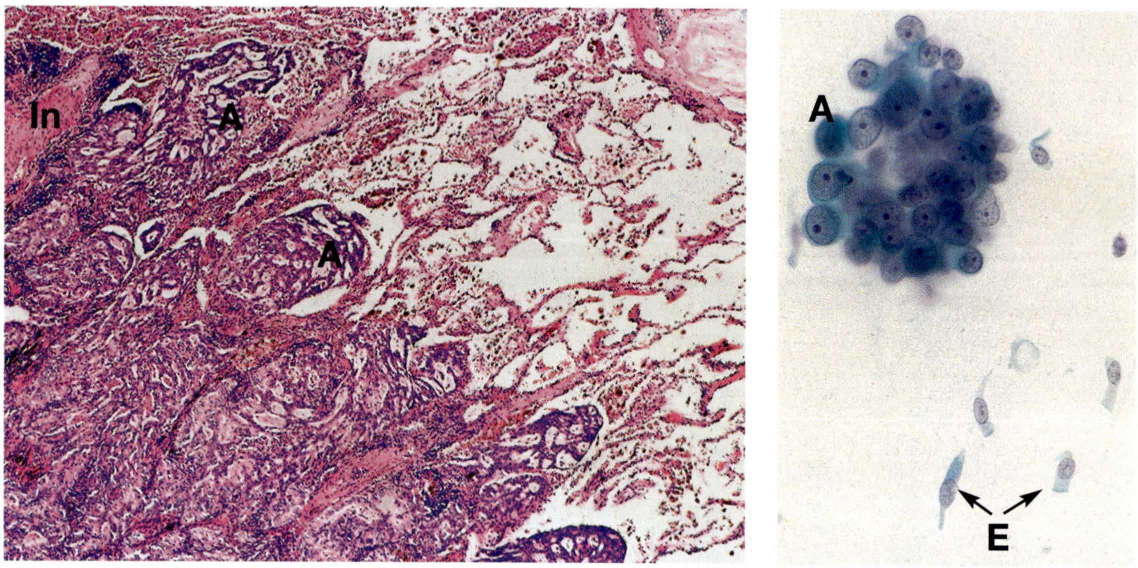

(a) (b)

Fig. 12.16 Adenocarcinoma pulmonar
(a) BA (b) Citología; Giemsa (GA)

Los adenocarcinomas tienden a originarse en zonas más periféricas del pulmón, en los bronquios pequeños y los bronquiolos; muestran una particular predilección por las áreas de tejido cicatricial antiguo, por ejemplo en lesiones tuberculosas cicatrizadas. El adenocarcinoma de pulmón no está relacionado tan íntimamente con el consumo de cigarrillos como otros tumores pulmonares primarios.

La principal característica histológica de este tipo de tumor es la formación de estructuras acinares (**A**) glandulares, y los acinos aparecen frecuentemente llenos de moco. El tumor (al igual que otros muchos) provoca una respuesta inflamatoria (**In**) local, y los alvéolos del parénquima pulmonar adyacente contienen numerosos macrófagos alveolares. Las variedades de adenocarcinoma muy poco diferenciadas se incluyen en la categoría de ***carcinoma indiferenciado de células grandes*** (Fig. 12.18); también en este caso, sólo la microscopia electrónica puede demostrar el origen glandular de tales tumores.

Todos los tumores pulmonares pueden diagnosticarse mediante examen citológico del esputo, el lavado o el cepillado bronquiales, y biopsia tomada mediante aspiración con aguja fina. En la microfotografía (b), nótese el grupo de células adenocarcinomatosas (**A**) grandes con nucléolos prominentes; esos elementos tumorales contrastan con las ocasionales células epiteliales (**E**) bronquiales normales.

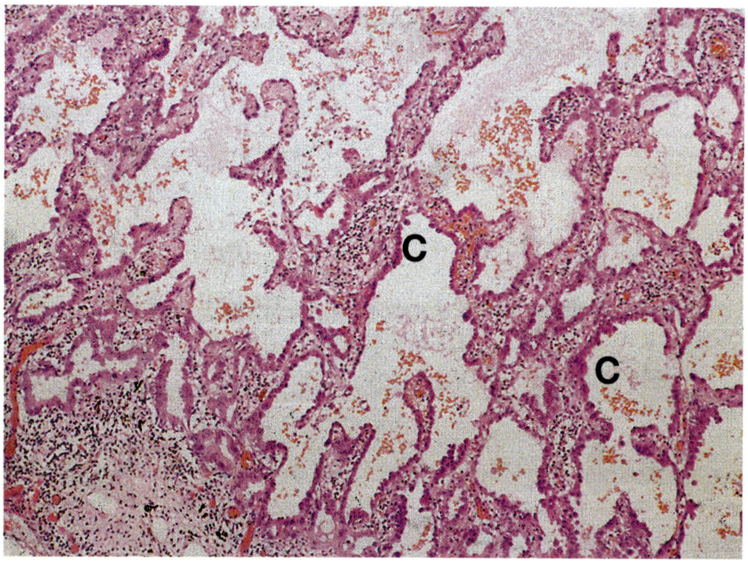

Fig. 12.17 Carcinoma bronquioloalveolar (AM)

Éste es un subtipo infrecuente de adenocarcinoma que puede aparecer en la radiografía como una masa solitaria bien definida en la periferia pulmonar o, más frecuentemente, como un infiltrado difuso. El dato característico de este tumor es que las células malignas crecen a lo largo de las paredes alveolares, como muestra la microfotografía. El epitelio alveolar es sustituido por células columnares (**C**) apiñadas con núcleos hipercromáticos agrandados. Las paredes alveolares aparecen algo fibrosas e inflamadas.

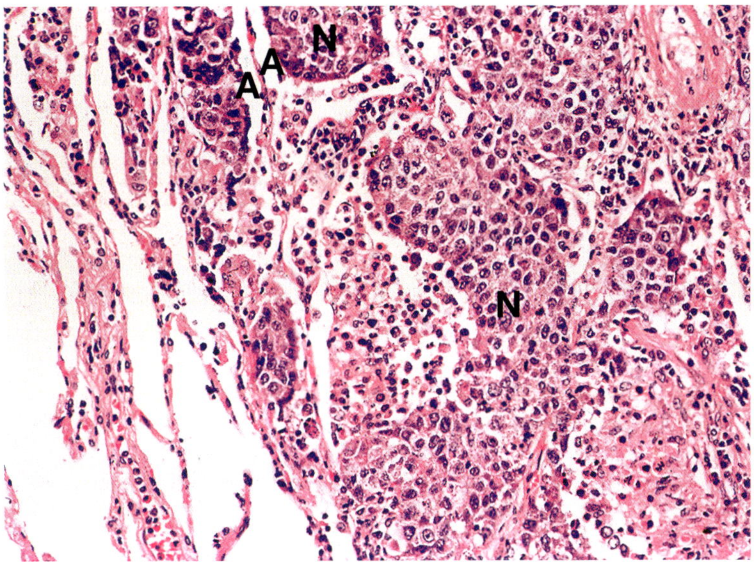

Fig. 12.18 Carcinoma indiferenciado de células grandes (AM)

Esta microfotografía muestra el borde de avance de un carcinoma pulmonar indiferenciado de células grandes. Como ya se ha dicho, los carcinomas indiferenciados de células grandes incluyen carcinomas de células escamosas muy poco diferenciados, y adenocarcinomas sin características apreciables de tumor escamoso ni de adenocarcinoma en la microscopia óptica, aunque tales características se pueden apreciar con el microscopio electrónico. Estos tumores están formados por grandes células epiteliales anaplásicas que crecen formando nidos (**N**) y láminas. No se observa evidencia de queratinización, puentes intercelulares o mucina intracitoplásmica. En esta microfotografía se aprecia con claridad la invasión de los espacios alveolares (**A**) adyacentes.

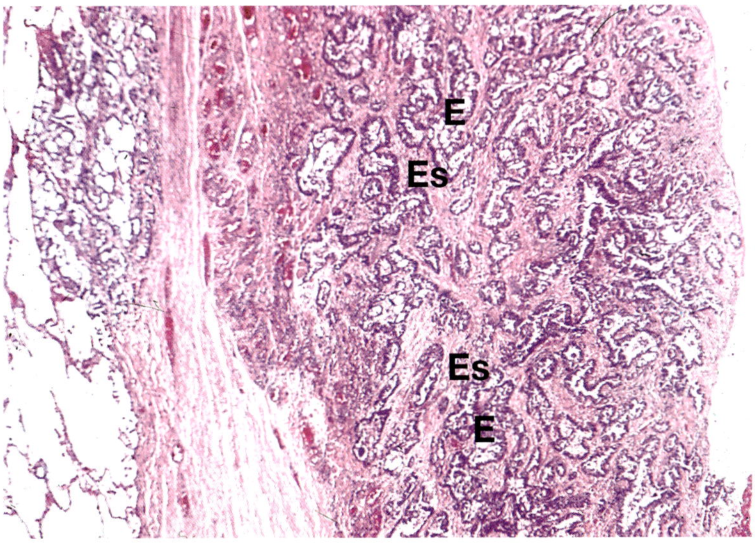

(a)

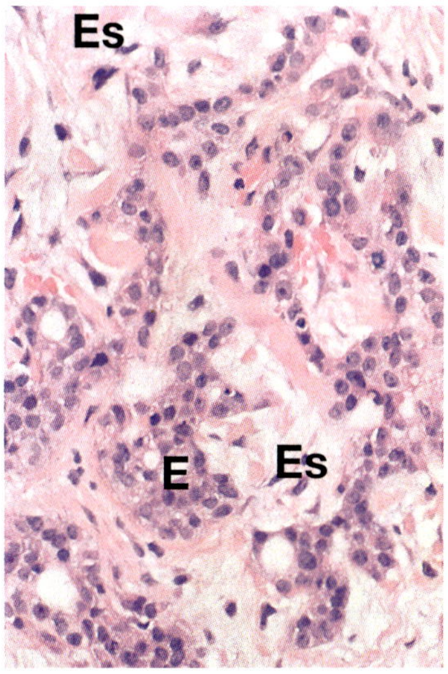

(b)

Fig. 12.19 Mesotelioma pleural
(a) BA (b) GA

La pleura participa con frecuencia en la diseminación secundaria de los carcinomas bronquiales y de mama. Los tumores malignos primarios de la pleura, conocidos como ***mesoteliomas*** por proceder de células mesoteliales, son raros pero tienen gran interés debido a su relación con la exposición al polvo de asbesto; la exposición es con frecuencia banal, y muchas veces ocurrió en un pasado lejano. Con menos frecuencia aún, los mesoteliomas nacen en el peritoneo, y estos casos también se asocian muchas veces con una historia de exposición al asbesto.

Los mesoteliomas pleurales forman una lámina densa de tumor que se extiende sobre la superficie pleural, como ilustra la microfotografía (a), y muchas veces encierran al pulmón en una cáscara blanquecina y dura; el tumor sólo se extiende una pequeña distancia dentro del parénquima pulmonar, y la diseminación metastásica es infrecuente.

A bajo aumento se puede ver que el tumor tiene un componente epitelial (**E**) glandular y otro fibroso estromal (**Es**). A gran aumento, como en la microfotografía (b), tanto el componente epitelial (**E**) como el estromal (**E**) de células fusiformes exhiben el pleomorfismo característico de la malignidad. La mayoría de los mesoteliomas contienen elementos fusiformes y glandulares, pero en ocasiones predomina uno de los componentes.

13. Tubo digestivo

Introducción

El tubo digestivo incluye la boca y las glándulas salivales asociadas, el esófago, el estómago, los intestinos delgado y grueso, el apéndice y el ano. La función del tubo digestivo es la ingestión, digestión y absorción de nutrientes, junto con el almacenamiento y la eliminación de los productos de desecho. Una amplia gama de enfermedades congénitas y adquiridas pueden afectar a todas las partes del tubo digestivo.

Enfermedades de los tejidos orales y las glándulas salivales

La boca y las estructuras asociadas pueden estar implicadas en una gran variedad de estados patológicos que cabe clasificar en tres categorías. En primer lugar, muchas enfermedades sistémicas, en particular dermatológicas, cursan con manifestaciones orales (p. ej., ***liquen plano, sífilis***). En segundo lugar, todos los tejidos orales pueden experimentar estados inflamatorios agudos o crónicos, los más comunes de los cuales son la caries dental y su secuela, el absceso periapical, y la enfermedad periodontal (inflamación de las encías). Más interés histopatológico general tiene la inflamación de las glándulas salivales, que conduce a ***sialadenitis crónica*** (Fig. 13.2). En tercer lugar, en los tejidos orales se pueden originar muchos tumores benignos y malignos, siendo los más comunes los carcinomas de células escamosas de los labios, la mucosa oral y la lengua (Fig. 13.1). Los tumores salivales, tanto benignos (Figs. 13.3 y 13.4) como malignos (Fig. 13.5), pueden originarse en las glándulas salivales mayores y menores.

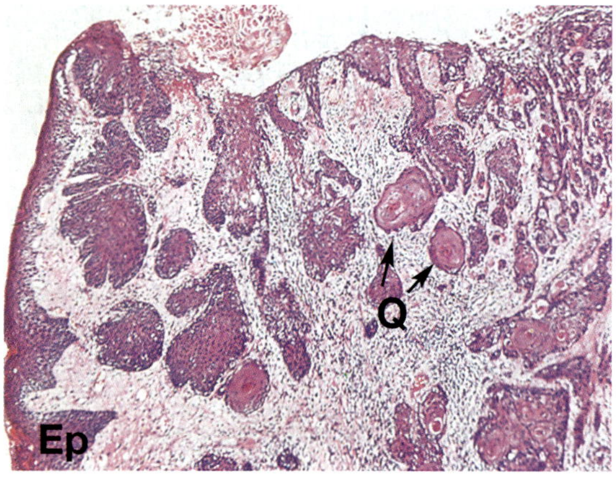

Fig. 13.1 Carcinoma de la lengua (BA)

Los tumores malignos de la mucosa de los labios, la lengua, las mejillas y las encías son casi invariablemente carcinomas de células escamosas; tienden a estar bien diferenciados y metastatizar en los ganglios linfáticos regionales.

La microfotografía ilustra un carcinoma escamoso que afecta a la lengua. El tumor procede del epitelio (**Ep**) escamoso estratificado normal adyacente, y ha infiltrado en profundidad la lengua. Exhibe formación de perlas de queratina (**Q**). Aunque estos tumores se pueden formar en el epitelio normal, la displasia escamosa similar a la observada en la piel y en el cuello uterino (Fig. 17.6) es una lesión premaligna común, y se puede identificar en la exploración clínica como una anomalía de la mucosa.

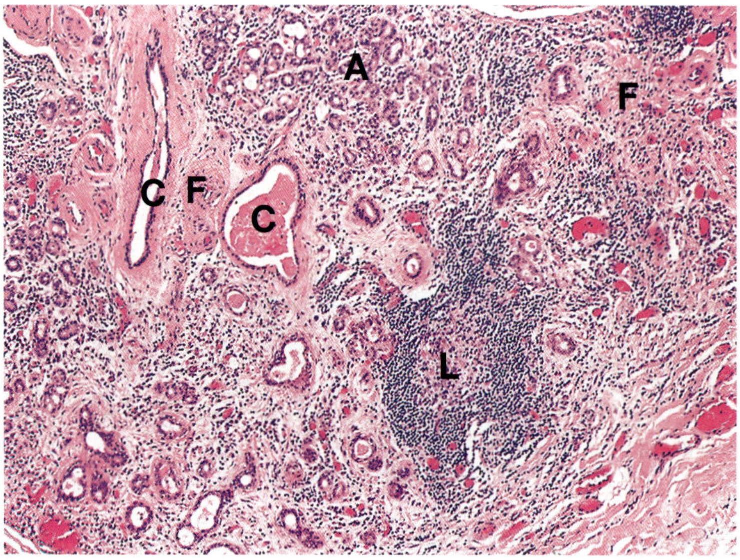

Fig. 13.2 Sialadenitis crónica (BA)

La obstrucción prolongada del conducto de una glándula salival mayor por un cálculo (***sialolito***) produce una inflamación crónica y atrofia acinar de la glándula denominada ***sialadenitis crónica***.

Esta microfotografía corresponde a la glándula submandibular, que es la glándula afectada con más frecuencia. Dos ramas del conducto (**C**) salival están dilatadas, con fibrosis (**F**) periductal, infiltración por linfocitos y formación de folículos linfoides (**L**). Los ácinos (**A**) secretores adyacentes aparecen marcadamente atróficos, y los espacios intersticiales han sido expandidos por el tejido fibroso (**F**).

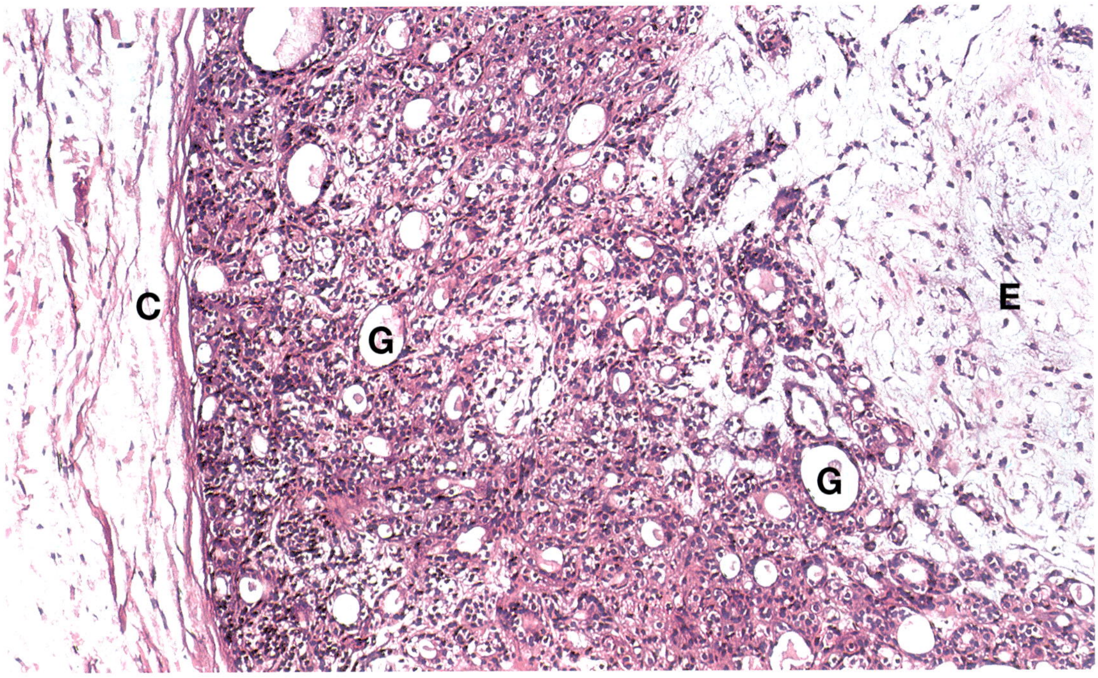

(a)

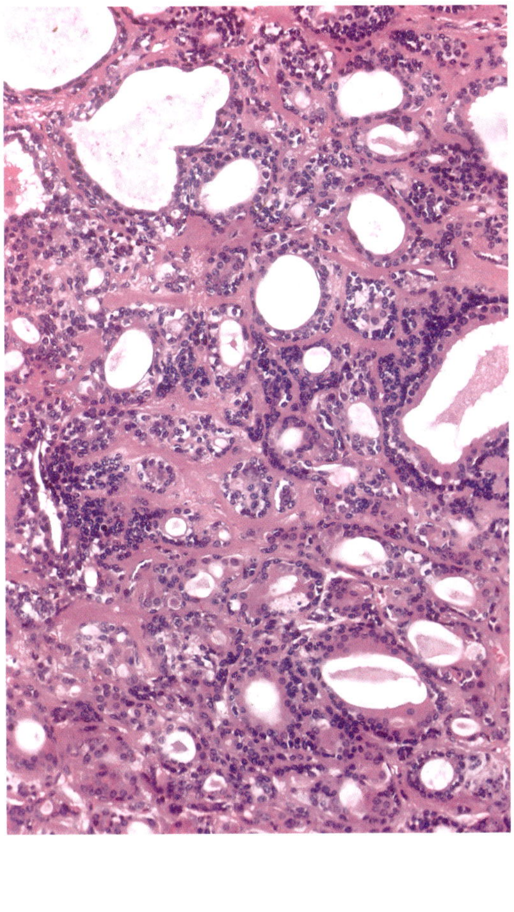

(b)

Fig. 13.3 Adenoma pleomorfo de las glándulas salivales

(a) Forma pleomorfa típica (AM)
(b) Variante monomorfa (GA)

El tumor más común de las glándulas salivales es el ***adenoma pleomorfo***, conocido antes como ***tumor mixto de la glándula salival***. Este último término se adoptó por el aspecto histológico de columnas e islas de células epiteliales benignas, separadas por una estroma de tejido conectivo mixomatoso laxo, en el que se pueden encontrar áreas similares al cartílago.

Los adenomas pleomorfos afectan sobre todo a la glándula parótida. Suelen ser encapsulados, pero con forma irregular; en el caso de la glándula parótida, esta configuración dificulta la extirpación total (tener presente el nervio facial), y la recidiva local puede ser un problema. Casi todos los adenomas pleomorfos son benignos, pero muy rara vez se pueden producir cambios malignos al cabo de muchos años.

La microfotografía (a) muestra las características típicas de los adenomas pleomorfos benignos: un elemento epitelial neoplásico glandular (**G**) intensamente teñido y una estroma (**E**) de tejido conectivo laxo, teñido de azul pálido, que recuerda algo al cartílago. Nótese que el tumor está circunscrito por una cápsula (**C**) fibrosa fina.

Con mucha menos frecuencia, los adenomas salivales se componen totalmente de epitelio glandular y no contienen la estroma mixomatosa que muchas veces domina el cuadro en el adenoma salival pleomorfo típico; esta variante se describe como ***adenoma salival monomorfo***, y la microfotografía (b) muestra un ejemplo.

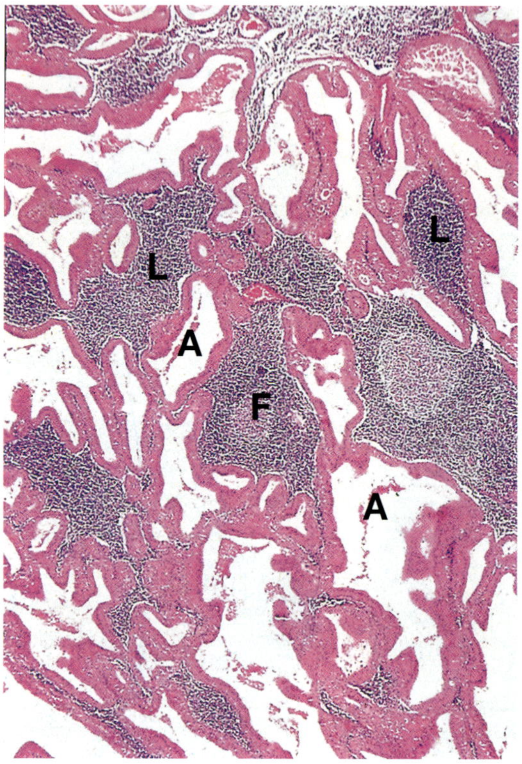

Fig. 13.4 Adenolinfoma (AM)

Este tumor benigno infrecuente se encuentra casi exclusivamente en la glándula parótida y a su alrededor; habitualmente afecta a hombres de edad media o mayores.

El tumor, con frecuencia quístico, se compone de grandes ácinos (**A**) glandulares incluidos en un tejido linfoide (**L**) denso, en el que se ven con frecuencia folículos (**F**) linfoides típicos. El elemento glandular consiste en epitelio columnar alto, bastante similar a los conductos salivales grandes.

No se conoce la histogénesis de este tumor, pero el elemento glandular puede representar tejido de conducto salival hamartomatoso, dentro de los ganglios linfáticos existentes en y alrededor de la glándula parótida. El adenolinfoma se conoce también con el epónimo ***tumor de Warthin***, un término preferible por evitar la impresión errónea de malignidad que implica la denominación «adenolinfoma».

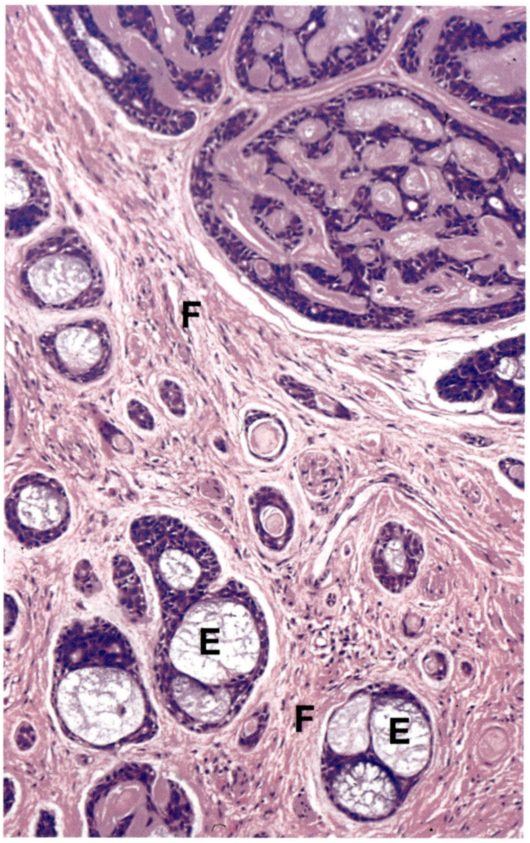

Fig. 13.5 Carcinoma adenoide quístico (AM)

El tumor maligno más común del tejido salival es el ***carcinoma adenoide quístico*** o ***adenoquístico***. Esta neoplasia resulta infrecuente en la glándula parótida pero se observa en las otras glándulas salivales mayores y en las menores. Desde el punto de vista histológico, tiene un característico aspecto cribiforme (similar a un cedazo), debido a la presencia de espacios (**E**) pequeños en una masa de células tumorales estrechamente empaquetadas. Las células tumorales están dispuestas en grupos y cordones separados por una estroma fibrosa (**F**), que puede exhibir una hialinización intensa.

Además de en las glándulas salivales mayores, los carcinomas adenoquísticos se pueden encontrar en las glándulas salivales menores y en las accesorias del paladar. Estos tumores son localmente invasivos, y tienden a recidivar después de la extirpación quirúrgica. La extensión a los ganglios linfáticos regionales es frecuente y resulta común la invasión local amplia, aunque la velocidad de crecimiento suele ser lenta. La invasión perineural, con frecuencia intensamente dolorosa, es un hecho común en este tumor.

Enfermedades esofágicas

Las infecciones del esófago son raras en individuos sanos, pero en pacientes debilitados o inmunosuprimidos pueden ocurrir infecciones por *virus del herpes simple* o *Candida albicans* (ver Capítulo 4). El esófago inferior se inflama con frecuencia a causa del reflujo ácido gástrico, que produce ***esofagitis*** o, en ocasiones, ***úlcera péptica crónica***, análoga a la observada en el estómago y el duodeno (Figs. 3.2 y 13.8). En respuesta al reflujo de ácido-pepsina, la mucosa escamosa del esófago inferior puede experimentar una transformación metaplásica, para adoptar la forma de un epitelio glandular similar al observado en el estómago o el intestino delgado. Esta condición metaplásica se conoce como ***esófago de Barrett*** (Fig. 13.6).

La neoplasia esofágica más común es el ***carcinoma de células escamosas***, similar al de otros lugares, aunque es posible el desarrollo de ***adenocarcinomas*** originados en el esófago de Barrett, en el extremo inferior del esófago. El esófago inferior también puede ser afectado por la extensión local de un adenocarcinoma de la parte superior del estómago.

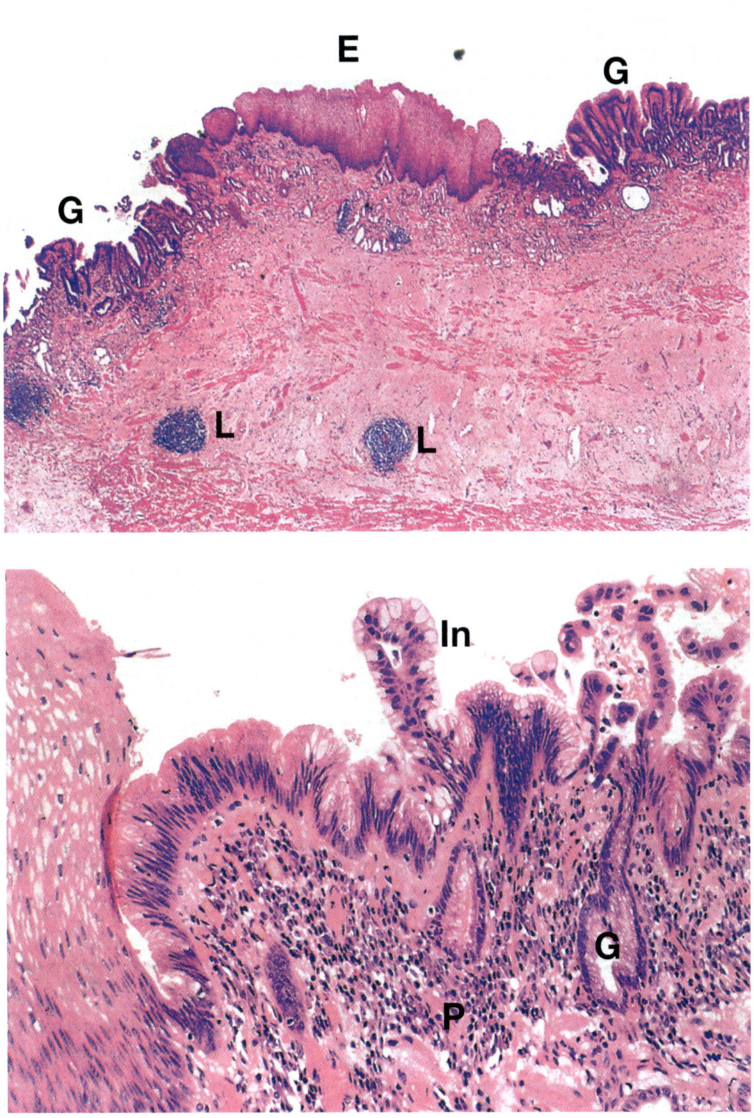

(a)

(b)

Fig. 13.6 Esófago de Barrett
(a) BA (b) GA

En el extremo inferior del esófago, el reflujo ácido persistente desde el estómago puede dar lugar a un cambio metaplásico en el que el epitelio exhibe un patrón de tipo gástrico o intestinal, o una mezcla de ambos; esto se conoce como ***esófago de Barrett.***

La microfotografía (a) muestra un corte longitudinal del esófago inferior en el que se aprecia una transición brusca del epitelio escamoso (**E**) a epitelio gástrico (**G**) metaplásico. El infiltrado de linfocitos y células plasmáticas con agregados linfoides (**L**) ocasionales es un indicador de inflamación crónica.

La microfotografía (b), a mayor aumento, muestra los patrones epiteliales gástrico (**G**) e intestinal (**In**), así como un infiltrado denso de células plasmáticas (**P**) en la lámina propia. Además, las células epiteliales exhiben cambios de displasia de bajo grado con agrandamiento, apiñamiento y desorganización de sus núcleos. La displasia de alto grado del epitelio gástrico se ilustra en la Figura 13.9. Los pacientes con esófago de Barrett experimentan un riesgo muy aumentado de adenocarcinoma, sobre todo si existe displasia superpuesta. Así pues, este proceso se suele controlar mediante endoscopias y biopsias periódicas. Tanto el adenocarcinoma como el carcinoma de células escamosas del esófago tienen un pronóstico muy malo.

Enfermedades del estómago

Gastritis

La inflamación del estómago se denomina ***gastritis***, y se puede clasificar en una forma aguda y otra crónica:

- La **gastritis aguda** puede estar asociada con el uso de aspirina y otros fármacos antiinflamatorios, la ingestión excesiva de alcohol y el estrés intenso.
- La **gastritis crónica** se puede subdividir en varios tipos distintos, cada uno de ellos con manifestaciones histológicas propias (Fig. 13.7):
  - ***Infección crónica***: el agente infeccioso habitual es *Helicobacter pylori.*
  - La ***gastritis crónica autoinmune*** se asocia con presencia de autoanticuerpos contra las células parietales gástricas y con anemia perniciosa.
  - La ***gastritis crónica química*** (conocida también como ***gastritis reactiva***) se asocia con reflujo de bilis hacia el estómago, especialmente después de intervenciones quirúrgicas, y con el consumo crónico de alcohol.
- Causas menos frecuentes como ***enfermedad de Crohn, enfermedad del injerto contra el huésped*** y ***obstrucción de la desembocadura gástrica.***

La gastritis crónica se asocia frecuentemente con el desarrollo posterior de una úlcera péptica y, menos frecuentemente, de un carcinoma gástrico, que suele estar precedido por metaplasia intestinal y displasia (Fig. 13.9).

Úlcera péptica

Los detalles histológicos de la úlcera péptica crónica del estómago se describieron en el Capítulo 3 (Fig. 3.2). La necrosis de la pared gástrica inducida por ácido, la respuesta inflamatoria aguda, la organización y la formación de tejido de granulación, y la cicatrización fibrosa ocurren simultáneamente. En la úlcera duodenal crónica, y en la mayoría de los casos de úlcera gástrica crónica, existe infección por *H. pylori*, que debe erradicarse para conseguir la curación permanente. La evolución de este proceso dinámico depende del elemento que predomine: el estímulo dañino o los intentos de curar el daño presente.

Existen tres complicaciones principales de la úlcera péptica crónica:

- **Perforación**: si la destrucción tisular supera los intentos de confinarla y repararla, el proceso se puede extender con rapidez a través de la pared del órgano, conduciendo a perforación (Fig. 13.8a).
- **Hemorragia**: la necrosis tisular se puede extender a profundidad suficiente para afectar a la pared de una arteria grande. Esto sucede con más frecuencia en las úlceras gástricas crónicas de larga evolución de la pared posterior, localizadas en la región de la arteria gastroepiploica izquierda. Este vaso tiende a quedar incorporado en la cicatriz fibrosa, en la vertiente serosa de una úlcera gástrica crónica, y puede ser erosionado durante la siguiente exacerbación aguda de la lesión (Fig. 13.8b). Esto puede provocar una hemorragia torrencial, que se manifiesta como ***hematemesis*** y/o ***melena,*** que puede ser mortal.
- **Obstrucción**: los intentos persistentes de reparación conducen a cicatrización fibrosa progresiva, que experimenta retracción y en último término causa distorsión y engrosamiento de la pared de la víscera, habitualmente en el extremo inferior del esófago o en la región pilórica del estómago. El estrechamiento puede originar una ***estenosis***, con obstrucción parcial o incluso completa de la luz. Cuando el proceso ulceroso todavía está activo, la obstrucción puede verse acentuada por el edema inflamatorio de la mucosa alrededor de la úlcera.

Neoplasia

Los tumores malignos más comunes del estómago son, con diferencia, los ***adenocarcinomas***. Estas neoplasias pueden asumir una variedad de formas morfológicas macroscópicas, incluyendo la ***úlcera maligna***, con bordes elevados, los ***tumores polipoides fungoides*** o la ***infiltración difusa de la pared*** (***linitis plástica***), que da lugar al llamado «***estómago en botella de cuero***». Desde el punto de vista histológico, los adenocarcinomas gástricos se clasifican como de ***tipo intestinal*** (Fig.13.10) o de ***tipo difuso*** (Fig. 13.11). El ***linfoma gástrico*** (Fig. 13.12) y los ***tumores carcinoides*** (Fig. 13.17) constituyen un pequeño porcentaje de las neoplasias malignas del estómago. Tanto el adenocarcinoma como el linfoma gástrico se asocian con infección por *H. pylori*. Entre los tumores benignos, los adenomas gástricos sólo constituyen una pequeña parte de todos los pólipos del estómago, que con más frecuencia son inflamatorios o regenerativos. Los tumores mesenquimales ocurren en el estómago y otras partes del tracto gastrointestinal. Antes estos tumores se consideraban leiomiomas. Sin embargo, aunque todas estas lesiones parecen similares desde el punto de vista histológico, ahora está claro que algunas proceden de las células de músculo liso (leiomiomas), otras se originan a partir de células neurales y otras proceden de células dendríticas o histiocíticas. En conjunto, estas neoformaciones se conocen ahora como ***tumores estromales gastrointestinales*** (***TEGI***). Pueden ser benignos o malignos, y aparecer a cualquier edad. Los ***lipomas*** también pueden ocurrir en diversas partes del tracto gastrointestinal, y con frecuencia forman una masa submucosa que se puede convertir en polipoide.

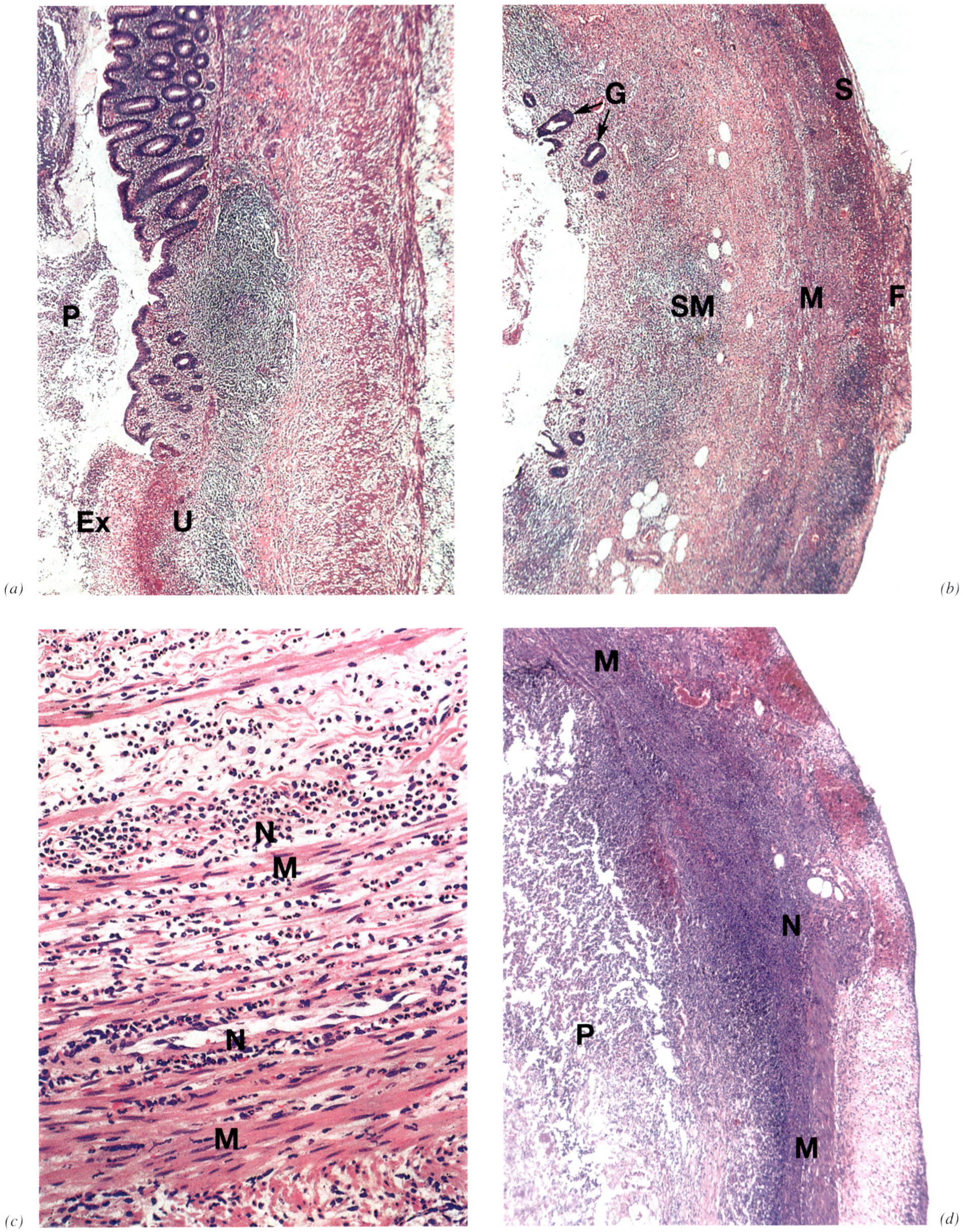

Fig. 13.15 **Apendicitis aguda** *(pie en la página opuesta)*

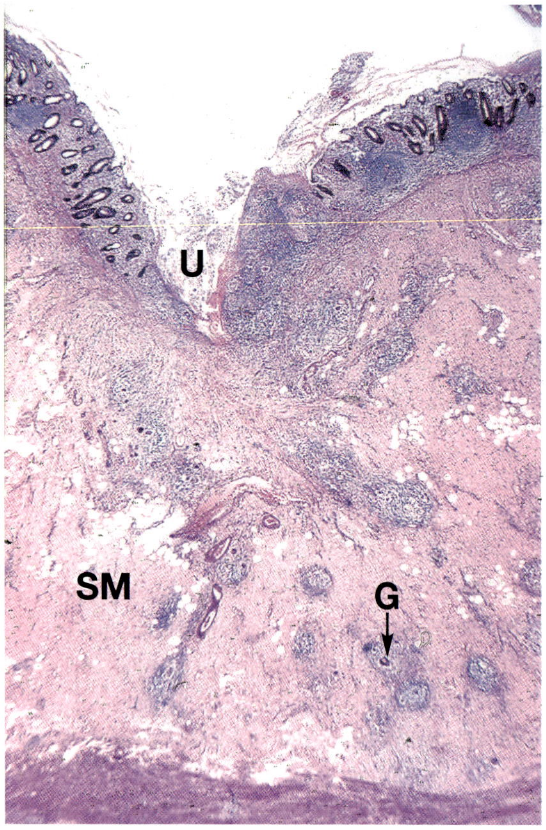

(a)

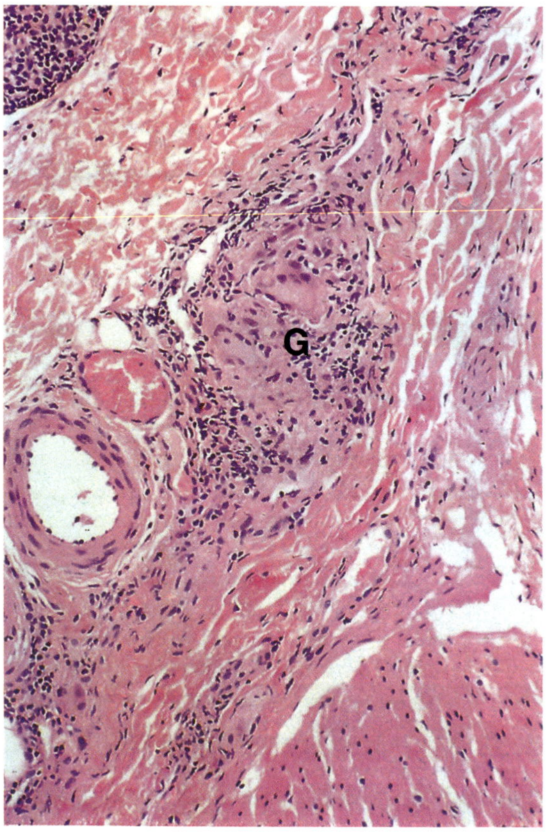

(b)

Fig. 13.16 Enfermedad de Crohn
(a) Úlcera fisurada (AM) (b) Granuloma de Crohn (GA)

La ***enfermedad de Crohn*** es un proceso inflamatorio crónico de etiología desconocida que afecta principalmente al intestino delgado, sobre todo al íleon terminal, pero que también se puede encontrar en el intestino grueso y el ano y, ocasionalmente, en el tracto gastrointestinal superior. En el colon y el ano se puede confundir clínicamente con la colitis ulcerosa, y con las fisuras y las fístulas anales, respectivamente. La enfermedad de Crohn tiene una distribución parcheada característica, y afecta a segmentos cortos entre los que quedan porciones largas de intestino delgado normal (***lesiones salteadas***).

Como muestra la microfotografía (a), los segmentos afectos del intestino delgado exhiben un marcado engrosamiento de la pared, principalmente debido a edema e inflamación intensos de la submucosa (**SM**). Este edema produce el típico aspecto macroscópico «empedrado» de la mucosa, en el que áreas de mucosa y submucosa tumefactas, en cúpula, están cruzadas por depresiones lineales correspondientes a ***úlceras fisuradas*** estrechas. En la parte media de este campo se puede ver una típica úlcera (**U**) fisurada. La microfotografía (a) muestra también otros dos datos característicos de la enfermedad de Crohn. En primer lugar, las lesiones inflamatorias crónicas son ***transmurales*** (es decir, afectan a todas las capas desde la mucosa hasta la serosa). En segundo lugar, se pueden observar granulomas (**G**), que frecuentemente contienen células gigantes, en todas las capas. La microfotografía (b) ilustra a mayor aumento un granuloma en la submucosa. Los granulomas de la enfermedad de Crohn suelen estar constituidos por agregados laxos de macrófagos epitelioides y células gigantes, a diferencia de la tuberculosis o la sarcoidosis, en las que los granulomas están bien circunscritos. Este tipo de granuloma se puede encontrar también en los ganglios linfáticos que drenan el segmento afecto del intestino. El resultado de la inflamación transmural de larga duración es la fibrosis generalizada, que puede causar obstrucción intestinal; las úlceras fisuradas profundas predisponen a la formación de fístulas, una complicación común de la enfermedad de Crohn.

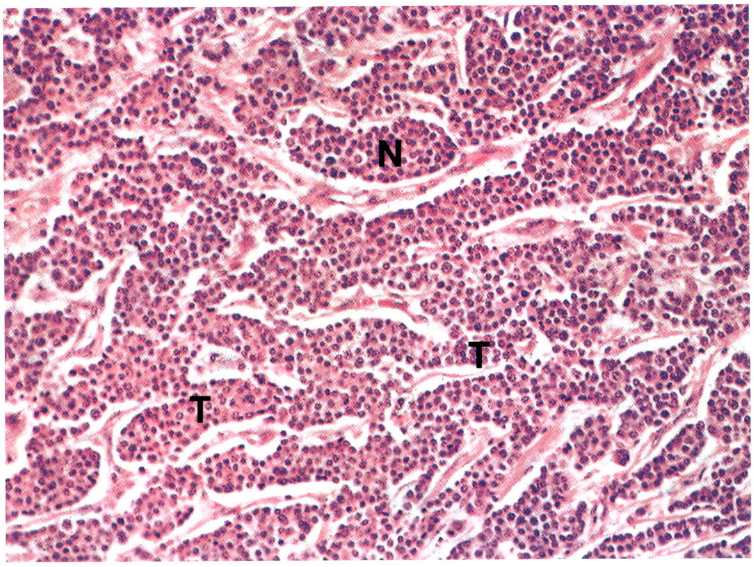

(a)

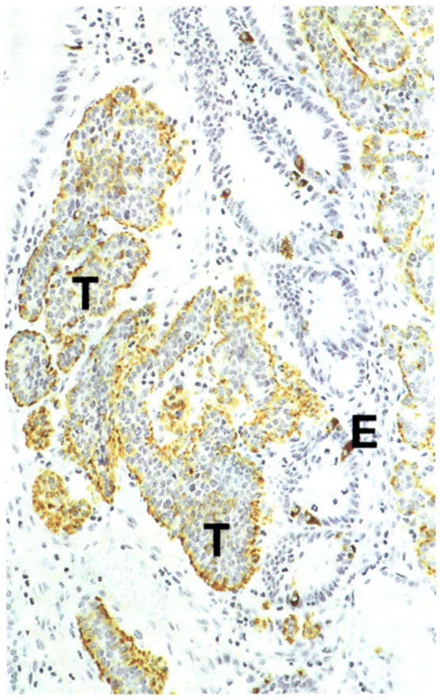

(b)

Fig. 13.17 Tumor neuroendocrino gastrointestinal (carcinoide)
(a) Hematoxilina y eosina (AM) (b) Cromogranina (GA)

Estos tumores se encuentran en el estómago, el intestino delgado, el apéndice, el páncreas y el pulmón, y más rara vez en el esófago, el colon y el tracto biliar. La mayoría de ellos son localmente invasivos, y todos pueden producir metástasis. Derivan de células neuroendocrinas y pueden segregar una variedad de productos hormonales como ***serotonina***, que puede causar un ***síndrome carcinoide***; los tumores pancreáticos suelen segregar insulina o glucagón.

Cualesquiera que sean la localización y el producto segregado, el aspecto histológico es muy similar, con células tumorales que forman nidos (**N**) y trabéculas (**T**), como en la microfotografía (a), estructuras glandulares o sábanas difusas de células. Las células son característicamente pequeñas y uniformes, con núcleos redondos, cromatina puntiforme y citoplasma granular rosado. La tinción con inmunoperoxidasa revela frecuentemente los productos hormonales del interior de las células. De modo similar, en la microfotografía (b) de la mucosa duodenal, las células tumorales (**T**) han sido teñidas para ***cromogranina A***, una proteína presente en los gránulos secretores. Nótese también la tinción positiva de las células neuroendocrinas normales diseminadas por el epitelio (**E**) duodenal adyacente normal.

Enfermedades del intestino grueso

El colon y el recto están expuestos a varias infecciones víricas, bacterianas y parasitarias, habitualmente transitorias y fáciles de diagnosticar con métodos microbiológicos; una excepción importante es la ***colitis amebiana*** (Fig. 4.25), que muchas veces sólo se diagnostica después del examen histológico de muestras biópsicas. Tiene gran importancia la enfermedad inflamatoria recidivante del intestino grueso, conocida como ***colitis ulcerosa*** (Fig. 13.19). Entre las causas de diarrea crónica descritas más recientemente se incluyen la ***colitis colágena*** y la ***colitis linfocítica*** (***microscópica***) (Fig. 13.18).

La presión intraluminal aumentada en el colon, probablemente resultado de una dieta pobre en residuos, conduce con frecuencia a herniación sacular de la mucosa a través de las capas musculares de la pared intestinal; los divertículos así formados se pueden inflamar y dar lugar a ***diverticulitis*** (Fig. 13.23), que puede tener secuelas serias.

El intestino grueso puede experimentar infarto a consecuencia de la oclusión de la arteria mesentérica por un émbolo o un trombo, o más frecuentemente a causa del infarto venoso producido por una hernia estrangulada o un ***vólvulo***; esta anomalía se ilustra en la Figura 10.5.

Los pólipos del colon son extremadamente comunes. El más frecuente con diferencia es el ***pólipo hiperplásico*** (Fig. 13.20), una lesión reactiva no neoplásica. Pólipos no neoplásicos menos comunes incluyen los ***seudopólipos inflamatorios***, como los observados en la colitis ulcerosa (Fig. 13.19a), y los hamartomas polipoides, como los ***pólipos de Peutz-Jeghers***. Los pólipos benignos neoplásicos comprenden ***adenomas tubulares, adenomas vellosos*** y ***adenomas tubulovellosos*** (Fig. 13.21), todos los cuales conllevan un riesgo definido de transformación maligna.

Los tumores malignos de colon y recto son muy comunes, y casi todos ellos son ***adenocarcinomas*** (Fig. 13.22); desde el punto de vista histológico, la mayoría de estas neoplasias tienen un aspecto moderadamente diferenciado con un patrón glandular definido. El canal anal, que está tapizado por epitelio escamoso, puede servir de asiento a un ***carcinoma escamoso*** (Fig. 7.14), aunque también es posible la invasión del canal por un adenocarcinoma de la porción inferior del recto.

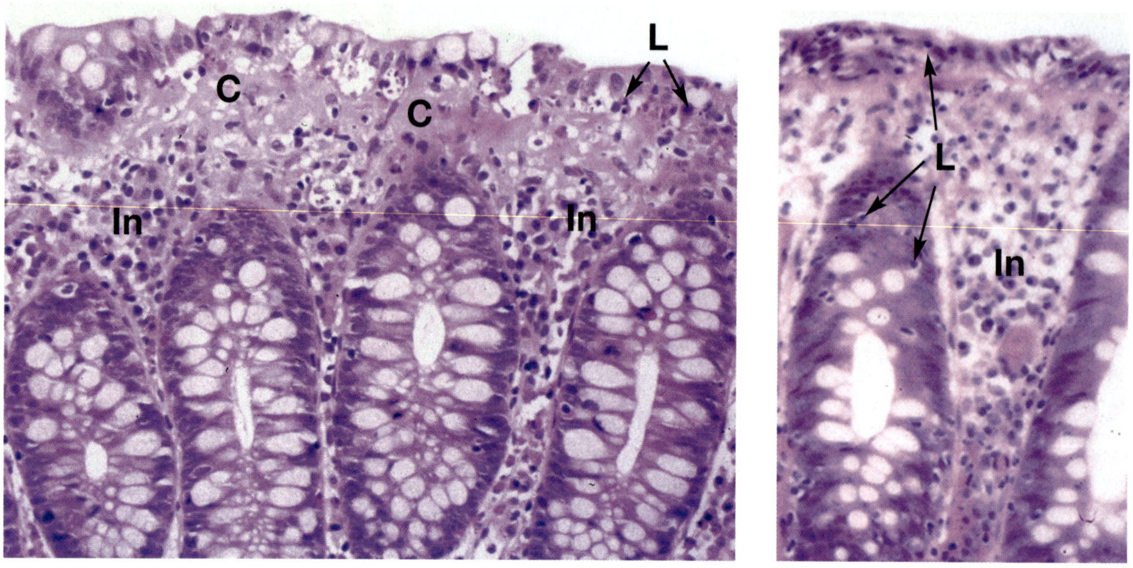

Fig. 13.18 Colitis colágena y linfocítica
(a) Colitis colágena (GA) b) Colitis linfocítica (GA)

Estos dos procesos, identificados recientemente, causan diarrea acuosa crónica, no sanguinolenta, con un intestino de aspecto normal en la colonoscopia. Las dos enfermedades tienen muchas semejanzas, pero todavía no se conoce la relación exacta entre ellas. También se desconoce la etiología, aunque una causa inmunológica parece la más probable. La ***colitis colágena***, que afecta principalmente a mujeres de mediana edad o mayores, se ilustra en la microfotografía (a). Está caracterizada por una banda de colágeno (**C**) depositada inmediatamente debajo de la membrana basal epitelial. También existe inflamación (**In**) de la lámina propia, con células inflamatorias y hematíes atrapados en la banda de colágeno. El epitelio superficial contiene numerosos linfocitos (**L**) intraepiteliales. Los cambios pueden tener una distribución parcheada a lo largo del colon, y generalmente son menos intensos en el colon distal y el recto.

La ***colitis linfocítica*** o ***microscópica***, ilustrada en la microfotografía (b), se encuentra tanto en hombres como en mujeres, y habitualmente se extiende por todo el colon. Característicamente existe un marcado aumento de linfocitos (**L**) intraepiteliales tanto en el epitelio superficial como en las glándulas, y se aprecian cambios degenerativos en el epitelio superficial. También existe un infiltrado (**In**) inflamatorio en la lámina propia. De hecho, las anomalías son similares a las de la colitis colágena, pero sin la banda de colágeno.

Fig. 13.19 Colitis ulcerosa *(ilustraciones en la página opuesta)*
(a) Enfermedad aguda con formación de seudopólipos (BA) (b) Enfermedad aguda (GA)
(c) Enfermedad en fase quiescente (GA)

La colitis ulcerosa es una enfermedad inflamatoria recidivante crónica de causa desconocida que afecta al intestino grueso. La enfermedad siempre afecta al recto pero frecuentemente se extiende en dirección proximal para afectar a todo el colon. En ocasiones se acompaña de manifestaciones sistémicas como anemia, artritis y uveítis.

En la enfermedad activa existe una inflamación aguda de la mucosa con acumulación de neutrófilos en la lámina propia y en la luz de las glándulas del colon para formar ***abscesos de cripta***; se produce ulceración de la mucosa, pero las úlceras son superficiales en vez de fisuradas, como en la enfermedad de Crohn (Fig. 13.16).

En los casos graves es posible la ulceración extensa en toda la longitud del colon, como muestra la microfotografía (a). Nótese que el proceso ulceroso ha destruido gran parte de la mucosa y la submucosa en este campo, dejando un islote aislado de mucosa no ulcerada que aparece tumefacta por cambios inflamatorios agudos y crónicos; quedan algunas glándulas (**G**) del colon. Áreas no ulceradas como ésta se proyectan por encima de las zonas ulceradas adyacentes para producir los llamados ***seudopólipos inflamatorios***. A pesar de la intensidad y la extensión de la inflamación y la ulceración, los cambios se limitan principalmente a la mucosa y la submucosa, sin afectar a la muscular (**M**). Las alteraciones inflamatorias rara vez son transmurales, lo que constituye un dato útil para diferenciarla de la enfermedad de Crohn. En la microfotografía (a) se observa un exudado (**Ex**) peritoneal, pero se debe a peritonitis relacionada con la instrumentación quirúrgica causante de perforación, y no representa una verdadera inflamación transmural.

La microfotografía (b) ilustra características indicativas de actividad inflamatoria «aguda sobre crónica»: presencia de abscesos (**A**) de cripta en las glándulas, pérdida de células caliciformes con moco, y presencia de neutrófilos y células inflamatorias crónicas en la lámina propia.

Durante los períodos de quiescencia entre las exacerbaciones agudas, la mucosa dañada por inflamación o ulceración previa muestra características mixtas de inflamación crónica e intentos de restitución. La microfotografía (c) ilustra una biopsia mucosa tomada durante la fase quiescente. La lámina propia (**LP**) está infiltrada por linfocitos y células plasmáticas. Las glándulas del colon suelen mostrar reducción del número de células caliciformes secretoras de mucina, aunque no es destacable en este caso, y existe un leve cambio reactivo en las células epiteliales. Las criptas están acortadas y frecuentemente ramificadas (**R**).

Los episodios repetidos de inflamación, ulceración y regeneración epitelial pueden conducir a cambios displásicos en el epitelio constantemente irritado. Este factor puede contribuir a la alta incidencia de adenocarcinoma de colon en los pacientes con una historia larga de colitis ulcerosa.

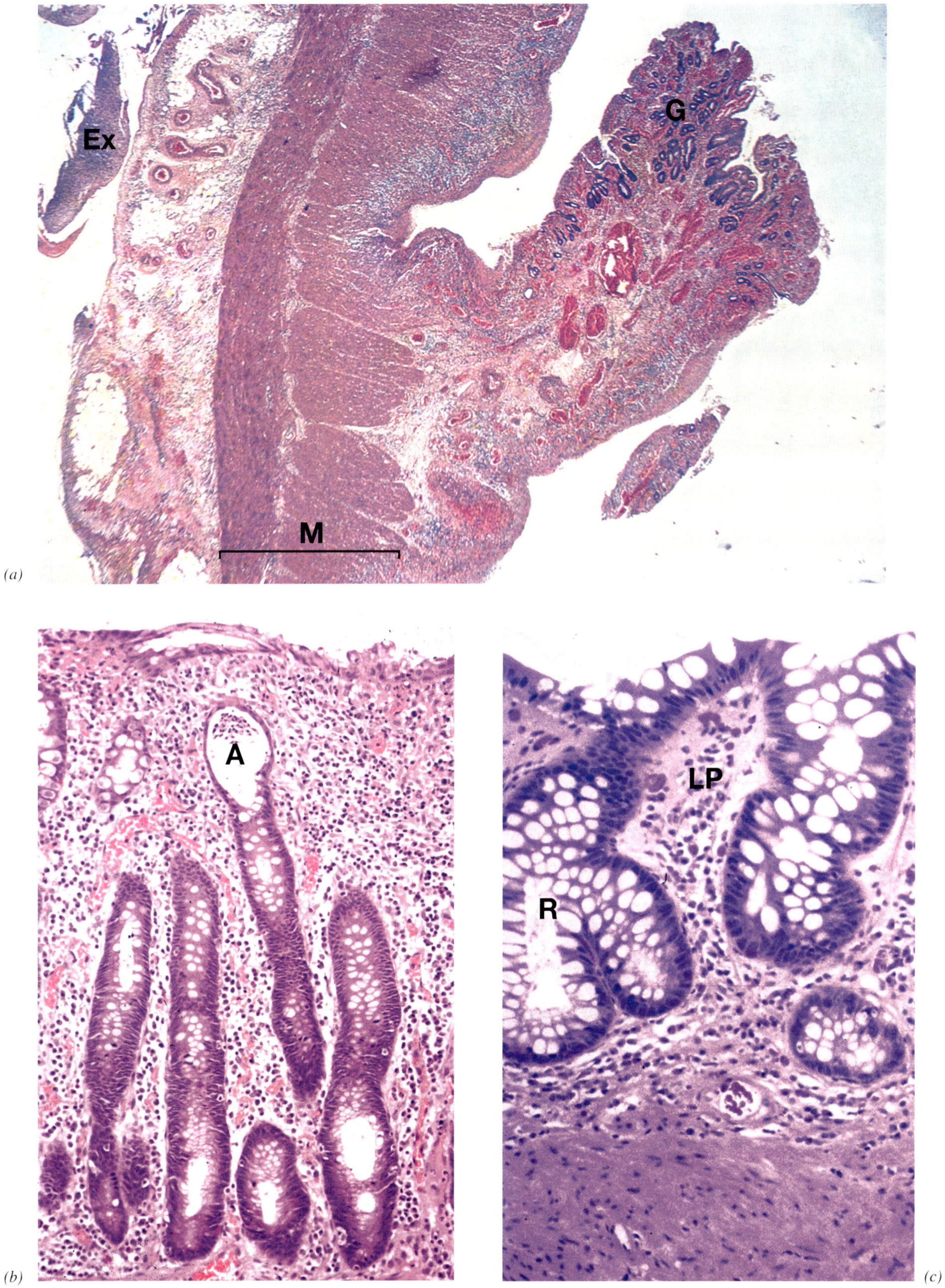

Fig. 13.19 **Colitis ulcerosa** *(pie en la página opuesta)*

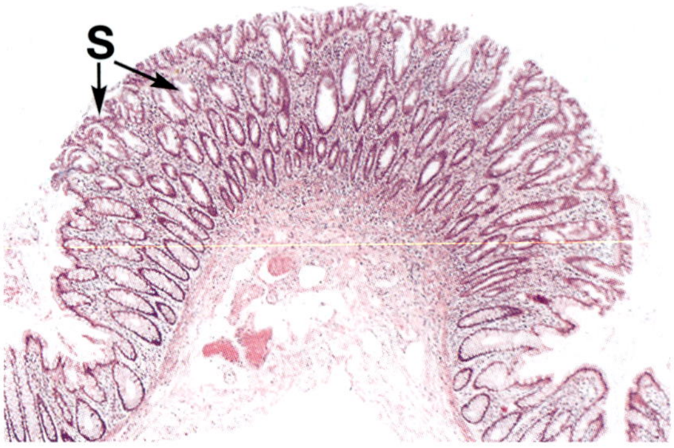

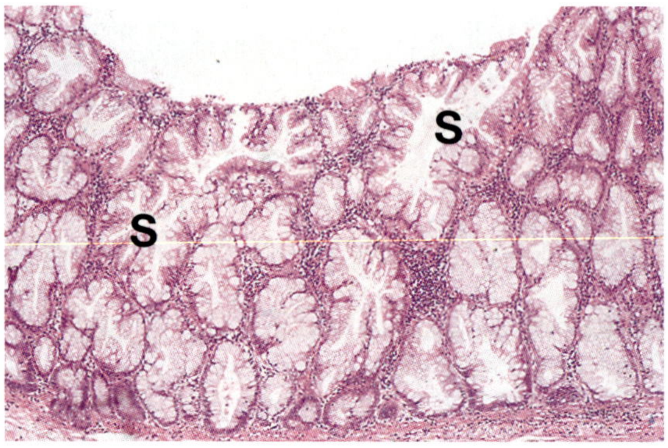

Fig. 13.20 Pólipo hiperplásico
(a) BA (b) GA

Los pólipos hiperplásicos son mucho más frecuentes que los neoplásicos (Fig. 13.21) en el intestino grueso. Suelen ser pequeños y múltiples, y ocasionalmente sangran. Pueden coexistir con pólipos neoplásicos y tumores malignos, pero en sí mismos no tienen potencial maligno.

La microfotografía (a) muestra a bajo aumento un pólipo hiperplásico típico compuesto por criptas con un contorno característico en «dientes de sierra» (**S**); este dato se aprecia también, a medio aumento, en la microfotografía (b). Aparte de un discreto apiñamiento, es decir, hiperplasia, las células epiteliales que revisten las criptas tienen un aspecto similar a las del epitelio normal del colon, y no exhiben indicios de displasia, en contraste con las células epiteliales de los pólipos neoplásicos.

Fig. 13.21 Pólipos adenomatosos del colon *(ilustraciones en la página opuesta)*
(a) Adenomas tubulares: poliposis del colon (BA) **(b) Adenoma velloso (BA)**
(c) Adenoma tubulovelloso (BA) **(d) Adenoma velloso (GA)**

Los pólipos neoplásicos benignos de la mucosa del colon presentan tres patrones histológicos principales: ***adenoma tubular, adenoma velloso*** y ***adenoma tubulovelloso***.

Los adenomas tubulares suelen ser lesiones polipoides pediculadas; el adenoma propiamente dicho está conectado a la mucosa por un tallo estrecho de tejido normal. El adenoma consiste en epitelio de colon displásico dispuesto en forma de glándulas tubulares rectas. A simple vista, estos tumores tienen una superficie lisa o ligeramente abollonada. Los adenomas tubulares pueden ser solitarios o múltiples. En una enfermedad hereditaria conocida como ***poliposis familiar del colon***, se forman numerosos adenomas tubulares a lo largo de todo el colon, y existe una fuerte predisposición a la transformación de las lesiones benignas en adenocarcinoma.

La microfotografía (a) muestra dos adenomas tubulares (**T**) en un segmento del colon de un paciente con poliposis colónica. Nótense las masas adenomatosas con tinción oscura, conectadas a la mucosa subyacente mediante tallos que simplemente representan extensiones de la mucosa y la submucosa normales.

Los adenomas vellosos son lesiones sésiles, en vez de pediculadas, con una base amplia; se componen de crecimientos arboriformes estrechos, semejantes a frondas, constituidos por células epiteliales soportadas por una delicada estroma de tejido conectivo que proporciona un aspecto papilar, tanto a simple vista como en el estudio histológico. La microfotografía (b) ilustra un típico adenoma velloso sésil.

Muchos adenomas tubulares de larga evolución adquieren un patrón histológico en parte velloso, sobre todo en la superficie, aunque la configuración general de la lesión (pediculada y no sésil) recuerda a la del adenoma tubular puro. Tales adenomas se conocen como tubulovellosos. En el ejemplo de la microfotografía (c), el tallo aparece cubierto por mucosa de tipo colónico normal, que contrasta mucho con el epitelio displásico, intensamente teñido, del adenoma.

Desde el punto de vista citológico, los tres tipos de adenomas muestran grados variables de ***displasia***, desde leve hasta intensa. La microfotografía (d) muestra una visión a gran aumento de displasia en un adenoma de colon, en este caso un adenoma velloso. Las células están agrandadas y apiñadas, con grandes núcleos pleomorfos, aumento de la relación núcleo-citoplasma, empalizadas de núcleos y aumento del número de figuras mitóticas (ver también Fig. 7.1). Por definición, los adenomas no muestran evidencia de invasión.

Todos estos tipos de pólipos colónicos tienen potencial de transformación maligna, con desarrollo de adenocarcinomas invasivos. La malignización es más frecuente en los adenomas vellosos que en los otros tipos, y su probabilidad aumenta con la intensidad de la displasia.

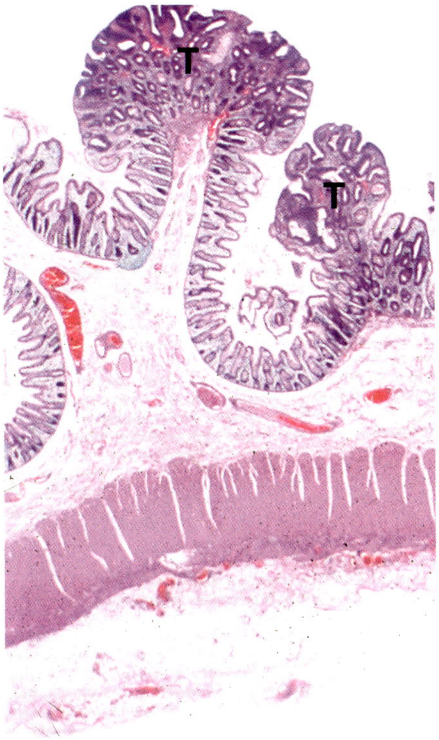

(a)

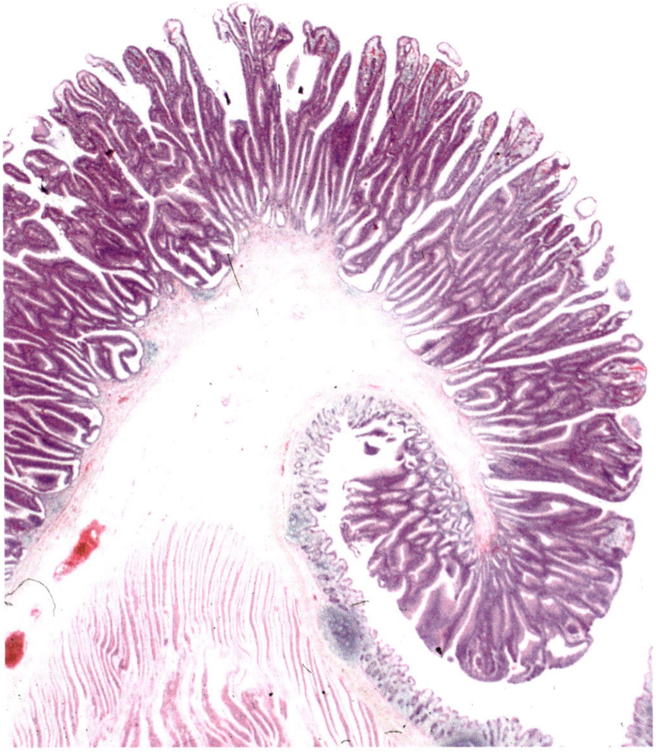

(b)

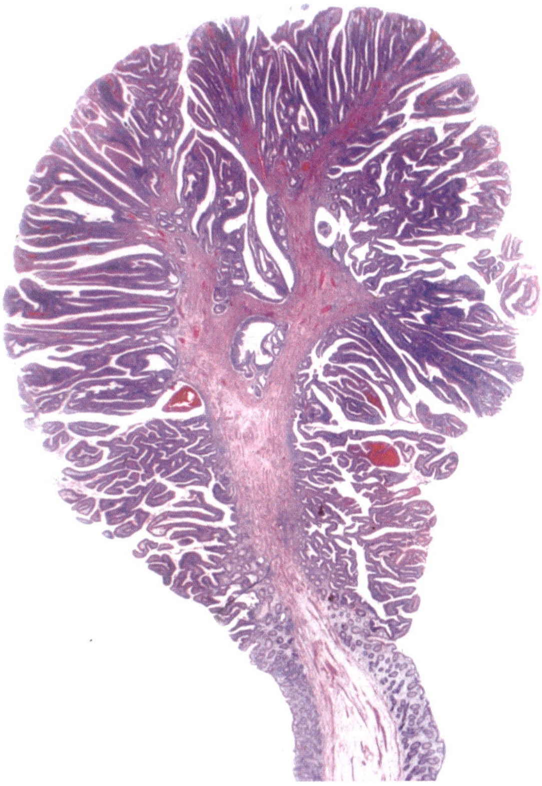

(c)

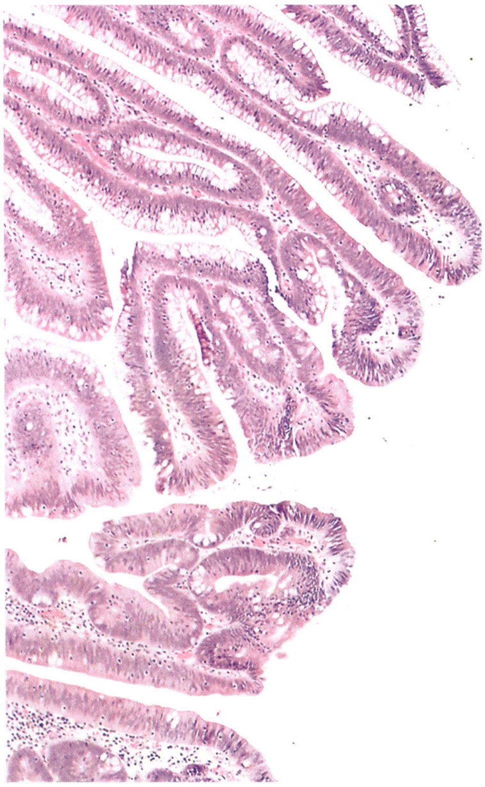

(d)

Fig. 13.21 Pólipos adenomatosos del colon *(pie en la página opuesta)*

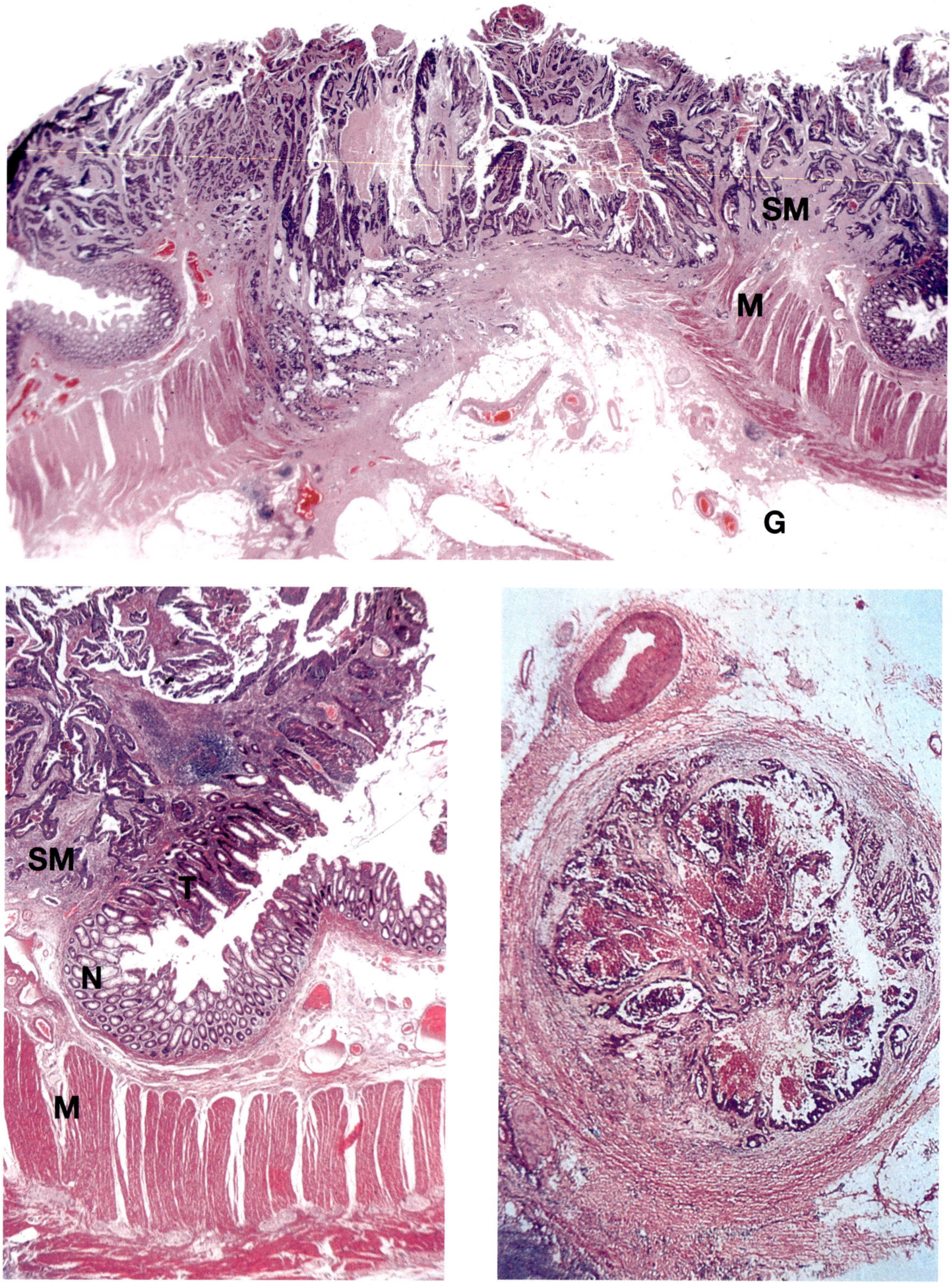

Fig. 13.22 **Adenocarcinoma de colon** *(pie en la página opuesta, arriba)*

Fig. 13.22 Adenocarcinoma de colon *(ilustraciones en la página opuesta)*

(a) Tumor invasivo (BA) (b) Borde de la lesión ilustrada en (a) (AM) (c) Invasión de la vena (AM)

El adenocarcinoma es el tumor maligno más común e importante del intestino grueso, y se origina más frecuentemente en el sigma y el recto. Existen tres patrones de crecimiento macroscópicos comunes: los tumores pueden ser sobreelevados, con una ulceración central de bordes elevados; formar lesiones extensas, que pueden afectar a toda la circunferencia del intestino y originar estenosis anular; o aparecer como masas protuberantes, similares a una coliflor, más comunes en el ciego y el colon proximal.

La microfotografía (a) muestra un adenocarcinoma ulcerado del recto; el tumor ha infiltrado profundamente la submucosa (**SM**), la muscular (**M**) y la grasa (**G**) pericólica. La microfotografía (b) ilustra el borde elevado y evertido de este tumor a mayor aumento. Existe una transición brusca entre la mucosa rectal normal (**N**) y el epitelio tumoral (**T**) maligno. En esa zona, el tumor ha infiltrado la submucosa (**SM**) pero no la capa muscular (**M**) propia. La microfotografía (c) muestra una vena en la serosa del colon, llena de adenocarcinoma de colon, que crece a lo largo de ella como un cordón sólido.

El pronóstico de los carcinomas de colon y recto depende de un número de factores, el más importante de los cuales es el estadio tumoral, evaluado por la profundidad de la invasión en la pared intestinal, la presencia de metástasis en los ganglios linfáticos y en órganos a distancia, y la evidencia de invasión tumoral en venas y linfáticos.

La ***clasificación de Dukes*** (estadificación) se ha usado extensamente desde 1932 y, a pesar de muchas modificaciones y revisiones, se sigue empleando en su forma original. El sistema, aplicado inicialmente sólo a las neoplasias rectales, divide los tumores en tres estadios, designados de la A a la C. En el ***estadio A de Dukes***, el tumor puede invadir la pared intestinal como máximo hasta la capa muscular. Si la neoplasia se extiende a través de la muscular hasta la grasa subserosa, se clasifica como ***estadio B de Dukes***. La presencia de metástasis en los ganglios linfáticos clasifica automáticamente el tumor como ***estadio C de Dukes***. Esos tres estadios se asocian con tasas aproximadas de supervivencia a los cinco años del 100, 70 y 35%, respectivamente.

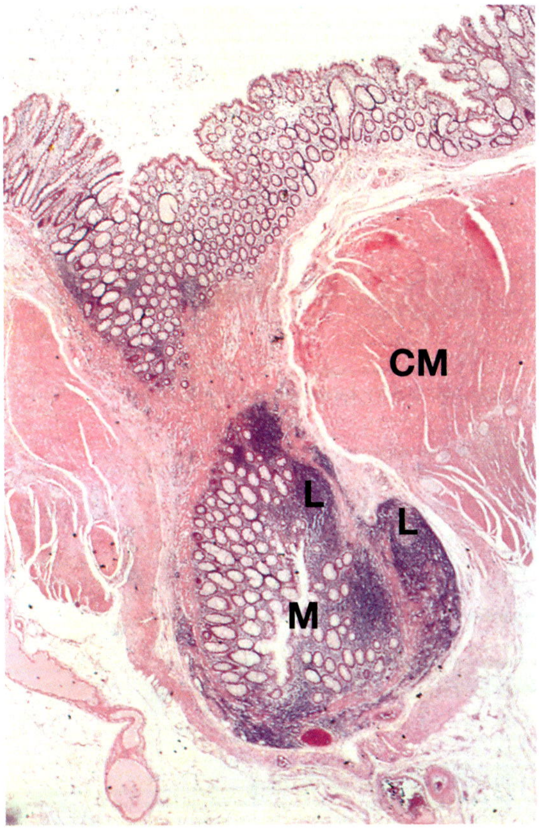

Fig. 13.23 Enfermedad diverticular (BA)

La enfermedad diverticular es un proceso común en los ancianos; puede afectar a cualquier parte del colon, aunque el sigma es la región que se afecta con más frecuencia y mayor intensidad.

La pared muscular normal del colon se compone de una capa circular interna y una capa longitudinal externa discontinua representada por las ***tenias cólicas***. Los divertículos se forman mediante herniación de bolsas de mucosa (**M**) del colon, incluyendo el tejido linfoide (**L**) mucoso, a través de áreas sin soporte del músculo circular y entre las tenias del colon. Los divertículos sobresalen de la superficie externa y contienen con frecuencia material fecal. Esto se debe probablemente a la presión intraluminal anormalmente alta asociada con las dietas pobres en residuos. Un dato histológico característico es la marcada atrofia de la capa muscular (**CM**) circular.

La inflamación aguda, o ***diverticulitis***, se puede producir tras la obstrucción del estrecho cuello de un divertículo. Las posibles complicaciones incluyen hemorragia rectal, perforación, peritonitis, formación de un absceso paracólico, y formación de fístulas que comunican con otras vísceras como la vejiga urinaria y la vagina.

14. Sistema hepatobiliar y páncreas

Trastornos del hígado

El hígado es afectado por una amplia variedad de procesos, de los cuales los más importantes son los siguientes:

- La **necrosis hepática aguda** se ha descrito en el Capítulo 1, y suele estar causada por la exposición a ciertos fármacos o tóxicos o formar parte de una infección vírica fulminante.
- La **hepatitis aguda** tiene muchas causas posibles (ver pág. 155); se puede resolver o convertirse en persistente (hepatitis crónica).
- El diagnóstico de **hepatitis crónica** se establece cuando las manifestaciones bioquímicas de daño celular hepático persisten durante más de seis meses. Este tipo de hepatitis puede progresar hasta la cirrosis.
- La **cirrosis** es el estadio final de varios tipos de enfermedad hepática en los que existen pérdida de células y distorsión de la estructura del hígado mantenidas durante un período de tiempo prolongado. Se caracteriza por la desaparición de la arquitectura hepática normal, que es sustituida por nódulos hepáticos regenerativos separados por bandas de tejido fibroso. Puede existir evidencia de daño activo continuado de los hepatocitos. En último término, la función hepática se deteriora o fracasa por completo (***insuficiencia hepática crónica***). La distorsión de la arquitectura vascular conduce a ***hipertensión portal***. En la Figura 14.9 se ilustran y describen varios tipos de cirrosis.
- La **enfermedad maligna** afecta con frecuencia al hígado, sobre todo por diseminación secundaria desde neoplasias primarias del intestino, la mama o el pulmón (Fig. 7.8); con menos frecuencia, el hígado experimenta infiltración difusa por neoplasias malignas linforreticulares, como la enfermedad de Hodgkin y otros linfomas.
- El **tumor maligno primario** del hígado, el ***carcinoma hepatocelular*** (Fig. 14.11), es infrecuente, y la mayor parte de las veces se origina sobre una cirrosis preexistente.
- La **insuficiencia cardíaca derecha** afecta al hígado cuando el aumento de presión se transmite hasta las venas centrales y origina congestión de los sinusoides. En esta situación, los hepatocitos de las zonas centrilobulillares suelen experimentar atrofia o incluso necrosis franca.
- Los **errores congénitos del metabolismo**, que en la mayoría de los casos reflejan probablemente defectos de un solo gen, conducen a la acumulación anormal de diversos metabolitos dentro de los hepatocitos. Estos procesos se conocen como ***enfermedades por almacenamiento*** (***tesaurismosis***), e incluyen ***enfermedades por almacenamiento de glucógeno, mucopolisacaridosis, lipidosis, hemocromatosis*** (ver Fig. 14.10) y ***enfermedad de Wilson***. La biopsia hepática puede ser útil para el diagnóstico de estos trastornos.

Fig. 14.1 Manifestaciones clínicas y fisiopatología de las enfermedades hepatobiliares

Signo/síntoma	Manifestaciones clínicas	Mecanismo
Ictericia	Coloración amarilla de los tejidos debida a bilis	Fracaso del metabolismo o la excreción de los pigmentos biliares
Hemorragia	Tendencia a la formación de hematomas y prolongación del tiempo de coagulación de la sangre	Fracaso de la síntesis de factores de la coagulación
Edema	Hinchazón de las partes declives debida a la acumulación de agua en el espacio extracelular	Fracaso de la síntesis de albúmina, con la consiguiente disminución de la presión oncótica del plasma
Ascitis	Presencia de líquido en la cavidad peritoneal	Albúmina sérica baja e hipertensión portal
Ginecomastia	Agrandamiento de la mama masculina	Fracaso de la desintoxicación de los estrógenos endógenos
Encefalopatía	Alteración de la conciencia, falta de coordinación; puede conducir a coma	Fracaso de la desintoxicación del amoniaco y de los aminoácidos excitadores procedentes del catabolismo de las proteínas
Hematemesis y/o melena	Vómito de sangre y/o eliminación de sangre por el recto	Hemorragia por varices esofágicas a causa de la hipertensión portal

Inflamación aguda del hígado

Los hepatocitos, con su alto grado de actividad metabólica, son alterados fácilmente por toxinas, exhibiendo las respuestas celulares histológicas conocidas como tumefacción turbia, transformación grasa y necrosis, descritas en el Capítulo 1. La inflamación aguda del parénquima hepático suele estar caracterizada por la acumulación focal de células inflamatorias habitualmente en relación con el lugar donde hay hepatocitos necróticos. La excepción a esta regla es la formación de ***abscesos hepáticos***, que se suelen desarrollar como resultado de infecciones bacterianas del tracto biliar o por un foco séptico localizado en el abdomen, que drena hacia el hígado a través del sistema venoso portal.

Hepatitis aguda es un término general que designa la inflamación del parénquima hepático, y se puede clasificar de acuerdo con su etiología. Los cuatro grupos más importantes de procesos que causan hepatitis aguda son:

- **Hepatitis vírica** (descrita en la Fig. 14.3): el aspecto histológico se ilustra en la Figura 14.2.
- **Toxinas**: el alcohol es el tóxico hepático más común (Fig. 14.4).
- **Fármacos:** la hepatitis puede estar causada por el gas anestésico ***halotano***, en particular después de exposiciones repetidas. La ***isoniazida***, un fármaco empleado con frecuencia en el tratamiento de la tuberculosis, origina hepatitis aguda en una pequeña proporción de casos. Existen otros muchos fármacos que ocasionalmente pueden causar hepatitis aguda.
- **Infecciones sistémicas**: las infecciones por *Leptospira* y *Toxoplasma* suelen afectar al hígado como parte de una enfermedad diseminada. Otras infecciones sistémicas pueden causar múltiples lesiones infecciosas diminutas, como sucede en la septicemia bacteriana y en la tuberculosis miliar.

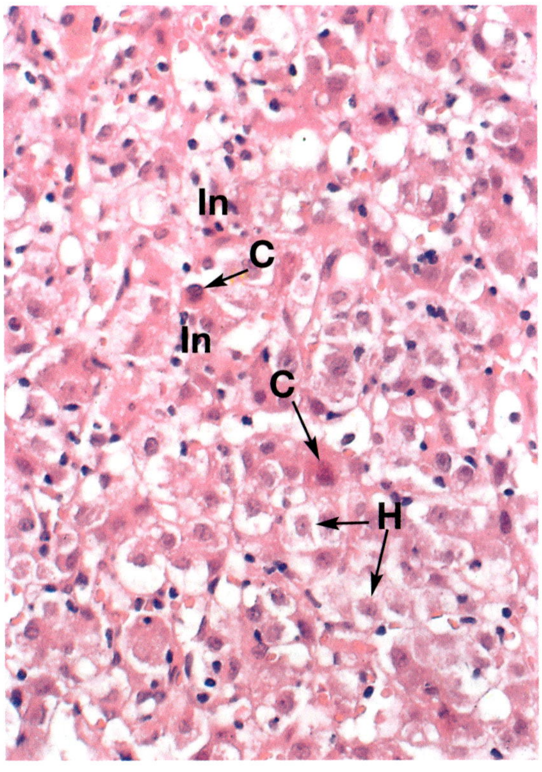

Fig. 14.2 Hepatitis vírica aguda (GA)

Todos los virus causantes de hepatitis aguda producen un cuadro histológico similar durante la fase aguda.

Existen tumefacción y balonización generalizada de los hepatocitos debido a degeneración hidrópica (**H**), que progresa hacia la ***necrosis focal*** diseminada por el lobulillo; las áreas de necrosis se identifican por agregados de células inflamatorias (**In**) rodeando cuerpos eosinofílicos (teñidos de color rosa) conocidos como ***cuerpos de Councilman*** (**C**); estos cuerpos representan el citoplasma de las células hepáticas necróticas. Las células de Kupffer se muestran activas, y dentro de los espacios porta está aumentado el número de células inflamatorias crónicas (no ilustrado aquí).

Con el tiempo se produce la regeneración de los hepatocitos muertos. La resolución completa es la regla en las hepatitis A y E, pero en las hepatitis B, C y D la enfermedad puede persistir o progresar hacia la hepatitis crónica (Fig. 14.7).

Ocurren raros casos de hepatitis vírica en los que existe necrosis hepática masiva en lugar del tipo focal ilustrado aquí. Esto se observa sobre todo en los casos de hepatitis E durante el embarazo; tales cuadros fulminantes suelen ser mortales.

Fig. 14.3 Causas víricas de hepatitis

Tipo de virus	Modo de transmisión	Hepatitis aguda	Hepatitis crónica	Portador crónico	Notas
Hepatitis A	Fecal-oral	Sí	No	No	Leve, autolimitada (rara vez fulminante)
Hepatitis B	Sangre, saliva, semen	Sí	5-10%	Sí	Transmisión («jeringuillas compartidas», sexual, transfusión)
Hepatitis C	Sangre, saliva, semen	Sí	50%	Sí	Transmisión («jeringuillas compartidas», transfusión)
Hepatitis D	Sangre, saliva, semen	Sí	Sí	Sí	Sólo en asociación con la hepatitis B
Hepatitis E	Fecal-oral	Sí	No	No	Usualmente leve, autolimitada (rara vez fulminante)

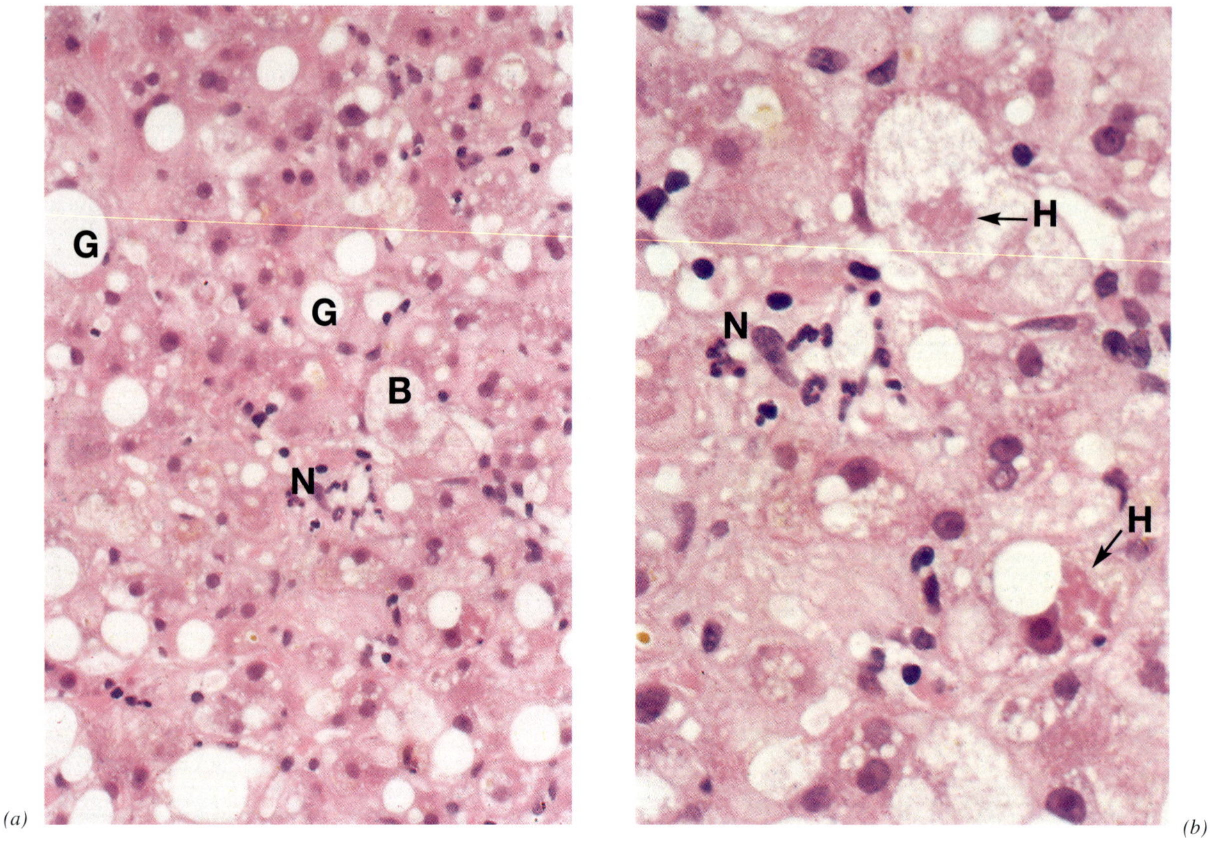

Fig. 14.4 Hepatitis alcohólica
(a) AM (b) GA

El alcohol es una hepatotoxina potente cuando se toma en grandes cantidades, y se pueden producir cambios hepáticos incluso después de episodios aislados de embriaguez.

La primera evidencia de lesión metabólica de los hepatocitos es la aparición de la transformación grasa (**G**), que se manifiesta por la acumulación de lípidos en forma de grandes vacuolas citoplasmáticas dentro de algunos hepatocitos, que desplazan el núcleo a un lado de la célula (ver también Fig. 1.5). En caso de alteración metabólica más grave, los hepatocitos experimentan degeneración hidrópica (Fig. 1.4) y se convierten en tumefactos y vacuolados, un proceso que se describe como ***degeneración balonizada*** (**B**). En algunos casos, la alteración metabólica se convierte en irrecuperable, y algunos de los hepatocitos experimentan necrosis. La localización de los hepatocitos necróticos (**N**) está marcada por focos de neutrófilos y linfocitos. Como se observa en la microfotografía (b), algunos hepatocitos acumulan un material eosinófilo, derivado de los filamentos intermedios de citoqueratina, llamado ***hialina*** (**H**) ***de Mallory***. Este material forma glóbulos citoplásmicos irregulares, habitualmente cerca del núcleo, y se tiñe en color rosa esmerilado, ligeramente más oscuro que el citoplasma normal. Los hepatocitos situados alrededor de las venas centrilobulillares parecen ser los más vulnerables a la toxicidad por alcohol, y en algunos individuos se puede ver una fina fibrosis alrededor de las venas centrales.

En caso de alcoholismo crónico se produce una fibrosis progresiva como consecuencia de la necrosis hepatocitaria y la regeneración de células hepáticas, pudiendo evolucionar hacia la ***cirrosis alcohólica*** (Fig. 14.9a). Es posible la coexistencia en el mismo individuo de transformación grasa, hepatitis alcohólica y cirrosis hepática. Algunos pacientes desarrollan hepatitis alcohólica recurrente, y es probable que estos casos evolucionen hacia cirrosis; en otros pacientes la cirrosis aparece de modo insidioso, sin episodios precedentes de hepatitis aguda. La transformación grasa reversible puede ocurrir en un individuo sano después de un solo episodio de embriaguez; la presencia de transformación grasa en un alcohólico conocido es un indicador de ingesta alcohólica continuada.

Hepatitis crónica

Cuando la inflamación del hígado continúa sin mejoría durante seis meses o más, el proceso se conoce como ***hepatitis crónica***; este término, sin embargo, no incluye la inflamación crónica del hígado causada por alcohol, gérmenes bacterianos u obstrucción biliar. La Figura 14.5 enumera las varias causas posibles de hepatitis crónica.

Fig. 14.5 Causas de hepatitis crónica
Infección vírica
Hepatitis B Hepatitis C
Otros virus causantes de hepatitis
Enfermedad autoinmune Hepatitis autoinmune Cirrosis biliar primaria Colangitis esclerosante primaria
Tóxica/metabólica
Enfermedad de Wilson Deficiencia de α-1-antitripsina Hepatitis por fármacos

Desde el punto de vista histológico, la hepatitis crónica se caracteriza por:

- Necrosis de las células hepáticas (hepatocitos), centrada alrededor de los espacios porta y/o diseminada dentro de los lobulillos hepáticos.
- Presencia de células inflamatorias (principalmente linfocitos) en los espacios porta y/o diseminadas dentro de los lobulillos hepáticos.
- Presencia de fibrosis en los espacios porta, en septos entre lobulillos adyacentes o cruzando a través de la estructura lobulillar, causando distorsión arquitectónica.

La evaluación de estas características se puede usar para determinar el grado de actividad de la enfermedad (***grado de la hepatitis crónica***) y su progresión (***estadio de la enfermedad***). Esta clasificación se muestra en la Figura 14.6 (pero no es necesario aprenderla).

Fig. 14.6 Estadificación y gradación de la hepatitis crónica		
Grado de inflamación o necrosis		
Puntuación	**Portal**	**Lobulillar**
0	Ninguna	Ninguna
1	Inflamación portal	Inflamación pero sin necrosis
2	Necrosis leve de hepatocitos periportales	Células necróticas focales con cuerpos de Councilman
3	Necrosis moderada de hepatocitos periportales	Lesión celular focal grave
4	Necrosis intensa de hepatocitos periportales	Necrosis de los puentes de hepatocitos entre espacios porta
Estadificación de la fibrosis		
Puntuación del estadio		
0	Ninguno	
1	Espacios porta agrandados	
2	Fibrosis del área periportal	
3	Fibrosis de los tabiques pero sin distorsión de la arquitectura hepática	
4	Fibrosis con nódulos de regeneración (cirrosis)	

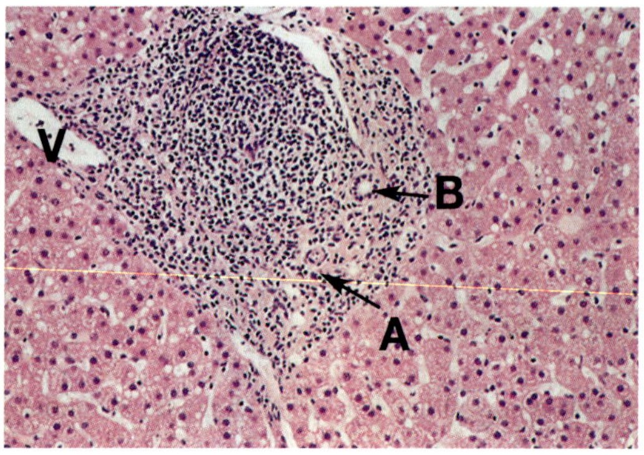

(a)

Fig. 14.7 Hepatitis crónica
(a) AM (b) AM (c) GA (d) GA

La microfotografía (a) muestra inflamación limitada a un espacio portal. Los hepatocitos periportales (las llamadas placas limitantes [**L**]) no muestran necrosis. Se ven con facilidad el conducto biliar (**B**), la arteria (**A**) y la vena (**V**). Esta imagen corresponde a enfermedad de grado bajo. En contraste, la microfotografía (b) muestra enfermedad de grado más alto. La inflamación y la necrosis se extienden por fuera del espacio porta para afectar a los hepatocitos periportales, que muestran necrosis (**N**). Además de los cambios alrededor del espacio porta, están afectados hepatocitos individuales en el lobulillo hepático, lo que a veces se conoce como necrosis «en manchas» (**M**), que se aprecia en las microfotografías (b) y (c). Según la clasificación de la Figura 14.6, se demuestra que esas características son iguales a las de la enfermedad de grado más alto, y reflejan destrucción activa de células hepáticas. Se puede observar regeneración de hepatocitos, que se manifiesta por la presencia de células binucleadas (**Bn**) o placas celulares hepáticas con dos células de ancho.

En los casos más graves, la necrosis hepatocelular y la inflamación pueden hacerse confluyentes para formar bandas de necrosis en puente que se extienden entre espacios portales adyacentes.

Si la enfermedad progresa se produce fibrosis del hígado, con regeneración continuada de las células hepáticas, lo que acaba conduciendo a cirrosis.

En la hepatitis crónica causada por el virus de la hepatitis B, el citoplasma de los hepatocitos pueden adquirir un aspecto rosa pálido esmerilado (**E**), como se aprecia en la microfotografía (d), causado por la acumulación de proteínas víricas.

En la infección por el virus C, los folículos linfoides y la transformación grasa focal pueden proporcionar claves diagnósticas.

Clasificaciones previas han usado los términos de hepatitis crónica persistente y agresiva, que ya no se emplean. Las clasificaciones actuales definen la hepatitis crónica en términos de etiología y gradación histológica (ver Figs. 14.5 y 14.6).

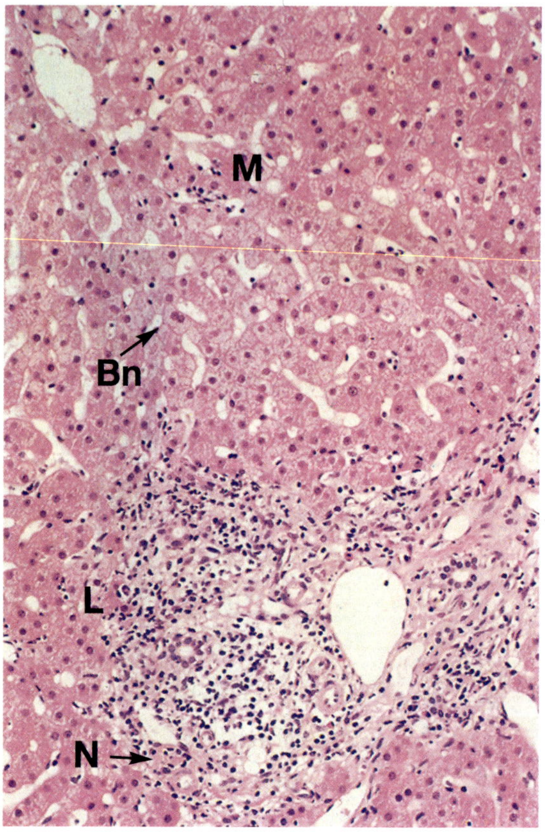

(b)

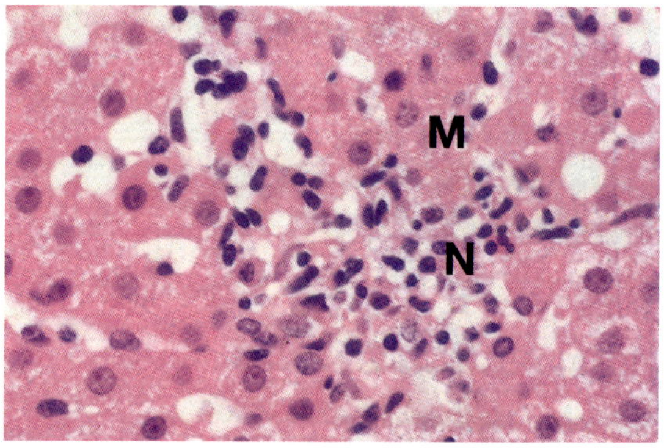

(c)

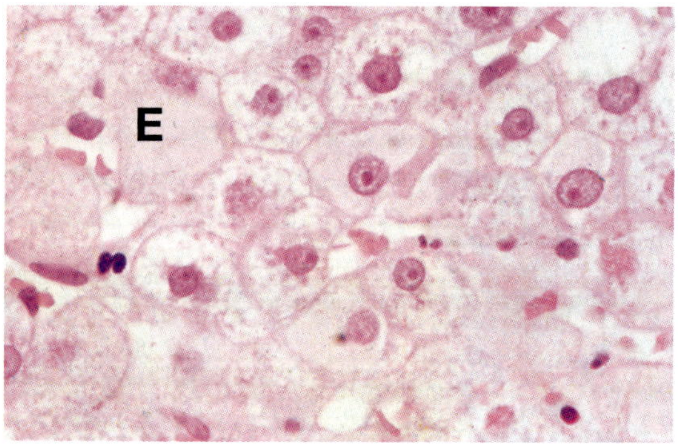

(d)

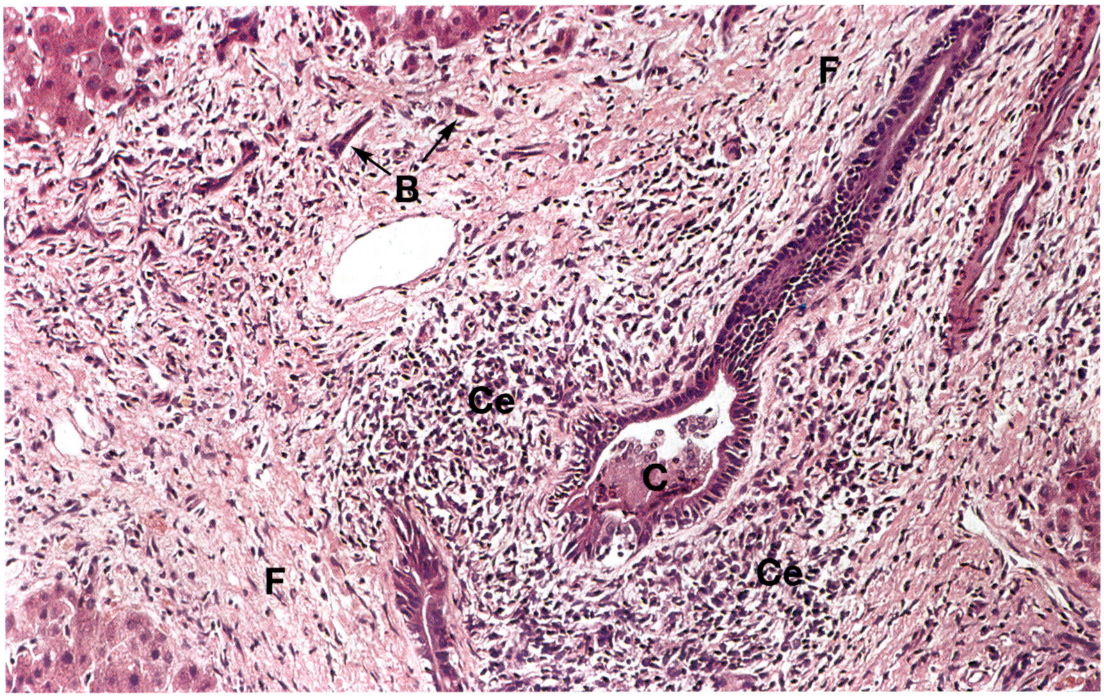

(a)

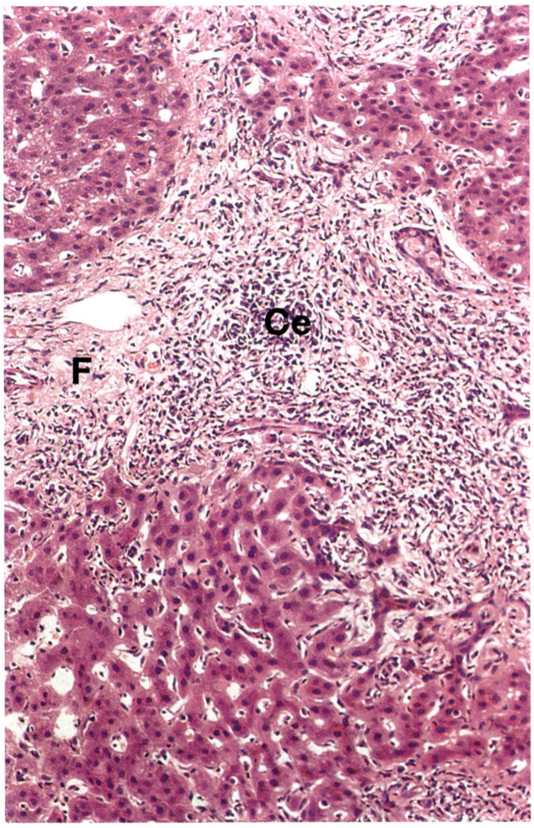

(b)

Fig. 14.8 Cirrosis biliar primaria
(a) Lesión precoz (GA) (b) Lesión más tardía (GA)

La cirrosis biliar primaria es una enfermedad inflamatoria crónica del hígado en la que los cambios inflamatorios destructivos se centran primariamente en los conductos biliares; sin embargo, los hepatocitos también se afectan.

Los primeros cambios se aprecian en el epitelio de los conductos (**C**) biliares más grandes, como muestra la microfotografía (a). Existe vacuolación de las células epiteliales e infiltración de la pared y los tejidos adyacentes por linfocitos. Un dato característico en esta fase es la formación de granulomas histiocíticos en relación con los conductos biliares dañados (no mostrado aquí). Los espacios porta experimentan después expansión progresiva por células inflamatorias crónicas (**Ce**).

Como se aprecia en la microfotografía (b), las células inflamatorias se extienden progresivamente desde los espacios porta hacia el parénquima hepático, y se produce necrosis «en sacabocados» a lo largo de la placa limitante de un modo similar al descrito en la hepatitis crónica (Fig. 14.7). Conforme las células hepáticas son destruidas, los espacios porta también se expanden por fibrosis (**F**). Los conductos biliares grandes ya no son visibles puesto que han sido destruidos.

En la periferia de los espacios porta existe proliferación de conductos biliares (**B**) pequeños que no parecen estar canalizados; este dato se observa mejor en la microfotografía (a).

Si la cirrosis biliar primaria continúa progresando, se desarrolla una verdadera cirrosis (Fig. 14.9); obsérvese que esta enfermedad se conoce como cirrosis biliar primaria, incluso en los primeros estadios en los que no existe evidencia de cambios cirróticos.

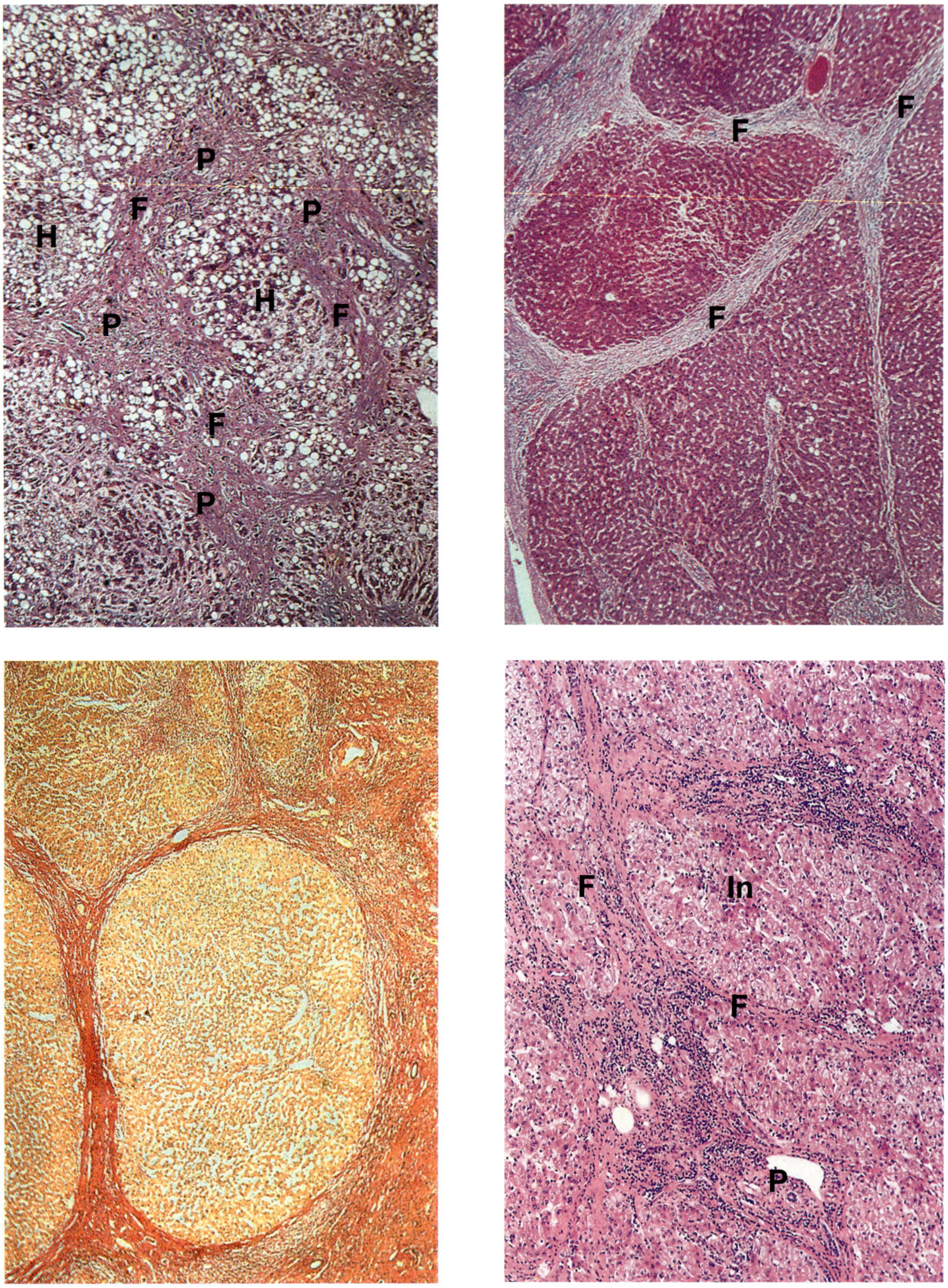

Fig. 14.9 Cirrosis *(pie en la página opuesta)*

Fig. 14.9 Cirrosis *(ilustraciones en la página opuesta)*

(a) Cirrosis alcohólica (AM)
(b) Cirrosis criptogénica (AM)
(c) Cirrosis criptogénica (tinción de van Gieson) (AM)
(d) Cirrosis debida a hepatitis crónica progresiva (AM)

La cirrosis es el resultado final del daño continuado a las células hepáticas por un gran número de causas posibles. Se caracteriza por disrupción generalizada de la arquitectura hepática y formación de nódulos de células hepáticas en regeneración separados por bandas fibrosas. La alteración de la arquitectura hepática y el daño celular producen dos efectos principales: trastorno de la función de los hepatocitos (Fig. 14.1) y alteración del flujo sanguíneo a través del hígado desde la vena porta hasta la vena hepática.

El efecto de la obstrucción vascular dentro del hígado consiste en un aumento de la presión venosa portal que se conoce como ***hipertensión portal***. La abertura de anastomosis entre la circulación portal y el sistema venoso sistémico origina la formación de grandes venas dilatadas denominadas ***varices***. La localización más importante de las varices es el esófago inferior, pero también pueden encontrarse en otros lugares. Las venas dilatadas con paredes finas están expuestas a la rotura, lo que constituye un evento fatal común en los pacientes con cirrosis.

La clasificación de la cirrosis se basa en la enfermedad responsable del daño hepático subyacente. Las causas más importantes son el alcoholismo crónico, la hepatitis crónica y la cirrosis biliar (primaria o secundaria a obstrucción). En un pequeño porcentaje de casos no se puede encontrar ninguna enfermedad subyacente; esta entidad se conoce como ***cirrosis criptogénica.***

El diagnóstico de cirrosis se confirma mediante biopsia hepática percutánea. El examen histológico está dirigido a identificar la naturaleza de la enfermedad subyacente, así como a evidenciar la cirrosis.

En la microfotografía (a), los rasgos característicos de cirrosis consisten en bandas fibrosas (**F**) anchas que conectan las áreas portales (**P**), y nódulos intermedios de células hepáticas (**H**) que muestran una marcada transformación grasa; éste es un ejemplo de ***cirrosis alcohólica.***

La microfotografía (b) muestra un patrón cirrótico típico, con bandas de tejido fibroso (**F**) que alteran la arquitectura lobulillar; no existen inflamación, transformación grasa ni datos específicos. Si no hay indicadores de la etiología específica, el cuadro se clasifica como cirrosis criptogénica. La microfotografía (c) procede del mismo caso pero la preparación se ha teñido con un método que resalta la fibrosis (en color rojo).

La cirrosis consecutiva a hepatitis crónica progresiva se ilustra en la microfotografía (d). Los espacios porta (**P**) contienen un gran número de células inflamatorias crónicas y, en algunas áreas, esas células inflamatorias sobrepasan la placa limitante hacia los nódulos de hepatocitos. También existen áreas focales de inflamación (**In**) en el parénquima hepático. Los espacios porta muestran evidencia de fibrosis, y las bandas fibrosas (**F**) que contienen células inflamatorias crónicas han formado puentes entre áreas portales adyacentes. Todos estos rasgos se observan característicamente en las formas más activas de hepatitis crónica (ver Fig. 14.7).

El tratamiento de la cirrosis se dirige a controlar la enfermedad hepática subyacente. Una vez que el tejido fibroso se ha depositado, es prácticamente irreversible. Se pueden emplear biopsias hepáticas repetidas para vigilar el progreso.

Las clasificaciones más antiguas de la cirrosis agrupaban los casos de acuerdo con el tamaño de los nódulos de regeneración observados en el examen post mórtem o durante la laparotomía. En la ***cirrosis macronodular*** existen nódulos grandes de hasta varios centímetros de diámetro. La ***cirrosis micronodular*** se caracteriza por nódulos regenerativos uniformes y pequeños de hasta 1 cm de diámetro. Aunque resulta útil describir las características macroscópicas, esta clasificación no ayuda a evaluar el tipo ni el grado de progresión de la enfermedad. En la cirrosis activa, como la ilustrada en la microfotografía (d), se aprecia evidencia de lesión continuada de las células hepáticas, mientras que en la cirrosis inactiva no existen indicios de daño hepático continuado.

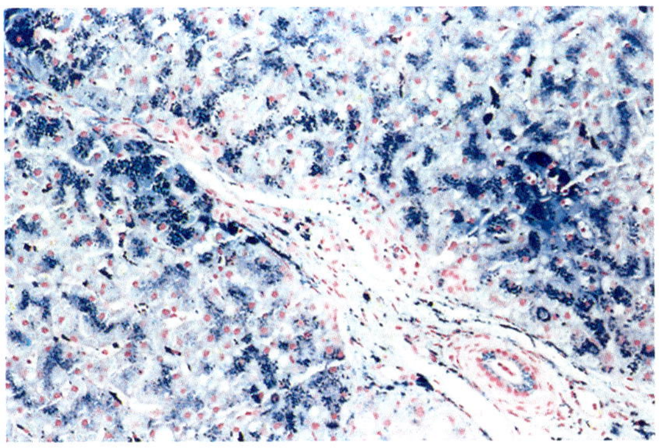

Fig. 14.10 Hemocromatosis (tinción de Perls) (AM)

La ***hemocromatosis*** es un proceso caracterizado por el depósito excesivo de hierro en los tejidos. Se debe a un defecto hereditario del transporte del hierro, de forma que se absorben cantidades excesivas del metal aunque la dieta sea normal. Desde el punto de vista anatomopatológico, el exceso de hierro se deposita en muchos tejidos, especialmente en el miocardio, hígado, glándulas suprarrenales y páncreas.

La afectación hepática causa cirrosis. Como se aprecia en esta microfotografía, las células hepáticas acumulan enormes cantidades de hierro, teñido de azul con el colorante de Perls. También es posible el depósito de hierro en el hígado a causa de una dieta con exceso de hierro o en pacientes sometidos a transfusiones frecuentes. Estas anomalías se engloban bajo el término de ***hemosiderosis secundaria***.

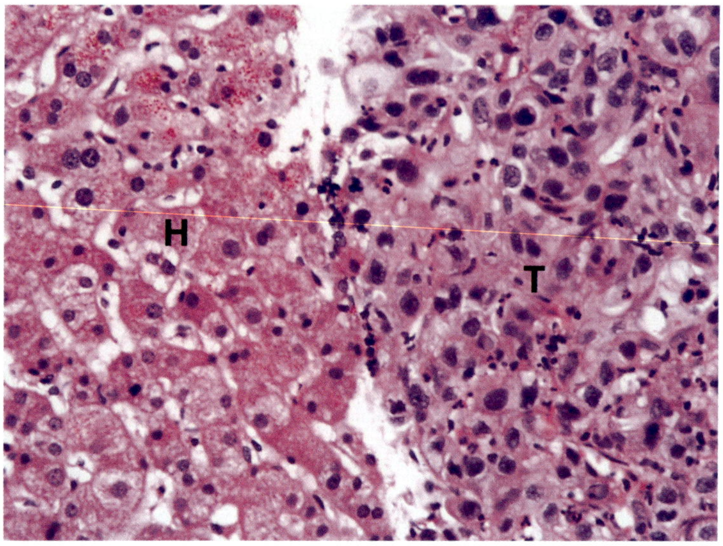

(a)

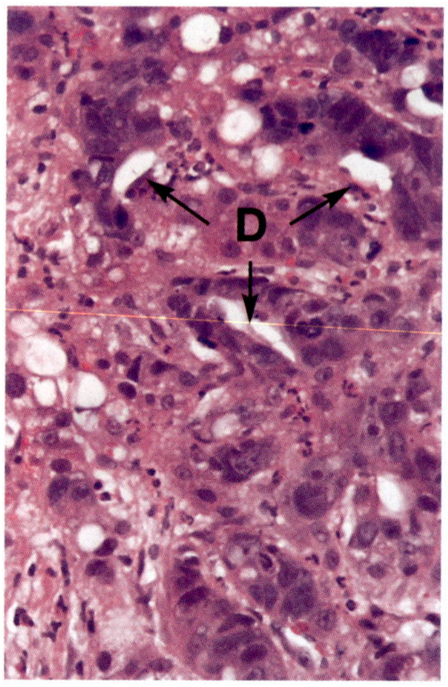

(b)

Fig. 14.11 Carcinoma hepatocelular
(a) GA (b) AM

El carcinoma primario del hígado es un proceso relativamente infrecuente comparado con la incidencia de tumores metastásicos procedentes de otros órganos. En todo el mundo la incidencia de carcinoma hepatocelular, llamado con frecuencia ***hepatoma***, guarda una estrecha relación con la prevalencia de infección por el virus de la hepatitis B. En algunas partes de África, el carcinoma hepatocelular representa hasta el 40% de todos los cánceres; sin embargo, en Europa y Estados Unidos el porcentaje oscila alrededor del 2%. La cirrosis por cualquier causa también predispone al desarrollo de carcinoma hepatocelular. Estos tumores exhiben una rápida progresión clínica, y la supervivencia media desde el momento del diagnóstico es de aproximadamente seis meses.

El tumor puede formar un solo nódulo voluminoso, múltiples nódulos pequeños, o exhibir un patrón de infiltración difusa. La microfotografía (a) muestra hepatocitos (**H**) normales en el lado izquierdo y hepatocitos (**T**) tumores malignos en el derecho. A veces, las células tumorales adoptan un patrón ductular (**D**), como se aprecia en (b).

Un gran porcentaje de carcinomas hepatocelulares segrega ***alfafetoproteína,*** un marcador diagnóstico útil.

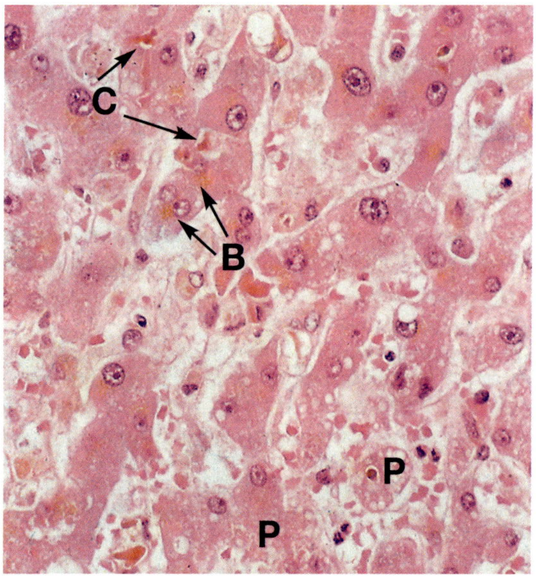

Fig. 14.12 Colestasis (GA)

La ***colestasis,*** o acumulación de bilis dentro del hígado, es una consecuencia de la obstrucción del flujo biliar. Se puede producir en el árbol biliar extrahepático (la mayoría de las veces como consecuencia de cálculos), en el árbol biliar intrahepático por destrucción de conductos biliares (como en la cirrosis biliar primaria), o en los hepatocitos por falta de secreción de bilis; esta última anomalía es un resultado común del daño hepatocelular por cualquier causa, y también puede constituir una reacción frente a ciertos fármacos. En todos los tipos de colestasis existe acumulación de bilis (**B**) dentro del parénquima hepático. En la obstrucción ductal también existen tapones de bilis dentro de los canalículos (**C**). Los hepatocitos que contienen bilis muestran ***degeneración plumosa*** (**P**), en la que el citoplasma se convierte en espumoso. La obstrucción prolongada del tracto biliar puede conducir a cirrosis biliar secundaria.

Trastornos del sistema biliar

La enfermedad de la vesícula biliar es un problema quirúrgico común en los países desarrollados, y muchas veces se asocia con formación de cálculos y obstrucción crónica del conducto cístico que conduce a ***colecistitis crónica*** (Fig. 14.13). Los tumores del sistema biliar son relativamente raros y suelen adoptar la forma de adenocarcinomas con alto grado de malignidad (Fig. 14.14). El término ***colestasis*** se aplica a la acumulación de bilis dentro del hígado, como se ilustra en la Figura 14.12.

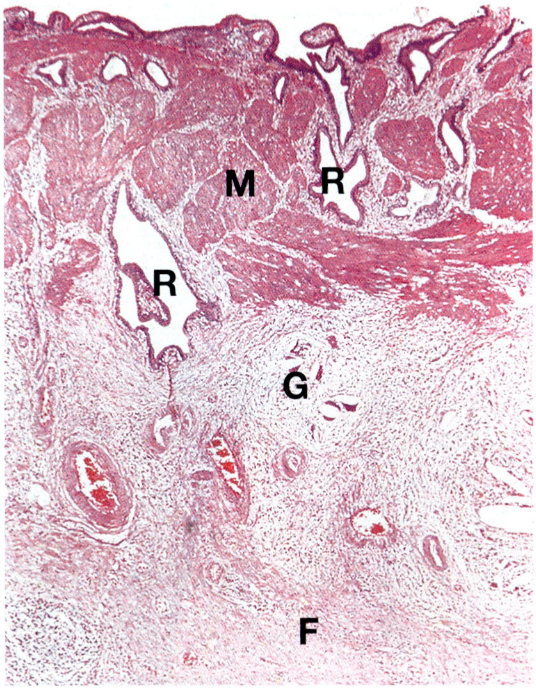

Fig. 14.13 Colecistitis crónica (BA)

Muchas vesículas biliares con cálculos en su interior son extirpadas quirúrgicamente a causa de dolor abdominal. En el examen histológico se aprecian indicios de inflamación crónica de bajo grado, con una marcada hipertrofia muscular (**M**) y un infiltrado de linfocitos y células plasmáticas en la capa submucosa. Estructuras dilatadas irregulares de aspecto seudoglandular se extienden en la profundidad de la capa muscular engrosada, y se conocen como ***senos de Rokitansky*** (**R**) -***Aschoff***.

Fuera de la capa muscular aparecen agregados de histiocitos alrededor de la bilis espesada que forman ***granulomas biliares*** (**G**). Debajo de la serosa existen fibrosis (**F**) e inflamación crónica leve.

Si la bilis se espesa y concentra dentro de la vesícula biliar, puede causar una colecistitis química aguda, con mayor componente inflamatorio neutrofílico y, muchas veces, extensa hemorragia dentro de la pared de la vesícula biliar.

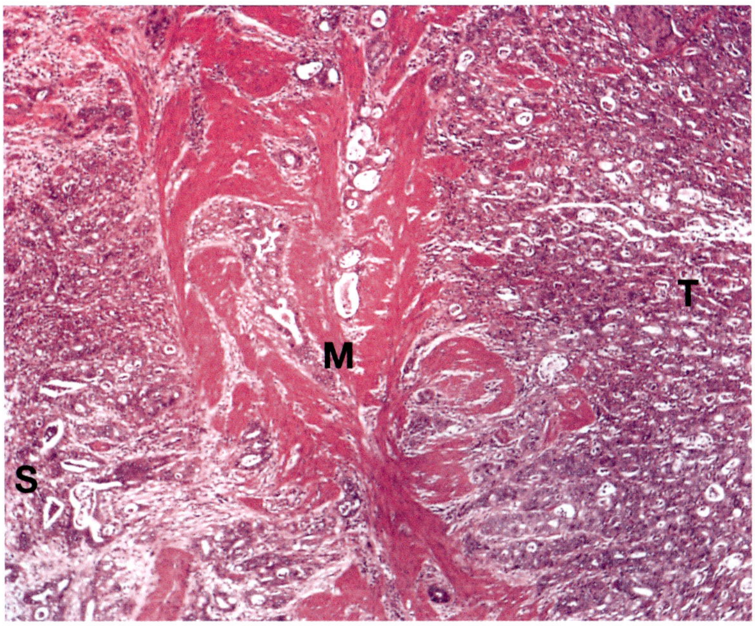

Fig. 14.14 Carcinoma de vesícula biliar (BA)

El carcinoma de vesícula biliar suele ocurrir en ancianos. La microfotografía muestra sustitución de la mucosa vesicular por adenocarcinoma con un patrón glandular tumoral (**T**). Se ha producido invasión a través de la submucosa en la capa muscular (**M**) de la vesícula biliar y más allá, en la serosa (**S**) externa. En la parte de la vesícula biliar donde la serosa está laxamente adherida al hígado, se produce una invasión tumoral directa del hígado, convirtiendo al tumor en inoperable.

También se pueden encontrar carcinomas parecidos en los conductos biliares intrahepáticos o extrahepáticos (***colangiocarcinomas intrahepáticos*** o ***extrahepáticos***). Estos tumores suelen causar ictericia obstructiva precoz, pero los de la vesícula biliar rara vez obstruyen el flujo de bilis y, por tanto, no se suelen manifestar hasta fases avanzadas de la enfermedad.

Trastornos pancreáticos

La inflamación del páncreas (***pancreatitis***) se puede presentar de forma aguda o crónica. La ***pancreatitis aguda*** tiene una mortalidad alta debido en parte a la liberación de enzimas pancreáticas hacia los tejidos adyacentes, causando una intensa destrucción tisular local (ver Fig. 14.15). La ***pancreatitis crónica*** se asocia frecuentemente con dolor refractario y, en algunos casos, produce insuficiencia pancreática crónica.

La enfermedad maligna del páncreas se está diagnosticando ahora con más frecuencia que antes; estos ***adenocarcinomas*** (Fig. 14.16) son altamente malignos, y casi siempre existen ya metástasis en el momento del diagnóstico.

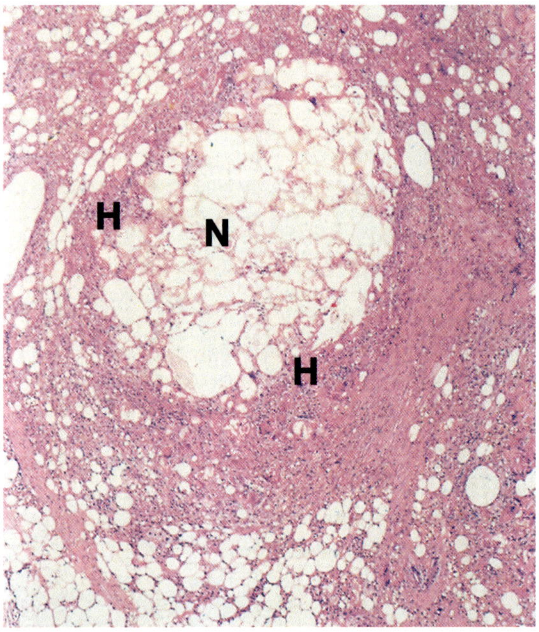

Fig. 14.15 Necrosis grasa en la pancreatitis aguda (AM)

La pancreatitis aguda se caracteriza por destrucción del páncreas a causa de la liberación de enzimas pancreáticas. Los casos graves originan una masiva peritonitis química que causa un intenso dolor abdominal y shock. Los dos procesos predisponentes más importantes son el alcoholismo y la enfermedad de la vía biliar (habitualmente litiasis).

Desde el punto de vista histológico, existe una extensa necrosis hemorrágica del páncreas y los tejidos adyacentes. La liberación de enzimas pancreáticas da lugar a un trastorno característico conocido como ***necrosis grasa***. A simple vista, se observan numerosas manchas blancas yesosas en la grasa peripancreática y mesentérica, corresponden a focos de tejido adiposo necrótico (**N**) rodeados por un reborde de histiocitos (**H**) espumosos, que contienen lípidos fagocitados dentro del citoplasma.

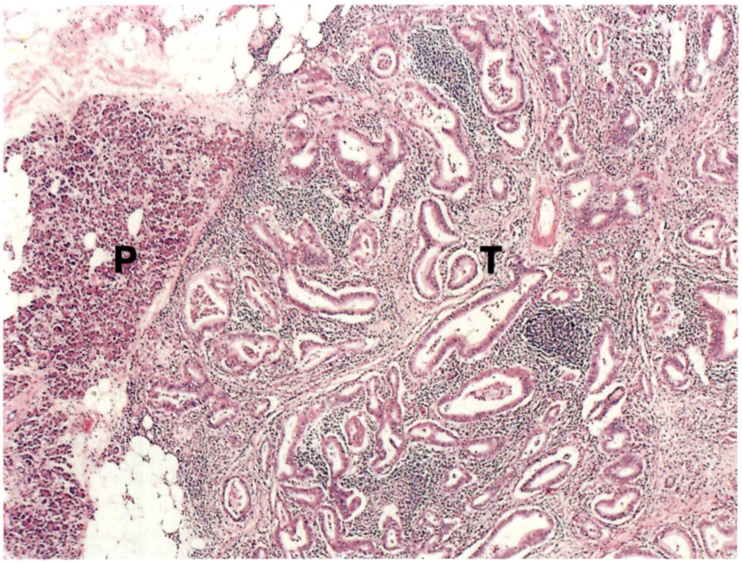

(a)

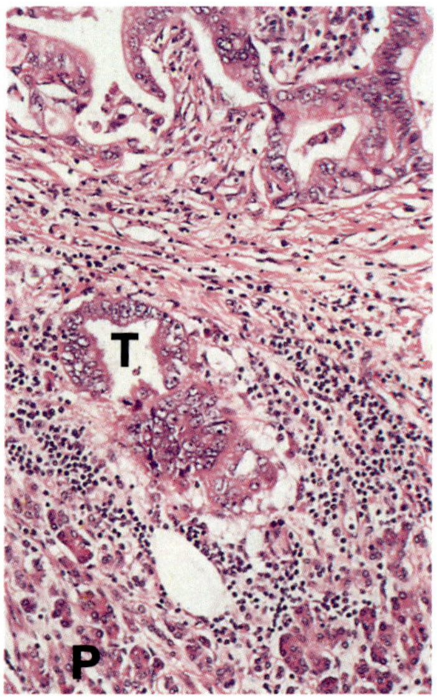

(b)

Fig. 14.16 Adenocarcinoma del páncreas
(a) BA (b) GA

Los adenocarcinomas pancreáticos proceden prácticamente siempre del epitelio ductal pancreático, y tienen gran importancia debido a que su crecimiento insidioso hace que muchas veces no sean detectados hasta una fase muy avanzada. La mayor parte se originan en la cabeza de la glándula, donde tienden a obstruir el conducto biliar y, por tanto, se manifiestan con ictericia indolora. Los tumores procedentes de los islotes de Langerhans pertenecen al grupo de neoplasias neuroendocrinas (Fig. 13.17), y se suelen denominar de acuerdo con el producto que segregan, por ejemplo insulinoma, glucagonoma.

Desde el punto de vista macroscópico, los adenocarcinomas pancreáticos son de consistencia dura y color blanquecino. La microfotografía (a) muestra tumor (**T**) y páncreas (**P**) normal. Obsérvense las características glándulas irregulares tortuosas en una estroma fibrosa densa. A mayor aumento en la microfotografía (b) se observa que el tumor tiene un patrón ductular, con marcada variación en el tamaño y la forma de las glándulas neoplásicas.

15. Aparato urinario

Introducción

El ***aparato urinario*** comprende los riñones, los sistemas pielocaliciales, los uréteres, la vejiga y la uretra. El riñón es responsable de la excreción de productos de desecho procedentes de los procesos metabólicos del cuerpo, que son eliminados en forma de una solución acuosa, la ***orina***. Ésta pasa desde el riñón a los sistemas pielocaliciales, y desde ellos, a través del uréter, hasta la vejiga, que actúa como un reservorio. La orina es mantenida en la vejiga por una serie de esfínteres musculares hasta que se acumula un volumen suficiente. La relajación de los esfínteres y la contracción del músculo liso de la pared vesical permiten que la orina se vacíe al exterior a través de la uretra (***micción***) en un momento conveniente.

Riñón

Los trastornos del riñón proceden de una amplia variedad de causas patológicas, muchas de las cuales son comunes a otros sistemas orgánicos (p. ej., infecciones, tumores, reacciones a fármacos, trastornos vasculares). Sin embargo, el riñón es inusual en cuanto a que está mucho más predispuesto a los procesos inmunológicos que la mayoría de los otros órganos, y a que tiene una gran importancia en la evolución de una enfermedad metabólica común, la diabetes mellitus. Las enfermedades vasculares como la hipertensión y la vasculitis también pueden tener efectos significativos sobre la función renal. Los trastornos del riñón pueden ser convenientemente divididos en categorías de acuerdo con el componente estructural del riñón que se ha afectado de forma primaria:

Glomérulo

- ***Glomerulonefritis*** de varios tipos, la mayoría debidos a depósitos de inmunoglobulinas y/o de componentes del complemento (conocidos en conjunto como ***inmunocomplejos***) dentro del glomérulo.
- ***Vasculitis***: en sentido estricto, éste es un trastorno vascular, pero algunas formas afectan a los capilares glomerulares y producen el cuadro clínico e histopatológico de una glomerulonefritis.
- ***Diabetes mellitus***: el depósito de proteínas glucosiladas anormales causa alteraciones estructurales y funcionales irreversibles en el glomérulo (ver Fig. 15.9).
- ***Amiloidosis***: el depósito de proteínas amiloides en el glomérulo altera la estructura y, por tanto, la función del glomérulo.

Túbulos e intersticio

- La ***necrosis tubular aguda*** se suele deber a hipotensión profunda que causa daño isquémico de las células epiteliales tubulares.
- ***Infecciones***, incluyendo pielonefritis aguda, absceso renal y tuberculosis.
- La ***toxicidad por fármacos*** suele causar nefritis tubulointersticial debida a una reacción de hipersensibilidad, pero son posibles otros patrones, incluyendo la toxicidad directa sobre las células epiteliales tubulares.
- La ***obstrucción mecánica*** de los uréteres o la vejiga urinaria puede conducir a ***hidronefrosis***.

Vasos sanguíneos

- La ***hipertensión*** causa cambios significativos en los vasos renales, tanto grandes como pequeños.
- La ***vasculitis*** puede afectar a los vasos más grandes, además de a los capilares glomerulares.

El daño irreversible de un componente del riñón lesiona inevitablemente a los otros componentes, y termina conduciendo a ***insuficiencia renal crónica***, una condición invariablemente fatal hasta la introducción de la diálisis renal y el trasplante de riñón. El daño reversible grave de cualquiera de los componentes del riñón, puede conducir a ***insuficiencia renal aguda***.

- **Insuficiencia renal crónica**: la retención progresiva de metabolitos nitrogenados se manifiesta por la elevación lenta de los niveles séricos de creatinina a causa de la filtración glomerular insuficiente. El fracaso concomitante de la función tubular produce anomalías extensas en la homeostasis bioquímica, incluyendo retención de sal y agua, acidosis metabólica y otros desequilibrios electrolíticos, en particular hiperpotasemia.
- **Insuficiencia renal aguda**: la interrupción brusca de la actividad de las nefronas se suele manifestar inicialmente como una caída marcada de la producción de orina (***oliguria***), que incluso puede ser total (***anuria***). Este trastorno se acompaña de un aumento brusco de la urea y el potasio. Pronto se asocian disturbios del equilibrio de los líquidos y los electrolitos, en particular aumento del nivel sérico de potasio y acidosis metabólica.

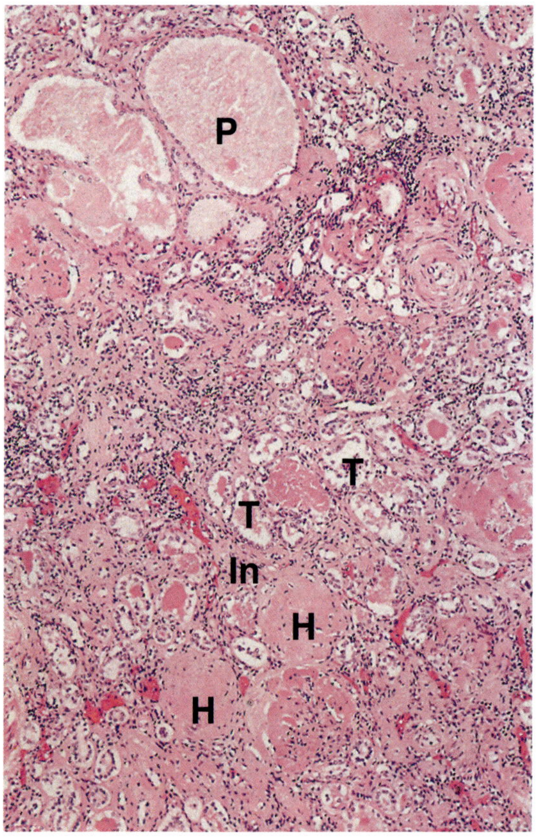

Fig. 15.1 Riñón terminal (AM)

Muchas enfermedades renales progresivas con patogenias muy distintas acaban conduciendo a destrucción progresiva de las nefronas, que se manifiesta clínicamente por deterioro insidioso de la función renal, hasta culminar en la insuficiencia renal crónica. Desde el punto de vista macroscópico, los riñones suelen ser pequeños y firmes, con adelgazamiento atrófico simétrico de la corteza y escasa demarcación entre la corteza y la médula. Este cuadro se conoce como ***riñón terminal***. Tanto macroscópica como microscópicamente, suelen existir pocos indicios sobre la patología renal original.

En la corteza se aprecia una sustitución extensa de los penachos gomerulares por material hialino (**H**) avascular y acelular (***hialinización***). Los túbulos (**T**) corticales también se retraen y se hacen atróficos, y los espacios intersticiales (**In**), relativamente expandidos, experimentan fibrosis; algunos túbulos atróficos pueden experimentar dilatación quística, con ***cilindros*** de material proteináceo (**P**) espeso intensamente eosinófilo (teñido en color rosa), recordando al aspecto del tiroides (***tiroidización***). La corteza retraída está marcada a veces por cicatrices, que antes se atribuían a infección crónica; actualmente se cree que la infección sólo contribuye a una pequeña proporción de los casos, y que la mayoría de las cicatrices tienen probablemente un origen isquémico.

Enfermedades del glomérulo

Los trastornos glomerulares son una fuente inacabable de fascinación para los patólogos renales, y de confusión para casi todos los demás. Existen dos causas principales de enfermedad glomerular: ***inmunológicas*** (que incluyen trastornos limitados al riñón y enfermedades sistémicas) y ***metabólicas*** (la más importantes de las cuales es la diabetes mellitus). A muchos estudiantes les causa confusión la falta de relación directa, uno a uno, entre un determinado mecanismo de lesión y un cuadro histológico y/o un síndrome clínico concreto. De hecho, la mayoría de las causas de lesión glomerular dan lugar a uno de cinco síndromes clínicos: síndrome nefrítico, síndrome nefrótico, síndrome mixto nefrítico-nefrótico, hematuria asintomática y proteinuria asintomática. La insuficiencia renal aguda y la crónica pueden sobrevenir a cualquiera de estos procesos. Por ejemplo, un individuo con síndrome nefrítico grave puede progresar con rapidez a insuficiencia renal aguda, o un paciente con diabetes no diagnosticada, que presenta proteinuria indetectada durante algún tiempo, puede ser diagnosticado cuando ya ha llegado a la fase de insuficiencia renal crónica. Estos procesos clínicos se resumen en la Figura 15.2, junto con las enfermedades glomerulares con las que se asocian más frecuentemente.

Fig. 15.2 Síndromes clínicos asociados con enfermedades glomerulares

Síndrome clínico	Manifestaciones clínicas	Fisiopatología	Ejemplos más comunes
Nefritis aguda	Hematuria Hipertensión Uremia (↑ BUN) Edema (frecuentemente periorbitario) Oliguria o anuria	Glomérulo hipercelular con asas capilares obstruidas, flujo sanguíneo reducido y diuresis disminuida Puede progresar a la formación de semilunas y a insuficiencia renal aguda	Glomerulonefritis (GN) proliferativa difusa (GN postestreptocócica, otras infecciones) Lupus eritematoso sistémico (LES) Vasculitis Síndrome de Goodpasture
Síndrome nefrótico	Proteinuria (> 3,5 g/24 h) Hipoalbuminemia Edema Hiperlipidemia	Cambios en la estructura del mecanismo de filtración glomerular (más frecuentemente de la membrana basal glomerular)	Diabetes mellitus Amiloidosis Nefropatía de cambios mínimos Glomerulosclerosis focal y segmentaria (GEFS) Nefropatía membranosa LES
Síndrome mixto nefrítico-nefrótico	Manifestaciones tanto del síndrome nefrítico como del nefrótico	Proliferación celular glomerular y alteraciones de la membrana basal del glomérulo	GN mesangiocapilar (GN membranoproliferativa) LES
Hematuria asintomática	Episodios periódicos de orina oscura o hematuria microscópica Hipertensión insidiosa	Proliferación de células glomerulares o anomalías estructurales de la membrana basal	Nefropatía IgA Enfermedad de la membrana basal fina LES
Proteinuria asintomática	Proteinuria	Estadios precoces de los cambios en la membrana basal	Fases precoces de todos los procesos que causan síndrome nefrótico

Papel de la biopsia renal

La introducción de técnicas seguras y fiables de biopsia renal por punción percutánea ha incrementado mucho los conocimientos sobre la historia natural de las enfermedades renales, en particular al aclarar la lesión subyacente en fases precoces del curso de las enfermedades glomerulares, cuando cabe la posibilidad de aplicar un tratamiento efectivo. La biopsia tiene un valor limitado en la insuficiencia renal crónica cuando el riñón está retraído y las alteraciones histológicas son ya inespecíficas, es decir, en el ***riñón terminal*** (ver Fig. 15.1). La biopsia renal también se emplea con frecuencia en la evaluación de trasplantes de riñón para detectar la presencia de rechazo, toxicidad por fármacos, y otras varias anomalías que pueden reducir la función del injerto. La máxima información de la biopsia con aguja de tejido renal se obtiene utilizando alguna combinación de los métodos siguientes:

- ***Microscopia óptica***, incluyendo tinciones especiales para definir las estructuras glomerulares.
- ***Microscopia electrónica***, para demostrar la presencia y la localización exacta de los inmunocomplejos, que aparecen como depósitos irregulares de material electrodenso (***depósitos densos***).
- ***Microscopia de inmunofluorescencia***, para localizar e identificar la clase de inmunoglobulinas y los componentes del complemento.

Los patrones de depósito de inmunocomplejos, demostrados mediante inmunofluorescencia y microscopia electrónica, pueden ser vitales para diferenciar entre los distintos tipos de glomerulonefritis, que exhiben patrones similares de daño glomerular en el estudio con microscopia óptica. Los ejemplos comprenden:

- **Nefropatía IgA**: depósitos granulares de IgA en el mesangio.
- **Nefropatía membranosa**: depósitos granulares de IgG +/– complemento en el lado epitelial de la membrana basal glomerular (MBG).
- **Síndrome de Goodpasture**: depósitos lineales de IgG a lo largo de la MBG.
- **Lupus eritematoso sistémico**: depósitos de la mayoría de las clases de inmunoglobulinas y de muchos componentes del complemento en cualquier lugar del glomérulo.
- **Glomerulonefritis mesangiocapilar tipo I**: depósitos granulares del componente 3 del complemento (C3) sobre el lado epitelial de la MBG.

Glomerulonefritis

La mayor parte de los tipos de glomerulonefritis (GN) están causados por depósito de inmunocomplejos en el glomérulo. Esto es aplicable a la ***glomerulonefritis primaria***, donde la anomalía se limita al riñón (p. ej., ***nefropatía membranosa, GN mesangiocapilar***) y a las enfermedades con un componente sistémico, como por ejemplo el ***síndrome de Goodpasture***, el ***lupus eritematoso sistémico*** y la ***púrpura de Henoch-Schönlein***. El lugar donde se depositan los inmunocomplejos depende del tamaño de los complejos, el cual depende a su vez del tipo de antígeno y de la clase de inmunoglobulina producida, es decir, de la respuesta del huésped. El antígeno puede ser un componente normal del cuerpo (un autoantígeno, como en el síndrome de Goodpasture), o un antígeno externo como puede ser un antígeno bacteriano (como en la ***GN postestreptocócica***). Los inmunocomplejos pueden proceder de la sangre circulante o se pueden formar in situ. En el segundo caso, los complejos pueden incluir antígenos intrínsecos del glomérulo (componentes de la membrana basal en el síndrome de Goodpasture), o antígenos que han sido depositados procedentes de la circulación (p. ej., ADN en el caso del LES). Una excepción importante a esta regla es la nefropatía de cambios mínimos, en la que se cree que los podocitos son dañados por una respuesta inmune mediada por células y no por el depósito de inmunocomplejos. Cualquiera que sea el mecanismo de daño del glomérulo los diversos insultos inmunológicos alteran la estructura y, por tanto, la función del glomérulo, y en último término la nefrona «como un todo».

En respuesta a los estímulos lesivos, los glomérulos parecen reaccionar con uno o varios de los mecanismos siguientes:

- Tumefacción y/o proliferación de las células endoteliales normalmente planas, que tapizan los capilares glomerulares.
- Proliferación de las células epiteliales que recubren la superficie externa del penacho capilar glomerular (los podocitos) y de las células que revisten la cápsula de Bowman (***formación de semilunas***).
- Engrosamiento de las membranas basales glomerulares.
- Proliferación de las células del mesangio y producción excesiva de material mesangial acelular.

Estas respuestas dan lugar a varios patrones histológicos de glomerulonefritis, que se pueden identificar mediante microscopia óptica. Los datos obtenidos se agrupan con los hallazgos del estudio de inmunofluorescencia y microscopia electrónica, la historia clínica y otros estudios complementarios para llegar a un diagnóstico definitivo. Como en otros muchos campos de la histopatología, la buena comunicación entre el patólogo y el clínico es vital para establecer un diagnóstico exacto, que es esencial, a su vez, para planificar un tratamiento adecuado.

La glomerulonefritis se clasifica primero como:

- **Difusa**: afectación de todos los glomérulos.
- **Focal**: afectación de algunos glomérulos.
- **Global**: todo el glomérulo es anormal.
- **Segmentaria**: sólo una parte del glomérulo es anormal.

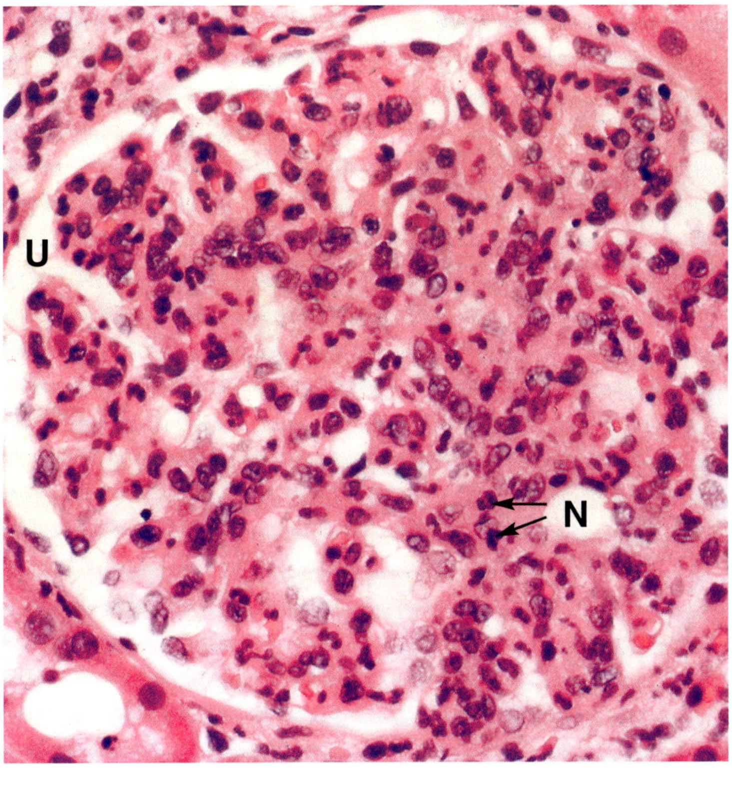

Fig. 15.3 Glomerulonefritis proliferativa aguda («endocapilar») (GA)

Esta forma de glomerulonefritis difusa global se suele encontrar en niños, y sigue con frecuencia a una infección estreptocócica, habitualmente de la garganta. Como se aprecia en la microfotografía, la celularidad del glomérulo está aumentada debido a la tumefacción y proliferación de las células endoteliales, que prácticamente han obliterado las luces capilares; también hay neutrófilos (**N**) en los penachos glomerulares, y suele existir algún grado de proliferación celular mesangial. El espacio urinario (**U**) permanece libre puesto que no se ha producido proliferación de los podocitos. La obstrucción de las luces de los capilares glomerulares disminuye la filtración glomerular y causa fuga de hematíes; por tanto, esta condición se suele manifestar con hematuria, hipertensión transitoria y edema, es decir, con ***síndrome nefrítico agudo.***

Se puede encontrar un patrón similar de daño glomerular en el LES, el síndrome de Goodpasture y, rara vez, en vasculitis. En los casos graves debidos a cualquier causa, se puede superponer una glomerulonefritis con formación de semilunas.

Fig.15.4 Nefropatía membranosa

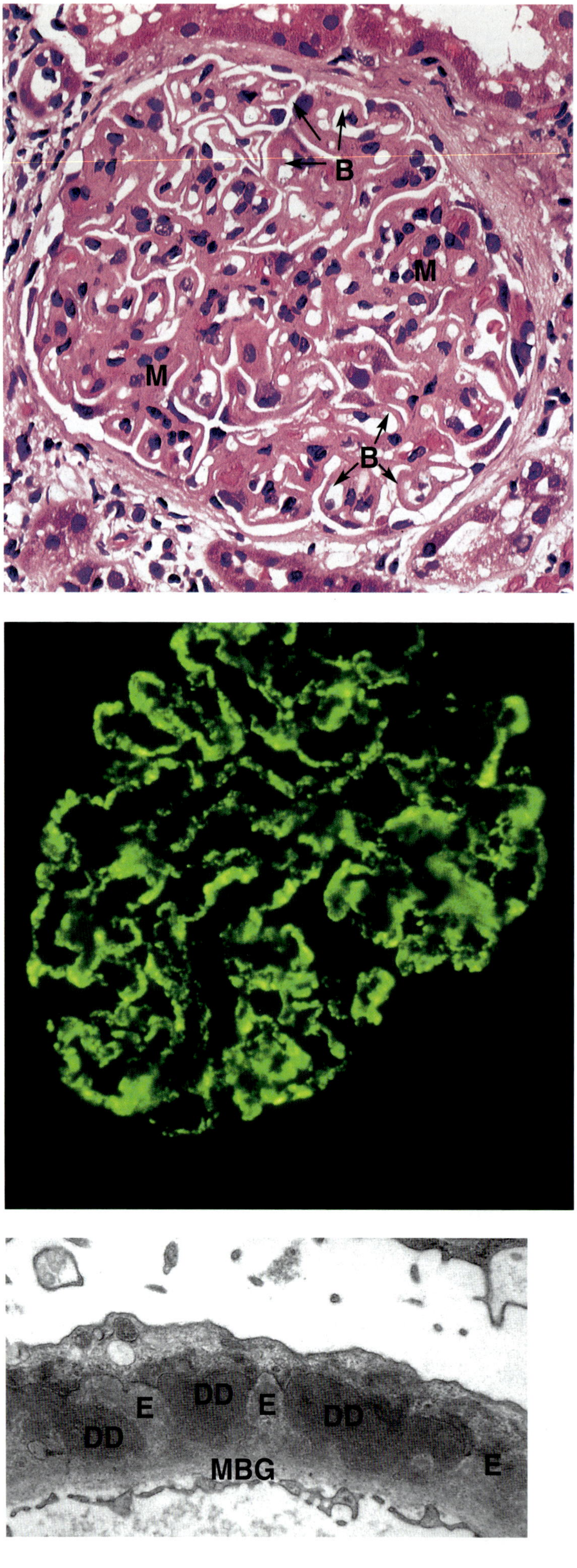

(a)

(b)

(c)

Fig. 15.4 Nefropatía membranosa (*ilustraciones en la página opuesta*)
(a) Hematoxilina y eosina (GA) (b) Inmunofluorescencia (GA) (c) Microscopia electrónica

La ***nefropatía membranosa*** se caracteriza por un patrón global difuso de lesión glomerular, en el que el daño de la membrana basal glomerular conduce a proteinuria y, muchas veces, a síndrome nefrótico. Este patrón se puede encontrar en una variedad de situaciones. La ***nefropatía membranosa idiopática*** o ***primaria*** representa alrededor del 85% de los casos. Un patrón de lesión idéntico, conocido como ***nefropatía membranosa secundaria***, puede producirse en individuos con tumores malignos en otras zonas del cuerpo (5-10% de los casos), en pacientes tratados con ciertos fármacos (oro, penicilamina, captopril, antiinflamatorios no esteroideos) y en algunas infecciones (hepatitis B y C, paludismo). Una tercera categoría importante está constituida por el lupus eritematoso sistémico, una enfermedad autoinmune que puede dar lugar a casi cualquier patrón de daño glomerular (ver Fig. 15.2).

En la nefropatía membranosa se depositan inmunocomplejos sobre el lado epitelial de la membrana basal glomerular (depósitos subepiteliales). Estos depósitos inducen, a su vez, un depósito adicional de material de membrana basal que da lugar a las «espículas» patognomónicas sobre la superficie externa de la membrana basal, que pueden ser observadas mediante tinción argéntica con microscopia óptica, o con microscopia electrónica (microfotografía c). Con microscopia óptica (a) las membranas basales (**B**) aparecen gruesas, eosinófilas y, a veces, ligeramente refringentes. No existe proliferación asociada endotelial ni epitelial (podocitos), aunque puede haber un ligero aumento del material mesangial (**M**) en los casos graves y de larga evolución. En la mayoría de los casos de nefropatía membranosa, los inmunocomplejos consisten en IgG y complemento (C3). Evidentemente, el antígeno de los inmunocomplejos dependerá de la causa subyacente (p. ej., ADN en el LES, antígenos víricos en la hepatitis, probablemente autoantígenos en la forma idiopática). La microfotografía (b) muestra el característico patrón de inmunofluorescencia de la nefropatía membranosa. Un anticuerpo específico contra la IgG, marcado con fluoresceína, se incuba con una sección de riñón. El anticuerpo se une a la IgG depositada en el riñón. Esta microfotografía muestra la IgG como depósitos granulares fluorescentes de color verde brillante incorporados sobre la superficie epitelial de las membranas basales glomerulares. La microfotografía (c) es una imagen de microscopia electrónica a gran aumento de una membrana basal glomerular. La membrana basal glomerular (**MBG**) tiene espículas (**E**) de material de membrana basal adicional sobre el lado epitelial. Entre las espículas se identifican con facilidad depósitos densos (**DD**) (inmunocomplejos). La presencia de inmunocomplejos activa probablemente el complemento, que, por medio del complejo de ataque a la membrana, daña la membrana basal glomerular permitiendo la fuga de proteínas.

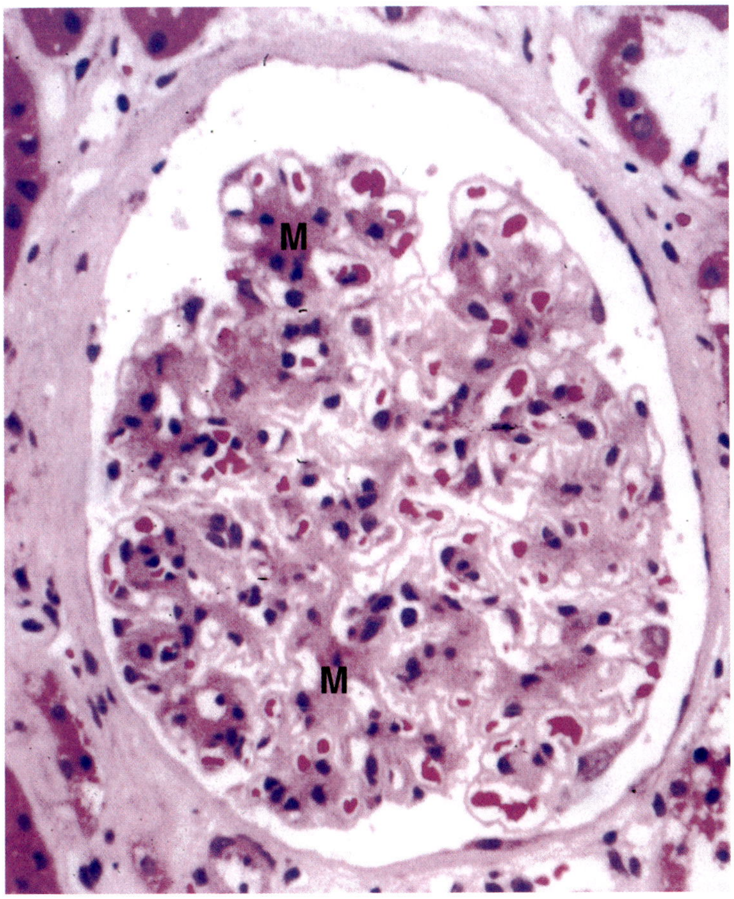

Fig. 15.5 Glomerulonefritis mesangioproliferativa

Este patrón de enfermedad glomerular se caracteriza por un aumento difuso de la matriz mesangial (**M**) y diferentes grados de aumento de la celularidad mesangial, sin anomalías de la membrana basal. Este patrón de lesión glomerular es característico de la nefropatía IgA y de un proceso relacionado, la púrpura de Henoch-Schönlein (PHS). Ambas enfermedades se pueden presentar con hematuria asintomática o síndrome nefrítico. Los cambios renales de la PHS son idénticos a los de la enfermedad por IgA, pero en la PHS existe un exantema vasculítico típico, con o sin síntomas y signos gastrointestinales. La inmunofluorescencia revela depósitos de IgA en el mesangio que se visualizan como depósitos densos mesangiales en la microscopia electrónica. Las exacerbaciones agudas de la nefropatía IgA pueden ocasionar glomerulonefritis necrotizante segmentaria (Fig. 15.8) e incluso, en ocasiones, glomerulonefritis con semilunas (Fig. 15.7). La cicatrización de estas lesiones conduce a glomerulosclerosis segmentaria focal secundaria (ver Fig. 15.8b).

Otros procesos que pueden cursar con un aspecto similar en la microscopia óptica (pero con hallazgos distintos en la inmunofluorescencia y la microscopia electrónica) son la glomerulonefritis proliferativa aguda en fase de resolución y el LES.

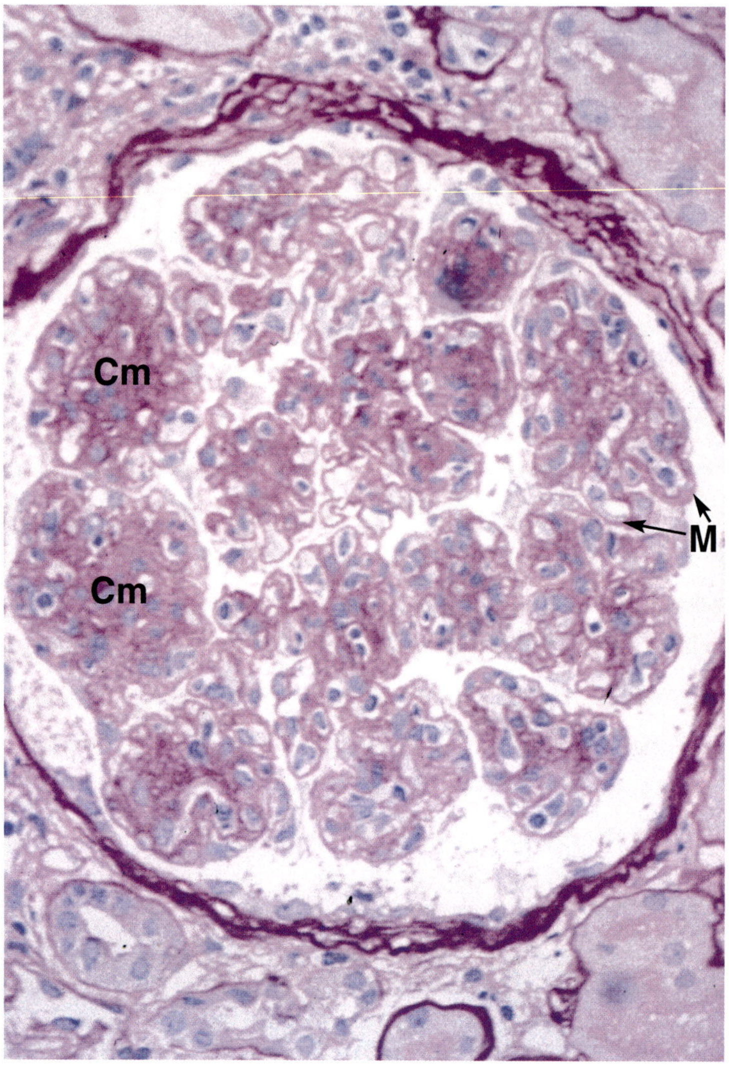

Fig. 15.6 Glomerulonefritis mesangiocapilar (membranoproliferativa) – PAS (GA)

Este patrón de glomerulonefritis puede ser primario o aparecer en asociación con el LES. La presentación clínica es de síndrome nefrótico o síndrome mixto nefrótico-nefrítico. La ***glomerulonefritis mesangiocapilar*** (***GNMC***) ***primaria*** se divide en ***tipo I*** y ***tipo II***, ambos con un aspecto similar bajo el microscopio óptico. Es fácil apreciar, como en esta microfotografía, la expansión de cada segmento del glomérulo, lo que produce un aspecto lobular exagerado. El dato característico consiste en la reduplicación de la membrana (**M**) basal glomerular con interposición de células mesangiales entre las dos capas. Existe aumento de la celularidad mesangial (**Cm**) y de la matriz. Los leucocitos sanguíneos también infiltran el glomérulo, y muchas veces se produce una discreta proliferación de las células endoteliales. En la GNMC tipo I se encuentran depósitos densos, compuestos de C3 +/– IgG, en posición subendotelial. La GNMC tipo II se caracteriza por depósito de una cinta de material denso, de composición desconocida, en la membrana basal glomerular, lo que da lugar al nombre alternativo de ***enfermedad de los depósitos densos.***

Este patrón de glomerulonefritis también se encuentra con frecuencia en el LES, donde puede incluir características adicionales, como depósitos de inmunoglobulinas en todas las partes de la membrana basal glomerular y el mesangio, lesiones en «asa de alambre», un patrón mixto de depósito de inmunoglobulinas y complemento, y patrones superpuestos de glomerulonefritis membranosa o segmentaria.

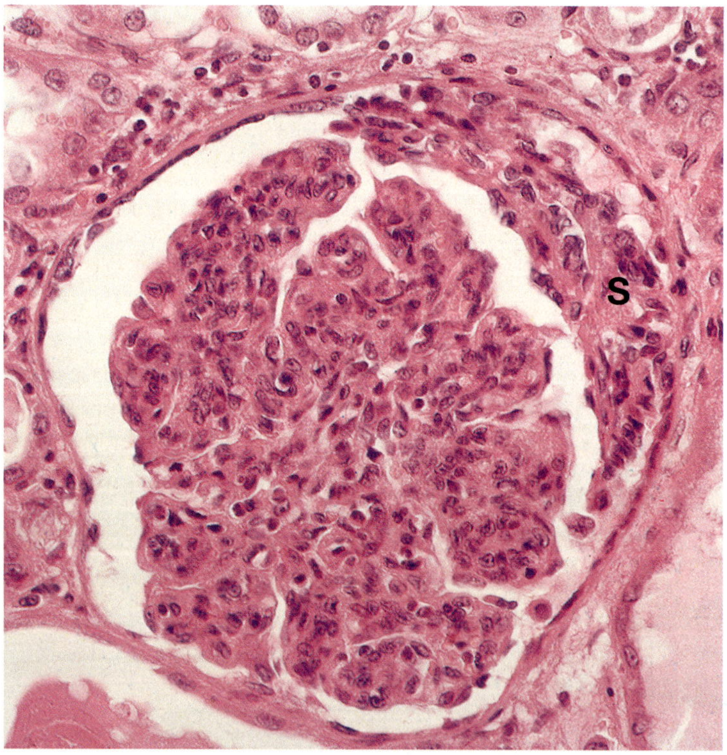

Fig. 15.7 Glomerulonefritis aguda con semilunas (GA)

En muchos tipos de enfermedad glomerular existe proliferación de los podocitos y las células epiteliales que tapizan la cápsula de Bowman. La proliferación de células de la cápsula de Bowman alrededor de sólo una parte de la circunferencia de la cápsula, produce las llamadas ***semilunas*** (**S**). La proliferación continuada de las semilunas puede obliterar el penacho glomerular, conduciendo a la destrucción glomerular irreversible y atrofia subsiguiente de la nefrona, con insuficiencia renal rápidamente progresiva. Este cuadro se conoce como ***glomerulonefritis rápidamente progresiva***, y es característico del ***síndrome de Goodpasture***, en el que se forman autoanticuerpos contra las membranas basales de glomérulos renales y alvéolos pulmonares. También se pueden formar semilunas en la glomerulonefritis proliferativa aguda, la glomerulonefritis necrotizante segmentaria y el LES.

Fig. 15.8 Glomerulonefritis focal y segmentaria

(a) Glomerulonefritis necrotizante segmentaria (GA) (b) Glomerulosclerosis focal y segmentaria (GA)

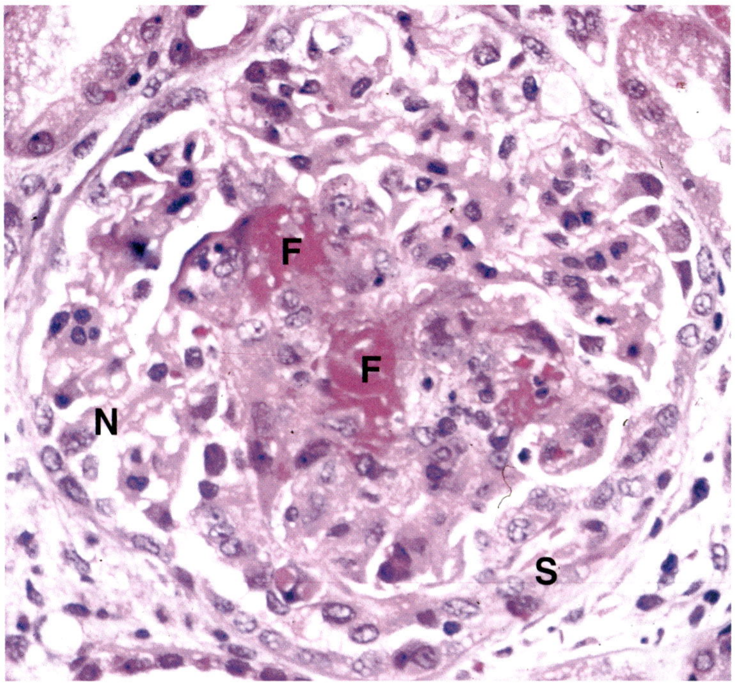

(a)

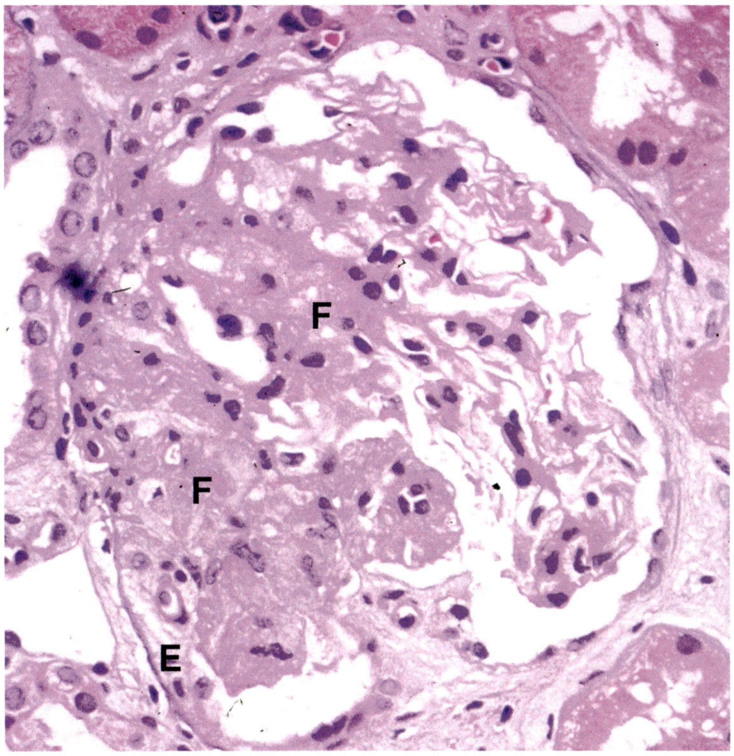

(b)

La glomerulonefritis focal y segmentaria puede adoptar dos patrones relacionados. En contraste con los tipos difuso y global de glomerulonefritis, mencionados anteriormente, estas lesiones sólo afectan a un porcentaje de glomérulos (focal) y a una parte del glomérulo (segmentaria).

En la glomerulonefritis necrotizante segmentaria (a), un segmento del penacho glomerular experimenta necrosis con invasión por neutrófilos y depósito de fibrina (**F**). Los segmentos adyacentes son normales (**N**) o casi normales (dependiendo de la enfermedad subyacente). La necrosis segmentaria se asocia frecuentemente con proliferación de células epiteliales de la cápsula de Bowman, que puede progresar a la formación franca de semilunas. Aquí se observa una semiluna (**S**) precoz. Un gran número de semilunas se asocia con pronóstico desfavorable. Este patrón de glomerulonefritis se encuentra en la afectación glomerular por enfermedad IgA, las vasculitis sistémicas, el LES y algunos casos de síndrome de Goodpasture. Las lesiones necrotizantes segmentarias curan por fibrosis, dejando una lesión muy similar a la de la glomerulosclerosis focal y segmentaria (GEFS).

La GEFS (b) puede aparecer como una glomerulonefritis primaria o ser secundaria a otras lesiones como las mencionadas anteriormente. Además, casi cualquier proceso que cause pérdida marcada de nefronas puede inducir GEFS secundaria. La lesión histológica es similar en todos estos casos. Segmentos de algunos glomérulos son sustituidos por matriz mesangial (fibrina) (**F**) (***esclerosis***). El fragmento esclerótico se adhiere a una masa de células epiteliales (**E**) en proliferación, algunas de las cuales tienen citoplasma espumoso. La ***hialinosis***, o depósito de proteínas plasmáticas que produce una masa eosinófila blanda, también es un hallazgo común en estas lesiones, aunque no se aprecia en este ejemplo.

Mientras que la glomerulonefritis necrotizante focal se manifiesta con hematuria o síndrome nefrítico, la GEFS se caracteriza por proteinuria que puede progresar hasta el síndrome nefrótico. Ambas lesiones se pueden encontrar en el LES.

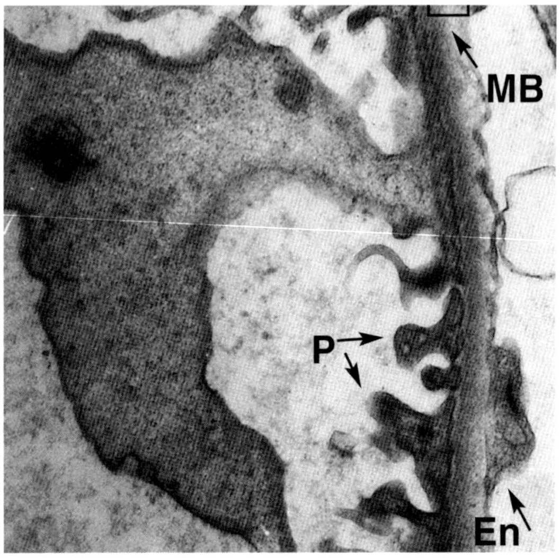

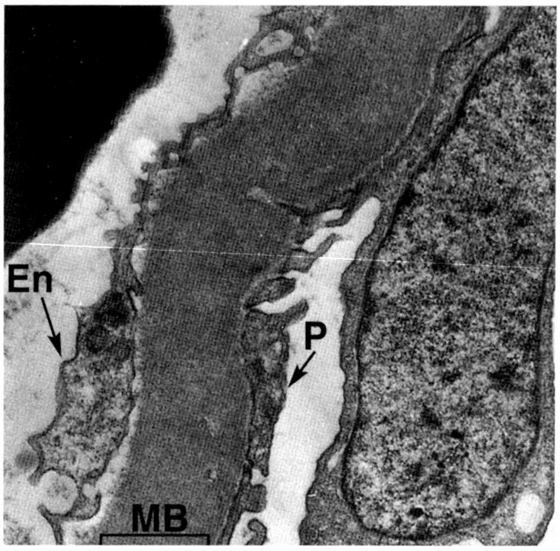

Fig. 15.9 Glomerulosclerosis diabética *(ilustraciones c, d y e en la página opuesta)*
(a) Membrana basal glomerular normal (ME) (b) Membrana basal diabética (ME)
(c) Glomerulosclerosis nodular (GA) (d) Glomerulosclerosis difusa (GA) (e) Gota capsular – PAS (GA)

En la diabetes mellitus, la afectación renal puede adoptar diversas formas. Los diabéticos presentan un riesgo aumentado de infecciones renales, como pielonefritis (Fig. 15.10) y necrosis papilar (Fig. 15.11), y muestran tendencia a la aterosclerosis grave de grandes vasos, con el aumento consiguiente del riesgo de isquemia e infarto renales.

La diabetes mellitus de larga evolución puede conducir a cambios característicos en los glomérulos (***glomerulosclerosis diabética***). Entre las anomalías glomerulares precoces se incluyen un engrosamiento uniforme y homogéneo de la membrana basal capilar glomerular. Esto se observa mejor con el microscopio electrónico, como en la microfotografía (b); la microfotografía (a) muestra una imagen normal con fines comparativos. Nótese en ambas imágenes la membrana basal (**MB**) capilar glomerular, recubierta por el citoplasma fino de las células endoteliales (**En**) sobre la vertiente interna y por los pies de las células epiteliales (podocitos) (**P**) externamente. En los pacientes diabéticos, la membrana basal puede tener un grosor hasta 4 o 5 veces superior al normal.

Más adelante aumenta la matriz mesangial, muchas veces de forma segmentaria y focal, para producir los característicos ***nódulos de Kimmelstiel-Wilson*** acelulares, que suelen comprimir los núcleos de las células mesangiales desplazándolos hacia la periferia de la célula. Este cuadro se conoce como ***glomerulosclerosis diabética nodular*** y se ilustra en la microfotografía (c); obsérvense los nódulos de Kimmelstiel-Wilson (**K**).

En otro patrón, el aumento de la matriz mesangial es difuso y global, en vez de segmentario y nodular, y produce el cambio conocido como ***glomerulosclerosis diabética difusa***, que se ilustra en la microfotografía (d). Es posible encontrar ambos patrones en el mismo riñón, y la formación de nódulos se puede superponer sobre el cambio difuso dentro del mismo glomérulo. En ambos patrones se produce escape de proteínas plasmáticas a través de la pared capilar glomerular, engrosada pero con fugas, hacia el espacio urinario. En ocasiones, se pueden depositar proteínas espesadas sobre la superficie externa del penacho glomerular para formar ***capuchones de fibrina*** (**CF**), como se aprecia en la microfotografía (d), o sobre la superficie interna de la cápsula de Bowma para formar ***gotas capsulares*** (**C**), como en la microfotografía (e).

Un cambio característico de la nefropatía diabética es la ***hialinización*** de las arteriolas, similar a la observada en la hipertensión (Fig. 15.12), pero que de forma característica afecta tanto a la arteriola aferente como a la eferente. Esta hialinización (**H**) arteriolar, que se aprecia bien en asociación con glomerulosclerosis diabética nodular en la microfotografía (c), también se puede extender al hilio vascular del glomérulo. La combinación de aterosclerosis arterial e hialinización arteriolar reduce progresivamente el flujo de sangre hacia los glomérulos; en consecuencia, las lesiones isquémicas crónicas, como la hialinización de los glomérulos y la fibrosis periglomerular, son hallazgos asociados comunes en la nefropatía diabética.

Los cambios iniciales de la membrana basal glomerular originan proteinuria e incluso síndrome nefrótico, pero con la glomerulosclerosis diabética progresiva y la atrofia de la nefrona por isquemia crónica, sobrevienen las manifestaciones de la insuficiencia renal crónica. La pielonefritis aguda (Fig. 15.10) o la necrosis papilar renal (Fig. 15.11) pueden precipitar la insuficiencia renal aguda.

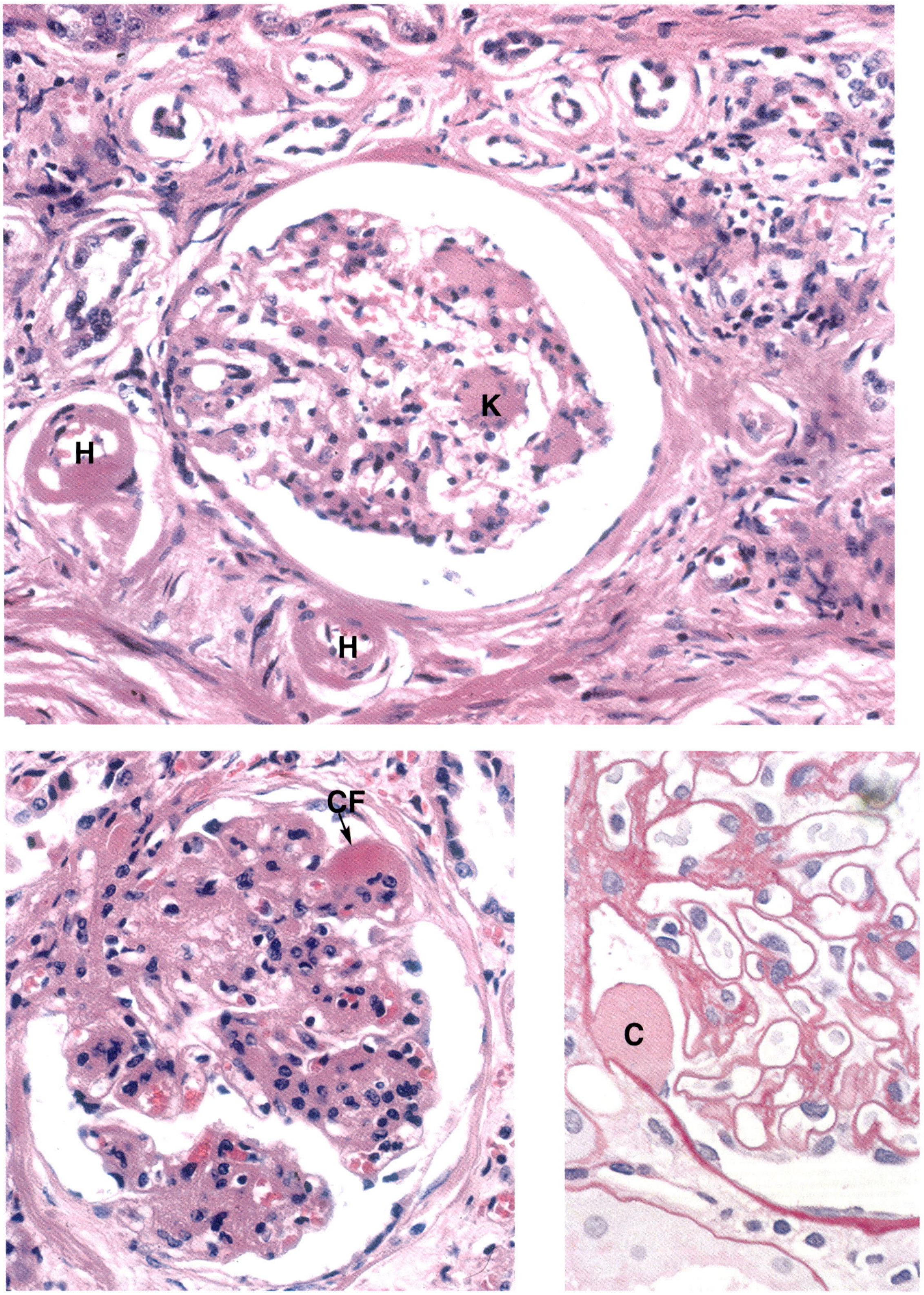

Fig. 15.9 Glomerulosclerosis diabética *(pie en la página opuesta)*

Evolución de los trastornos glomerulares

Los trastornos renales en los que la principal anomalía radica en el glomérulo pueden ceder espontáneamente o con tratamiento. Sin embargo, si progresan, se obstruye el flujo sanguíneo glomerular, cesa la filtración glomerular y los túbulos asociados con los glomérulos lesionados se afectan; así pues, es posible que muchas nefronas dejen de funcionar. Cuando el número de nefronas afectadas es suficientemente grande, las manifestaciones clínicas de la enfermedad progresan de un modo gradual hacia la insuficiencia renal crónica.

A modo de ejemplo, un paciente con síndrome nefrótico causado por glomerulopatía diabética, puede desarrollar lentamente las manifestaciones de la insuficiencia renal crónica conforme se van destruyendo nefronas individuales. En contraste, un paciente que se presenta inicialmente con el síndrome nefrítico agudo causado por glomerulonefritis rápidamente progresiva con formación de semilunas (Fig. 15.7), puede progresar con rapidez hacia la insuficiencia renal aguda dado que los glomérulos son destruidos en poco tiempo por el proceso patológico.

Trastornos de los túbulos y del intersticio renales

Los túbulos y el intersticio pueden ser dañados de forma primaria como consecuencia de un shock hipovolémico, por toxinas inorgánicas y orgánicas, o como resultado de una infección. En los estados hipovolémicos y en las intoxicaciones, las células epiteliales tubulares pueden exhibir cambios degenerativos citoplásmicos marcados o necrosis franca, que conducen a la situación anatomopatológica de ***necrosis tubular aguda*** (Fig. 1.4) y producen el síndrome clínico de la insuficiencia renal aguda. Las células epiteliales tubulares tienen una capacidad considerable de recuperación y regeneración, y la insuficiencia renal aguda puede ser reversible en tales casos si el paciente se mantiene provisionalmente mediante diálisis y otras medidas de soporte.

Otra causa cada vez más importante de enfermedad tubulointersticial es la toxicidad por fármacos que dan lugar a nefritis intersticial. En este proceso se han implicado varios fármacos, entre los que se incluyen antibióticos, antiinflamatorios no esteroideos, diuréticos tiazídicos y cimetidina. El inicio puede ser agudo o crónico. Existe un infiltrado inflamatorio mixto, con predominio de eosinófilos, en el intersticio. Se produce daño tubular, y el cuadro puede evolucionar hacia insuficiencia renal crónica.

Entre las infecciones del riñón se incluyen la pielonefritis aguda y crónica (ver Fig. 15.10) y la tuberculosis (ver Capítulo 4). Las infecciones bacterianas supurativas agudas del riñón (***pielonefritis***) suelen tener un origen ascendente desde el tracto urinario inferior, en particular cuando existe una obstrucción del desagüe urinario, como en la hipertrofia prostática benigna, o a causa de la presión producida por el feto durante el embarazo; en tales casos, los microorganismos coliformes (como *Escherichia coli* y *Proteus*) son los patógenos más frecuentes. La infección también puede llegar al riñón por vía hematógena durante episodios de bacteriemia. La pielonefritis aguda se puede complicar por el desarrollo de necrosis papilar (Fig. 15.11) o por la acumulación de pus en un sistema pielocalicial obstruido y dilatado (***pionefrosis***). La pielonefritis aguda se ilustra en la Figura 15.10. La infección tuberculosa del riñón y el tracto urinario inferior se puede originar por vías similares de diseminación; la Figura 4.7 ilustra un caso de tuberculosis renal.

Los pacientes con reflujo u obstrucción de la orina están predispuestos a desarrollar pielonefritis recurrente; los episodios repetidos conducen a cicatrización y, después de muchos episodios, los riñones muestran cicatrización grosera, que se conoce como ***pielonefritis crónica***.

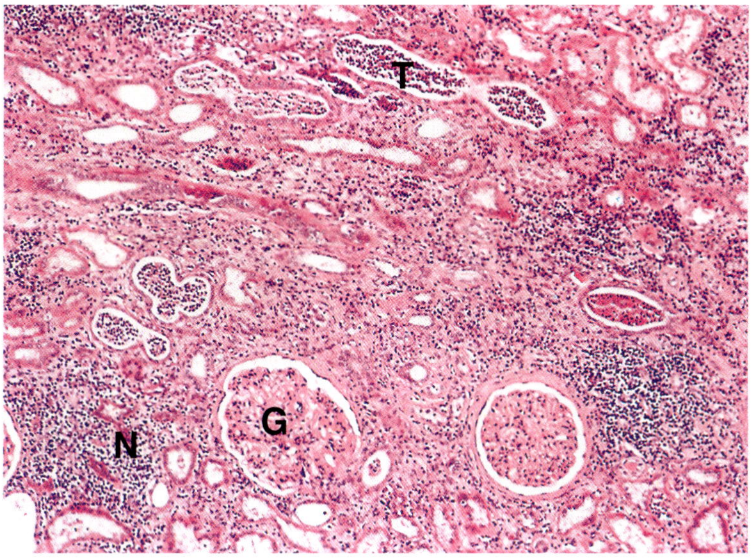

Fig. 15.10 Pielonefritis aguda (GA)

Esta microfotografía ilustra un caso de pielonefritis aguda establecida. Existe una extensa infiltración del riñón por pequeños polimorfonucleares neutrófilos (**N**) con tinción oscura, que también se observan llenando los túbulos (**T**) dilatados. La formación de abscesos puede suceder y, en ausencia de tratamiento, múltiples abscesos se pueden fundir para formar otros mayores. Éstos pueden vaciarse en el sistema pielocalicial y producir ***pionefrosis***, o atravesar la cápsula del riñón en la grasa perirrenal para producir un ***absceso perirrenal***. Nótese que los glomérulos (**G**) están conservados.

Trastornos vasculares

El riñón es especialmente vulnerable a los efectos de la hipertensión arterial, como se ilustra en las Figuras 11.9 y 11.10, y la lesión irreversible de las nefronas puede ser aguda como en el caso de la hipertensión acelerada, o progresiva, a lo largo de un período de años, como en la hipertensión esencial benigna. La ***nefrosclerosis hipertensiva*** debida a hipertensión esencial benigna se ilustra en la Figura 15.12a. La hipertensión maligna o acelerada causa un patrón distinto de lesión renal, muy similar a los cambios observados en la ***esclerodermia*** aguda, y puede conducir a insuficiencia renal aguda.

Diversas formas de vasculitis, entre ellas la ***poliarteritis nudosa*** (Fig. 11.18), la ***poliarteritis microscópica*** (Fig. 11.19) y la granulomatosis de Wegener, también afectan al riñón. La nefropatía por abuso de analgésicos, debida al uso excesivo de mezclas de analgésicos, se caracteriza por una nefritis intersticial crónica con necrosis papilar.

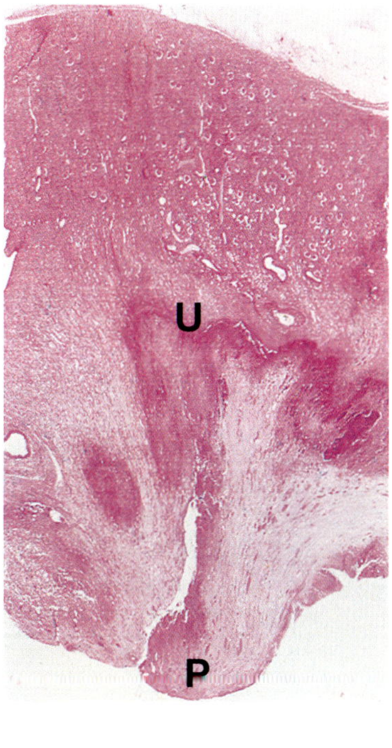

Fig. 15.11 Necrosis papilar renal (BA)

Esta microfotografía a bajo aumento muestra la condición conocida como ***necrosis papilar*** o ***papilitis necrotizante***. La punta de la papila (**P**) experimenta necrosis de tipo coagulativo, con conservación de los contornos, a modo de fantasmas, de los túbulos papilares y los conductos colectores. En los primeros estadios existe una respuesta inflamatoria neutrofílica en la unión (**U**) entre las papilas normales y necróticas, pero esta respuesta desaparece en gran parte más adelante, cuando la papila necrótica se separa y desprende. Esta condición, probablemente de naturaleza isquémica, ocurre con frecuencia en asociación con infección aguda del parénquima urinario y el sistema pielocalicial, en particular cuando se acompaña de una lesión obstructiva del tracto urinario inferior. También se puede observar con o sin infección manifiesta en la nefropatía diabética y en la nefropatía por analgésicos. Si se produce una pérdida brusca de muchas papilas, es posible el desarrollo de insuficiencia renal aguda.

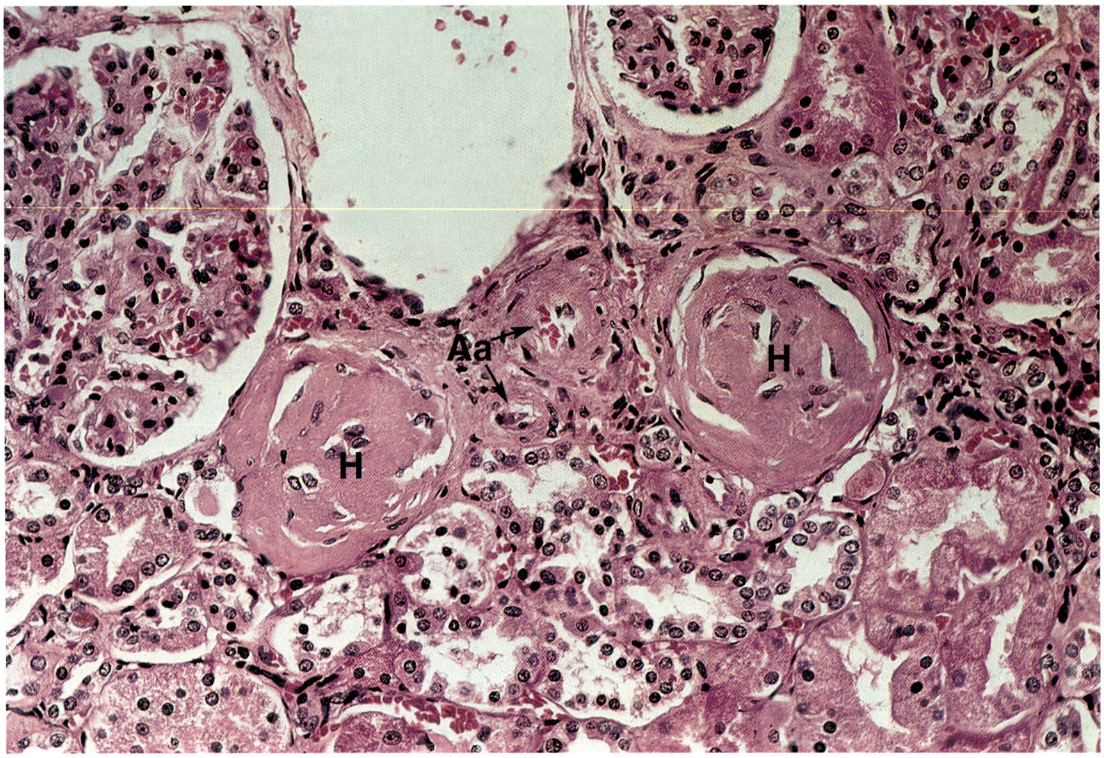

(a)

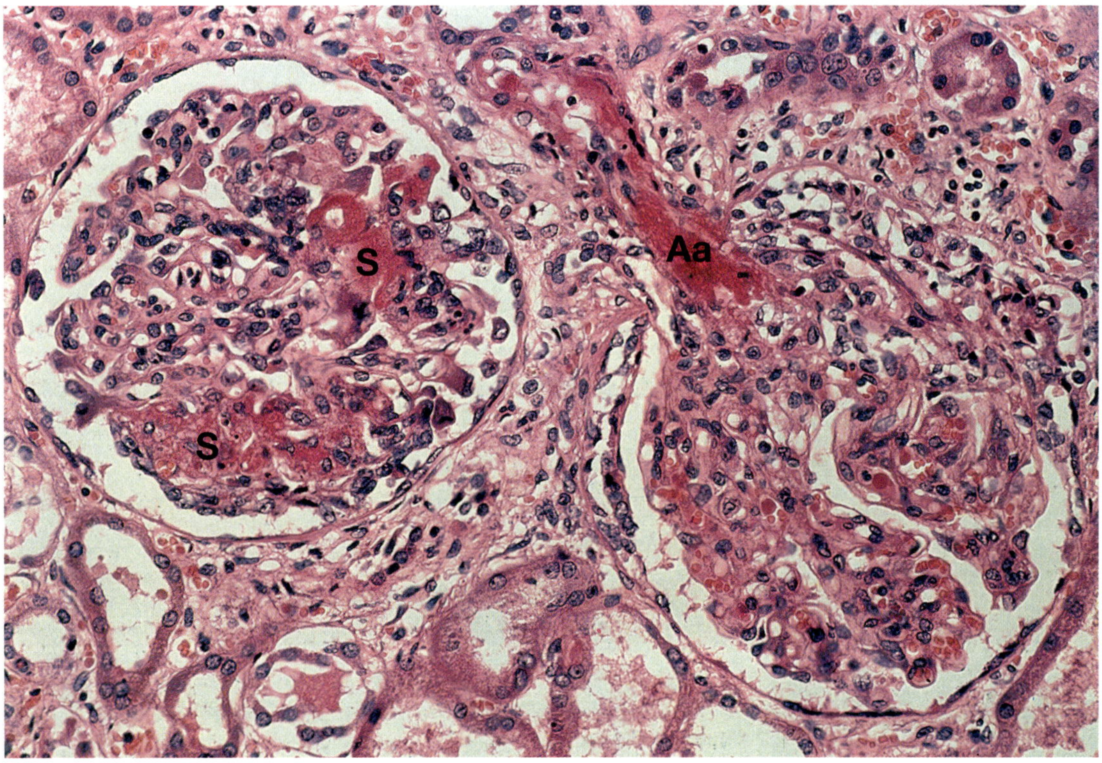

(b)

Fig. 15.12 **Nefrosclerosis hipertensiva** *(pie en la página opuesta)*

Fig. 15.12 Nefrosclerosis hipertensiva

(a) Nefrosclerosis hipertensiva benigna (GA) (b) Nefrosclerosis hipertensiva maligna (GA)

Las anomalías vasculares relacionadas con la hipertensión sistémica, se han ilustrado y discutido con algún detalle en las Figuras 11.9 y 11.10. El riñón es particularmente vulnerable a los efectos dañinos de esos cambios vasculares, y el fracaso renal representa una complicación importante de la hipertensión no tratada. Los cambios anatomopatológicos del riñón dependen de la intensidad y del ritmo de progresión de la hipertensión.

En la ***hipertensión benigna*** (***esencial***), la hipertensión es de inicio y progresión gradual, y sólo existe una elevación moderada de la presión diastólica. Las arterias renales medianas y grandes muestran un marcado engrosamiento de las paredes por una combinación de hipertrofia de la media, reduplicación de la lámina elástica y engrosamiento fibroso de la íntima; este proceso se ilustra en la Figura 11.9a; las arteriolas presentan engrosamiento hialino de sus paredes, como se muestra en la Figura 11.9b. Estos cambios reducen el calibre de todos los vasos aferentes renales, y la isquemia crónica consiguiente conduce a ***esclerosis*** (***hialinización***) del glomérulo y posterior atrofia por desuso del componente tubular de la nefrona.

La microfotografía (a) muestra un grupo de glomérulos, dos de los cuales se han convertido en masas hialinas (**H**) amorfas, teñidas en color rosa, como resultado de la isquemia crónica debida a la hialinización de las paredes de sus arteriolas aferentes (**Aa**); los otros glomérulos no se han afectado todavía. La pérdida lentamente progresiva de nefronas funcionantes puede acabar conduciendo a insuficiencia renal crónica y al estado morfológico conocido como riñón terminal (Fig. 15.1).

En contraposición, en la ***hipertensión maligna*** (***acelerada***), donde hay un aumento rápido e intenso de la presión arterial, se producen cambios arteriales y arteriolares diferentes. Las arterias grandes y medianas pueden mostrar sólo un engrosamiento concéntrico de la íntima por tejido fibroblástico laxo, en vez de mixomatoso, como se aprecia en la Figura 11.10a, y no existe reduplicación de la lámina elástica ni hipertrofia significativa de la media. Las arterias pequeñas pueden exhibir un marcado engrosamiento fibroblástico concéntrico de la íntima, de forma que la luz aparece muchas veces prácticamente obliterada. Es frecuente que las arteriolas muestren necrosis aguda parcheada de sus paredes, con acumulación de un material proteináceo amorfo, eosinófilo y brillante (***fibrinoide***) en las paredes dañadas, que se ilustra en la Figura 11.10b. Este cambio se conoce como ***necrosis fibrinoide***. En el riñón, como se observa en la microfotografía (b), la lesión afecta a las arteriolas aferentes (**Aa**) en el hilio glomerular, y se puede extender por el penacho glomerular para producir afectación de algunos segmentos (**S**) de la red capilar glomerular. El comienzo de las lesiones de los vasos pequeños es agudo, y puede producir una disminución brusca del suministro de sangre a la nefrona, que muchas veces provoca microinfartos glomerulares y necrosis epitelial tubular. El efecto de todo ello es una reducción catastrófica de la filtración glomerular, y el paciente puede desarrollar insuficiencia renal aguda oligúrica o anúrica. No infrecuentemente, el paciente con hipertensión benigna de larga evolución puede entrar de forma brusca en una fase acelerada, y los cambios histológicos del riñón pueden corresponder a una nefrosclerosis mixta, benigna y maligna.

Patología del trasplante renal

El trasplante de riñón se ha convertido en un tratamiento habitual para la insuficiencia renal crónica en muchos países. El receptor del trasplante es liberado de una vida sometida a diálisis regular, con la mejoría consiguiente de la calidad de vida. Sin embargo, la función del riñón trasplantado puede ser afectada por un número de factores durante los días, semanas y meses siguientes al trasplante. Los más importantes de esos factores son:

- **Necrosis tubular aguda**: idéntica a la necrosis tubular aguda debida a otras causas (ver Fig. 1.4). En este caso, el principal factor es el «tiempo de isquemia fría», es decir, la duración del intervalo entre la recogida del riñón y el restablecimiento de la perfusión vascular en el donante. Pueden ser necesarias medidas de soporte durante el período postrasplante inmediato, pero el cuadro suele resolverse.
- **Rechazo**: ver Figura 15.13.
- **Toxicidad por fármacos**: los fármacos inmunosupresores utilizados habitualmente, como la ciclosporina A y otras sustancias relacionadas, pueden producir un abanico de efectos sobre el riñón. Desde el punto de vista histológico, se pueden encontrar cambios en los túbulos y/o en los vasos sanguíneos. El control excesivamente delicado de las dosis y, a veces, el cambio a un fármaco diferente suelen controlar el problema.
- **Infección**.
- **Glomerulonefritis recurrente**

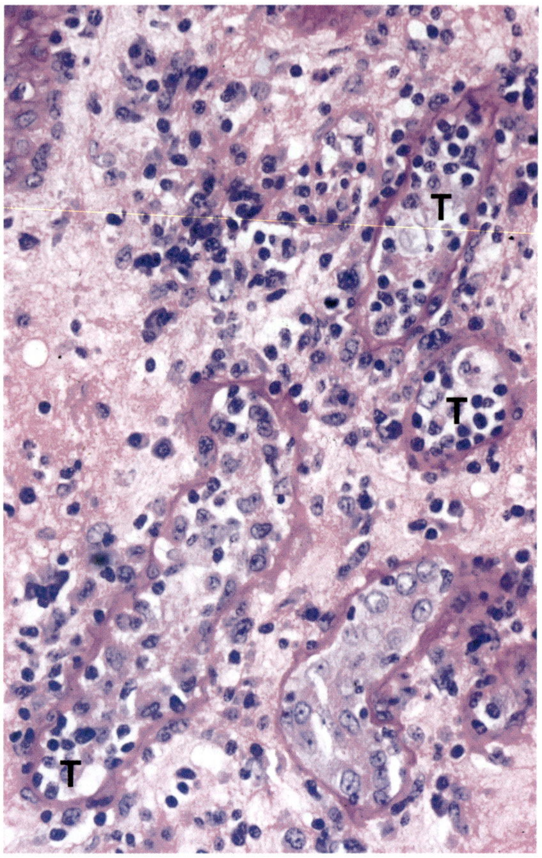

(a)

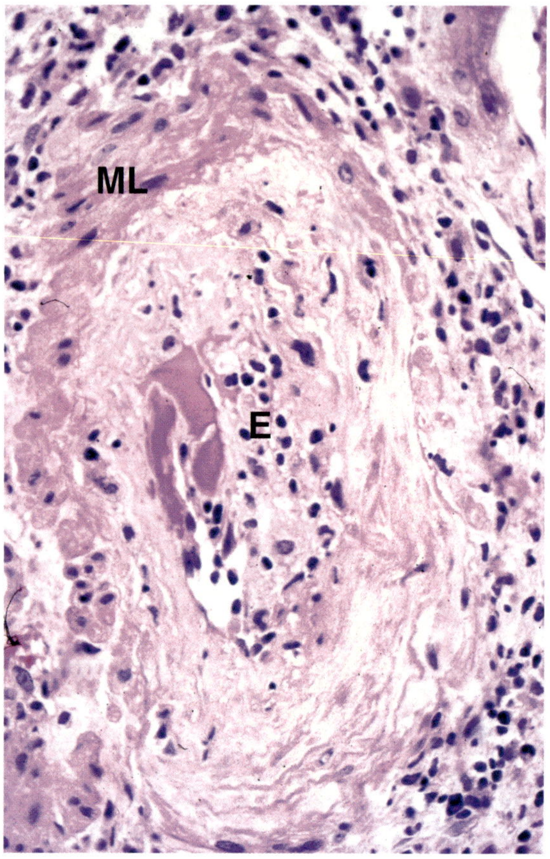

(b)

Fig. 15.13 Rechazo del trasplante renal
(a) Rechazo celular agudo (AM) (b) Rechazo vascular agudo (GA)

El rechazo del riñón o de otro órgano trasplantado depende principalmente del grado de emparejamiento del ***antígeno leucocítico humano*** (*HLA*) entre el donante y el receptor. Evidentemente, el trasplante entre gemelos idénticos ofrece la mayor probabilidad de éxito, pero rara vez es posible. Habitualmente se realiza tipificación tisular de los donantes potenciales para identificar los receptores con HLA más similar.

La clasificación Banff, diseñada por un panel de patólogos renales en Banff, Canadá, es un método semicuantitativo para evaluar el rechazo. Varias características del rechazo se gradúan numéricamente y las puntuaciones se combinan para poder clasificar cada caso de acuerdo con el tipo y la intensidad del rechazo. La clasificación se emplea en los ensayos internacionales sobre inmunosupresión en pacientes trasplantados, y es revisada y actualizada periódicamente.

El rechazo del trasplante renal se puede dividir en cuatro categorías principales:

- **Rechazo hiperagudo** (mediado por anticuerpos): ocurre entre pocos minutos y una hora después del trasplante, y parece constituir el resultado de la unión de anticuerpos preformados del receptor a las células endoteliales del donante presentes en el injerto. Rápidamente se origina trombosis intravascular, y el riñón adquiere una coloración oscura (un hecho que se puede apreciar en la mesa de quirófano), e infarta. Generalmente el tratamiento es ineficaz.
- **Rechazo celular agudo** (Banff tipo 1): ocurre entre días y meses después del trasplante. Como muestra la microfotografía (a), el intersticio es infiltrado por linfocitos, que también se ven dentro del epitelio tubular (***tubulitis***) (**T**). La tubulitis representa una respuesta inmune mediada por células dirigida contra las células epiteliales tubulares del donante y conduce a destrucción de los túbulos. En general los glomérulos no se afectan. El rechazo celular agudo puro se puede contrarrestar aumentando la inmunosupresión.
- **Rechazo vascular agudo** (Banff tipos II y III): representa una respuesta inmune contra las células endoteliales vasculares. Las manifestaciones típicas (microfotografía b) incluyen infiltración del endotelio vascular por células inflamatorias, así como tumefacción y proliferación de las células endoteliales, lo que se conoce como ***endotelitis*** (**E**). El músculo liso (**ML**) de la pared de la arteria permanece relativamente indemne. Cuando hay inflamación de todo el grosor de la pared vascular o necrosis fibrinoide de la media, se clasifica como rechazo agudo Banff tipo III. Como se aprecia en el ejemplo, este tipo de rechazo puede conducir a trombosis intravascular, con la consiguiente isquemia del riñón. Cuando el proceso se convierte en crónico, existe engrosamiento de la íntima debido a fibrosis y proliferación de las células miointimales. En general, el rechazo vascular agudo es difícil de tratar con éxito.
- **Rechazo crónico** (nefropatía crónica/esclerosante del aloinjerto): en general ocurre entre meses y años después del trasplante, y produce un patrón histológico bastante inespecífico que recuerda al riñón terminal (ver Fig. 15.1), aunque se pueden encontrar datos específicos de rechazo agudo.

Tumores del riñón

El tumor maligno más común del riñón en los adultos es el ***adenocarcinoma renal*** (***carcinoma de células renales***), derivado de las células epiteliales tubulares; en la Figura 15.16 se muestra un ejemplo. Uno de sus métodos de diseminación más importantes es la invasión venosa, que se ilustra en la Figura 7.6. El riñón también es la localización de un tumor maligno importante en los niños, el ***nefroblastoma*** o ***tumor de Wilms*** (Fig. 15.14); éste es un ejemplo del llamado «***tumor de células azules redondas pequeñas***», y tiene un origen embriológico. Entre los tumores benignos del riñón se incluyen el ***oncocitoma*** y el ***angiomiolipoma***.

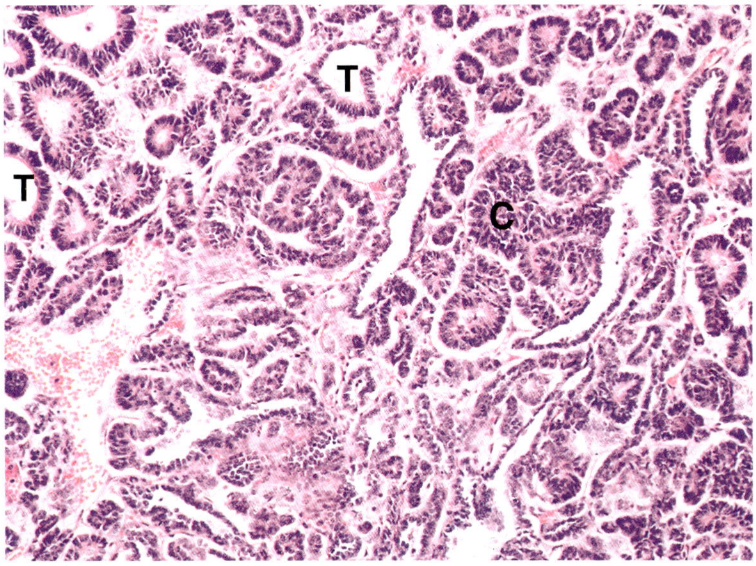

Fig. 15.14 Nefroblastoma (GA)

Éste es uno de los tumores malignos más comunes de los lactantes y los niños, y al parecer procede del blastema renal embrionario. Está compuesto por una mezcla de células (**C**) primitivas indiferenciadas y estructuras tubulares (**T**) que recuerdan a túbulos renales primitivos; en ocasiones se encuentran también estructuras similares a glomérulos inmaduros. Existen muchas variantes histológicas de este tumor, algunas de las cuales contienen células tisulares primitivas como precursores del músculo esquelético (rabdomioblastos).

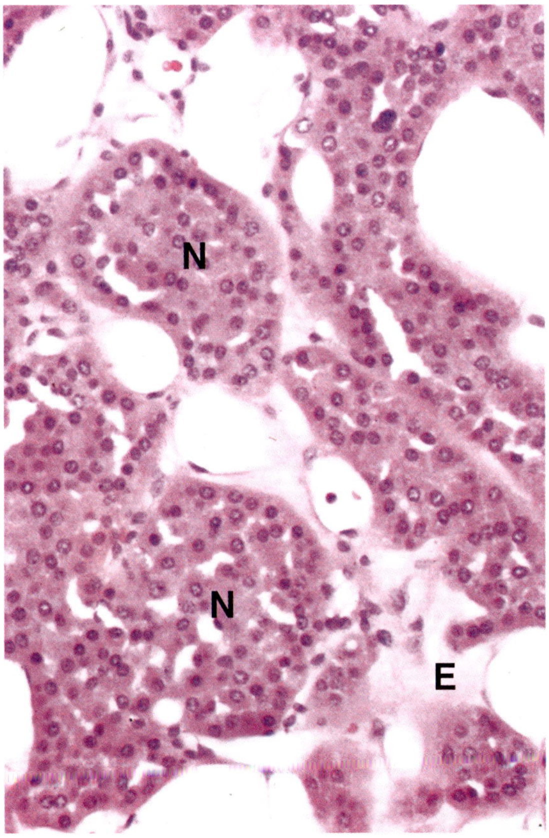

Fig. 15.15 Oncocitoma

El oncocitoma es una neoplasia renal benigna bastante común, que puede ser difícil de distinguir clínicamente del carcinoma de células renales. Macroscópicamente, el tumor es de color pardo caoba con un margen bien definido, y se localiza en la corteza renal. Con frecuencia existe una cicatriz fibrosa central irregular, que puede identificarse en el estudio radiológico. La necrosis y la hemorragia son muy raras, al contrario que en el carcinoma de células renales. Microscópicamente, el tumor se compone de pequeñas células redondas regulares dispuestas en nidos (**N**), como muestra esta microfotografía. Los nidos de células están separados por estroma (**E**) edematosa. Existe poco pleomorfismo celular, y la actividad mitótica es mínima o nula. Las células tienen abundante citoplasma eosinófilo granular como consecuencia del gran número de mitocondrias citoplasmáticas.

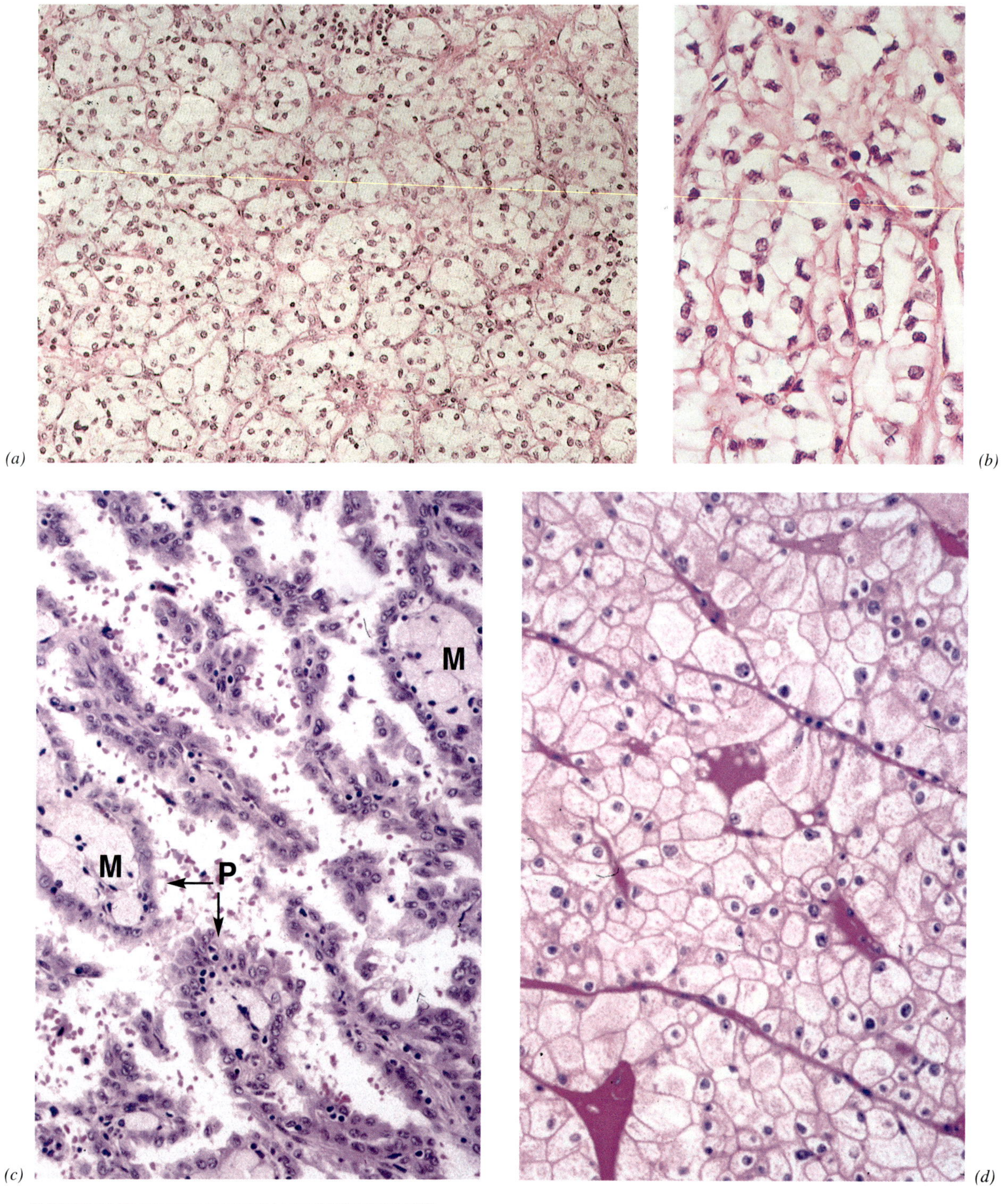

Fig.15.16 **Carcinoma de células renales** *(pie en la página opuesta, arriba)*

Fig.15.16 Carcinoma de células renales *(ilustraciones en la página opuesta)*
(a) Carcinoma de células claras (AM) (b) Carcinoma de células claras (GA) (c) Carcinoma papilar (AM) (d) Carcinoma cromófobo (AM)

El tumor maligno primario más común del riñón es el ***carcinoma de células renales*** derivado del epitelio tubular renal. Recientemente, el carcinoma de células renales se ha subclasificado de acuerdo con criterios histológicos y citogenéticos. Todos los tipos de carcinoma de células renales se presentan con uno o más signos de la tríada clásica: hematuria, dolor lumbar y masa palpable. Unos pocos casos de carcinoma de células renales son hereditarios, y algunos se encuentran en el síndrome de von Hippel-Lindau en asociación con hemangioblastomas cerebelosos y retinianos. Sin embargo, la gran mayoría de los casos son esporádicos. Los principales subtipos del carcinoma de células renales son:

- **Carcinoma de células claras**: este tipo es, con diferencia, el más común y, en general, el que tiene peor pronóstico. Como se aprecia en las microfotografías (a) y (b), las células tumorales son grandes y poligonales, y su citoplasma es claro debido a la acumulación de glucógeno y lípidos citoplásmicos. En otras áreas del tumor, el citoplasma de las células es granular y teñido de rosa, con lo que se parece más al epitelio tubular del que proceden estos tumores.
- **Papiloma papilar** (**cromófilo**): es la siguiente variante más común y se compone de estructuras papilares, como se aprecia en la microfotografía (c). El tumor está rodeado con frecuencia por una cápsula fibrosa gruesa, y en general existen necrosis y hemorragia extensas. Microscópicamente, la neoplasia se compone de estructuras papilares (**P**) revestidas por una capa de células epiteliales malignas entre cúbicas y columnares. Los ejes de las papilas están rellenos frecuentemente de macrófagos (**M**) espumosos, como en este caso.
- **Carcinoma cromófobo**: este tumor se compone de láminas de células epiteliales malignas con citoplasma pálido (como muestra la microfotografía d) y límites celulares prominentes. Nótese la diferencia entre este tumor y el carcinoma de células claras de la microfotografía (b).
- **Carcinoma de los conductos colectores**.
- **Carcinoma sarcomatoide**.

El carcinoma de células claras tiende a romper las paredes de las tributarias venosas intrarrenales y crecer dentro de las venas renales en forma de cordones macizos, hacia la vena cava inferior y dentro de ella. Desde allí, los émbolos venosos producen metástasis tumorales en los pulmones, donde originan las típicas «***metástasis en bala de cañón***» aisladas. El adenocarcinoma renal también tiene una particular tendencia a metastatizar al hueso y al encéfalo.

Enfermedades del tracto urinario inferior

Los trastornos más importantes del tracto urinario inferior son la infección y la neoplasia.

Las infecciones son comunes, pero suelen permanecer confinadas a la vejiga (***cistitis***); la extensión ascendente por los uréteres y los sistemas pielocaliciales puede originar la afectación del parénquima renal (***pielonefritis aguda***), como se muestra en la Figura 15.10. La infección persistente o repetida del tracto urinario predispone al desarrollo de cálculos, sobre todo en la vejiga y los sistemas pielocaliciales. Las infecciones de la uretra (***uretritis***) suelen ser de transmisión sexual, siendo los gonococos y *Chlamydia* los microorganismos frecuentemente implicados.

El sistema pielocalicial, los uréteres y la vejiga están tapizados por un epitelio especializado conocido como ***epitelio transicional*** (***urotelio***). Los tumores malignos del urotelio o carcinomas de células transicionales o uroteliales (Fig. 15.19), son comunes y tienen un interés particular debido al posible papel de carcinógenos químicos como los colorantes anilínicos en su patogenia. Los carcinomas uroteliales pueden ser invasivos o no invasivos. La mayoría de los tumores con invasión profunda son carcinomas de alto grado. Es probable que los tumores malignos estén precedidos por el desarrollo de displasia urotelial y carcinoma in situ (Fig. 15.18). Entre los tumores benignos se incluyen los ***papilomas de células transicionales*** y los ***papilomas invertidos***.

Como en otros campos de la patología, estos tumores se han reclasificado recientemente con la esperanza de que la nueva clasificación refleje con más exactitud el comportamiento clínico de las neoplasias y, por tanto, proporcione una mejor indicación de los requerimientos terapéuticos. En el momento de escribir el presente texto, tanto la clasificación antigua como la nueva están en uso. Las dos clasificaciones se muestran en la Figura 15.17.

Fig. 15.17 Clasificación de los tumores uroteliales

Clasificación de la OMS (1973)	Clasificación de consenso de la OMS/ISUP (1998)
Papiloma	Papiloma
Carcinoma de células transicionales grado 1	Neoplasia urotelial papilar de potencial maligno bajo (NUPPMB)
Carcinoma de células transicionales grado 2	Carcinoma urotelial de grado bajo
Carcinoma de células transicionales grado 3	Carcinoma urotelial de grado alto

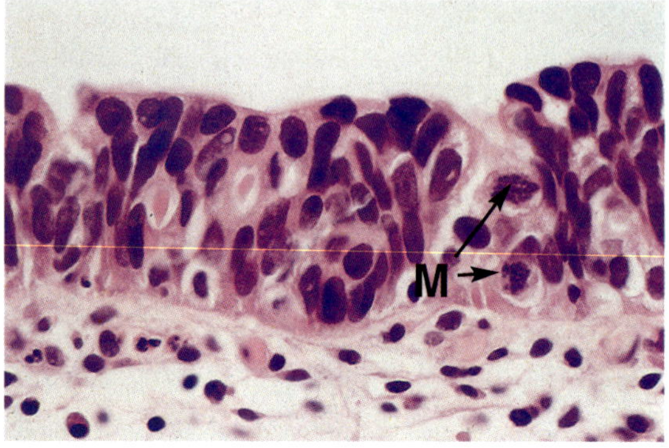

Fig. 15.18 Carcinoma in situ vesical (GA)

El carcinoma in situ de la vejiga urinaria se caracteriza por la sustitución del epitelio normal por células indistinguibles de las observadas en el carcinoma urotelial. Las células epiteliales están agrandadas y apiñadas, con núcleos hipercromáticos grandes y figuras mitóticas (**M**) prominentes, una de ellas localizada cerca de la superficie epitelial. El epitelio no está engrosado, y esta zona podría aparecer en la cistoscopia como un simple enrojecimiento. El carcinoma urotelial in situ se puede encontrar aislado o asociado a carcinoma urotelial papilar (Fig. 15.19). Es probable que estas lesiones progresen hacia un carcinoma invasivo.

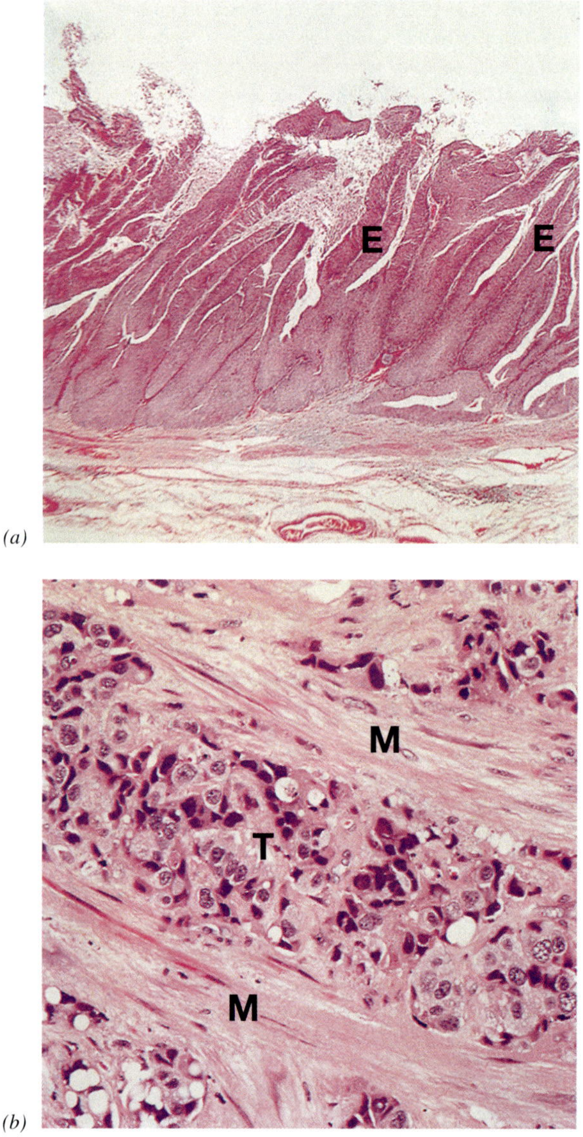

Fig. 15.19 Carcinoma urotelial (de células transicionales)

(a) Grado bajo (BA) (b) Grado alto (AM)

Los carcinomas uroteliales (de células transicionales) (CCT) son frecuentes. Todos ellos se consideran malignos a pesar de que pueden no mostrar indicios de invasión en el momento del diagnóstico.

Como en el tumor pielocalicial ilustrado en la microfotografía (a), los carcinomas uroteliales de grado bajo (CCT grado 1) forman habitualmente crecimientos papilares, similares a frondas, desde la superficie urotelial, con una estroma (**E**) delicada de tejido conectivo que da soporte a las capas de células neoplásicas, agrandadas y desorganizadas en comparación con el urotelio normal.

En los carcinomas uroteliales de grado alto (CCT grado 3) puede existir un componente papilar superficial, pero con frecuencia la lesión forma una placa ulcerada sésil y, como se muestra en la microfotografía (b), el tumor (**T**) invade profundamente la pared vesical, infiltrando entre los fascículos de músculo (**M**) liso.

Los carcinomas uroteliales suelen tener un origen multifocal, y existe una fuerte relación entre su desarrollo y la exposición a ciertas sustancias químicas industriales como los tintes de anilina. El consumo de cigarrillos también se ha asociado causalmente con el desarrollo de carcinomas uroteliales.

El pronóstico de los carcinomas uroteliales depende de su localización, el grado del tumor y la extensión de la invasión local cuando se detecta por primera vez la neoplasia. La citología de los carcinomas uroteliales se muestra con mayor detalle en la Figura 7.15. En ocasiones, se pueden desarrollar carcinomas escamosos en la vejiga a partir del epitelio metaplásico asociado con la inflamación crónica por un cálculo o infección parasitaria (esquistosomiasis). Rara vez el adenocarcinoma se origina de restos uracales embrionarios.

16. Tejidos linfoide y hemopoyético

Funciones del sistema linforreticular

El sistema linforreticular se compone de varios órganos y tejidos que facilitan la interacción de los linfocitos con las células del linaje monocito-macrofágico para la generación de respuestas inmunes. Los principales órganos del sistema son el timo, el bazo, los ganglios linfáticos, la médula ósea y el tejido linfoide asociado con la mucosa (MALT), como las amígdalas y las placas de Peyer del intestino. Prácticamente todos los tejidos del cuerpo tienen también una población residente de células dendríticas intersticiales especializadas de tipo macrofágico, que desempeñan papeles importantes en la presentación de nuevos antígenos a los linfocitos.

Los linfocitos son producidos en la médula ósea, y su número experimenta una expansión selectiva, principalmente en los ganglios linfáticos, en respuesta a necesidades inmunológicas específicas; muchos circulan por los tejidos periféricos a través de los vasos sanguíneos y linfáticos en una búsqueda constante de antígenos.

El sistema monocito-macrofágico incluye los macrófagos tisulares (histiocitos), presentes en prácticamente todos los tejidos; estas células se activan al producirse daño tisular y, junto con monocitos reclutados de la sangre, actúan como fagocitos en el proceso de organización. Este sistema incluye también células dendríticas especializadas presentadoras de antígenos, con un papel en la iniciación de nuevas respuestas inmunes presentando los antígenos a los linfocitos T.

Los trastornos linforreticulares se clasifican en cuatro categorías principales: cambios reactivos causados por infección o inflamación, enfermedades autoinmunes, inmunosupresión (incluyendo VIH/sida) y neoplasias.

Trastornos reactivos de los ganglios linfáticos

El sistema linforreticular es notablemente lábil, y responde con rapidez a la presencia de agentes infecciosos o materiales extraños, activando una respuesta inmune. Existen dos patrones principales de respuesta inmune:

- **Respuesta mediada por células**: conlleva actividad de los ***linfocitos T***, que son directa o indirectamente citotóxicos.
- **Respuesta humoral**: conlleva la activación de los ***linfocitos B***, que se transforman en ***células plasmáticas*** secretoras de anticuerpos; la interacción del anticuerpo con el antígeno conduce a la destrucción del antígeno.

Después del daño tisular, en particular la infección, los ganglios linfáticos que drenan el área afectada se muestran especialmente activos y agrandados; esto se conoce como ***hiperplasia reactiva*** (Fig. 16.1). Esta hiperplasia puede afectar a uno o más de los principales constituyentes del ganglio, dependiendo de la naturaleza del material extraño encontrado:

- En una respuesta predominantemente humoral existe hiperplasia de los folículos corticales (compuestos principalmente por linfocitos B), con desarrollo de grandes centros germinales de células B (***hiperplasia folicular***).
- En una respuesta mediada predominantemente por células, existe hiperplasia de la región paracortical (parafolicular) del ganglio, que está ocupada sobre todo por linfocitos T (***hiperplasia parafolicular*** o ***paracortical***).
- Ciertos estímulos provocan una actividad fagocítica intensa, que conduce a dilatación de los senos subcapsulares y medulares, con aumento del número y la actividad de los macrófagos y las células fagocíticas que tapizan los senos (***hiperplasia sinusal*** o ***histiocitosis sinusal***).

Ciertos agentes extraños estimulan patrones de reacción característicos en los ganglios linfáticos, lo que permite establecer el diagnóstico de la enfermedad por la biopsia ganglionar, por ejemplo los granulomas diminutos múltiples de la toxoplasmosis. Además, los ganglios linfáticos participan típicamente en inflamaciones granulomatosas crónicas específicas como la tuberculosis, la sarcoidosis, la enfermedad de Crohn y la sífilis (ver Capítulos 3 y 4).

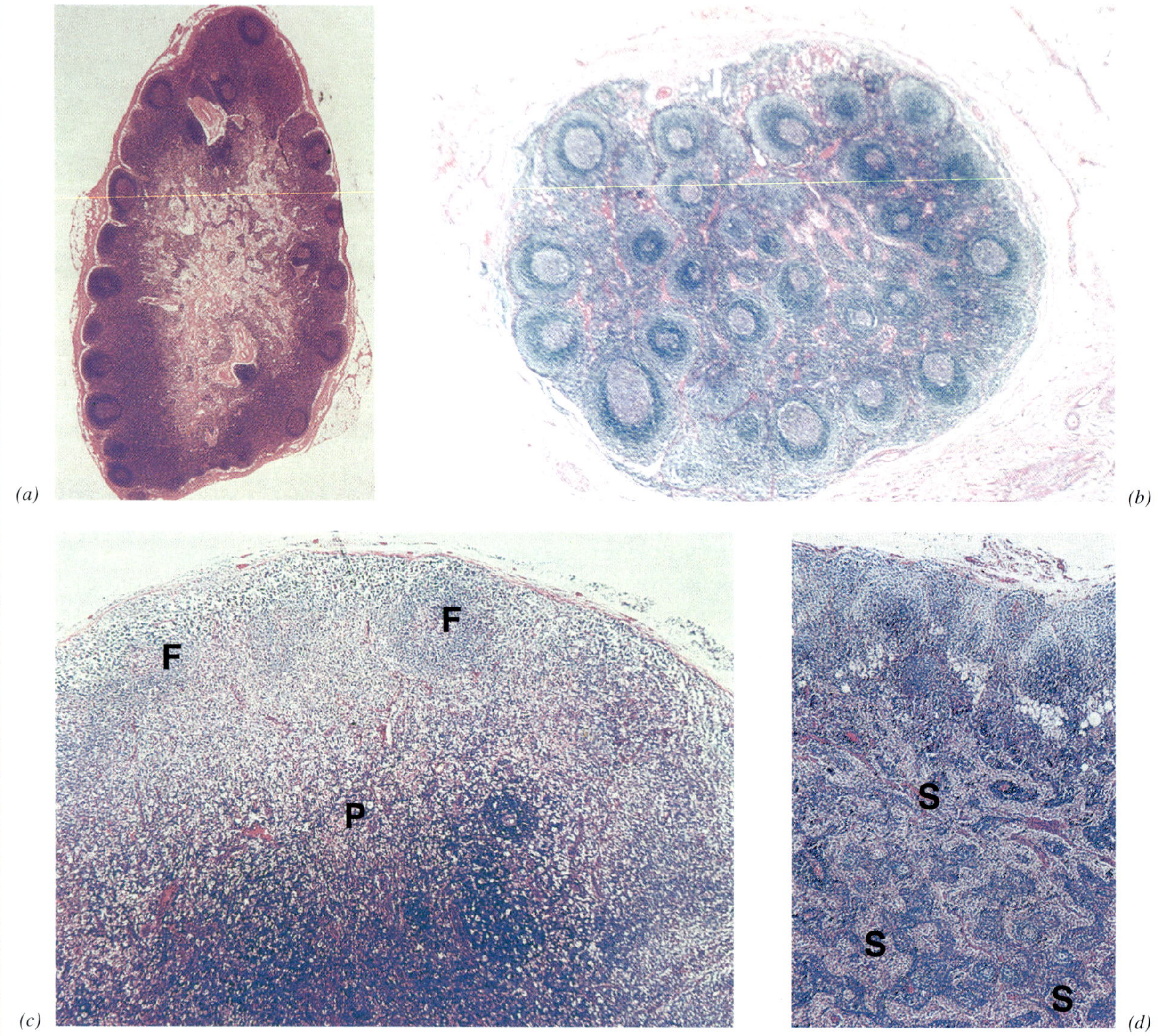

Fig. 16.1 Hiperplasia reactiva de los ganglios linfáticos
(a) Ganglio linfático normal (BA) (b) Hiperplasia folicular (BA) (c) Hiperplasia paracortical (AM) (d) Hiperplasia sinusal (AM)

El daño o la inflamación de cualquier tejido puede provocar una respuesta reactiva en los ganglios linfáticos que drenan la zona. Los tres patrones básicos de respuesta (hiperplasia folicular, hiperplasia paracortical e hiperplasia sinusal) se pueden ver por separado o en combinación de acuerdo con la naturaleza del estímulo.

En la ***hiperplasia folicular***, ilustrada en la microfotografía (b), existe un aumento del número y el tamaño de los folículos linfoides corticales, muy evidente si lo comparamos con la imagen normal de la microfotografía (a). Este cambio refleja una respuesta de células B (humoral), y causa la producción y expansión clonal de células plasmáticas secretoras de anticuerpos.

En la ***hiperplasia paracortical*** (***parafolicular***), ilustrada en la microfotografía (c), existe expansión de la zona parafolicular (**P**) de células T, con desplazamiento de los pequeños folículos (**F**) de células B hacia la periferia del ganglio, por debajo de la cápsula. Este patrón es común en la respuesta a la infección vírica.

En la ***hiperplasia sinusal***, o histiocitosis sinusal, mostrada en la microfotografía (d), no existe un gran aumento del componente linfoide del ganglio, pero los senos (**S**) medulares aparecen muy prominentes debido a dilatación e hiperplasia de las células histiocíticas que tapizan esos senos. Esta reacción se observa en los ganglios que drenan tejidos en los que se están liberando partículas de material endógeno, como los lípidos, por ejemplo en un tumor necrótico.

Fig. 16.4 Linfoma no Hodgkin de células B *(ilustraciones en la página opuesta)*
(a) Patrón difuso (BA) (b) Patrón folicular (BA)
(c) Células centrifoliculares, predominantemente pequeñas (GA) (d) Linfoma de células grandes (GA)

Los linfomas de células B se pueden subdividir de acuerdo con el patrón de crecimiento en ***tipos folicular*** y ***difuso***, y por el tamaño de las células en ***variantes de células pequeñas*** y ***de células grandes***. Estas microfotografías muestran cuatro variantes del linfoma de células B basadas en estos criterios.

En el patrón difuso mostrado en la microfotografía (a), la arquitectura normal del ganglio ha sido totalmente borrada y reemplazada por sábanas uniformes de linfocitos neoplásicos. En contraposición, en el patrón folicular ilustrado en la microfotografía (b), las células neoplásicas están agregadas en folículos (**F**) irregulares, mayores y más variables, en forma y tamaño, que los folículos normales.

A nivel celular, los linfocitos malignos adoptan una variedad de formas y tamaños. Aquí se ilustran dos tipos comunes. En el tipo de células centrofoliculares pequeñas, como el mostrado en la microfotografía (c), las células tumorales son similares a linfocitos pequeños con núcleos redondos de tinción oscura, muchas veces con un surco (células «hendidas»), y sólo un reborde insignificante de citoplasma alrededor. La variante de células grandes ilustrada en la microfotografía (d) exhibe menos uniformidad en la forma, tamaño e intensidad de tinción del núcleo; la mayoría de los núcleos son grandes, con un patrón de cromatina abierto y nucléolos grandes.

Enfermedad de la médula ósea

Los espacios de médula ósea entre las trabéculas de hueso esponjoso están ocupados por tejido adiposo, en el que se encuentran colecciones de tejido hemopoyético responsables de la producción de hematíes, leucocitos y plaquetas. Estas líneas celulares proceden de un reservorio de células madre hemopoyéticas, que se diferencian en varias líneas de células especializadas en respuesta a factores de crecimiento específicos. La médula ósea es capaz de responder con rapidez a la mayor demanda de diversas células sanguíneas mediante aumento de la actividad proliferativa de los precursores y de las células madre.

Entre las principales enfermedades que afectan a la médula ósea se incluyen:

- Anomalías primarias y secundarias de la hemopoyesis.
- Metástasis tumorales.
- Leucemia/linfoma primario, incluyendo el mieloma.
- Síndromes mieloproliferativos.

Trastornos hemopoyéticos

Los trastornos hemopoyéticos son extraordinariamente comunes, pero en gran parte salen fuera del ámbito de este libro, aunque el examen citológico de las preparaciones del aspirado de médula ósea y el examen histológico de las biopsias óseas tomadas con trépano proporcionan un método importante para el estudio de algunas de estas enfermedades.

La mayoría de las anemias (déficit de hematíes) constituyen el resultado de la falta de hierro o vitamina B_{12}/folato, o se deben a una destrucción excesiva de los hematíes (anemia hemolítica), pero un tipo (anemia leucoeritroblástica) se debe a destrucción del tejido hemopoyético por tumor o fibrosis, y el diagnóstico histológico de una biopsia de médula ósea constituye una pieza fundamental en la investigación para establecer la causa.

Metástasis tumorales en la médula ósea

La médula ósea es una localización común de las metástasis por vía sanguínea de ciertos tumores malignos. Los tumores que se diseminan con más frecuencia en la médula ósea son los carcinomas; entre los tumores primarios más frecuentes se incluyen:

- Adenocarcinoma de mama.
- Carcinomas de bronquio y pulmón.
- Carcinoma de riñón.
- Carcinoma de tiroides (en particular el tipo folicular).
- Carcinoma de próstata (ver Fig. 16.5).

En la mayoría de los casos, el crecimiento de las metástasis en la médula ósea conduce a destrucción del hueso trabecular, produciendo focos osteolíticos que aparecen como áreas radiotransparentes en las radiografías. El carcinoma de próstata estimula con frecuencia la formación de hueso entretejido nuevo, produciendo focos osteoscleróticos que aparecen como áreas de densidad ósea aumentada en las radiografías.

Otro tumor con particular tendencia a producir metástasis en la médula ósea es el neuroblastoma.

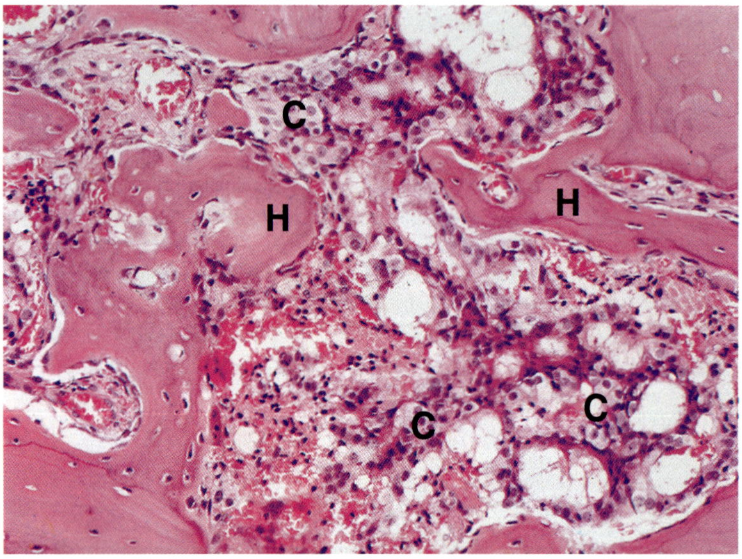

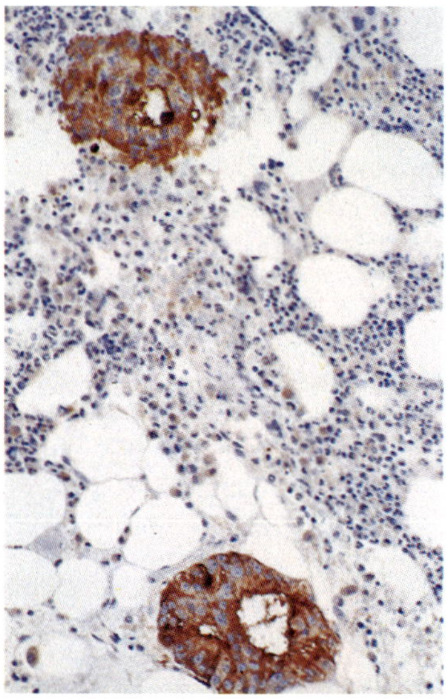

Fig. 16.5 Tumor metastásico en la médula ósea: carcinoma de próstata
(a) Hematoxilina-eosina (AM) (b) Tinción con inmunoperoxidasa para antígeno específico de la próstata (PSA) (AM)

La médula ósea constituye una localización frecuente de metástasis de carcinomas, siendo los tumores primarios más comunes los de próstata, bronquio, mama, tiroides y riñón. La sustitución generalizada de la médula ósea por tumor metastásico puede inducir hemopoyesis extramedular en el hígado y el bazo.

La mayoría de los depósitos metastásicos causan destrucción ósea, y cuando son generalizados se pueden asociar con hipercalcemia. Sin embargo, las metástasis del cáncer de próstata se asocian con formación de hueso nuevo y producen osteosclerosis. Esto se muestra en la microfotografía (a), donde la sustitución de la médula por células (**C**) de adenocarcinoma de próstata se asocia con formación de hueso (**H**) trabecular reactivo. En la microfotografía (b) se ha empleado un método de inmunoperoxidasa para demostrar el ***antígeno prostático específico*** (***PSA***), un marcador específico de adenocarcinoma de próstata en la metástasis tumoral. Los grupos de células tumorales aparecen teñidos de color pardo oscuro.

Leucemias

Las leucemias son las neoplasias más comunes de los leucocitos; sus características generales incluyen:

- Proliferación neoplásica de células derivadas de la médula, formando una o más líneas celulares neoplásicas.
- Circulación de las células neoplásicas en la sangre periférica, en casi todos los casos.
- Supresión de la actividad hemopoyética normal por la rápida expansión de la población de células leucémicas.

Puesto que las células leucémicas neoplásicas circulan en la sangre, estas células suelen depositarse en otros tejidos y órganos, particularmente los ganglios linfáticos, el hígado y el bazo.

Las leucemias se clasifican de acuerdo con la célula de origen, pero una clasificación preliminar útil establece dos tipos principales: leucemias crónicas y leucemias agudas:

- Las **leucemias crónicas** se caracterizan por proliferación neoplásica de células de la línea blanca casi maduras. En los casos típicos, el curso clínico es indolente, con una historia natural larga. Aunque las células neoplásicas son predominantes en la médula, otras células hemopoyéticas pueden sobrevivir contiguamente, y se producen cantidades adecuadas de hematíes y plaquetas.
- Las **leucemias agudas** se caracterizan por proliferación neoplásica de células muy inmaduras de la línea leucocitaria (***células blásticas***). El curso natural de la enfermedad es muy rápido, con destrucción de todas las demás líneas de células hemopoyéticas de la médula. En ausencia de tratamiento, estas enfermedades son rápidamente mortales.

Las leucemias crónicas se ven principalmente en adultos mayores de 40 años de edad, y se pueden acabar transformando en una leucemia aguda más agresiva.

La ***leucemia linfática crónica*** (***LLC***) es una proliferación neoplásica de linfocitos maduros pequeños, similares a los observados en el linfoma linfocítico de células pequeñas (células B). Las dos enfermedades se superponen y muchas veces se consideran conjuntamente (ver Fig. 16.3). La ***leucemia mieloide crónica*** (***LMC***) es una proliferación neoplásica de los precursores más maduros de los neutrófilos (por ejemplo, mielocitos y metamielocitos), y es más frecuente en adultos. La ***leucemia linfoblástica aguda*** (***LLA***) es un tumor de precursores linfocíticos inmaduros (linfoblastos), y ocurre con más frecuencia en los niños.

Algunos linfomas originados en los ganglios linfáticos también pueden diseminarse para afectar a la médula ósea, pudiendo haber suficientes células linfomatosas circulando en la sangre como para que puedan detectarse en una extensión sanguínea. Así pues, existen ciertas áreas de superposición entre leucemias y linfomas.

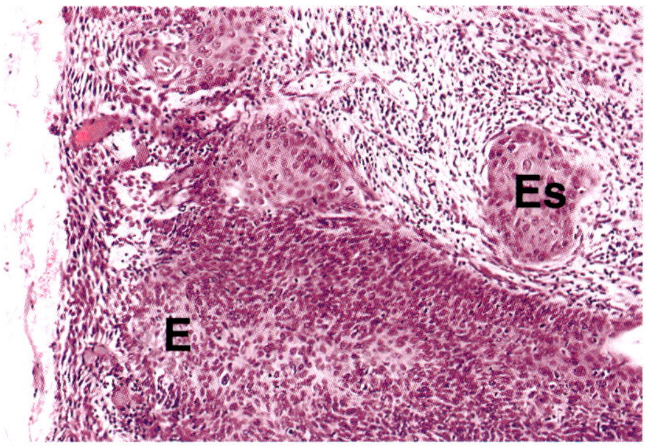

(a)

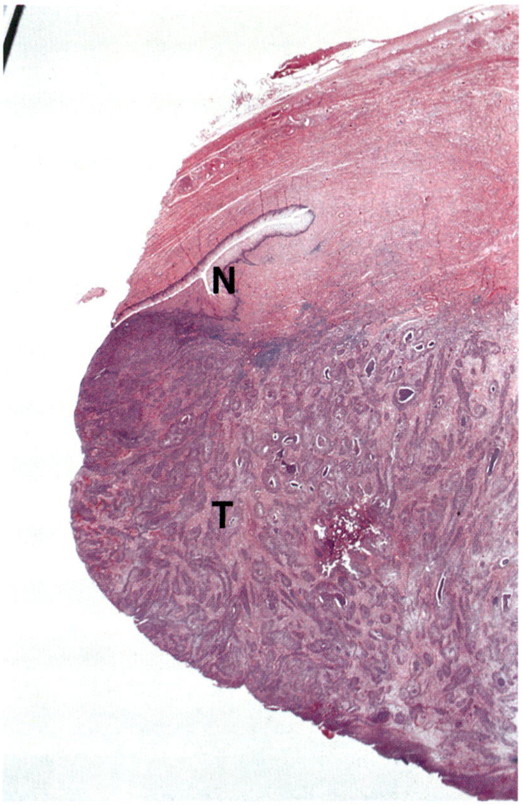

(b)

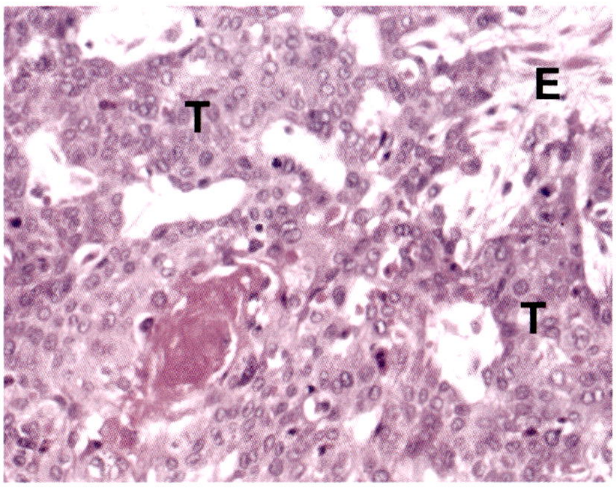

(c)

Fig. 17.7 Carcinoma de células escamosas invasivo de cérvix
(a) Carcinoma microinvasivo (AM)
(b) Carcinoma invasivo (BA)
(c) Carcinoma moderadamente diferenciado (AM)

La mayoría de los casos de carcinoma de células escamosas invasivo de cérvix están precedidos por una larga fase premaligna de displasia (CIN). El tratamiento de la CIN depende del grado de la lesión, pero las lesiones de grado alto (CIN II y III) suelen extirparse, la mayoría de las veces mediante biopsia de escisión con asa. En el examen histológico, unos pocos de esos especímenes exhiben la forma más temprana de carcinoma invasivo, con sólo invasión superficial de la estroma cervical. Cuando la lesión tiene una extensión limitada (menos de 5 mm de profundidad) se denomina ***carcinoma microinvasivo,*** y una intervención relativamente conservadora, como la biopsia en cono, es adecuada para conseguir la curación. Como se observa en la microfotografía (a), el epitelio (**E**) superficial displásico es similar al observado en la CIN III (Fig. 17.6d). Se observa epitelio displásico similar en la mitad inferior del campo, que se extiende más en profundidad en una glándula endocervical. Se ven nidos pequeños de carcinoma escamoso (**Es**) separados dentro de la estroma subyacente, las células tumorales han roto la membrana basal epitelial.

El carcinoma de cérvix más extenso y macroscópicamente obvio se trata mediante extirpación quirúrgica del útero in toto (***histerectomía***). Un carcinoma invasivo de cérvix se ilustra a bajo aumento en la microfotografía (b). Obsérvese que el tumor (**T**) con tinción púrpura ha sustituido a la mayor parte de la estroma y del músculo cervicales, aunque queda una porción de mucosa vaginal normal (**N**) en el margen del tumor. La superficie del tumor está ulcerada, lo que explica la ***hemorragia poscoital*** como manifestación clínica frecuente.

En la microfotografía (c) se observa un área de carcinoma de células escamosas cervical moderadamente diferenciado. La lesión consiste en láminas de células escamosas pleomorfas (tumor) (**T**) que invaden la estroma (**E**) cervical. Las células tienen abundante citoplasma eosinófilo, y están separadas por un espacio pequeño donde, a mayor aumento, se pueden ver puentes intercelulares. Este ejemplo se puede comparar con los carcinomas de células escamosas bien y mal diferenciado de la Figura 7.14.

El carcinoma escamoso representa alrededor del 90% de las neoplasias malignas cervicales, siendo la mayor parte de las restantes adenocarcinomas originados en el endocérvix. Los carcinomas invasivos del cérvix se extienden ampliamente en las estructuras locales, y se diseminan a los ganglios linfáticos de la pelvis.

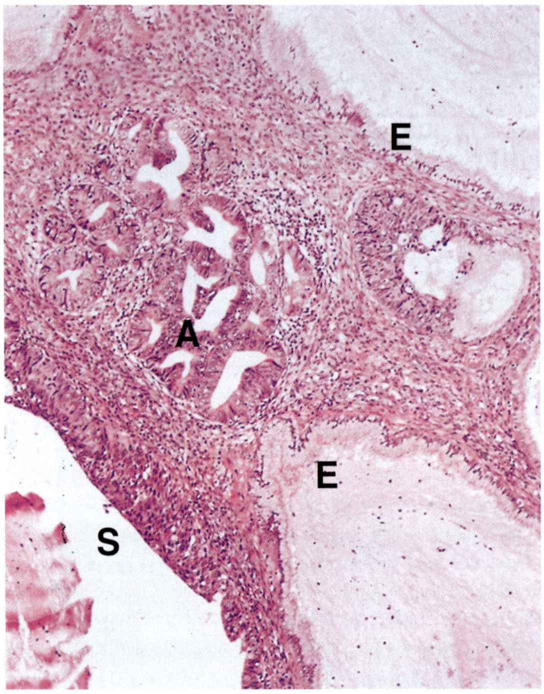

Fig. 17.8 Adenocarcinoma in situ del endocérvix (AM)

El adenocarcinoma del cérvix es menos común que el carcinoma escamoso, y se origina en las glándulas endocervicales. Al igual que el carcinoma escamoso, también está precedido con frecuencia por cambios displásicos del epitelio glandular. Esta microfotografía muestra un foco pequeño de ***adenocarcinoma*** (**A**) ***in situ*** (conocido también como ***neoplasia intraepitelial glandular cervical, NIEGC***). Compárense las células columnares displásicas agrandadas con las del epitelio (**E**) endocervical normal adyacente. Estas glándulas exhiben muchas características de adenocarcinoma, pero todavía no han desarrollado la capacidad de invadir la estroma. El adenocarcinoma in situ del cérvix frecuentemente sucede en asociación con displasia escamosa, como en este caso, en el que el epitelio superficial (**S**) muestra cambios de CIN III.

Trastornos del útero

El endometrio uterino experimenta mensualmente cambios cíclicos bajo la influencia de estímulos hormonales durante el período comprendido entre la menarquia y la menopausia, normalmente con las únicas interrupciones de los embarazos. Antes de la menarquia, las glándulas y la estroma endometrial son compactas e inactivas, un estado que reaparece después de la menopausia. En la menarquia, alrededor de la menopausia y durante los primeros ciclos después de cada embarazo, el endometrio muestra una mezcla de patrones inactivos y funcionales normales. Bajo la influencia de los anticonceptivos orales y los dispositivos anticonceptivos intrauterinos, el endometrio puede asumir otros varios patrones histológicos.

La infección endometrial es infrecuente, pero puede seguir a la tuberculosis genital o a la obstrucción mecánica del canal endocervical (p. ej., por un tumor), conduciendo con frecuencia a distensión de la cavidad endometrial por pus (***piometra***). La infección fulminante del útero por microorganismos coliformes fue en tiempos una complicación común y fatal después del parto (***fiebre puerperal***), pero ahora es excepcional en los países desarrollados.

La estimulación hormonal excesiva o no coordinada del endometrio puede producir ***hiperplasia endometrial difusa***. Se reconocen dos patrones, ***hiperplasia simple*** (***quística***) e ***hiperplasia compleja***, que se ilustran en la Figura 17.10. Las áreas localizadas de hiperplasia polipoide que forman ***pólipos endometriales*** son comunes y muchas veces contienen glándulas endometriales con dilatación quística (Fig. 17.9). El tumor maligno más frecuente del endometrio es el ***carcinoma endometrioide***, un adenocarcinoma derivado de las glándulas endometriales (Fig. 17.11). Rara vez se encuentran otros tipos de adenocarcinomas de endometrio, incluyendo tumores típicos del ovario como el carcinoma papilar seroso y el carcinoma mucinoso.

El miometrio sirve de asiento a uno de los tumores más comunes del tejido conectivo, el ***leiomioma*** (Fig. 17.12); en el miometrio, estos tumores de músculo liso se hacen progresivamente más colágenos conforme aumentan de tamaño, y dan lugar a lo que coloquialmente se conoce como ***fibromas***. El leiomioma se debe diferenciar de su equivalente maligno, mucho más raro, el ***leiomiosarcoma***, así como de las neoplasias al límite de la malignidad (*borderline*), conocidas como ***tumores de músculo liso con potencial maligno bajo.***

El miometrio también puede contener islotes de endometrio ectópico, lo que se conoce como ***adenomiosis*** (Fig. 17.13), que pueden dar lugar a dolor y otras anomalías menstruales. Tal tejido endometrial ectópico se puede hallar asimismo en otros sitios a nivel de la pelvis y a veces en la cavidad abdominal, conociéndose como ***endometriosis*** (Fig. 17.14). En este caso, puede responder a los cambios hormonales cíclicos normales dando lugar a hemorragia en el tejido y a la consiguiente fibrosis.

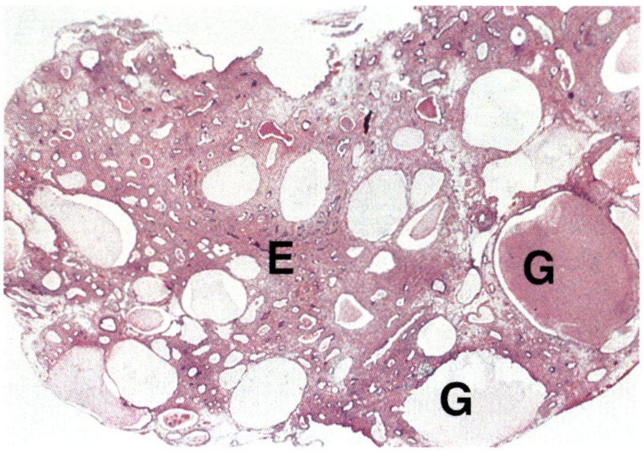

Fig. 17.9 Pólipo endometrial (BA)

Los pólipos endometriales son causas importantes pero inofensivas de hemorragia uterina anormal al llegar la menopausia o cerca de ella; estos pólipos son pediculados y, frecuentemente, múltiples. La mayor parte están compuestos de glándulas (**G**) dilatadas quísticas en una estroma (**E**) endometrial fibrosa, cubiertas por una capa de células superficiales endometriales aplanadas. Las glándulas y la estroma de algunos pólipos responden a las hormonas ováricas y, por tanto, pueden parecerse al endometrio proliferativo, secretor o hiperplásico.

(a)

(b)

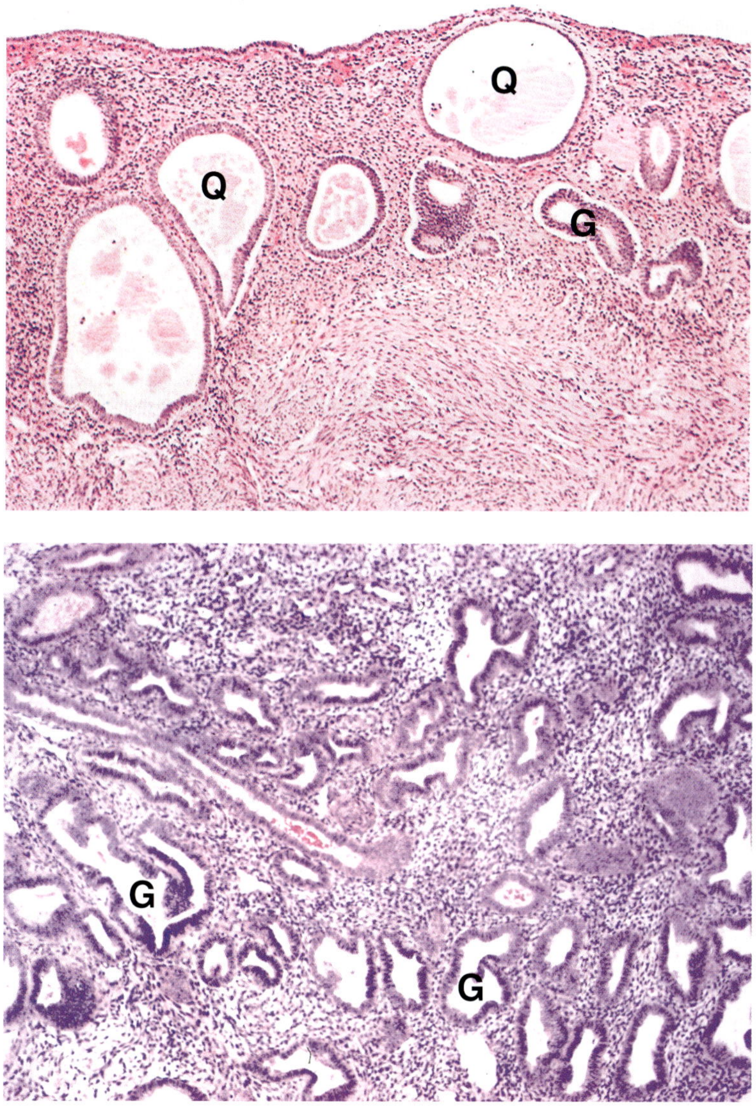

Fig. 17.10 Hiperplasia endometrial
(a) Hiperplasia simple (quística) (AM)
(b) Hiperplasia compleja (AM)

La hiperplasia endometrial parece constituir una respuesta a la producción excesiva o no coordinada de estrógenos, y puede adoptar una forma simple o compleja.

En la ***hiperplasia simple*** (***quística***), como la mostrada en la microfotografía (a), el revestimiento endometrial aumenta de grosor por proliferación del tejido glandular endometrial, con formación de numerosos quistes (**Q**) diminutos diseminados entre glándulas (**G**) endometriales de aspecto normal; los quistes se deben a dilatación de las glándulas endometriales. La estroma contiene con frecuencia vasos sanguíneos prominentes de paredes finas (no mostrados aquí); la hemorragia uterina intensa es la forma de presentación más común.

En la ***hiperplasia compleja***, mostrada en la microfotografía (b), también existe proliferación de las glándulas (**G**) endometriales, que muestran evidencia de regulación anormal del crecimiento. Muchas de ellas son irregulares en forma y tamaño, frecuentemente con repliegues papilares. Las glándulas adyacentes pueden estar íntimamente empaquetadas de manera que queda poca estroma entre ellas.

La marcada atipia citológica se puede superponer a la hiperplasia simple, aunque es más frecuente en la compleja, con pleomorfismo nuclear y citoplásmico y aumento de la actividad mitótica. Todos los tipos de hiperplasia se asocian con un riesgo aumentado de carcinoma endometrial invasivo. Este riesgo es ligero en la hiperplasia simple, mayor en la hiperplasia compleja y máximo en la ***hiperplasia compleja con atipia***.

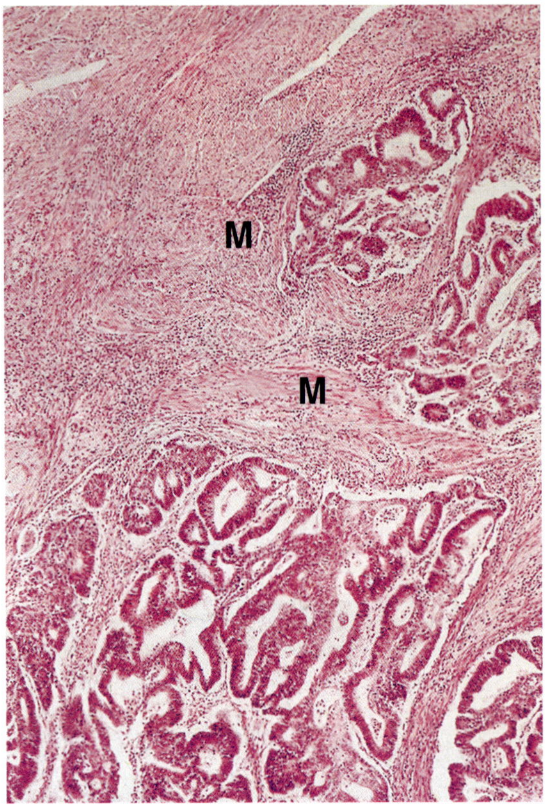

Fig. 17.11 Adenocarcinoma endometrioide (AM)

El ***adenocarcinoma endometrioide*** o ***endometrial*** es la neoplasia endometrial más común, así llamada porque se parece a las glándulas del endometrio. Suele ocurrir en mujeres posmenopáusicas y constituye la causa más importante de hemorragia posmenopáusica.

El adenocarcinoma endometrioide se origina con frecuencia en un endometrio con hiperplasia compleja. Puede estar limitado al endometrio y formar una masa que sobresale en la cavidad uterina, o invadir el miometrio (**M**) subyacente, como se muestra en este ejemplo. Son característicos los patrones constituidos por glándulas irregulares y distorsionadas, y se observan focos de metaplasia escamosa, conocidos como ***mórulas escamosas***. El tumor se extiende mediante invasión local a través del miometrio y por vía linfática a los ganglios ilíacos y paraaórticos.

El adenocarcinoma endometrioide se gradúa, de acuerdo con criterios arquitecturales y citológicos, en grados 1, 2 y 3, siendo el grado 1 el que tiene mejor pronóstico, mientras que el pronóstico más desfavorable corresponde al grado 3. Otros factores que determinan el pronóstico son la profundidad de la invasión en el miometrio, la afectación del cérvix, las metástasis ganglionares y las metástasis a distancia.

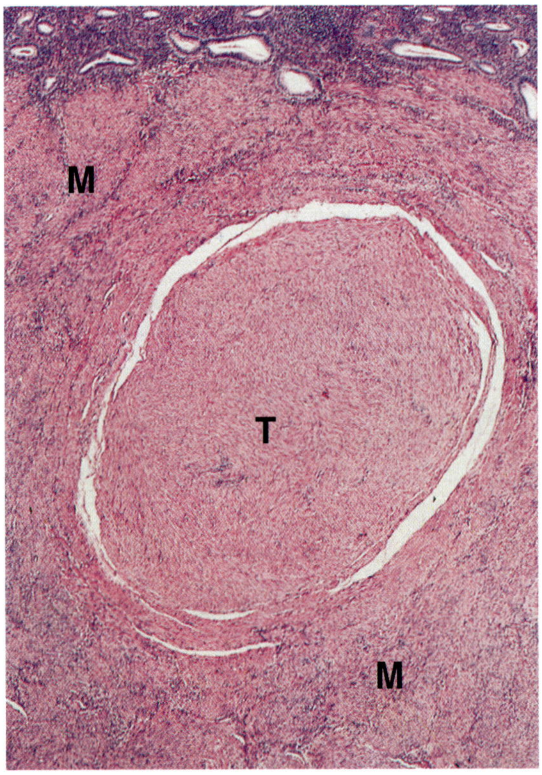

Fig. 17.12 Leiomioma (fibroide) del miometrio (BA)

Este tumor benigno del músculo liso miometrial es una causa muy común de hemorragia uterina anormal o excesiva y de molestias pélvicas.

El tumor (**T**) se compone de fascículos de células de músculo liso, pero los tumores grandes también muestran focos de depósito de colágeno, en particular hacia el centro del tumor. La expansión gradual del tumor comprime el miometrio (**M**) circundante, conduciendo a la atrofia de las células de músculo liso miometrial normales.

En este ejemplo, el tumor está situado en el miometrio, profundamente respecto del endometrio, pero algunos tumores se originan cerca de la cavidad uterina y pueden hacer protrusión en ella produciendo un ***leiomioma submucoso*** polipoide. También pueden ocurrir cambios secundarios, incluyendo colagenización y calcificación extensas (con el aumento de la edad) y degeneración quística. Hasta cierto punto el crecimiento de estos tumores es hormono-dependiente, puesto que casi siempre se encogen y regresan parcialmente después de la menopausia. Estos tumores se diferencian de los ***tumores de músculo liso con potencial maligno bajo*** y de los ***leiomiosarcomas*** del miometrio por la actividad mitótica, el amontonamiento y pleomorfismo celulares, y los márgenes invasivos.

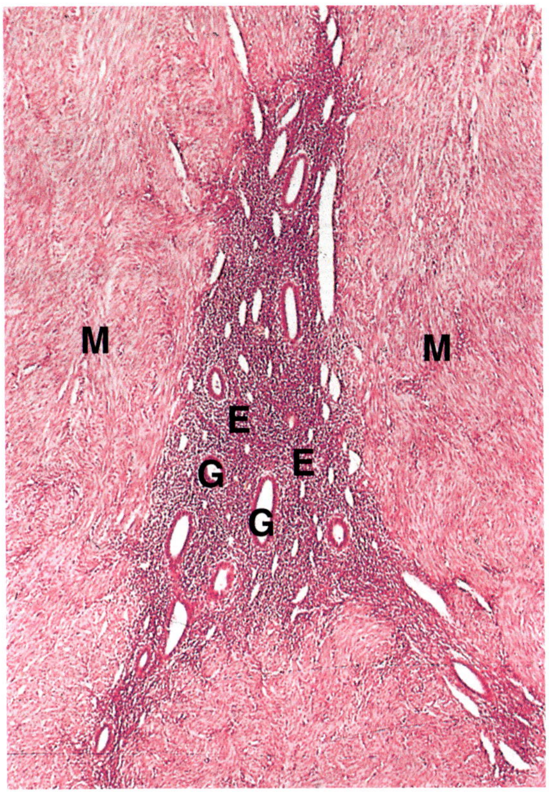

Fig. 17.13 Adenomiosis del útero (AM)

El término ***adenomiosis*** se aplica a una condición en la que se encuentran islotes ectópicos de glándulas (**G**) y estroma (**E**) endometriales incluidos en la profundidad del miometrio (**M**), con frecuencia a considerable distancia del endometrio normal. La presencia de estas lesiones se asocia frecuentemente con crecimiento simétrico del volumen del miometrio, que aumenta el tamaño del útero; en ocasiones, la adenomiosis estimula un aumento más localizado del músculo liso, y produce una masa similar al leiomioma que contiene islotes endometriales; esta lesión se conoce como ***adenomioma***.

El endometrio ectópico representa un crecimiento de la capa endometrial basal y, por tanto, no responde del modo normal a las hormonas ováricas. Así pues, no se desprende durante la menstruación, a diferencia de la endometriosis (Fig. 17.14), y por tanto no se aprecia evidencia de hemorragia en el tejido.

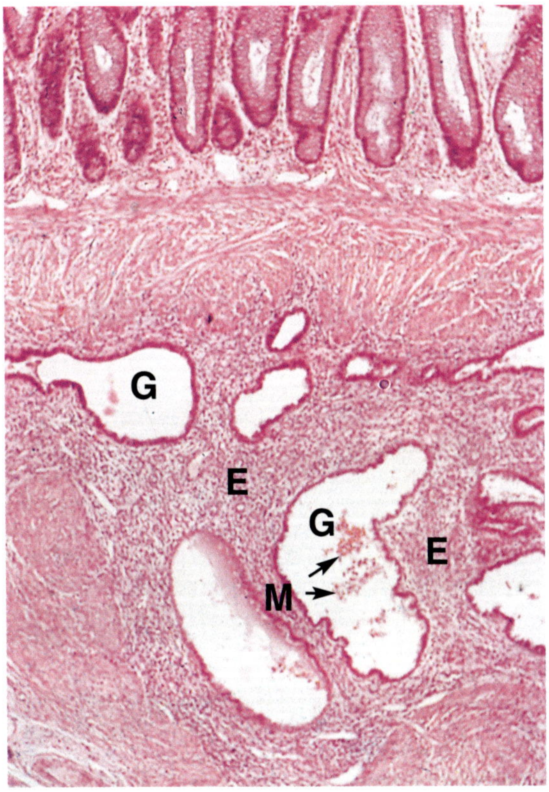

Fig. 17.14 Endometriosis (AM)

Las trompas de Falopio, los tejidos conectivos paratubáricos y los ovarios son las localizaciones más frecuentes del trastorno denominado ***endometriosis***, una condición en la que se forman islotes de glándulas y estroma endometriales ectópicos, fuera del cuerpo uterino.

Esta microfotografía muestra glándulas (**G**) y estroma (**E**) endometriales incluidos dentro del músculo liso del colon. A diferencia de la adenomiosis, este endometrio responde a las hormonas y sangra durante la menstruación causando dolor. Se evidencia hemorragia por la presencia de macrófagos (**M**) cargados de hemosiderina en el tejido y, como en este caso, en la luz de las glándulas. La presencia de sangre libre dentro del tejido causa con frecuencia una marcada reacción fibrótica, que puede originar adherencias entre las asas intestinales. La fibrosis de las trompas de Falopio debida a endometriosis es una causa común de infertilidad y embarazo ectópico tubárico. La endometriosis del ovario puede dar lugar a un quiste lleno de sangre alterada, conocido como ***quiste de chocolate***.

Trastornos placentarios

Los detalles de las anomalías estructurales y funcionales de la placenta, decidua, membranas y cordón umbilical están fuera, en general, del ámbito de este libro; sin embargo, se incluyen la ***mola hidatidiforme*** (Fig. 17.15) y el ***coriocarcinoma*** como ejemplos de trastornos del crecimiento placentario. El embarazo ectópico se discute en la Figura 17.18.

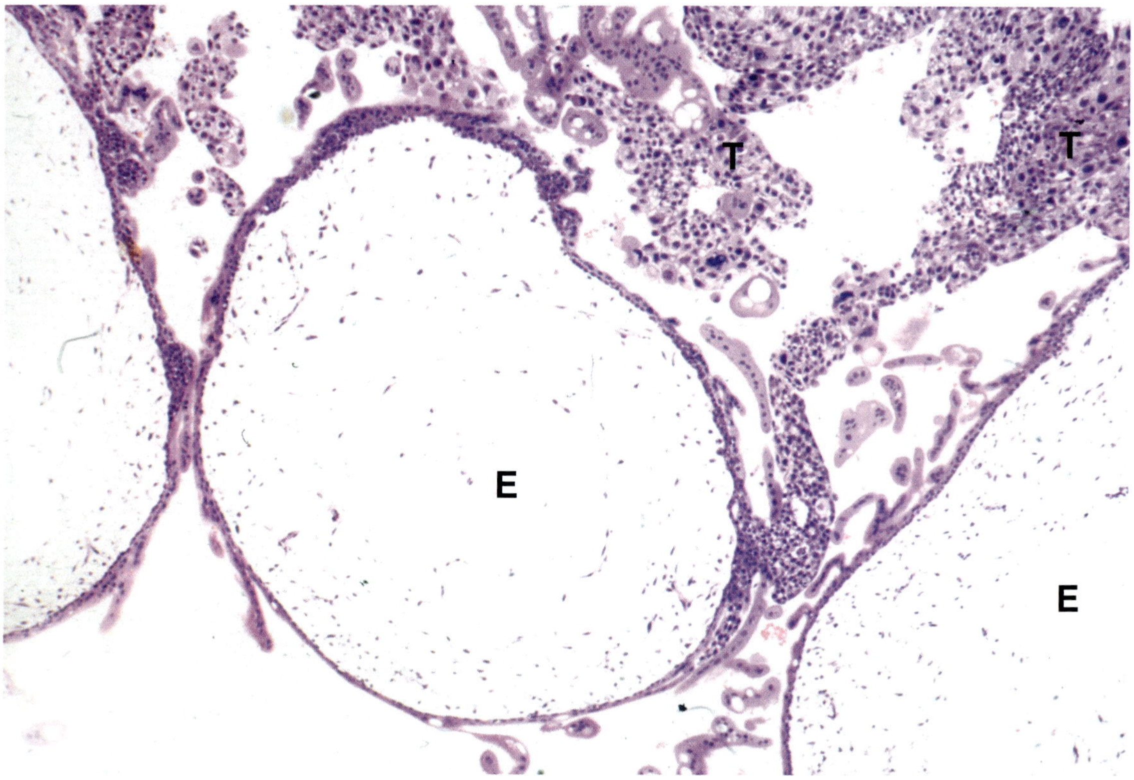

(a)

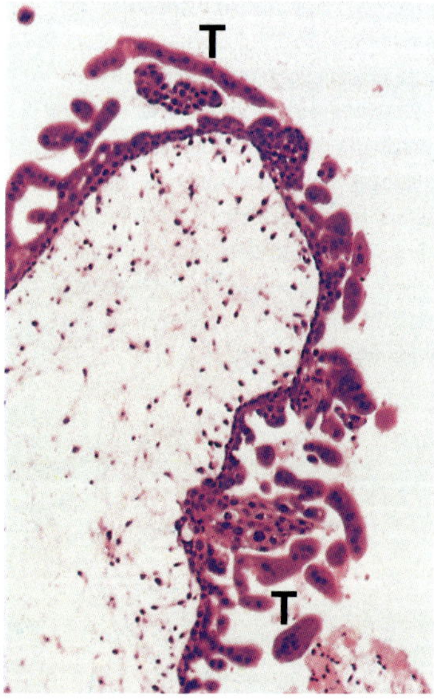

(b)

Fig. 17.15 Mola hidatidiforme
(a) AM (b) GA

El proceso conocido como ***mola hidatidiforme*** aparece en una pequeña proporción de embarazos, después de abortos espontáneos o interrupciones del embarazo, e incluso años después de una gestación. Las molas pueden ser ***parciales*** o ***completas***. En la mola completa, como la ilustrada en la microfotografía (a), las vellosidades coriónicas se hacen edematosas, con espacios (**E**) quísticos centrales (***cisternas***). Las cisternas están recubiertas por una capa de citotrofoblasto hiperplásico y sincitiotrofoblasto. Además de la hiperplasia del trofoblasto, existen masas inconexas de células trofoblásticas (**T**) situadas aparentemente independientes de las vellosidades, que muestran pleomorfismo celular leve. Las molas hidatidiformes exhiben un amplio espectro de comportamiento; algunas son erradicadas por el legrado simple, otras persisten a pesar de los legrados repetidos, y un pequeño número se transforman en ***coriocarcinomas*** indudablemente malignos (Fig. 17.16).

La mola hidatidiforme completa tiene casi siempre un cariotipo 46,XX, pero todos los cromosomas proceden del espermatozoide y ninguno del óvulo. Las molas parciales presentan anomalías histológicas similares pero menos prominentes, rara vez se transforman en coriocarcinoma y tienen un cariotipo triploide tal como 69,XXY.

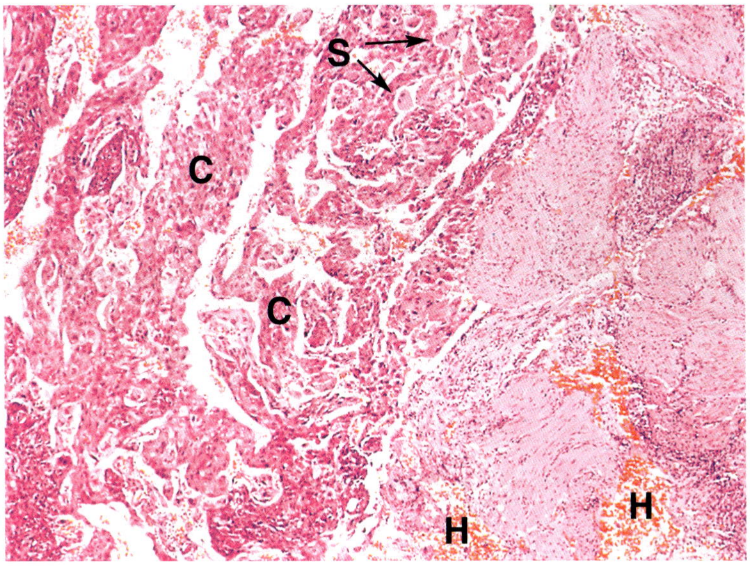

Fig. 17.16 Coriocarcinoma (GA)

El ***coriocarcinoma*** es un tumor maligno derivado de células trofoblásticas, usualmente producto de gestaciones anormales. El tumor consiste en células malignas que se parecen a células del citotrofoblasto (**C**) o células multinucleadas del sincitiotrofoblasto (**S**). Los dos tipos celulares están dispuestos en capas alternantes que remedan la estructura de las vellosidades coriónicas. No se encuentran vellosidades coriónicas verdaderas. El tumor es típicamente hemorrágico (**H**) debido a la tendencia de las células trofoblásticas a invadir las paredes de los vasos sanguíneos. El coriocarcinoma es notablemente invasivo y tiende a metastatizar por vía linfática y a través del torrente sanguíneo, sobre todo en los pulmones. Son comunes las áreas de necrosis dentro del tumor.

El coriocarcinoma puede ocurrir también, infrecuentemente, en el ovario y en el testículo, en este último caso formando parte de un tumor mixto de células germinales.

Enfermedades de las trompas de Falopio

Las trompas de Falopio pueden ser infectadas por bacterias piogénicas, particularmente gonococos y clamidias, y la inflamación aguda, conocida como ***salpingitis aguda*** (Fig. 17.17), se puede complicar con obstrucción de la luz tubárica que conduce a inflamación supurada crónica y formación de abscesos. Junto con la infección tuberculosa tubárica, estos procesos representan causas importantes de infertilidad debido a la obliteración de la luz de las trompas. La cicatrización y otros trastornos de las trompas pueden impedir el paso del óvulo fertilizado hasta la cavidad endometrial, por lo que la implantación se puede producir en el oviducto, conduciendo a ***embarazo ectópico tubárico*** (Fig. 17.18); esta situación suele culminar en una hemorragia masiva causada por la erosión de la placenta a través de la pared tubárica.

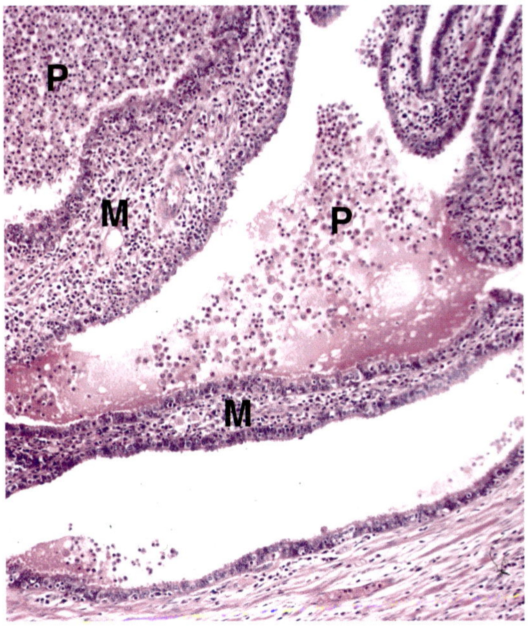

Fig. 17.17 Salpingitis aguda (AM)

En la ***salpingitis aguda***, la mucosa (**M**) tubárica está hiperémica, edematosa e infiltrada por neutrófilos, y la luz de la trompa se llena de exudado purulento (**P**). En muchos casos esto se continúa con una obstrucción de la luz tubárica, que impide el drenaje y conduce a la distensión de la trompa por pus (***piosálpinx***). En ocasiones, la inflamación produce ***adherencias*** entre la trompa, las fimbrias y el ovario, y la extensión de la supuración en estas áreas puede originar múltiples focos de pus conocidos como ***abscesos tuboováricos***. En ausencia de tratamiento antibiótico apropiado, la combinación de adherencias y supuración rara vez permite la resolución total de la inflamación aguda, y el proceso suele permanecer en un estado de inflamación crónica. Esta situación, conocida como ***salpingitis crónica***, puede persistir durante muchos años produciendo fibrosis y obstrucción tubáricas, y es una causa importante de infertilidad femenina. La salpingitis crónica puede ser un componente de la inflamación crónica más generalizada, que también afecta a los ovarios y se conoce clínicamente como ***enfermedad inflamatoria pélvica***. En ocasiones, la inflamación cede, pero la trompa obstruida experimenta una distensión masiva por líquido, una condición llamada ***hidrosálpinx***.

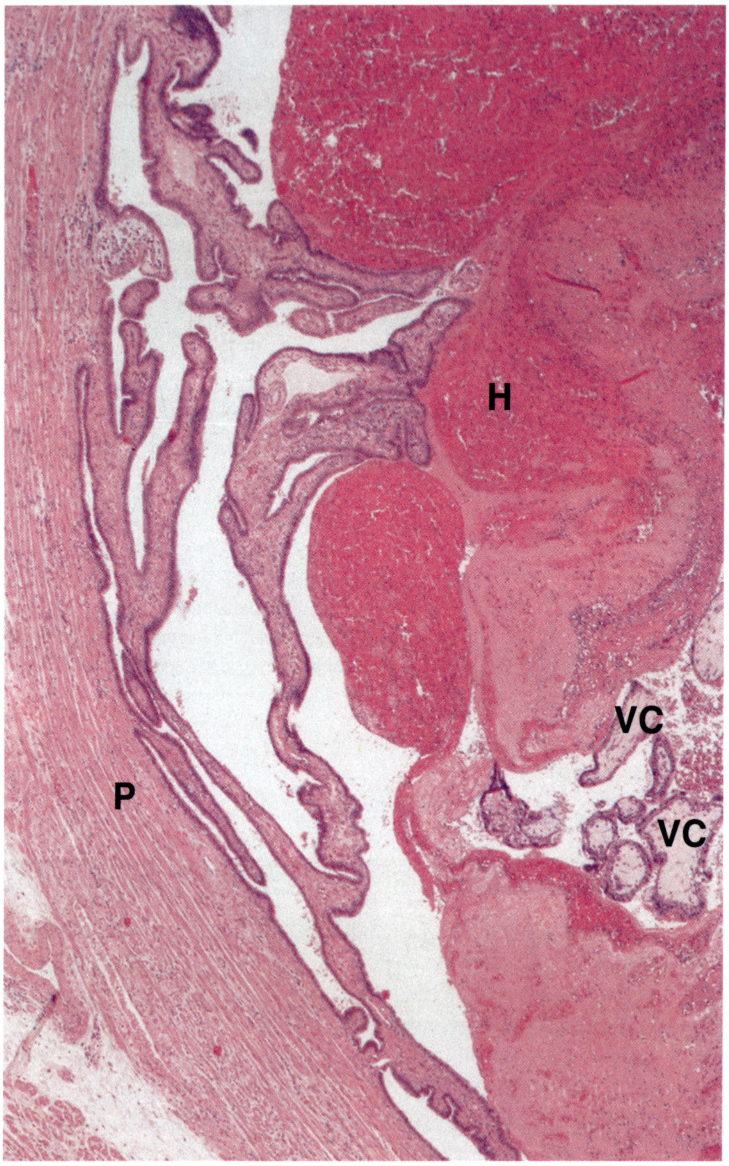

Fig. 17.18 Embarazo ectópico tubárico (BA)

La trompa de Falopio constituye la localización más frecuente de la implantación ectópica del óvulo fertilizado, situación que conduce a ***embarazo ectópico***.

La luz tubárica aparece llena por el embrión en desarrollo (no se observa en esta microfotografía) y las membranas asociadas, así como por las vellosidades coriónicas (**VC**) de la placenta. La pared (**P**) tubárica distendida está con frecuencia muy congestionada y adelgazada. Existe hemorragia (**H**) extensa en la luz tubárica (***hematosálpinx***). El trofoblasto excava la pared de la trompa de Falopio conduciendo a la perforación.

Los embarazos ectópicos suelen provocar un cuado dramático, con hemorragia intensa en la luz seguida por el paso de la sangre a la cavidad peritoneal. Así pues, el embarazo ectópico tubárico se suele presentar como una emergencia abdominal aguda; sólo en muy raras ocasiones el embarazo continúa hasta casi el término normal.

Trastornos del ovario

Quistes no neoplásicos

Bajo la influencia de las gonadotropinas hipofisarias, el ovario experimenta cambios cíclicos que conducen al desarrollo y la liberación de un óvulo maduro justo a la mitad de cada ciclo menstrual mensual, y a la producción de hormonas ováricas que controlan el ciclo menstrual. Durante la fase proliferativa del ciclo menstrual aumentan de tamaño varios folículos, un proceso que culmina con la maduración de uno de ellos y la liberación de su único óvulo en una trompa de Falopio (ovulación). El folículo, que hasta ese momento también se ha encargado de producir estrógenos, se transforma ahora en el cuerpo lúteo responsable de producir progesterona hasta el comienzo del siguiente ciclo menstrual, cuando el folículo se atrofia para formar el colagenizado cuerpo albicans. Esta secuencia regular de cambios sólo se interrumpe en condiciones normales por el advenimiento de un embarazo, en cuyo caso el cuerpo lúteo persiste hasta el final del primer trimestre. En ocasiones, sin embargo, la secuencia es detenida en un determinado estadio, y se pueden formar pequeños ***quistes foliculares*** o ***luteínicos***. También se pueden formar algunos quistes pequeños por inclusión de islotes de epitelio «germinal» superficial del ovario; estas lesiones se conocen como ***quistes de inclusión germinales***. Los tres tipos de quistes se ilustran en la Figura 17.20.

Tumores del ovario

Los tumores ováricos pueden originarse a partir de cada uno de los elementos especializados que constituyen el ovario, y pueden clasificarse en cuatro amplios grupos. Estos grupos de tumores y sus subtipos principales se enumeran en la Figura 17.19, más abajo.

- **Origen epitelial**: los tumores del epitelio ovárico superficial son frecuentes y generalmente quísticos. Estos tumores pueden ser benignos (con frecuencia quísticos) o malignos. Un tercer grupo de tumores epiteliales tiene una malignidad intermedia, con probabilidad baja, pero significativa, de producir metástasis. Las neoformaciones de este grupo se conocen como tumores *borderline* (límite) o tumores proliferativos atípicos.
- **Origen estromal**: pueden desarrollarse tumores a partir de ***células granulosas*** y ***células de la teca*** (Fig. 17.24), así como de las células fusiformes de la estroma ovárica que forman ***fibromas***. Estos ***tumores de la estroma de los cordones sexuales*** pueden sintetizar hormonas estrogénicas y causar efectos endocrinos como hiperplasia endometrial (Fig. 17.10).
- **Células de origen germinal**: la clasificación y la morfología de los tumores de células germinales ováricas son similares a las de los tumores de células germinales testiculares (Fig. 19.3).
- **Metástasis**: el ovario es una localización frecuente para las metástasis de carcinomas. Un ejemplo bien conocido es el llamado ***tumor de Krukenberg***, en el que existe infiltración del ovario por adenocarcinoma mucosecretor del tipo con células en anillo de sello (Figs. 7.16c y 13.11b); tales tumores suelen proceder del estómago o colon, y probablemente llegan al ovario por diseminación transcelómica o linfática. Los tumores de otras partes del tracto genital, como los de útero y cérvix, afectan con frecuencia a los ovarios. El cáncer de mama suele producir metástasis ováricas. Además, los ovarios pueden ser afectados por los linfomas.

Fig. 17.19 Resumen de los tumores ováricos

Tipo de tumor	Subtipo
Epitelial	Seroso: cistoadenoma seroso, tumor seroso *borderline*, cistoadenocarcinoma seroso Mucinoso: cistoadenoma mucinoso, tumor mucinoso *borderline*, cistoadenocarcinoma mucinoso
	Endometrioide: casi todos carcinomas
	Tumor de Brenner: benigno, rara vez maligno
	Células claras: casi todos malignos
Tumores de los cordones sexuales-estroma	Fibroma
	Tecoma
	Tumor de células de la granulosa
Células germinales	Teratoma maduro (quiste dermoide)
	Disgerminoma (el equivalente testicular es el seminoma)
	Tumor del saco vitelino
	Coriocarcinoma
Metástasis	Tumores primarios del estómago, colon, mama, útero, cérvix
	También puede ser afectado por los linfomas

Otros trastornos del ovario

El ovario puede estar afectado por ***endometriosis*** (Fig. 17.14), y por la inflamación crónica en forma de abscesos tubo-ováricos debidos a una infección primaria de la trompa de Falopio (Fig. 17.17).

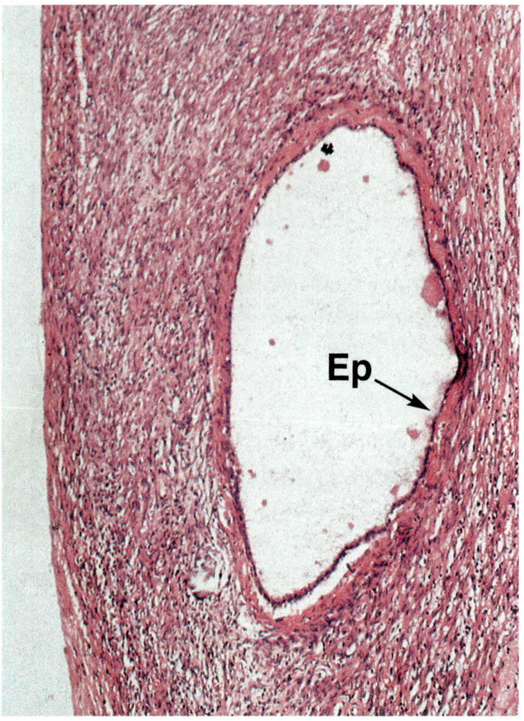

(a)

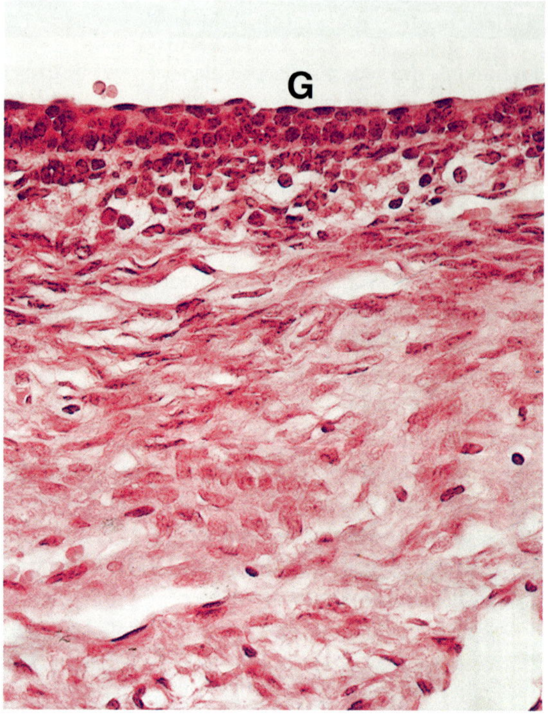

(b)

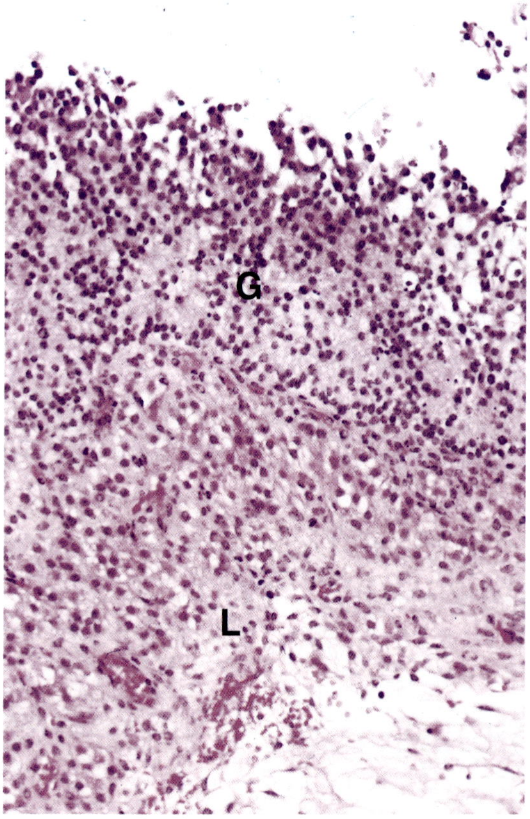

(c)

Fig. 17.20 Quistes ováricos no neoplásicos
(a) Quiste de inclusión germinal (AM)
(b) Quiste folicular (AM) (c) Quiste luteínico (AM)

El tipo más común de quiste ovárico es el llamado ***quiste de inclusión germinal*** o ***epitelial***, ilustrado en la microfotografía (a). Estos quistes suelen ser múltiples, pequeños y tapizados por un epitelio (**Ep**) cuboide simple. Se cree que derivan de porciones atrapadas del epitelio de superficie ovárico, que de forma tradicional, pero errónea, se ha designado como epitelio germinal.

Los ***quistes foliculares***, como el ilustrado en la microfotografía (b), están tapizados en su interior por células de la granulosa (**G**), que habitualmente forman una capa más gruesa que la de las células planas presentes en el quiste de inclusión germinal. El crecimiento continuado del quiste folicular conduce a la atrofia de las células del revestimiento, de forma que la distinción entre un quiste folicular grande y un quiste de inclusión germinal puede resultar difícil.

El ***quiste luteínico (quiste del cuerpo lúteo)*** probablemente procede de un cuerpo lúteo que no ha experimentado la transición normal hasta el cuerpo albicans. El quiste suele ser ovoide, con un contorno ligeramente irregular. Desde el punto de vista microscópico, contiene líquido claro o pardusco, y está tapizado por una capa de color amarillo con grosor variable. Como muestra la microfotografía (c), la capa amarilla está compuesta por células luteínicas (**L**) redondeadas con citoplasma rico en lípidos; la capa interna se compone de células granulosas (**G**), que también están luteinizadas.

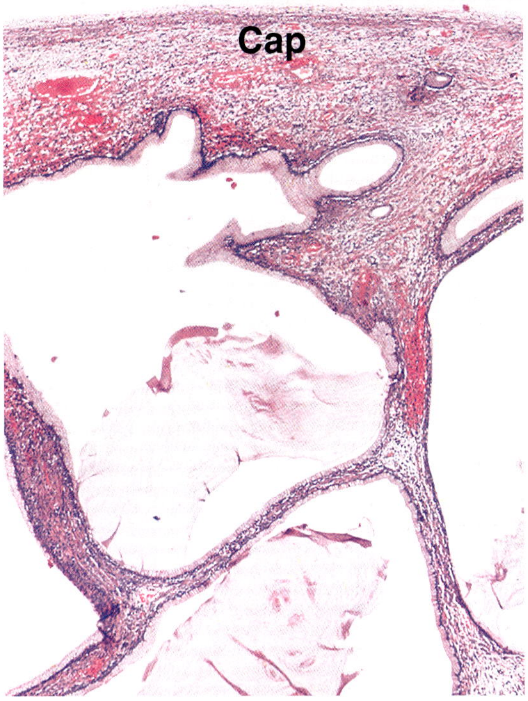

(a)

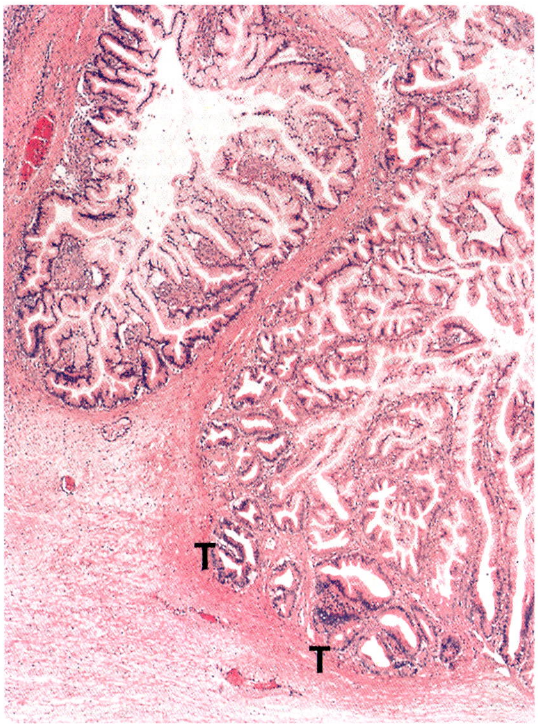

(b)

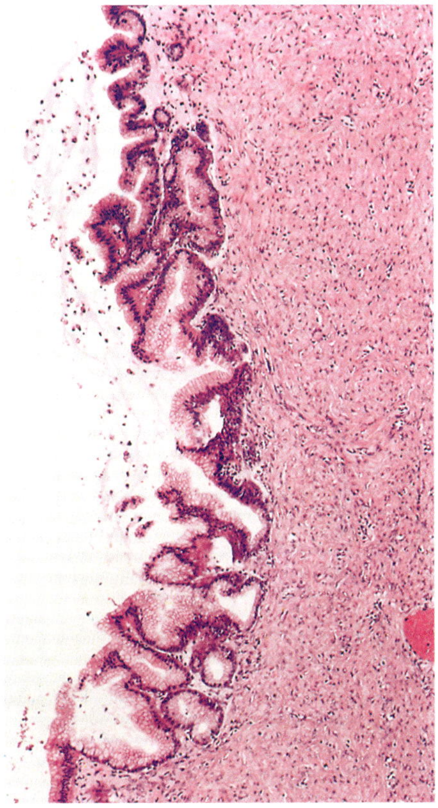

(c)

Fig. 17.21 Tumores mucinosos del ovario
(a) Cistoadenoma mucinoso benigno (AM)
(b) Cistoadenocarcinoma mucinoso (AM)
(c) Tumor mucinoso *borderline* (AM)

Los tumores mucinosos del ovario pueden ser benignos o malignos. El ***cistoadenoma benigno***, como el que se muestra en la microfotografía (a), tiene una superficie externa característicamente lisa compuesta de la cápsula (**Cap**) ovárica. Las cavidades quísticas están llenas de mucina y revestidas por epitelio columnar alto, con núcleos basales uniformes y abundante citoplasma, que contiene mucina en la porción luminal. Estas células recuerdan a las células epiteliales endocervicales.

La variante maligna, el ***cistoadenocarcinoma mucinoso***, ilustrado en la microfotografía (b), es menos frecuente. Este tumor es más sólido, con espacios quísticos de menor tamaño. Las células suelen ser reconociblemente columnares, pero los núcleos son más grandes y más pleomorfos. Las células se encuentran apiñadas y muestran actividad mitótica aumentada. La malignidad se suele demostrar por invasión de las células tumorales (**T**) en la estroma de soporte.

Algunos tumores mucinosos muestran muchas de las características citológicas del adenocarcinoma mucinoso, pero sin invasión de la estroma. Estas neoplasias se conocen como ***tumores mucinosos* «borderline»** o ***tumores mucinosos proliferativos atípicos***, y tienen mejor pronóstico que los tumores claramente malignos; se muestra un ejemplo en la microfotografía (c).

Fig. 17.22 Tumores ováricos serosos
(a) Cistoadenoma seroso (GA)
(b) Cistoadenocarcinoma papilar seroso (AM)
(c) Tumor seroso *borderline* (BA)

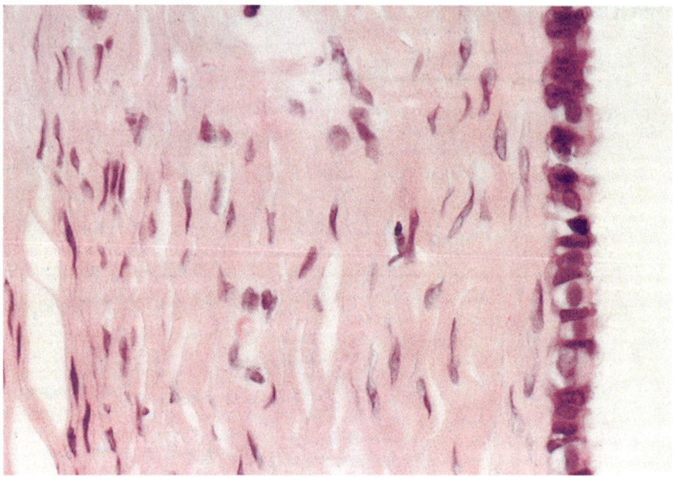

(a)

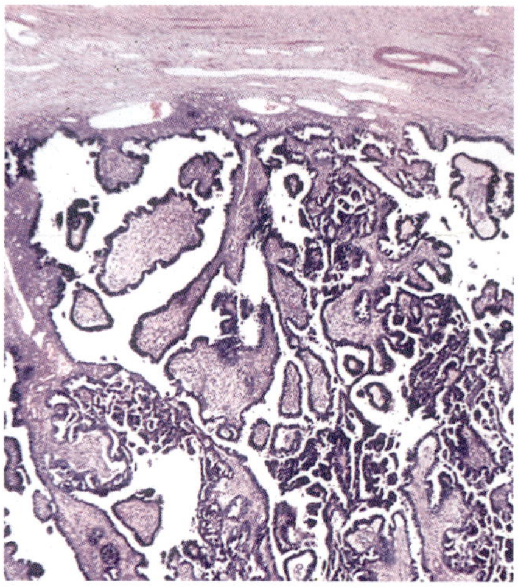

(c)

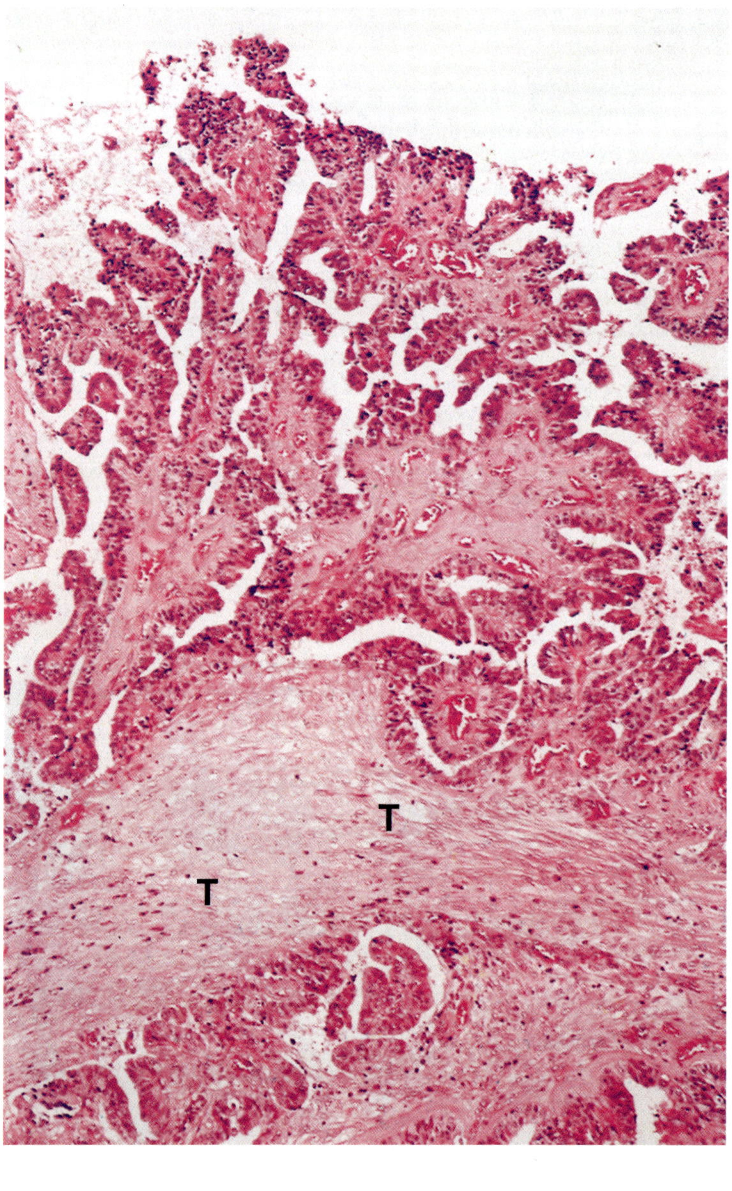

(b)

Los ***cistoadenomas serosos benignos***, que pueden formar quistes muy grandes, suelen ser uniloculares y estar llenos de un líquido claro acuoso (seroso). Los quistes benignos están revestidos por epitelio columnar, que se parece al de la trompa de Falopio. Una variante la constituye el ***cistoadenofibroma***, que está revestido por un epitelio similar pero que también incluye un componente estromal formado por células fusiformes en una estroma de colágeno. El aspecto recuerda al del ***fibroadenoma*** de mama (ver Fig. 18.6).

En los tumores serosos malignos (b), conocidos como ***cistoadenocarcinomas serosos***, la cavidad quística tiende a estar ocupada por estructuras papilares ramificadas complejas. Estas estructuras aparecen recubiertas por células columnares, apretadas y displásicas. Las células están estratificadas y forman láminas sólidas. La evidencia de invasión de la estroma por el tumor (**T**) es esencial para el diagnóstico; de hecho, el tumor puede romper la cápsula del ovario y formar crecimientos papilares sobre la superficie.

Los tumores de malignidad límite, conocidos como ***tumores serosos proliferativos atípicos*** o ***«borderline»*** (c), muestran muchas características citológicas y arquitecturales del cistoadenocarcinoma seroso pero sin invasión de la estroma. Algunas formaciones papilares contienen en su estroma cuerpos esféricos formados por láminas concéntricas, calcificados; estos ***cuerpos de psamoma*** son típicos de los tumores papilares del ovario, aunque se pueden encontrar también en tumores papilares del tiroides y en los meningiomas (Fig. 23.14).

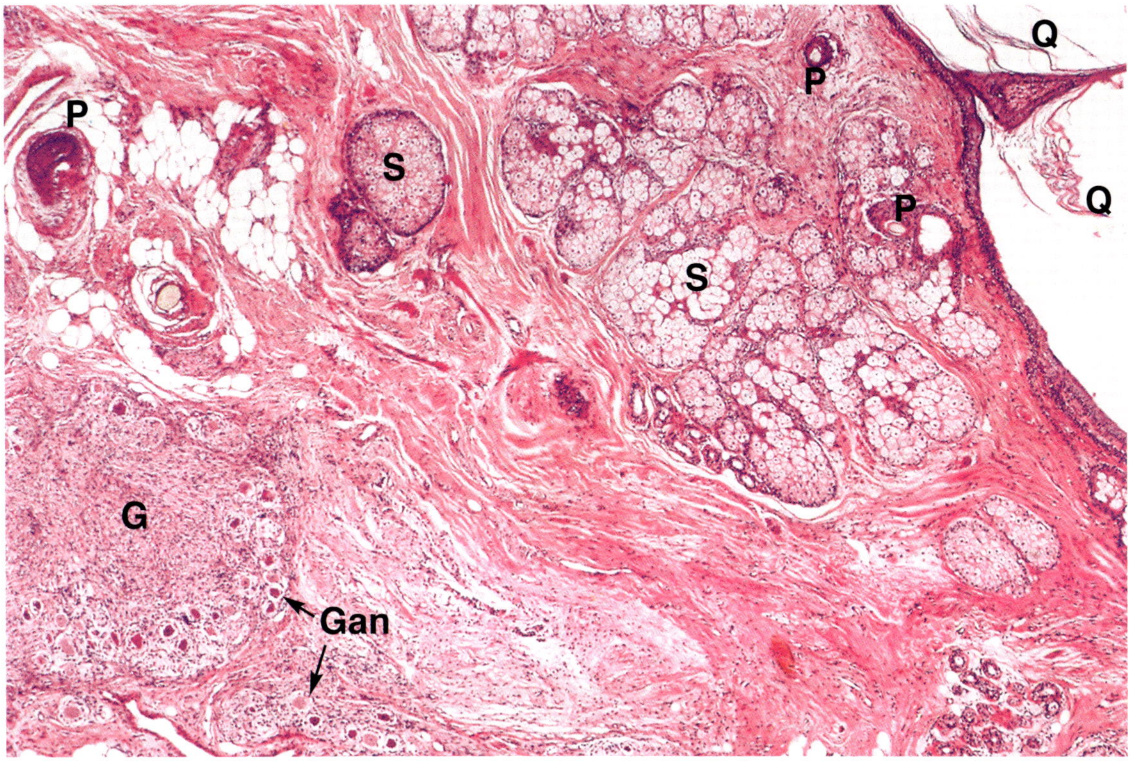

Fig. 17.23 Teratoma quístico benigno (AM)

Este tumor, conocido antes como ***quiste dermoide del ovario***, es un ejemplo de teratoma maduro en el que suelen predominar los elementos ectodérmicos. La lesión adopta la forma de un quiste unilocular, lleno de un material amarillento, espeso y pastoso, compuesto de masas de queratina (**Q**) degenerada, y frecuentemente pelos. El material está producido por el revestimiento epitelial del quiste, que es un epitelio escamoso estratificado queratinizado, similar al de la piel. En un extremo de la pared del quiste existe con frecuencia un área elevada dentro de la que se encuentran otros componentes teratomatosos, incluyendo folículos pilosos (**P**), glándulas sebáceas (**S**) y, en ocasiones, dientes. Aunque predominan los derivados ectodérmicos, sobre todo piel y apéndices cutáneos, en algunos tumores se encuentran también elementos mesodérmicos (p. ej., cartílago y músculo liso) y endodérmicos (p. ej., epitelio respiratorio e intestinal). Asimismo se puede hallar tejido neuroectodérmico; en este ejemplo, nótense el área de tejido glial (**G**) y tejido ganglionar (**Gan**) a su lado.

Los teratomas quísticos son más frecuentes en mujeres jóvenes, y casi siempre tienen carácter benigno. En raras ocasiones se puede producir un cambio maligno en el componente epitelial escamoso; esto se observa en pacientes ancianas que han albergado un teratoma quístico durante muchos años.

Además de los teratomas quísticos benignos discutidos aquí, existen teratomas ováricos malignos sólidos durante la infancia y la pubertad que tienden a producir metástasis generalizadas. Otros tumores de células germinales del ovario como el disgerminoma, el coriocarcinoma y el tumor del saco vitelino son raros y tienen el mismo aspecto histológico que el de sus equivalentes testiculares (ver Capítulo 19).

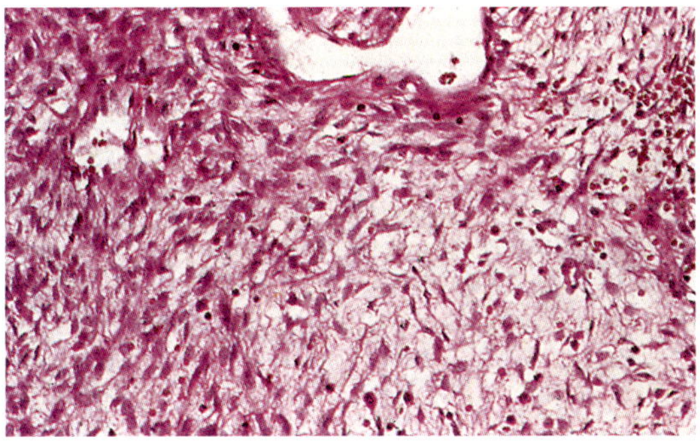

Fig. 17.24 Tumores de células de la teca (AM)

Éste es uno de los diferentes tumores de los cordones sexuales y de la estroma ovárica. El grupo incluye también tumores de células de la granulosa, fibromas ováricos y tumores de células de Sertoli-Leydig, que pueden ocurrir tanto en el ovario (rara vez) como en el testículo. Los ***tumores de células de la teca*** (***tecomas***) son neoformaciones sólidas lobuladas con un margen bien circunscrito y una superficie de corte macroscópica de color amarillo brillante. El tumor se compone de células fusiformes rechonchas que contienen gotitas finas de lípidos, que proporcionan un aspecto espumoso al citoplasma. Este tumor suele segregar cantidades excesivas de estrógenos y puede asociarse con hiperplasia endometrial e incluso con carcinoma endometrial. Los tecomas son prácticamente siempre benignos.

18. Mama

Introducción

La mama femenina depende para su actividad normal de los estrógenos y los progestágenos, y por tanto exhibe una variación estructural y funcional considerable a lo largo de la vida. Aparte de los cambios manifiestos que ocurren en la pubertad, el embarazo, la lactancia y la menopausia, también se producen otros más sutiles dentro del ciclo menstrual normal. Como corolario, es probable que los disturbios hormonales subyazcan a varios trastornos de la mama, en particular a la ***enfermedad mamaria benigna***, pero es posible que también interpreten un papel en patologías más serias, como el ***cáncer de mama***. De modo similar, la mama masculina normalmente permanece en estado rudimentario, a menos que la administración de hormonas exógenas o el desequilibrio de las hormonas endógenas provoquen su crecimiento o ***ginecomastia*** (Fig. 18.5); también puede ser secundaria a la administración de ciertos fármacos, como la espironolactona.

La mayoría de los trastornos mamarios clínicamente significativos se presentan como un nódulo, y es de vital importancia identificar los nódulos de naturaleza maligna para poder tratarlos precozmente. En la actualidad, varios programas nacionales de cribado usan técnicas radiológicas (***mamografía* y/o *ecografía***) para identificar las lesiones mamarias sospechosas, precoces, incluyendo las calcificaciones anormales. Después se establece un diagnóstico tisular mediante ***biopsia-aspiración con aguja fina (BAAF), biopsia central*** o ***biopsia por escisión*** antes de decidir el tratamiento definitivo. Se espera que la eliminación precoz de tumores muy pequeños sea curativa.

Procesos inflamatorios de la mama

Las infecciones de la mama son infrecuentes y ocurren sobre todo durante la lactancia; los microorganismos (habitualmente *Staphylococcus aureus*) entran en la mama a través de las grietas y fisuras del pezón y la areola. Sin tratamiento antibiótico precoz, la ***mastitis bacteriana*** resultante puede conducir al desarrollo de un ***absceso mamario***, que puede requerir drenaje quirúrgico. Con más frecuencia, las áreas localizadas de inflamación de la mama siguen a traumatismos, que pueden ser de una intensidad suficiente para provocar un trastorno conocido como ***necrosis grasa*** (Fig. 18.1).

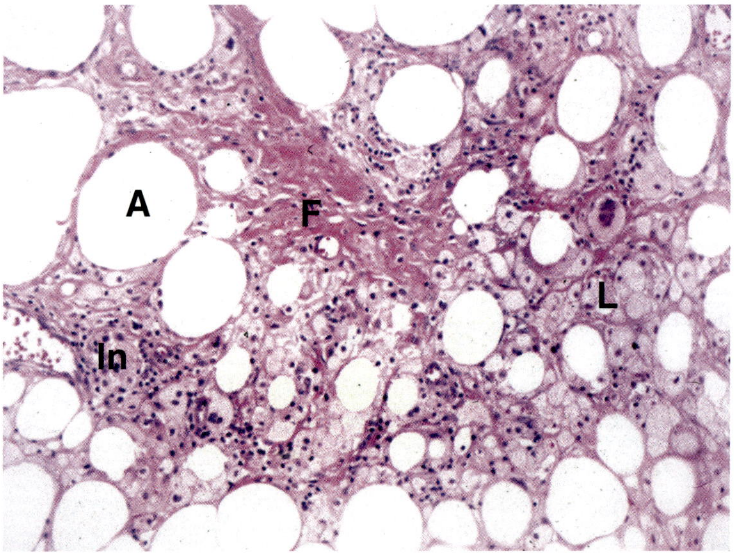

Fig. 18.1 Necrosis grasa (AM)

Enfermedad no neoplásica de la mama

La expresión «enfermedad no neoplásica de la mama» incluye un número de trastornos que pueden dar lugar a una masa palpable o a anomalías mamográficas. Estas condiciones pueden incluir alteraciones de la estroma, de la arquitectura glandular o del epitelio glandular; en general se afecta más de un elemento. La calcificación no es infrecuente en estas lesiones benignas y se debe diferenciar de la observada en la enfermedad mamaria maligna. La distinción no siempre es posible con las técnicas de imagen y puede requerirse biopsia para aclarar la naturaleza de la lesión.

El ***cambio fibroquístico*** simple conlleva dilatación quística de los conductos, metaplasia apocrina del epitelio y fibrosis de la estroma (Fig. 18.2). El término ***adenosis*** se refiere a una proliferación benigna de las glándulas que a veces se combina con fibrosis (esclerosis) de la estroma para dar lugar a la llamada ***adenosis esclerosante*** (Fig. 18.3), que puede ser difícil de diferenciar, tanto clínica como anatomopatológicamente, del carcinoma invasivo. Se pueden encontrar cambios similares en las ***cicatrices radiales*** y las ***lesiones esclerosantes complejas***, con proliferación y distorsión de conductos y lobulillos mamarios benignos junto con fibrosis de la estroma. Un tercer tipo de lesión benigna es la ***hiperplasia ductal*** que afecta al epitelio de los conductos sin inducir proliferación de las glándulas. En la hiperplasia ductal aumenta el número de capas de células que tapizan los conductos (es decir, más de las dos capas normales). La lesión se suele graduar como leve, moderada o florida. La ***hiperplasia ductal atípica*** (***HDA***) (Fig. 18.4) es un proceso intermedio entre la hiperplasia y el ***carcinoma in situ***, y conlleva un aumento discreto, pero significativo, del riesgo de carcinoma.

Con la excepción de la hiperplasia ductal atípica y la adenosis esclerosante, los procesos anteriormente descritos aumentan poco o nada el riesgo de cáncer. Los trastornos mamarios benignos pueden ser difíciles de diferenciar clínicamente del carcinoma; además, estos procesos son frecuentes y, por tanto, pueden coexistir, aunque independientemente, con el carcinoma invasivo.

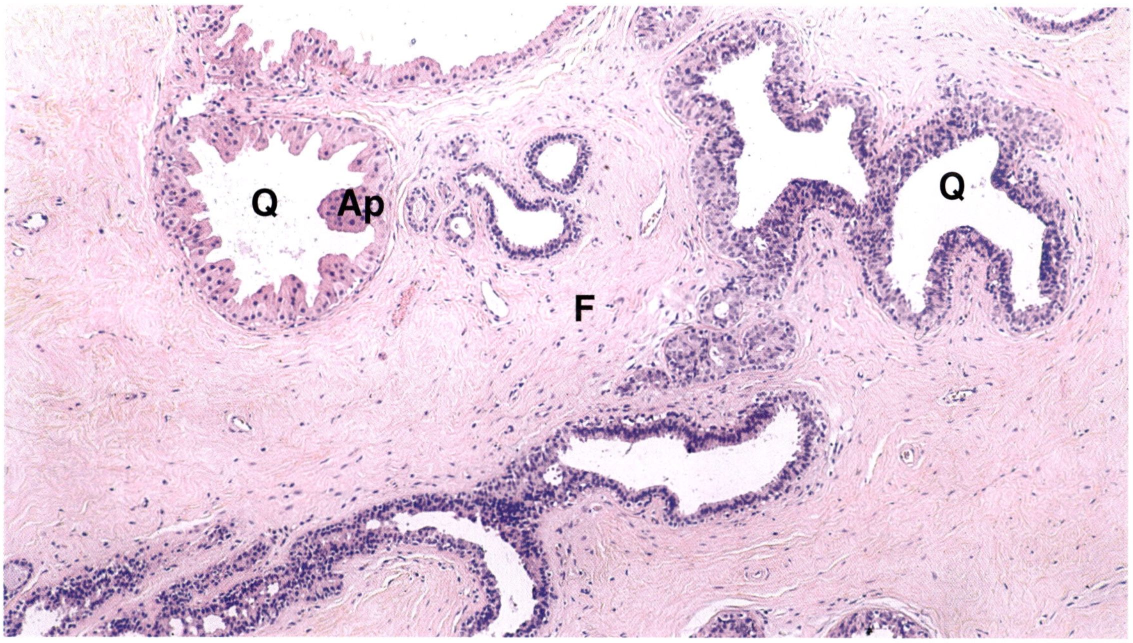

Fig. 18.2 Cambio fibroquístico (AM)

Esta lesión mamaria es tan común que se considera una variante fisiológica normal. A pesar de todo, tiene una gran importancia clínica puesto que puede dar lugar a masas palpables firmes y/o grandes quistes que requieren biopsia para excluir el carcinoma. También es posible encontrar calcificación en estas lesiones.

En los casos típicos, como en el de la microfotografía, existe dilatación de los conductos, que forman quistes (**Q**) acompañados de ***metaplasia apocrina*** (**Ap**) de las células epiteliales ductales. En la metaplasia apocrina, las células epiteliales tienen citoplasma fuertemente eosinófilo, muchas veces con yemas apicales y núcleos aumentados de tamaño que remedan el patrón secretor apocrino de la lactancia. Además, existe fibrosis (**F**) variable de la estroma que puede proporcionar a la masa un contorno irregular.

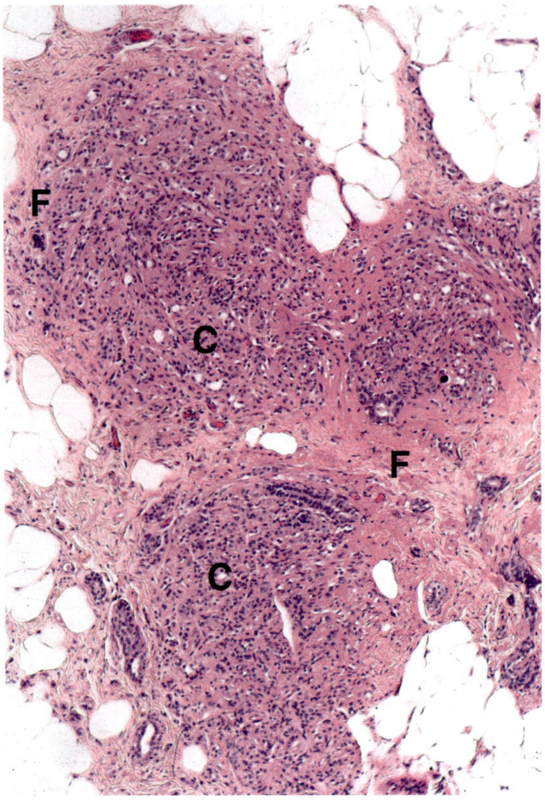

Fig. 18.3 Adenosis esclerosante (AM)

En este proceso existe fibrosis de la estroma intralobulillar en asociación con adenosis, es decir, proliferación de unidades conducto terminal-lobulillo benignas. Esta lesión es común, y puede dar lugar a una masa palpable mal definida o a cambios mamográficos, incluyendo calcificación. La lesión está centrada en los lobulillos, y todavía es posible apreciar el patrón lobulillar global, al contrario que en el carcinoma, donde se suele perder este patrón. La lesión se asocia con un discreto aumento del riesgo de carcinoma.

Como se aprecia en esta microfotografía, existe proliferación de conductos (**C**) pequeños, distorsionados por la fibrosis (**F**) circundante.

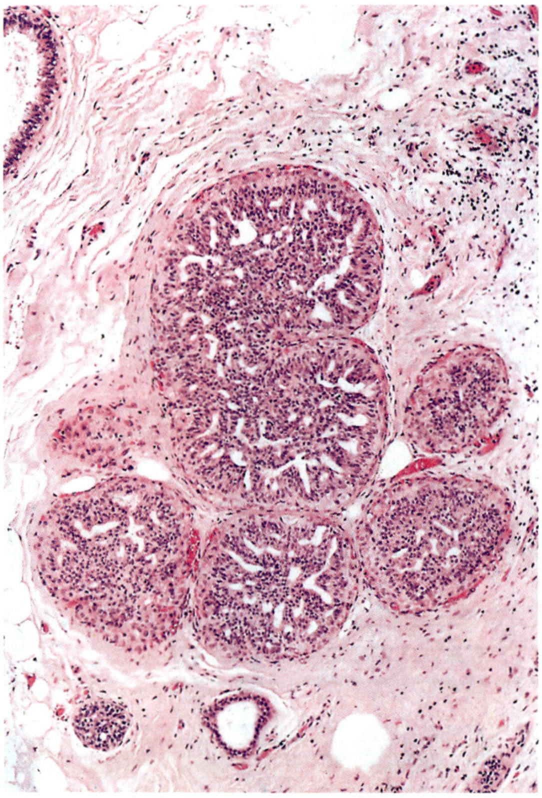

Fig. 18.4 Hiperplasia ductal atípica (AM)

La ***hiperplasia ductal*** es otra forma común de enfermedad mamaria benigna. En las formas leve, moderada o florida (no ilustradas) el grosor de la capa epitelial que reviste los conductos está aumentado desde las dos células de grosor normal hasta tres, cuatro o más células. En la hiperplasia ductal atípica, como la ilustrada en esta microfotografía, los conductos aparecen distendidos por una marcada proliferación de células epiteliales que forman un patrón en espiral. Las células epiteliales exhiben con frecuencia algún grado de atipia que se manifiesta, como en este ejemplo, por agrandamiento celular y ligero pleomorfismo nuclear.

La ***hiperplasia ductal atípica*** (***HDA***) se asocia con un discreto aumento del riesgo de carcinoma invasivo, pero este riesgo es menor que el asociado con el ***carcinoma ductal in situ*** (Fig 18.9). La HDA también se ve con frecuencia en las biopsias de mama en asociación con el carcinoma tanto invasivo como in situ.

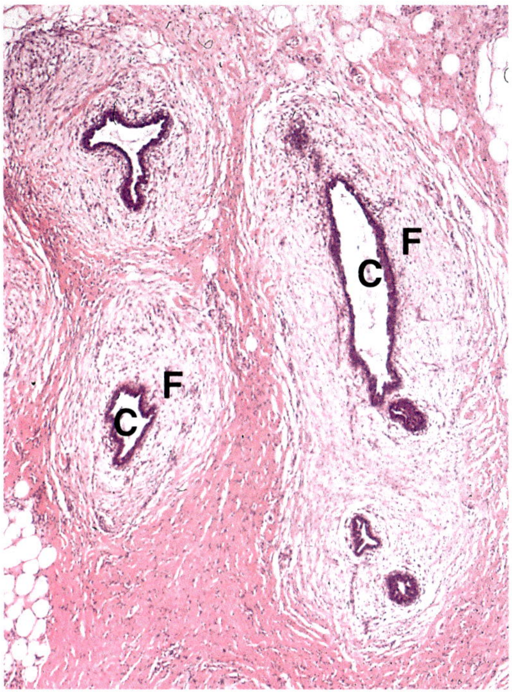

Fig. 18.5 Ginecomastia de la mama masculina (AM)

La mama masculina es normalmente rudimentaria e inactiva, y está compuesta por tejido fibroadiposo que contiene conductos mamarios atróficos. Cambios estrogénicos pueden conducir a hiperplasia mamaria (***ginecomastia***). Los conductos (**C**) mamarios simples aumentan de tamaño, frecuentemente con engrosamiento de la capa epitelial y un incremento del tejido fibroso (**F**) periductal.

La ginecomastia puede aparecer durante la pubertad por un aumento de los estrógenos circulantes, o por administración de estrógenos exógenos, por ejemplo en cambios de sexo o como tratamiento del carcinoma de próstata. Diversos fármacos, como la espironolactona, la heroína y la marihuana, también causan ginecomastia en algunos individuos. La ginecomastia puede ser consecuencia del abuso de alcohol y, en particular, de la cirrosis hepática, que provoca metabolismo anormal de los andrógenos en estrógenos.

Neoplasias de mama

La neoplasia benigna más común de la mama es el ***fibroadenoma*** (Fig. 18.6), una proliferación localizada de conductos y estroma mamarios. Estas lesiones se suelen encontrar aisladas en mujeres de 25 a 35 años de edad («ratones mamarios»). El ***tumor filodes*** (Fig. 18.7) está relacionado con el fibroadenoma, pero tiene tendencia a recidivar y algunos son francamente malignos. El otro tumor benigno con importancia clínica es el ***papiloma intraductal benigno*** (ver Fig. 18.8), que suele ocurrir como lesión solitaria en uno de los conductos mamarios mayores. Lesiones papilares histológicamente similares también pueden ser multifocales, una condición conocida como ***papilomatosis intraductal***. Estas lesiones tienden a localizarse en conductos menores, y se asocian con un aumento discreto, pero definido, del riesgo de carcinoma.

Los tumores malignos de la mama femenina son extremadamente comunes, con una incidencia máxima en la década previa a la menopausia. La mayoría son adenocarcinomas procedentes del epitelio de los lobulillos mamarios (***carcinoma lobulillar***) o del de los conductos mamarios (***carcinoma ductal***); el abanico de aspectos histológicos se ilustra en las Figuras 18.9 a 18.13. En muchos casos, el desarrollo de un cáncer de mama invasivo parece estar precedido por un carcinoma in situ, en el que las células malignas proliferan dentro de los conductos o los lobulillos mamarios pero sin romper la membrana basal (***carcinoma in situ ductal*** o ***lobulillar***).

Además de los principales grupos de carcinoma lobulillar y ductal, existen varios subtipos de carcinoma ductal asociados con manifestaciones clínicas y anatomopatológicas distintivas, frecuentemente con buen pronóstico; los ejemplos incluyen el ***carcinoma tubular*** y el ***carcinoma mucinoso*** de la mama (Fig. 18.10). No se ilustra el ***carcinoma medular***, una variante rara que se caracteriza por un patrón histológico de alto grado y un infiltrado inflamatorio prominente.

En algunos casos de carcinoma mamario, tanto in situ como invasivo, las células malignas se pueden diseminar a lo largo de los conductos mamarios y galactóforos hasta la superficie del pezón, originando la llamada ***enfermedad de Paget del pezón*** (ver Fig. 18.13).

En la mama también ocurren sarcomas, el más común de los cuales es el ***angiosarcoma***. Es posible, pero muy infrecuente, el desarrollo de un carcinoma en la mama masculina.

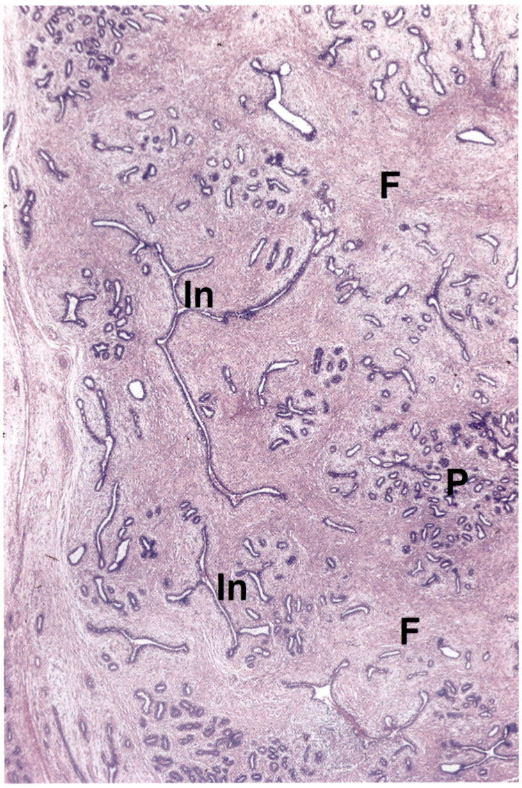

Fig. 18.6 Fibroadenoma (AM)

El ***fibroadenoma*** es una lesión solitaria benigna común encontrada en las mamas de mujeres de cualquier edad, pero más frecuente antes de los 30 años. Suele considerarse un tumor, pero es posible que en realidad represente una forma de hiperplasia mamaria benigna nodular. La masa está bien circunscrita, con una seudocápsula de tejido conectivo, y se compone de epitelio y estroma. El componente epitelial forma estructuras glandulares revestidas por epitelio del tipo del de los conductos mamarios, mientras que el componente estromal es un tejido fibroso (**F**) laxo y celular. En algunos casos, la estroma puede ser mixomatosa.

Se observan dos patrones de crecimiento, que frecuentemente coexisten en la misma lesión. En el ***patrón pericanalicular*** (**P**) el componente epitelial adopta la forma de conductos redondeados que permanecen pequeños y no distorsionados, y la estroma se dispone alrededor de ellos de un modo aproximadamente simétrico y regular. Por el contrario, en el ***patrón intracanalicular*** (**In**) los conductos aparecen elongados, pero en realidad representan secciones longitudinales de espacios aplanados y comprimidos por la proliferación nodular del componente estromal; en general, este último patrón es más prominente en los fibroadenomas de mayor tamaño. En ambos patrones de fibroadenomas los cambios hormonales, por ejemplo durante el embarazo y la lactancia, pueden inducir hiperplasia del componente epitelial.

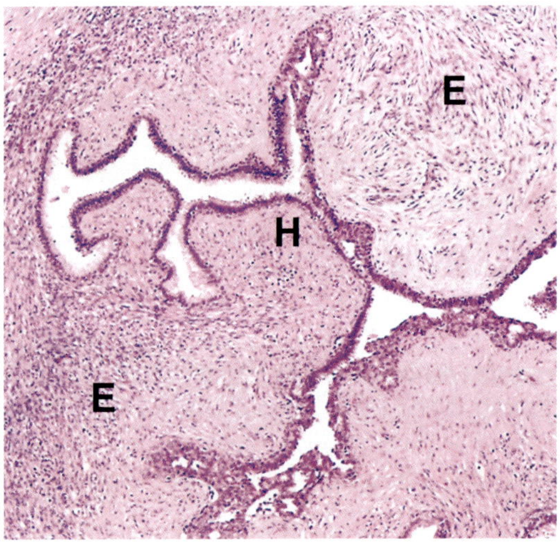

Fig. 18.7 Tumor filodes (AM)

El ***tumor filodes*** guarda relación con el fibroadenoma, y está formado por una mezcla de componentes epiteliales y estromales. Sin embargo, la estroma (**E**) es más prominente en el tumor filodes, y está compuesta por células fusiformes atípicas densamente agrupadas. Así pues, la estroma hace prominencia en la luz del conducto para producir el característico patrón en forma de hoja (**H**), apreciado en esta microfotografía. Pueden existir mitosis, incluyendo figuras mitóticas atípicas.

La mayor parte de estos tumores se curan tras la extirpación completa, aunque algunos producen recidivas locales. Una pequeña proporción tiene un comportamiento francamente maligno, con producción de metástasis a distancia. Por tanto, el antiguo nombre de ***cistosarcoma filodes*** se ha abandonado en favor de los términos ***tumor filodes benigno*** y ***tumor filodes maligno***. No siempre es posible predecir sólo por el aspecto histológico cuáles de estas lesiones son probablemente malignas.

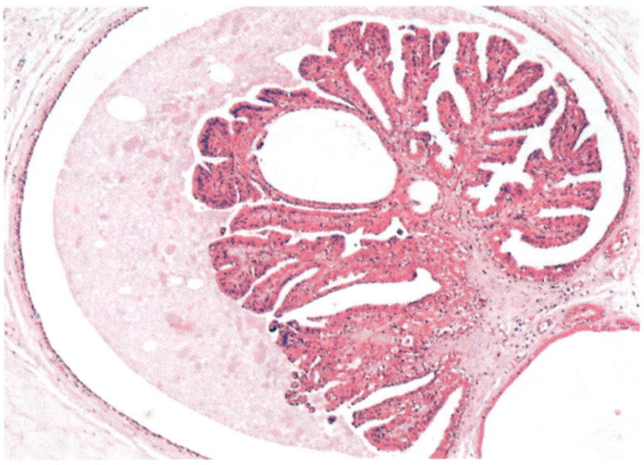

Fig. 18.8 Papiloma intraductal (BA)

Los papilomas del epitelio de los conductos mamarios pueden aparecer como lesiones solitarias o múltiples. Las lesiones solitarias, como la mostrada aquí, se suelen localizar en los conductos galactóforos mayores, cerca del pezón, y se presentan como una secreción teñida de sangre que sale a través del pezón. Estas lesiones suelen ser pequeñas, y se componen de una estroma de soporte, delicada, con tinción rosada, revestida por una capa sencilla o doble de células epiteliales cuboidales o columnares bajas, como las que tapizan el conducto mamario del que procede el papiloma; cuando las lesiones son mayores, el conducto suele estar dilatado. También es posible la aparición de papilomas múltiples (***papilomatosis ductal florida***). La transformación maligna es rara, pero a veces se observan carcinomas con arquitectura papilar. El carcinoma in situ también puede desarrollarse en un papiloma mamario.

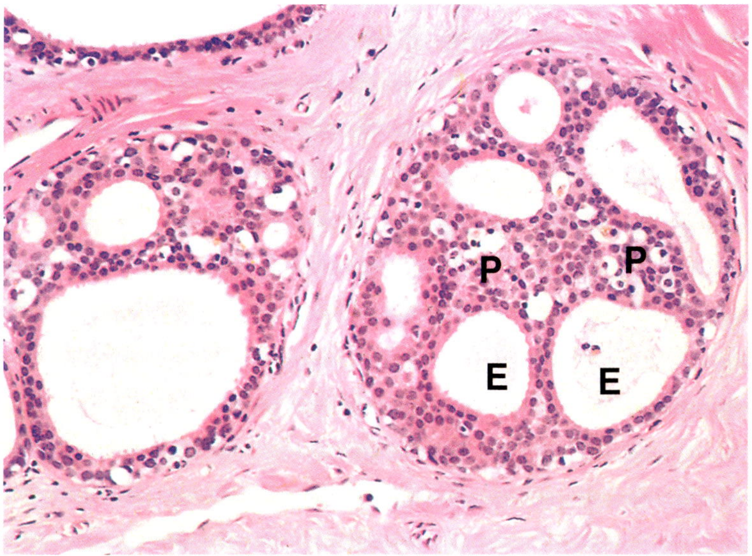

(a)

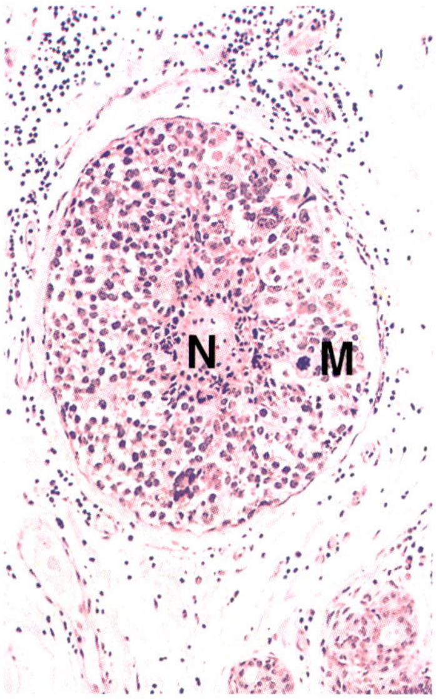

(b)

Fig. 18.9 Carcinomas ductales de la mama
(a) Carcinoma ductal in situ de bajo grado (AM)
(b) Carcinoma ductal in situ de alto grado (AM)
(c) Carcinoma ductal invasivo (infiltrante) (AM)

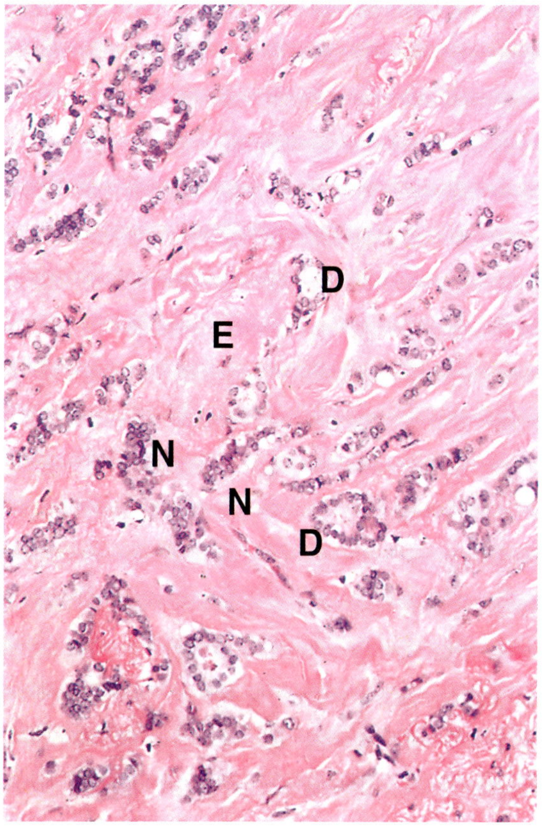

(c)

El carcinoma ductal se divide en invasivo (infiltrante) e in situ, dependiendo de si las células malignas han roto la membrana basal del conducto y han invadido la estroma. Tanto el carcinoma invasivo como el carcinoma in situ se pueden asociar con calcificaciones anormales, que pueden proporcionar el único indicio mamográfico sobre la presencia de tumores pequeños.

El ***carcinoma ductal in situ*** (***CDIS***) se gradúa de acuerdo con las características citológicas y arquitecturales de la lesión; las lesiones de bajo grado conllevan un aumento moderado del riesgo de carcinoma invasivo, mientras que las lesiones de alto grado se asocian con un marcado aumento de la probabilidad de desarrollar un carcinoma invasivo. La microfotografía (a) muestra un ejemplo de CDIS de bajo grado. Las células epiteliales llenan y expanden los conductos formando espacios (**E**) glandulares netamente definidos, separados por puentes (**P**) «rígidos» de células; esta configuración se conoce también como ***patrón cribiforme***. Las células son de tamaño muy uniforme y están colocadas de manera regular unas respecto a otras. Otra variante de bajo grado es el ***patrón micropapilar*** (no ilustrado aquí) que suele aparecer en asociación con el patrón cribiforme.

En contraste, en el carcinoma ductal in situ de alto grado el conducto está distendido por una proliferación de células grandes altamente pleomorfas. Como se aprecia en la microfotografía (b), las figuras mitóticas (**M**) son abundantes, y con frecuencia existe necrosis (**N**) central (llamada normalmente ***comedo necrosis***), que puede estar calcificada (no en este caso). El CDIS se suele detectar en los programas de cribado mamográfico y sólo origina una masa palpable cuando es extenso.

El ***carcinoma ductal invasivo*** (llamado con frecuencia ***carcinoma ductal NOS,*** *es decir,* ***N****o de* ***O****tra forma e****S****pecificado*) es la forma más común de carcinoma invasivo, y conlleva el pronóstico más desfavorable. Como se aprecia en la microfotografía (c), las células epiteliales malignas invaden en forma de pequeñas estructuras ductales (**D**), nidos (**N**) sólidos e incluso láminas celulares sólidas. La estroma (**E**), como en este ejemplo, es con frecuencia muy fibrosa, lo que proporciona la característica textura firme a la palpación. La Figura 7.3 muestra otro ejemplo de carcinoma ductal invasivo.

Se han propuesto a lo largo de los años varios sistemas de gradación para contribuir a predecir el comportamiento clínico de los carcinomas de mama invasivos. La clasificación usada con más frecuencia asigna una puntuación numérica a cada una de las tres características del tumor: el grado de formación de glándulas, las características nucleares de las células tumorales, y la frecuencia de figuras mitóticas. La suma de estas puntuaciones se convierte después en un grado numérico de 1 a 3. El grado 1 corresponde a una lesión de bajo grado, con mejor pronóstico, mientras que el grado 3 representa una lesión de alto grado.

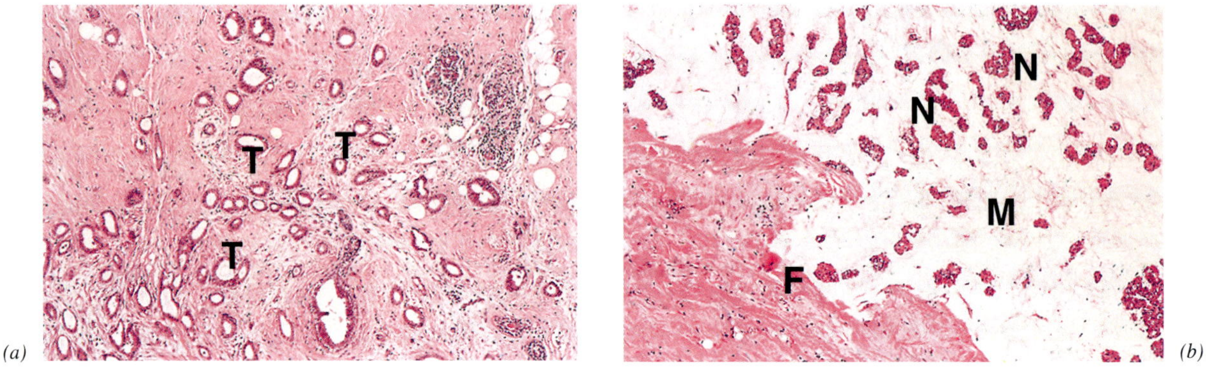

Fig. 18.10 Variantes del carcinoma ductal invasivo
(a) Carcinoma tubular (AM) (b) Carcinoma mucinoso (coloide) (AM)

Ciertas variantes del carcinoma ductal invasivo tienen un pronóstico mucho mejor que el carcinoma ductal NOS. Estas variantes son mucho menos frecuentes que el carcinoma ductal invasivo NOS, pero las dos más frecuentes son el ***carcinoma tubular*** y el ***carcinoma mucinoso*** o ***coloide***. El carcinoma tubular, como el mostrado en la microfotografía (a), está compuesto de células epiteliales malignas que forman estructuras tubulares (**T**) o ductales bien definidas sin nidos sólidos de células ni invasión por células únicas. Los túbulos están tapizados por una sola capa de células discretamente pleomorfas e invaden la grasa adyacente, sin ninguna evidencia de arquitectura lobulillar global; este patrón contrasta con la adenosis esclerosante (Fig. 18.3), que puede confundirse con el carcinoma tubular.

El carcinoma mucinoso, como el ilustrado en la microfotografía (b), se caracteriza por lagos de mucina (**M**) en los que están suspendidos nidos (**N**) de células malignas. El carcinoma mucinoso es característicamente blando a la palpación, y tiene un margen bien definido de tejido fibroso (**F**).

Otras variantes de carcinoma ductal con buen pronóstico, no ilustradas aquí, son el ***carcinoma cribiforme*** y el ***carcinoma medular.***

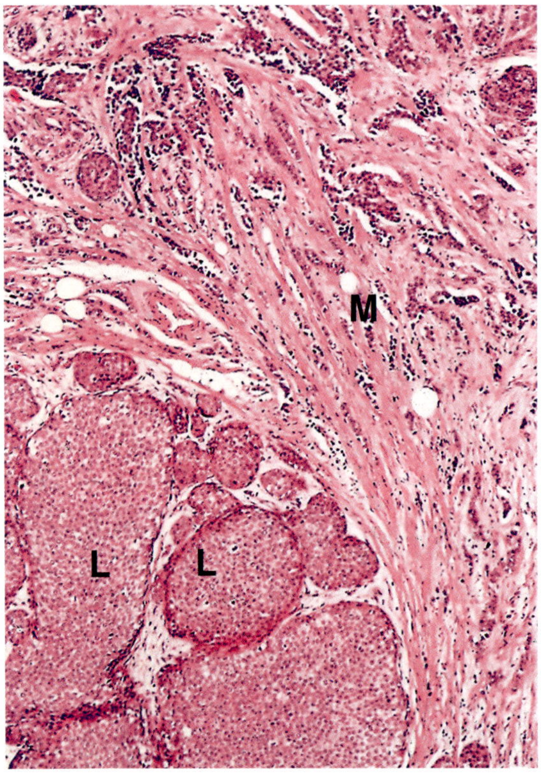

Fig. 18.11 Carcinoma lobulillar de la mama (AM)

Como sus equivalentes ductales, los cánceres originados en los lobulillos mamarios se dividen en las formas in situ e invasiva; es frecuente que ambas formas coexistan en la misma lesión. Esta microfotografía muestra un ***carcinoma lobulillar in situ*** (***CLIS***) en el área inferior izquierda adyacente a una zona de carcinoma invasivo.

En el área de carcinoma in situ, los lobulillos (**L**) están expandidos y llenos de pequeñas células epiteliales espaciadas uniformemente, que no forman conductos. En la parte superior derecha de la microfotografía, el ***carcinoma lobulillar invasivo*** está formado por células malignas (**M**) similares que infiltran la estroma en forma de hileras (descritas frecuentemente como ***filas indias***) y como células aisladas que no forman conductos.

El carcinoma lobulillar in situ se encuentra muchas veces de forma incidental en biopsias tomadas para otros fines, puesto que no suele producir una lesión apreciable en la mamografía ni en la palpación. El CLIS es con frecuencia multifocal y se le suele considerar como un marcador de tumor invasivo, más que una lesión premaligna. El carcinoma lobulillar invasivo tiene mejor pronóstico que el carcinoma ductal invasivo NOS, pero es más frecuentemente bilateral.

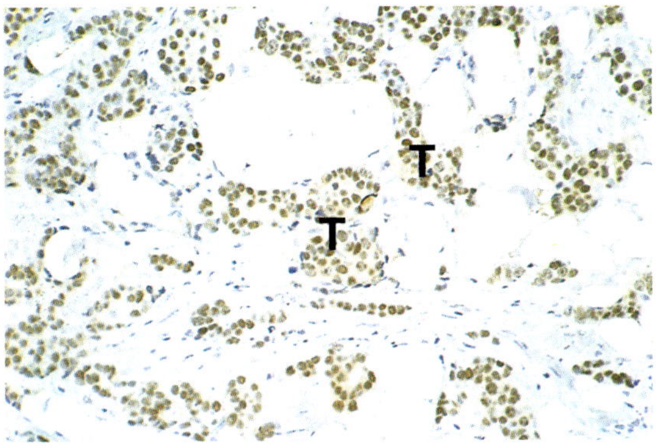

Fig. 18.12 Receptores de estrógenos en el carcinoma de mama (AM)

Existen muchos factores que tienen influencia en el pronóstico de las pacientes con carcinoma de mama. Los más importantes son el tipo histológico del tumor, el grado histológico del tumor, el tamaño del tumor, la invasión linfática o vascular y la presencia y número de metástasis ganglionares. Los tumores que expresan receptores para estrógenos y/o progestágenos también tienen mejor pronóstico y, además, es más probable que respondan al tratamiento hormonal.

Esta microfotografía muestra una sección de carcinoma ductal invasivo que se ha sido teñido con el método de inmunoperoxidasa utilizando un anticuerpo monoclonal específico contra los receptores de estrógenos. La mayor parte de las células tumorales (**T**) muestran una tinción parda intensa de los núcleos, lo que indica positividad de los receptores estrogénicos y, por tanto, un pronóstico relativamente mejor.

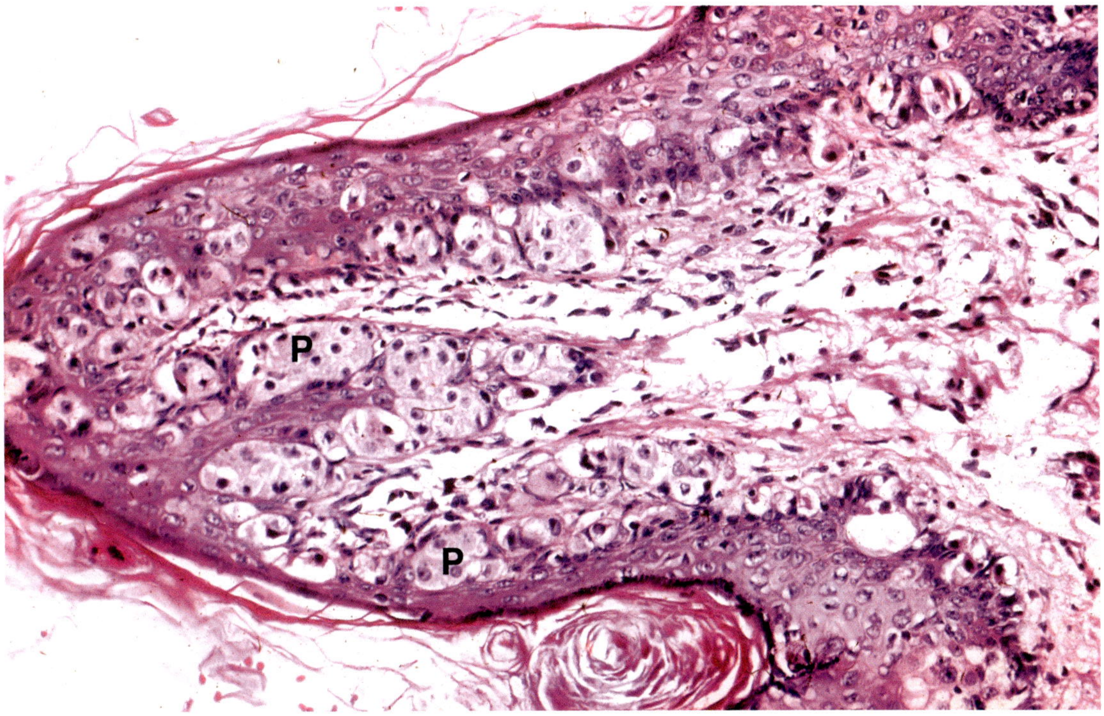

Fig. 18.13 Enfermedad de Paget del pezón (GA)

Algunas pacientes con carcinoma de mama (habitualmente de origen ductal) desarrollan aumento del grosor y enrojecimiento de la piel de la areola y el pezón, seguidos en ocasiones de ulceración. La epidermis del pezón y la areola aparecen infiltradas por células epiteliales malignas con núcleo hipercromático y citoplasma pálido. Estas células, conocidas como ***células de Paget*** (**P**), son células de carcinoma de mama que se han diseminado a lo largo del epitelio de los conductos mamarios y del pezón hasta la epidermis, desde un carcinoma ductal invasivo o in situ subyacentes.

19. Aparato reproductor masculino

Introducción

El aparato reproductor masculino incluye los testículos con sus sistemas ductales asociados, la próstata y el pene. Estos órganos son responsables de la producción, almacenamiento y emisión periódica de los gametos masculinos, los espermatozoides, así como de la producción de hormonas sexuales masculinas, principalmente testosterona. Los órganos de este sistema están expuestos a todo el abanico de procesos patológicos que afectan a otros órganos corporales. Sin embargo, las condiciones patológicas con más importancia clínica son las inflamaciones (causadas sobre todo por infección) y los tumores.

Trastornos del testículo y el epidídimo

La inflamación del testículo (***orquitis***) puede deberse a infecciones víricas, como la parotiditis; también puede ser asiento de una goma en la fase terciaria de la sífilis (Fig. 4.13). Otras infecciones bacterianas suelen constituir complicaciones de la infección del tracto urinario inferior o de procedimientos de instrumentalización quirúrgica. Una causa de inflamación no infecciosa es la ***orquitis granulomatosa***, que puede seguir a un traumatismo testicular (Fig. 19.1). La inflamación granulomatosa focal, conocida como ***granuloma espermático***, puede ocurrir a causa de la retención de esperma, por ejemplo después de la vasectomía. El infarto venoso del testículo debido a ***torsión*** es una causa importante de dolor testicular en los niños y los adultos jóvenes, y se ilustra en la Figura 19.2.

Las lesiones patológicas más importantes de los testículos son los tumores, la mayor parte de los cuales derivan de las células germinales; la Figura 19.3 muestra un sistema de clasificación, y las Figuras 19.4 a 19.8 ilustran varios ejemplos.

Al igual que el testículo, el epidídimo puede ser infectado por bacterias piógenas en relación con una infección del tracto urinario inferior y/o instrumentalización quirúrgica. Cuando se produce infección, en general se afectan el testículo y el epidídimo, para dar lugar a la llamada ***orquiepididimitis aguda***. El epidídimo puede ser diana de la infección tuberculosa metastásica (***epididimitis tuberculosa***), habitualmente secundaria a tuberculosis pulmonar o renal activa.

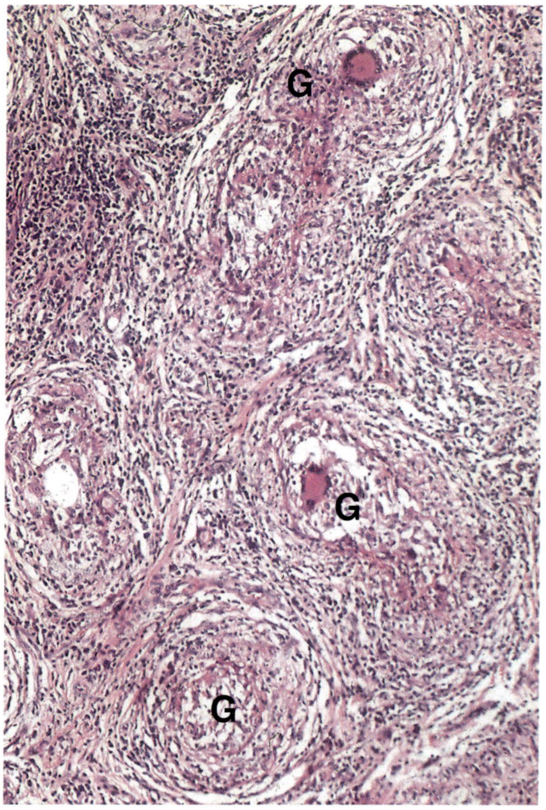

Fig. 19.1 Orquitis granulomatosa (AM)

Esta forma de enfermedad inflamatoria del testículo sigue la mayoría de las veces a un traumatismo testicular o a una intervención quirúrgica sobre el cordón espermático. El testículo aparece uniformemente firme y agrandado de tamaño, siendo la superficie de corte homogéneamente pálida.

Desde el punto de vista histológico, hay un infiltrado difuso de células inflamatorias crónicas, compuesto principalmente por linfocitos y células plasmáticas, con numerosos granulomas (**G**) que contienen células gigantes. Estos cambios inflamatorios se asocian con destrucción y atrofia de los túbulos seminíferos, que en este espécimen están casi por completo destruidos. Se desconoce la causa de la inflamación, pero es posible que represente una respuesta anormal frente a los espermatozoides extravasados.

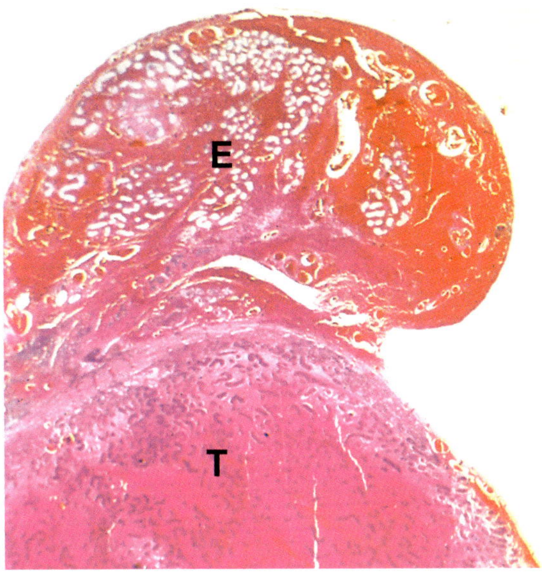

Fig. 19.2 Torsión testicular (BA)

El suministro arterial y el drenaje venoso del testículo discurren a lo largo del cordón espermático, desde y hacia los grandes vasos en el abdomen y la pelvis. El cordón espermático está expuesto a la torsión, que provoca compresión de las venas de paredes finas y obstrucción del drenaje venoso procedente del testículo. Si la situación persiste durante varias horas sin corrección, el testículo (**T**) y el epidídimo (**E**) pueden desarrollar una congestión intensa con la aparición ulterior de un infarto venoso, en el que la necrosis se asocia con congestión intensa y extravasación de sangre. Dos pequeños remanentes embriológicos, el apéndice testicular y el apéndice epididimario, también están expuestos a la torsión. Los cambios histológicos son similares a los observados en el infarto venoso del intestino, en los casos de vólvulo o estrangulamiento (Fig. 10.5).

Tumores testiculares

Los tumores testiculares pueden originarse en cualquiera de los componentes normales del testículo, pero los más frecuentes son los ***tumores de células germinales***, considerados derivados de células madre multipotenciales de los túbulos seminíferos. Se cree que la mayoría de los tumores de células germinales testiculares proceden de una neoplasia in situ de las células que tapizan los túbulos seminíferos, conocida como ***neoplasia intratubular de células germinales (NITCG)***. Es frecuente encontrar focos de NITCG en el testículo adyacente a tumores. En la actualidad se emplea extensamente la clasificación de la OMS (Fig. 19.3). Cerca de las dos terceras partes de los tumores testiculares contienen elementos de dos o más tipos distintos de tumores, por ejemplo ***seminoma*** más ***carcinoma embrionario***. Existen muchas similitudes entre los tumores de células germinales testiculares y ováricos; este parecido se evidencia también en la Figura 19.3.

Los tumores testiculares se suelen dividir en dos tipos principales:

- **Seminomas**: están compuestos por células que se parecen a las del revestimiento normal de los túbulos seminíferos. Este grupo incluye los ***seminomas clásicos*** (Fig. 19.4) y el ***seminoma espermatocítico***, menos común.
- **Tumores de células germinales no seminomatosos**: este tipo incluye una variedad de tumores que exhiben diferenciación hacia estructuras embrionarias o extraembrionarias.

Una pequeña proporción de los tumores testiculares proceden de otras células del testículo, por ejemplo de las células de Leydig o de Sertoli; la mayoría de ellos son benignos y pueden producir una secreción inadecuada de hormonas sexuales. En los hombres mayores el tumor más común del testículo es el ***linfoma***, generalmente en asociación con linfoma localizado en otros lugares del cuerpo. Rara vez una masa testicular puede constituir la primera manifestación de un linfoma. Los linfomas testiculares son casi siempre no Hodgkin, del tipo difuso de células grandes (ver Capítulo 16).

Fig. 19.3 Clasificación de los tumores de células germinales del testículo

Tipo de tumor	Clasificación de la OMS	Equivalente ovárico
Seminoma	Seminoma clásico Seminoma espermatocítico	Disgerminoma Ninguno
Tumores de células germinales no seminomatosos	Teratoma: – Maduro – Inmaduro – Con transformación maligna Carcinoma embrionario Coriocarcinoma Tumor del saco vitelino	Teratoma/quiste dermoide Carcinoma embrionario Coriocarcinoma Tumor del saco vitelino
Tumores mixtos	Carcinoma embrionario con teratoma (teratocarcinoma) Otros denominados en función de los componentes presentes	

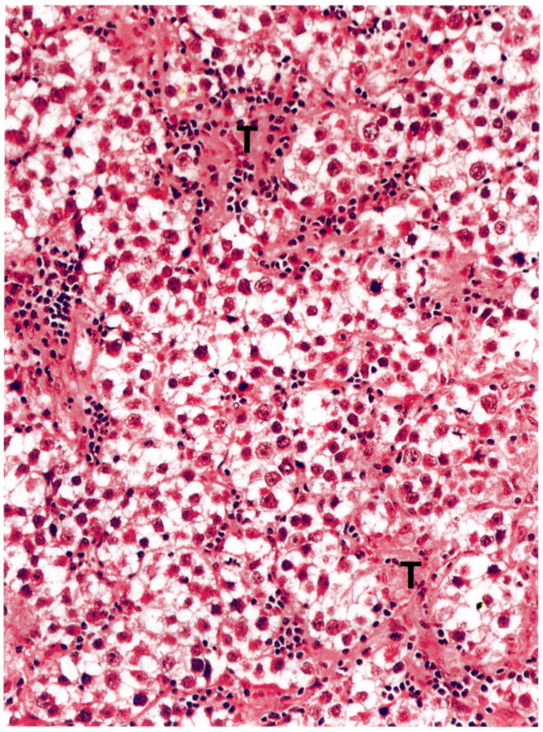

Fig. 19.4 Seminoma clásico (GA)

El ***seminoma*** es el tumor más común del testículo, con un pico de incidencia entre los 30 y los 45 años de edad.

Macroscópicamente, el tumor está bien circunscrito, es pálido, de color blanco cremoso y homogéneo, con un ligero patrón lobular; la necrosis y la hemorragia son raras, a no ser que el tumor sea muy grande. El seminoma es un tumor maligno y tiende a diseminarse a través de los linfáticos, inicialmente a los ganglios linfáticos ilíacos y paraaórticos.

Histológicamente, la mayoría de los seminomas muestran el clásico aspecto ilustrado en esta microfotografía. El tumor está compuesto por láminas de células poligonales uniformes, con citoplasma claro y un núcleo central redondo. Las células están divididas en grupos por tabiques (**T**) fibrosos finos, que habitualmente están infiltrados por linfocitos pequeños. En el pasado se había intentado predecir el comportamiento de los seminomas mediante gradación de las lesiones, de acuerdo con una variedad de criterios. Según este sistema, las lesiones de grados más altos se llamaban seminomas anaplásicos. Este sistema de gradación tiene poco valor pronóstico y ya no se emplea. Otro tipo de seminoma, el ***seminoma espermatocítico***, ocurre en hombres de más edad que los afectados por el seminoma clásico, y suele tener un curso clínico benigno.

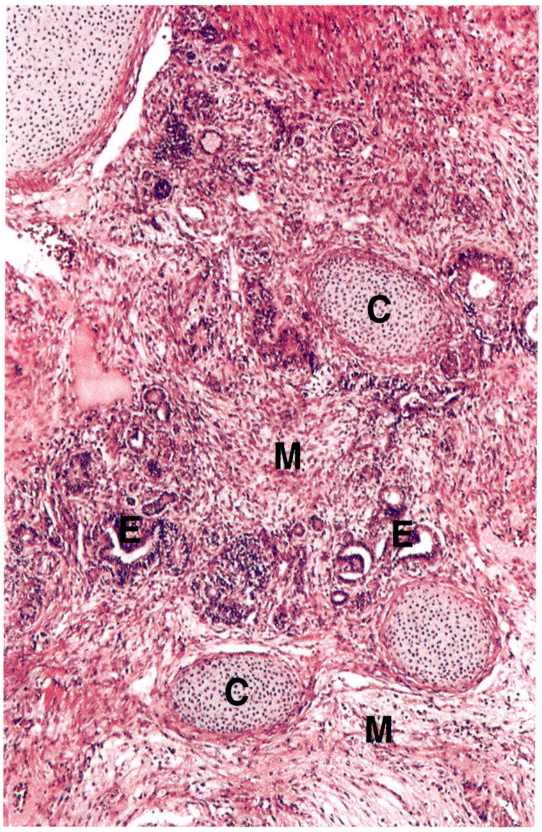

Fig. 19.5 Teratoma inmaduro (AM)

En los adultos la mayoría de los teratomas testiculares son inmaduros, y están compuestos por tejidos de tipo fetal como el cartílago (**C**), estructuras epiteliales (**E**) poco diferenciadas y mesénquima (**M**) primitivo, como se ilustra en esta microfotografía. Estos tumores tienden a exhibir un comportamiento maligno en contraste con los teratomas ováricos, que casi siempre son benignos (Fig. 17.23). Algunos teratomas en los adultos muestran una franca transformación maligna, con áreas de carcinoma o sarcoma. El teratoma es un componente común de los tumores mixtos de células germinales.

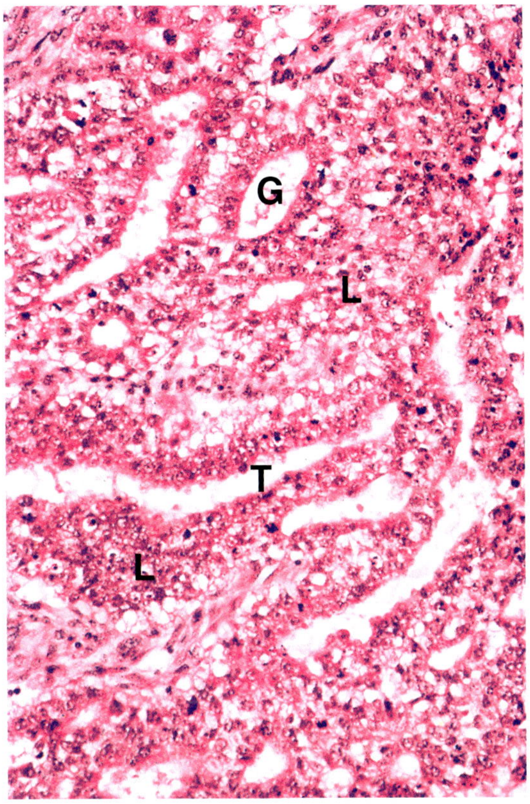

Fig. 19.6 **Carcinoma embrionario (AM)**

Estos tumores suelen aparecer en hombres de entre 20 y 30 años de edad, y tienden a ser más agresivos que los seminomas. Desde el punto de vista macroscópico, el tumor suele estar mal circunscrito, con áreas de hemorragia y necrosis.

Las grandes células tumorales anaplásicas pueden formar láminas (**L**), estructuras similares a glándulas (**G**) o estructuras tubulares (**T**), como se aprecia en esta microfotografía. Son frecuentes las figuras mitóticas. Este tumor puede invadir a través de la túnica albugínea y alcanzar el epidídimo.

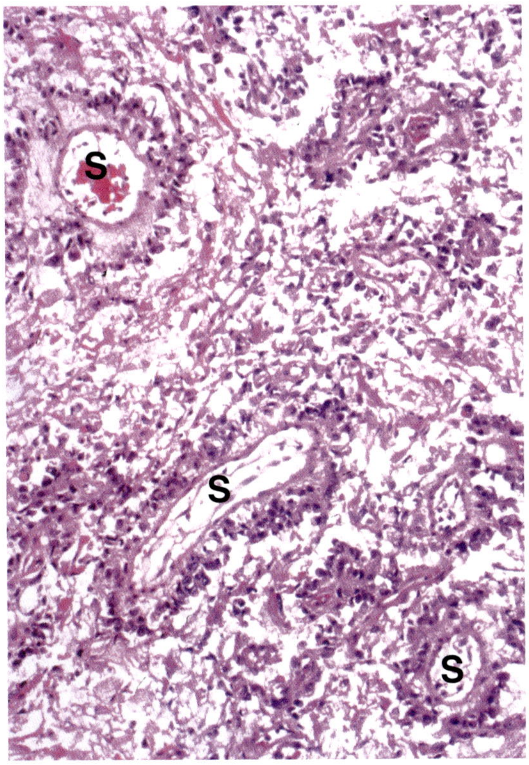

Fig. 19.7 **Tumor del saco vitelino (AM)**

El ***tumor del saco vitelino*** puro (o ***tumor del seno endodérmico***) es raro en los hombres adultos, pero constituye el tumor de células germinales más común en niños lactantes y niños pequeños. El tumor del saco vitelino se parece al saco vitelino del embrión en desarrollo. En la práctica existe una amplia gama de patrones histológicos, siendo el más común el patrón similar a un encaje (***reticular***), con células grandes escasamente diferenciadas, como se observa en esta microfotografía. El dato más característico, pero no común, es el ***cuerpo de Schiller-Duvall*** (**S**). El tumor del saco vitelino resulta bastante frecuente como componente de los tumores mixtos de células germinales en los adultos.

Los tumores del saco vitelino secretan ***alfafetoproteína*** (***AFP***), que se puede medir con facilidad en la sangre para vigilar la progresión de la neoplasia.

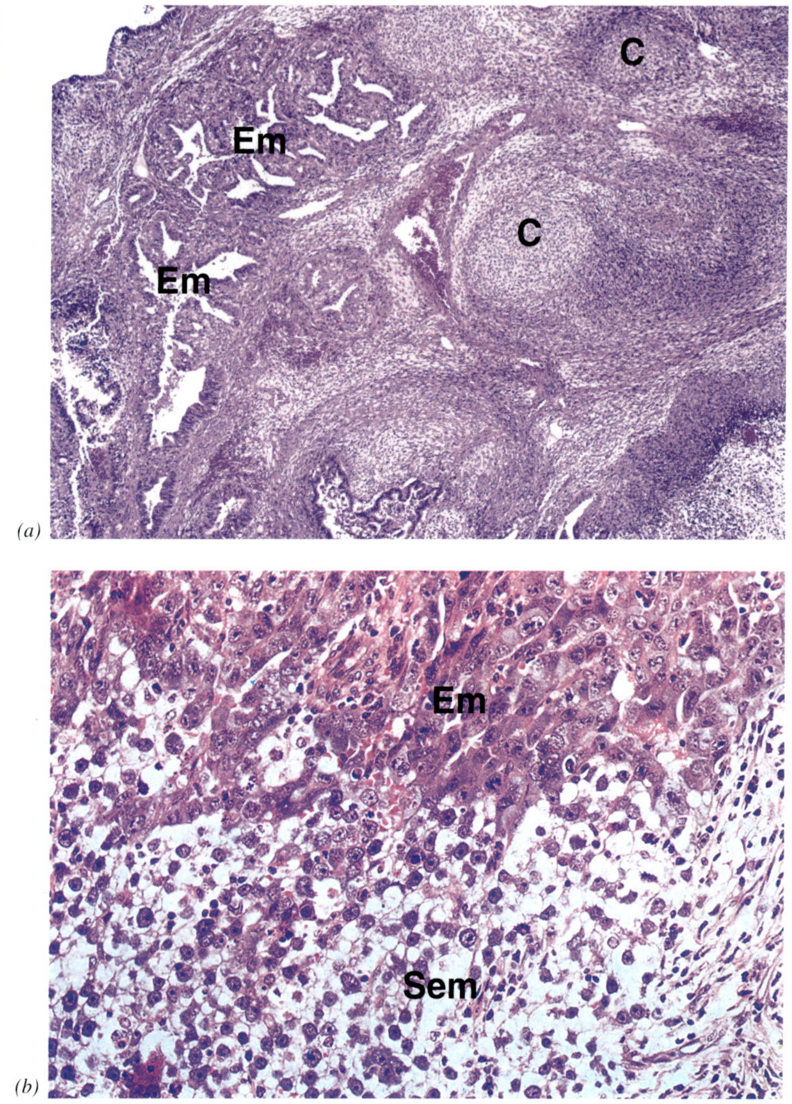

Fig. 19.8 Tumor mixto de células germinales
(a) Teratocarcinoma (AM)
(b) Tumor mixto de células germinales (GA)

La microfotografía (a) muestra un tumor de células germinales consistente en teratoma inmaduro y carcinoma embrionario (**Em**). Otras áreas muestran alguna tendencia a la diferenciación en estructuras organoides, aunque rara vez tan bien diferenciadas como en el teratoma maduro; en este ejemplo existe algo de cartílago (**C**) inmaduro.

Ciertos tumores de células germinales están compuestos por una mezcla de elementos, como sucede en la microfotografía (b), en la que las células pálidas del componente del seminoma (**Sem**) contrastan con las células más oscuras de un carcinoma embrionario (**Em**). Este tumor se clasifica como ***carcinoma embrionario con seminoma***.

Los tumores mixtos de células embrionarias también pueden contener focos de ***coriocarcinoma*** o ***tumor del saco vitelino***. Los elementos trofoblásticos producen ***β-HCG*** que se puede usar como marcador bioquímico para detectar la presencia de coriocarcinoma, así como para identificar las recidivas tumorales.

Trastornos de la próstata

La próstata experimenta ***hiperplasia (hipertrofia) nodular benigna*** en casi todos los hombres de mediana edad en adelante, probablemente debido a una alteración del equilibrio hormonal. Esta importante lesión, mostrada en la Figura 19.9, produce obstrucción del vaciado vesical como consecuencia de la presión sobre la uretra prostática; la obstrucción, a su vez, produce un aumento de presión que puede tener efectos sobre el sistema de conducción proximal del tracto urinario, conduciendo a ***hidrouréter*** e ***hidronefrosis*** con atrofia por presión del parénquima renal. La hiperplasia prostática también predispone a la infección y la formación de cálculos.

El ***carcinoma invasivo de próstata*** es un tumor maligno frecuente e importante en los hombres, y se ilustra en la Figura 19.11. El carcinoma de próstata se puede asociar con displasia del epitelio glandular, denominada ***neoplasia intraepitelial prostática*** (***PIN***), y se muestra en la Figura 19.10. El pronóstico de carcinoma de próstata se puede predecir con bastante exactitud mediante gradación y estadificación cuidadosas. La estadificación toma en consideración el tamaño (volumen) del tumor, el grado de extensión dentro de la próstata, la extensión fuera de la próstata, y las metástasis en los ganglios linfáticos y a distancia. La invasión perineural y vascular también puede contribuir a la valoración del pronóstico. Algunas de estas características sólo se pueden evaluar en los especímenes de prostatectomía total, mientras que otras pueden valorarse en biopsias. Las exploraciones basadas en la imagen también son importantes para la detección de metástasis a distancia, por ejemplo en los huesos. Pequeños focos de tumor de bajo grado, que no son palpables, se pueden encontrar en próstatas extirpadas por hiperplasia benigna. La mayor parte de estos tumores tienen una progresión demasiado lenta y no llegan a producir enfermedad clínicamente significativa en pacientes ancianos, y por esta razón son denominados con frecuencia ***carcinomas latentes***.

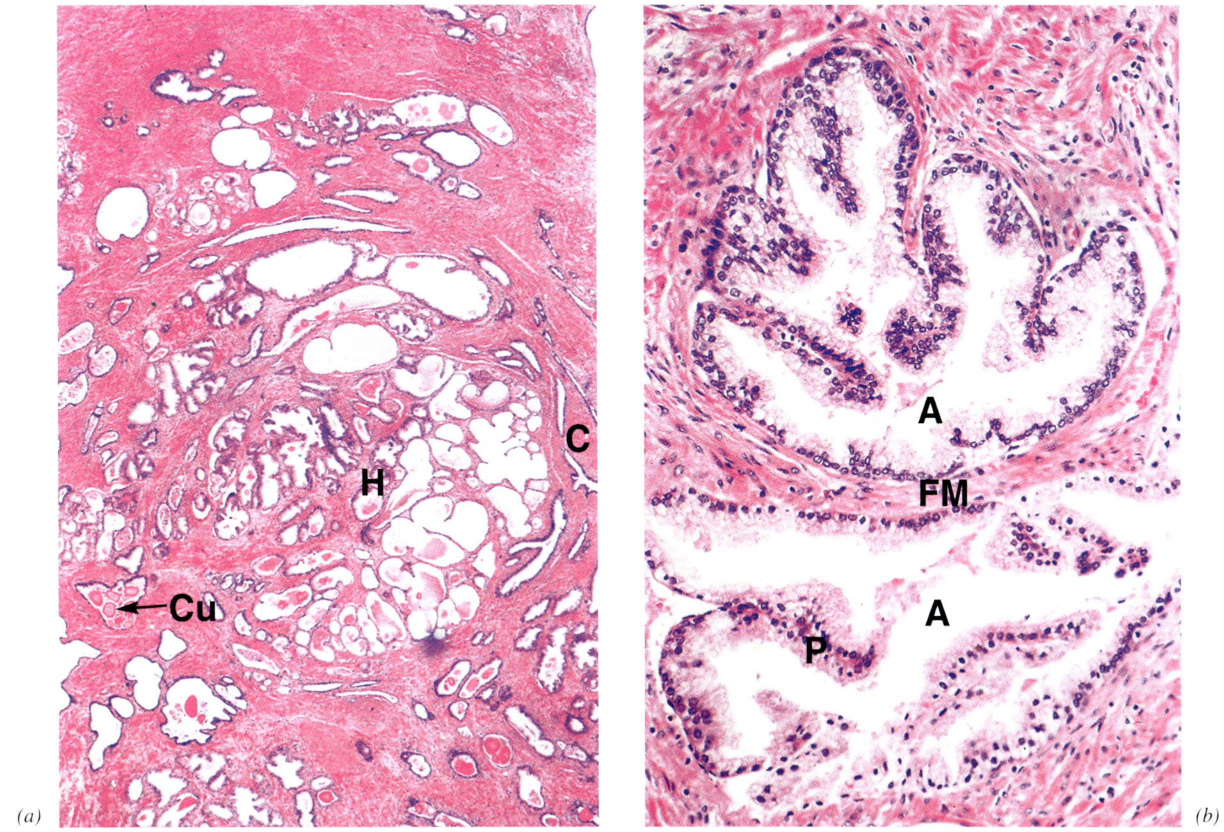

Fig. 19.9 Hiperplasia prostática benigna
(a) BA (b) GA

La ***hiperplasia prostática benigna*** es un proceso común que afecta a hombres de edad media o avanzada en quienes los componentes transicional y parauretral de la próstata experimentan hiperplasia glandular, acompañada de hipertrofia de la estroma fibrovascular. La zona periférica de la próstata no está involucrada en el proceso hiperplásico y queda comprimida y atrófica a nivel del margen externo.

En la microfotografía (a), a bajo aumento, se pueden observar los nódulos redondeados de tejido prostático hiperplásico (**H**) en la parte transicional/parauretral de la glándula, y la zona comprimida (**C**) en la periferia. Puesto que el componente parauretral de la próstata está afectado, es frecuente la compresión de la luz de la uretra, y a ella se deben las manifestaciones clínicas típicas como dificultad para iniciar la micción, chorro de orina débil y retención urinaria.

Macroscópicamente, la próstata hiperplásica típica tiene un aspecto nodular microquístico, y los quistes diminutos representan ácinos glandulares prostáticos hiperplásicos y enormemente dilatados, que muchas veces contienen pequeñas concreciones laminadas conocidas como ***cuerpos*** (**Cu**) ***amiláceos***.

A gran aumento, como en la microfotografía (b), los ácinos (**A**) aparecen tapizados por células epiteliales prostáticas columnares altas con núcleos pequeños en posición basal. Las células presentan una disposición regular pero a veces forman pliegues papilares (**P**). Los ácinos adyacentes están separados por una cantidad variable de tejido conectivo fibromuscular (**FM**), en el que el componente muscular puede estar hipertrofiado; la hipertrofia muscular suele ser especialmente destacada en la región del cuello vesical.

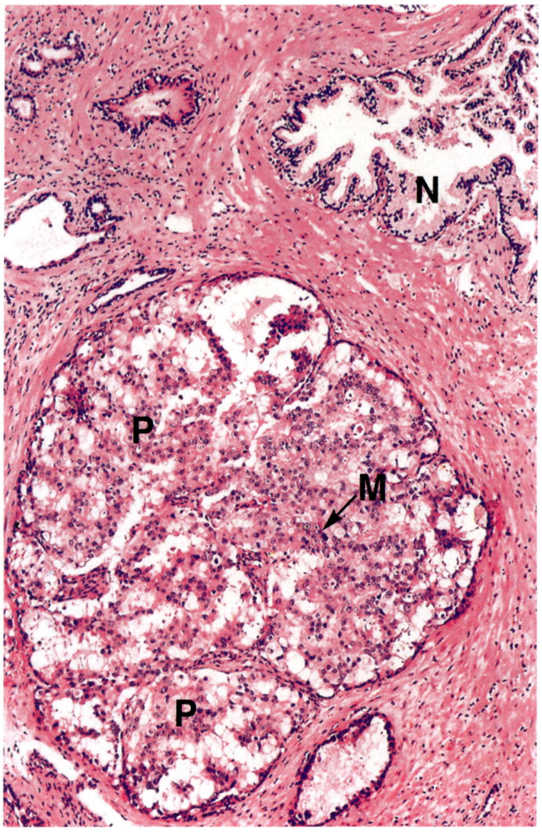

Fig. 19.10 Neoplasia intraepitelial prostática (AM)

La ***neoplasia intraepitelial prostática*** (***PIN***) representa una displasia del epitelio columnar alto. Se puede subclasificar en alto y bajo grado. En la práctica clínica se puede ignorar la PIN de bajo grado puesto que tiene un significado incierto. La PIN de alto grado, sin embargo, tiende a ocurrir en próstatas con carcinoma invasivo y, por tanto, su hallazgo debe inducir a intensificar la búsqueda de un carcinoma invasivo.

La glándula grande que ocupa los dos tercios inferiores de esta microfotografía aparece expandida y llena de estructuras papilares (**P**), formadas por células epiteliales muy atípicas. Estas células, en contraste con las del epitelio prostático normal (**N**) existente más arriba, tienen una relación núcleo/citoplasma alta y nucléolos prominentes. Se ven con facilidad figuras mitóticas (**M**). Aunque estas células muestran muchas características de malignidad, no existe evidencia de invasión de la estroma, y se puede detectar una capa de células basales alrededor de la periferia de la glándula. Sin embargo, el estudio cuidadoso de este espécimen de prostatectomía, realizada por obstrucción uretral a causa de la hiperplasia benigna, reveló un pequeño foco de carcinoma invasivo (no mostrado aquí).

Fig. 19.11 Carcinoma de próstata *(ilustraciones en la página opuesta, arriba)*
(a) Bien diferenciado (GA) (b) Mal diferenciado (AM)

Este tumor común se suele originar en la zona periférica de la próstata, a diferencia de la hiperplasia benigna, que se desarrolla característicamente en las zonas periuretral y de transición de la glándula (Fig. 19.9). Este tumor, que deriva de células glandulares de los ácinos prostáticos, adopta la forma de un adenocarcinoma.

La gradación de los carcinomas prostáticos se realiza de acuerdo con sus características arquitecturales (***sistema de gradación de Gleason***). Las lesiones grado 1 de Gleason consisten en nódulos de glándulas pequeñas bien definidas con infiltración limitada del tejido circundante. En contraste, las lesiones grado 5 se componen de sábanas de células malignas sin diferenciación glandular apreciable que infiltran ampliamente. Los grados 2, 3 y 4 tienen características intermedias. La mayoría de los tumores prostáticos incluyen componentes de dos o más de estos patrones y, por tanto, la práctica actual indica el grado de los dos componentes más abundantes y su suma. Esto se conoce como ***grado/puntuación combinado/a de Gleason***; por ejemplo, en la puntuación combinada de Gleason 3 + 5 = 8, el primer número corresponde al componente más abundante. Como ya se ha dicho previamente, la gradación cuidadosa y la estadificación son los dos elementos importantes para estimar el pronóstico de adenocarcinoma prostático y, en consecuencia, para orientar el tratamiento.

La microfotografía (a) muestra un área de carcinoma grado 3 de Gleason. Se observan pequeñas glándulas redondas malignas (**M**) revestidas por grandes células epiteliales atípicas que infiltran entre glándulas benignas (**B**). Se aprecia especialmente bien el contraste entre las células benignas y malignas; las células malignas son mayores, con nucléolos prominentes y menos citoplasma. Una característica muy importante es que las glándulas malignas carecen de una capa de células basales (**Ba**), que es prominente en las glándulas benignas.

La microfotografía (b) muestra un área de adenocarcinoma prostático grado 5 de Gleason donde células malignas pleomorfas forman sábanas (**S**) que invaden la estroma. No se observan estructuras glandulares y hay una necrosis tumoral (**N**) extensa.

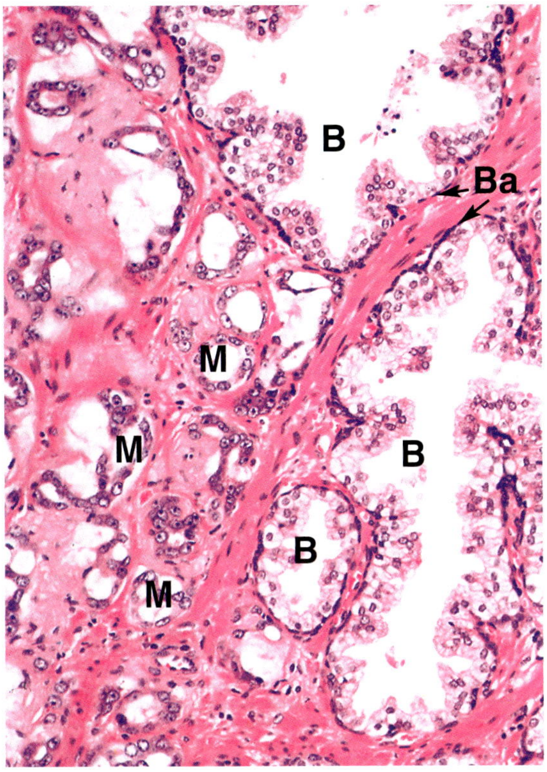

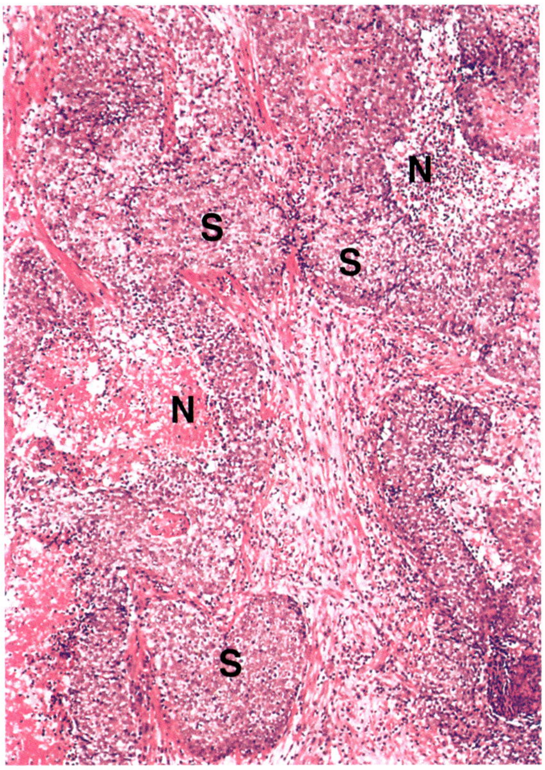

Fig. 19.11 **Carcinoma de próstata** *(pie en la página opuesta, abajo)*

Trastornos del pene

La lesión anatomopatológica más importante del pene es el ***carcinoma de células escamosas*** (Fig. 19.12), habitualmente localizado en el glande o el prepucio. El glande del pene también sirve de asiento a una forma de carcinoma in situ, conocido como ***eritroplasia de Queyrat***, histológicamente similar al ***carcinoma intraepidérmico*** de la piel de otros lugares (Fig. 21.15); esta lesión puede preceder al carcinoma invasivo. Las verrugas genitales o ***condilomas acuminados*** también se encuentran en el pene y se deben a infección por ciertos tipos de papilomavirus humanos, al igual que sucede en la parte inferior del tracto genital femenino. La fimosis es una condición clínica común; en algunos casos está causada por un proceso inflamatorio y fibrosante del prepucio, denominado ***balanitis xerótica obliterante***. Esta lesión es histológicamente idéntica al liquen escleroso de la vulva (Fig. 17.1).

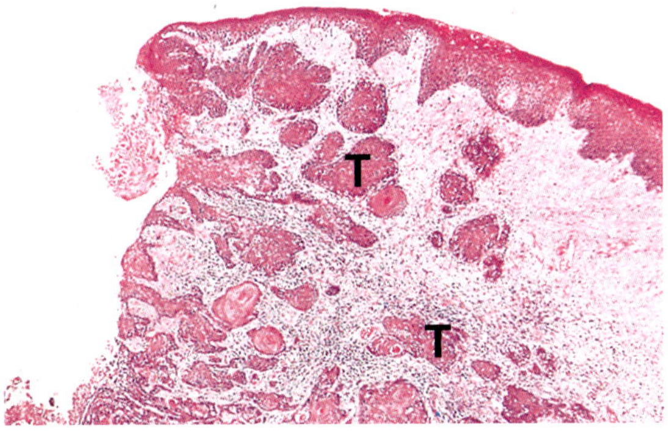

Fig. 19.12 **Carcinoma escamoso del pene (BA)**

Esta microfotografía ilustra, a bajo aumento, un carcinoma escamoso queratinizante bien diferenciado del glande con islotes tumorales (**T**) que se extienden en profundidad en la estroma del glande. La diseminación metastásica se produce a través de los vasos linfáticos a los ganglios inguinales superficiales.

El carcinoma del pene es raro en los hombres circuncidados, y la irritación crónica así como una higiene deficiente pueden ser factores predisponentes. Sin embargo, se está acumulando evidencia de que el carcinoma escamoso del pene guarda relación con la infección por papilomavirus humanos de los serotipos 16 y 18, los mismos serotipos relacionados con el carcinoma invasivo del cérvix femenino.

20. Sistema endocrino

Trastornos de la hipófisis

Los defectos estructurales de la glándula hipofisaria son escasos, mientras que son numerosas las posibles anomalías funcionales, conduciendo a la liberación insuficiente o excesiva de una o más de las muchas hormonas producidas por la hipófisis y sus glándulas endocrinas diana.

Las lesiones histopatológicas más importantes de la hipófisis son los ***adenomas*** benignos, derivados de la parte anterior de la hipófisis (adenohipófisis). Estos adenomas secretan habitualmente hormonas de la hipófisis anterior, conduciendo al desarrollo de síndromes endocrinos. Los adenomas pueden proceder de cualquiera de los tipos celulares normales de la hipófisis anterior:

- **Prolactinomas**: conducen a infertilidad y, en ocasiones, a producción inadecuada de leche por la glándula mamaria.
- **Adenomas corticotropos**: segregan ACTH y producen el ***síndrome de Cushing*** (Fig. 20.1).
- **Adenomas somatotropos**: segregan un exceso de hormona del crecimiento y conducen a ***gigantismo*** o ***acromegalia***.
- **Adenomas tirotropos y gonadotropos**: ambos tipos son raros.
- **Adenomas no secretores**: un gran número de adenomas hipofisarios no producen secreción demostrable de hormonas; así pues, tales tumores sólo se manifiestan cuando comprimen estructuras locales vitales, como el quiasma óptico causando anomalías visuales, o cuando alcanzan un tamaño suficientemente grande para destruir el tejido funcionante normal circundante, produciendo así ***hipopituitarismo*** clínico.

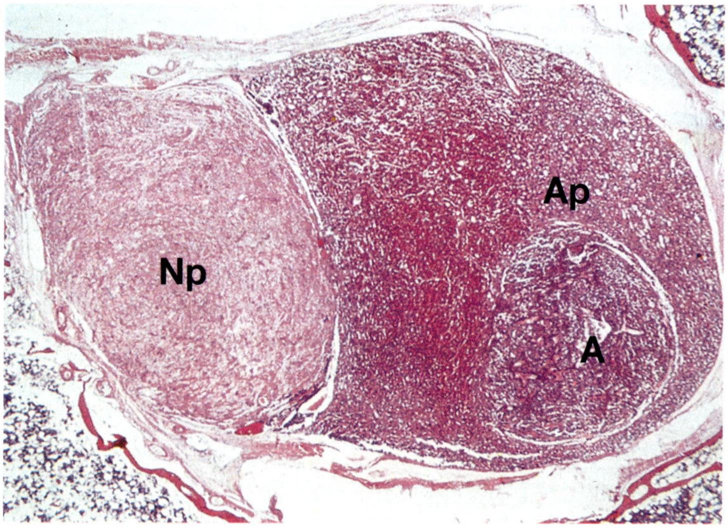

Fig. 20.1 Adenoma hipofisario (BA)

La microfotografía muestra una glándula hipofisaria in situ en la fosa hipofisaria cortada en sección sagital, que muestra la hipófisis anterior (adenohipófisis, **Ap**) y la hipófisis posterior (neurohipófisis, **Np**). Dentro de la sustancia de la hipófisis anterior existe un pequeño ***adenoma*** (**A**) ***hipofisario*** benigno compuesto por células de tipo uniforme. El tumor es benigno, como se evidencia por su aspecto esférico, bien circunscrito, no invasivo y suficientemente pequeño para no haber distorsionado el contorno hipofisario ni comprimido las células hipofisarias normales adyacentes. En este caso concreto, las células tumorales secretaban ACTH en grandes cantidades, y el paciente falleció a consecuencia de las complicaciones metabólicas y cardíacas de la enfermedad de Cushing; en total, la enfermedad no duró más de 7 u 8 semanas a pesar de su patogénesis «benigna».

Trastornos de las glándulas tiroides y paratiroides

La glándula tiroides está expuesta a una variedad de procesos patológicos que pueden conducir tanto a la disminución como al aumento de la producción de tiroxina. El ***hipotiroidismo*** (***mixedema***) puede ser consecuencia de un número de causas, algunas de las cuales tienen una base autoinmune, como por ejemplo la ***tiroiditis de Hashimoto*** (Fig. 20.2). En casos de hipotiroidismo de larga evolución, es frecuente que el examen histológico del tiroides sólo muestre retracción, fibrosis y destrucción de la mayoría de los folículos tiroideos, con un escaso infiltrado residual de células inflamatorias crónicas. Este cambio, conocido como ***tiroiditis atrófica primaria***, es análogo al «estadio final» del daño renal de larga evolución (Fig. 15.1), y proporciona pocos indicios sobre la naturaleza de la anomalía tiroidea original.

El ***hipertiroidismo*** suele ser resultado de la hiperplasia difusa de las células foliculares tiroideas, más frecuentemente en el proceso conocido como ***enfermedad de Graves*** (Fig. 20.3). A veces, la hiperplasia se limita a un solo ***adenoma tiroideo benigno***, o a uno o dos nódulos en un ***bocio multinodular*** por lo demás inactivo; «bocio» es el término que se aplica ahora, de forma indiscriminada, a casi cualquier tumefacción tiroidea. Sin embargo, la gran mayoría de los adenomas tiroideos y los bocios multinodulares son no funcionantes y no producen trastornos en la producción de hormonas tiroideas. Se muestran ejemplos en las Figuras 20.4 y 20.5.

Existen cuatro formas principales de ***carcinoma tiroideo: folicular, papilar, anaplásico*** y ***medular***. Los tres primeros tipos proceden de las células cúbicas del revestimiento folicular, y se ilustran en la Figura 20.6. El carcinoma medular del tiroides es un tumor maligno infrecuente de las células productoras de calcitonina (parafoliculares), y es característica su producción de amiloide (Fig. 5.7). Es posible el desarrollo de un ***linfoma*** en la glándula tiroides, habitualmente después de una tiroiditis de Hashimoto.

Las glándulas paratiroides sólo presentan dos anomalías patológicas importantes: la ***hiperplasia*** y el ***adenoma benigno*** (Fig. 20.7); en ambos casos existen anomalías asociadas, primarias o secundarias, de la parathormona y el metabolismo del calcio que conducen a enfermedad ósea e hipercalcemia. El carcinoma de las paratiroides es muy raro.

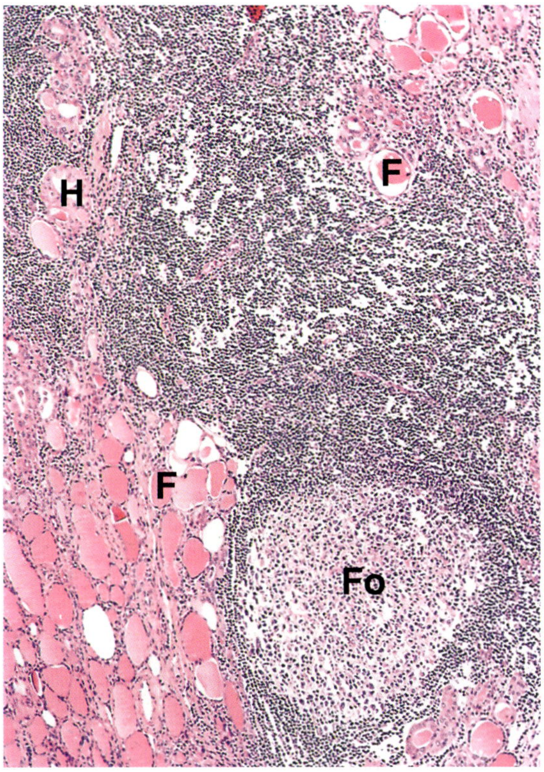

Fig. 20.2 Tiroiditis de Hashimoto (AM)

Esta enfermedad es una tiroiditis autoinmune en la que los folículos (**F**) tiroideos son destruidos progresivamente por procesos inmunológicos, y la glándula experimenta infiltración difusa por linfocitos y células plasmáticas. En algunas áreas, los linfocitos pequeños con tinción oscura se agregan para formar folículos (**Fo**) linfoides típicos, muchas veces con centros germinales. En las fases precoces de la enfermedad, el infiltrado linfoide extenso produce un agrandamiento difuso de la glándula tiroides, que presenta una consistencia firme y una superficie de corte pálida. En este proceso, las células epiteliales tiroideas suelen mostrar ***transformación oncocítica*** o ***en células de Hürthle***; las células de Hürthle (**H**) muestran un citoplasma granular fuertemente eosinófilo y núcleos ligeramente agrandados.

Conforme los folículos tiroideos son progresivamente destruidos a lo largo de los años, el paciente, que al principio era eutiroideo o incluso levemente hipertiroideo, se convierte progresivamente en más hipotiroideo (mixedematoso). Una vez destruidos casi todos los folículos tiroideos, el infiltrado linfoide se hace menos obvio y se superpone fibrosis, con reducción progresiva del tamaño de la glándula.

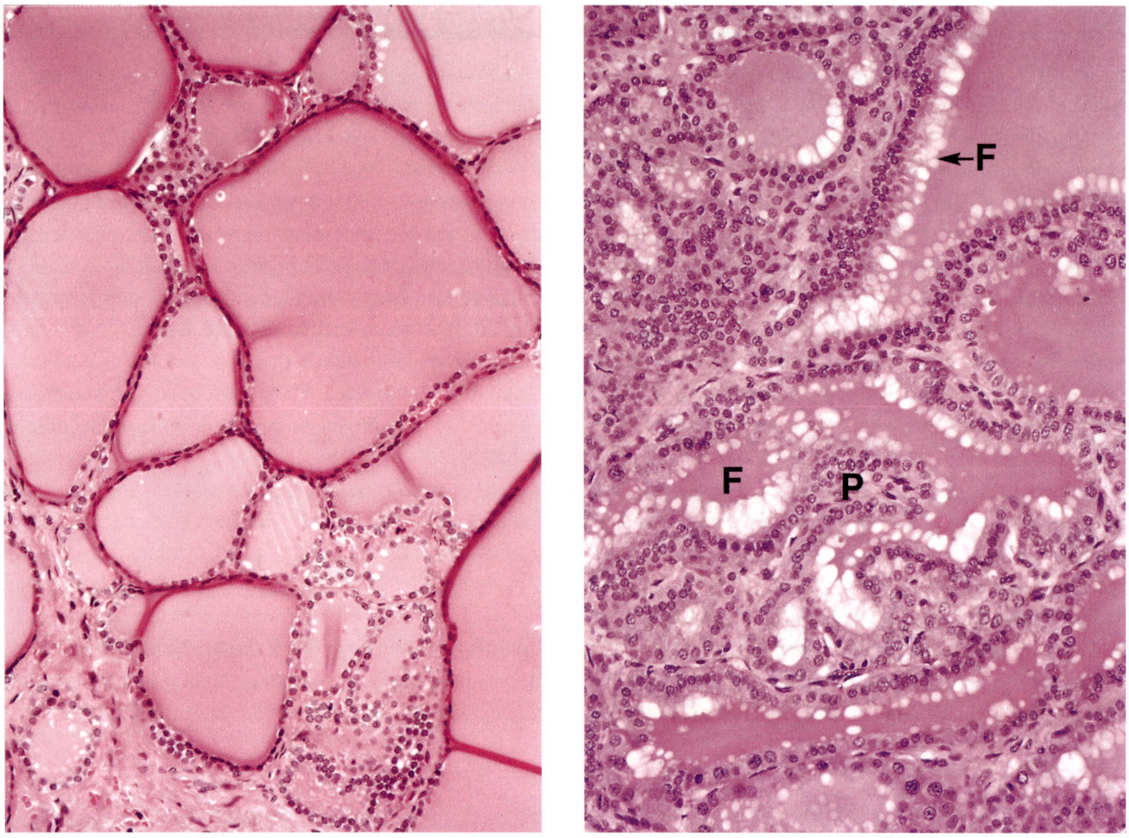

Fig. 20.3 Hiperplasia tirotóxica
(a) Tiroides normal (GA) (b) Tiroides hiperplásico (GA)

La función tiroidea está controlada normalmente por el sistema hipotálamo-hipófisis a través de la liberación de hormona estimulante del tiroides (TSH), que estimula las células foliculares del tiroides para liberar tiroxina. El nivel resultante de tiroxina circulante regula, a su vez, la producción de TSH mediante un mecanismo de retroalimentación negativa.

Ciertas circunstancias alteran este balance y conducen a un exceso prolongado de la producción de TSH, o de una sustancia funcionalmente similar que favorece la hiperplasia y la hipertrofia de las células foliculares tiroideas; esto da lugar al cuadro histológico conocido como ***hiperplasia tiroidea***. Dependiendo de la causa subyacente, el paciente puede aparecer clínicamente eutiroideo o tirotóxico.

La ***enfermedad de Graves*** es, con diferencia, la causa más común de hiperplasia tiroidea patológica. En esta enfermedad autoinmune se produce una inmunoglobulina circulante, la ***inmunoglobulina estimulante del tiroides (TSI)***, conocida antes como ***estimulador tiroideo de acción prolongada (LATS)***, que se une a los receptores de la TSH en las células foliculares tiroideas, imitando los efectos de la TSH y produciendo una secreción excesiva de tiroxina. El aspecto glandular resultante se describe como ***hiperplasia tirotóxica***, y se ilustra en la microfotografía (b).

En comparación con el tiroides normal mostrado en la microfotografía (a), las células foliculares hiperplásicas son altas y tienen núcleos grandes que reflejan un mayor grado de actividad metabólica. Los folículos son menores de lo normal debido a la cantidad reducida de coloide a consecuencia de la secreción aumentada de tiroxina. Las células foliculares hiperplásicas se pueden apiñar en un lado de los ácinos, de forma que se proyectan a la luz como estructuras papilares (**P**). El coloide de los folículos hiperplásicos muestra festoneado (**F**), indicando la utilización aumentada del coloide tiroideo almacenado, para producir tiroxina por parte de las células foliculares tiroideas hiperactivas. En la enfermedad de Graves, el tiroides contiene a veces agregados linfocíticos prominentes (no mostrados en este espécimen).

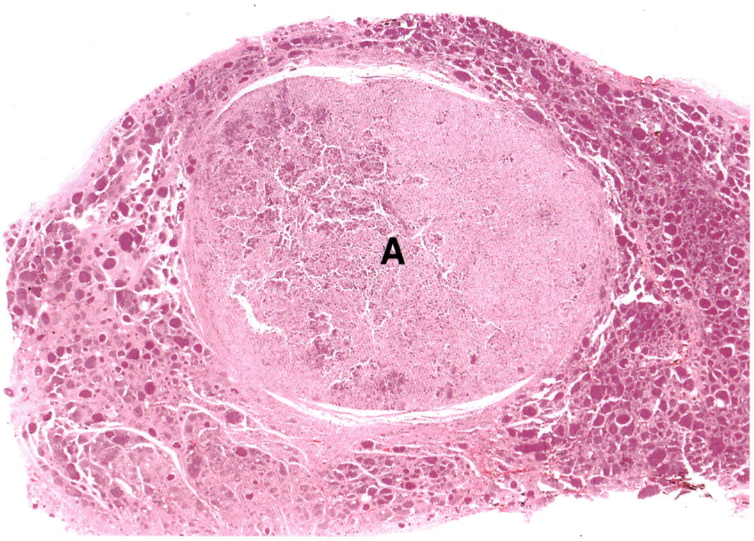

Fig. 20.4 Adenoma tiroideo (BA)

Los ***adenomas tiroideos*** son tumores benignos del epitelio folicular que forman nódulos encapsulados, usualmente redondos. El patrón arquitectural se puede clasificar como ***coloide*** (macrofolicular), ***microfolicular, fetal*** o ***embrionario***; sin embargo, son comunes los patrones mixtos; todos ellos tienen un comportamiento benigno, y la escisión local produce la curación completa. El adenoma (**A**) tiroideo de la microfotografía exhibe un patrón microfolicular. Puede ser difícil diferenciar entre un adenoma folicular y un ***carcinoma folicular*** encapsulado bien diferenciado (Fig. 20.6b).

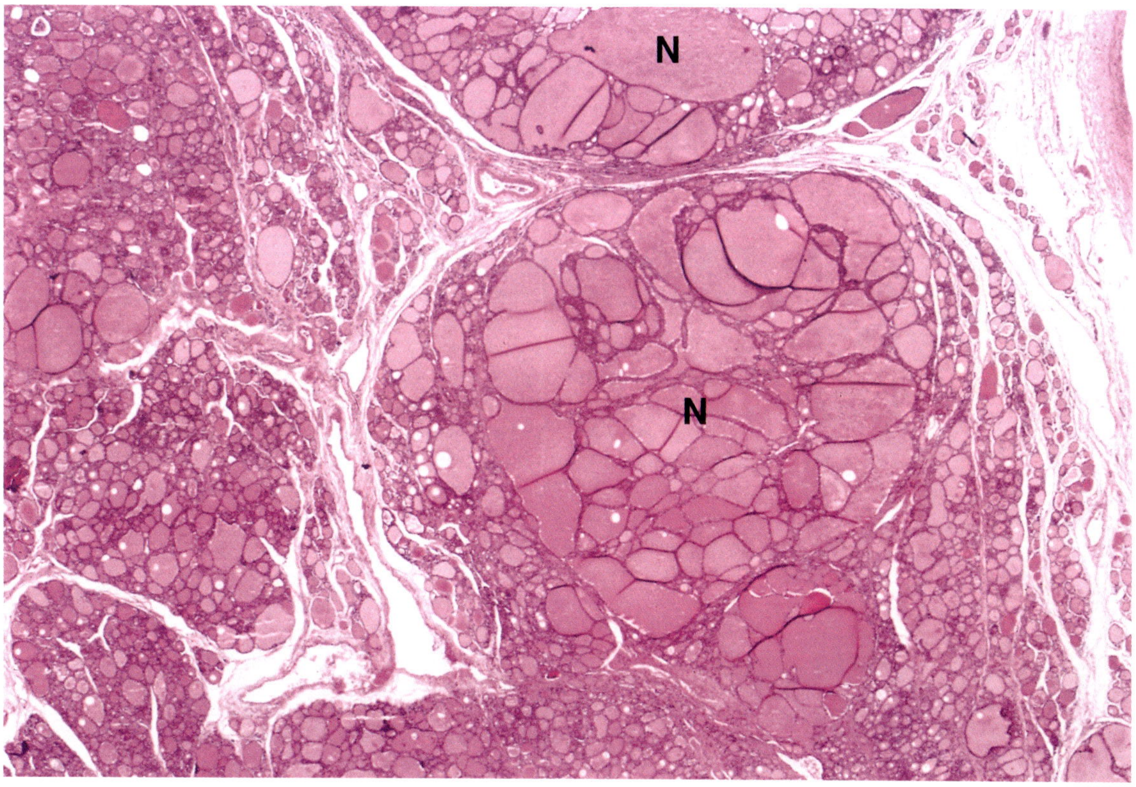

Fig. 20.5 Bocio multinodular (AM)

Se cree que el bocio multinodular está causado por hiperplasia de la glándula tiroides debida a deficiencia subclínica de yodo. Así pues, para conservar el estado de eutiroidismo, la glándula aumenta de tamaño, inicialmente debido a la formación de folículos más grandes de lo normal; esta situación se conoce como ***bocio coloide*** (no ilustrado). Éste puede progresar al ***bocio multinodular***, como el mostrado en la microfotografía, en el que la glándula consiste en múltiples nódulos (**N**) compuestos por folículos de tamaño variable.

Son frecuentes la fibrosis, la hemorragia y la calcificación (no mostradas). En algunos casos de bocio multinodular existe un ***nódulo dominante***, un único nódulo muy grande que puede ser difícil de distinguir clínicamente de un adenoma. Sin embargo, histológicamente, el aspecto nodular del resto de la glándula suele identificar la lesión como parte de un bocio multinodular.

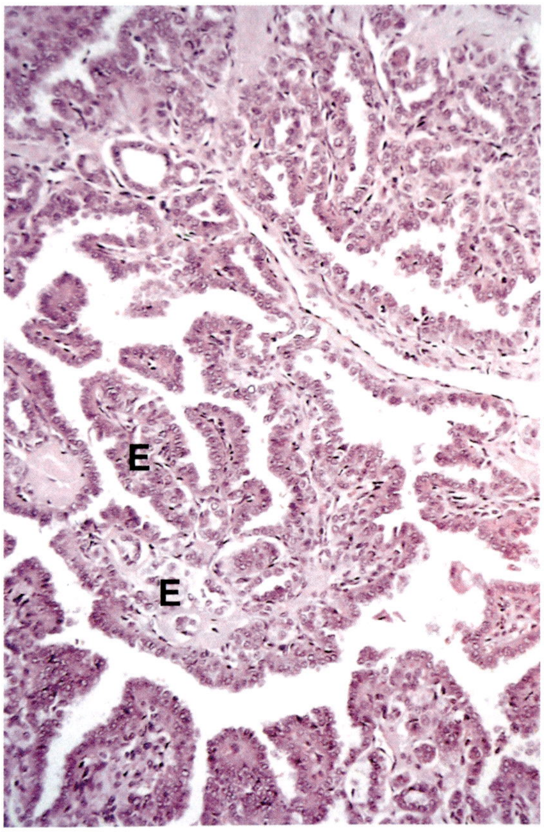

(a)

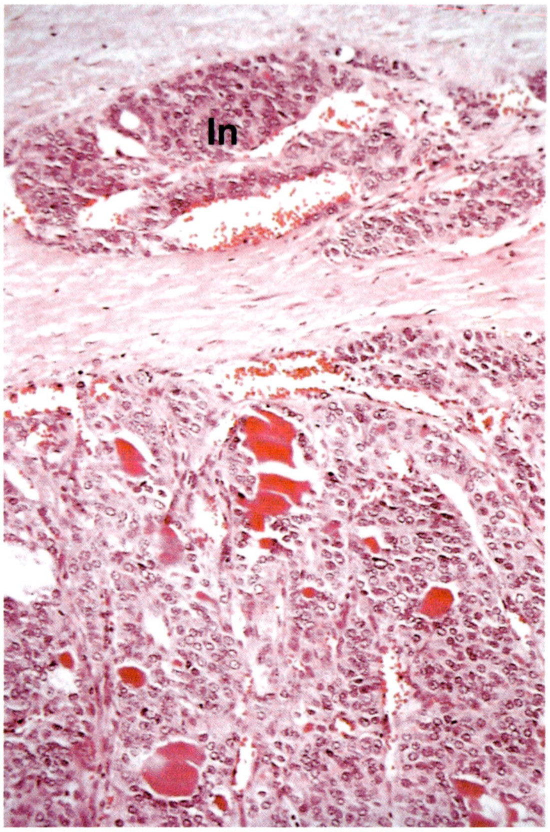

(b)

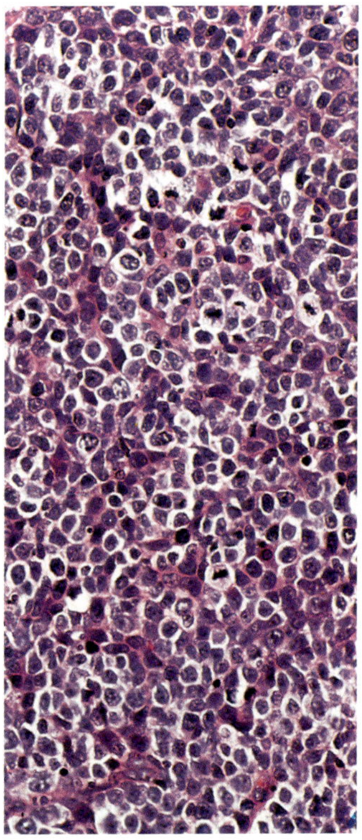

(c)

Fig. 20.6 Carcinoma de tiroides
(a) Papilar (AM) (b) Folicular (AM) (c) Anaplásico (GA)

El carcinoma del tiroides adopta tres formas histológicas comunes:

El ***adenocarcinoma papilar***, mostrado en la microfotografía (a), es el tipo más común y se encuentra sobre todo en mujeres jóvenes por debajo de los 40 años. El tumor forma estructuras papilares complejas, cada una compuesta por un eje estrecho de estroma (**E**) cubierto por una capa de epitelio glandular. A veces, los ejes de estroma contienen pequeños cuerpos laminados calcificados, conocidos como ***cuerpos de psamoma*** (no mostrados aquí). Este tumor de crecimiento lento tiende a extenderse por vía linfática hasta los ganglios regionales, y es el cáncer tiroideo con mejor pronóstico.

El ***carcinoma folicular***, ilustrado en la microfotografía (b), presenta un patrón folicular bien estructurado, y puede ser difícil de distinguir de un adenoma folicular benigno (Fig. 20.4); la presencia de invasión (**In**) vascular en el borde del tumor proporciona una clara evidencia de malignidad. La diseminación por vía sanguínea representa el principal mecanismo de metástasis, siendo el pulmón y el hueso las localizaciones más comunes de los depósitos tumorales secundarios.

El ***carcinoma anaplásico***, ilustrado en la microfotografía (c), suele aparecer en ancianos y está compuesto por sábanas de células pequeñas escasamente diferenciadas, con poco citoplasma; estos tumores se pueden confundir con los linfomas malignos de células grandes, como el mostrado en la Figura 16.4d. Estos tumores crecen con gran rapidez y producen una invasión extensa de los tejidos vecinos, manifestándose frecuentemente como una masa voluminosa en el cuello asociada con síntomas de compresión traqueal.

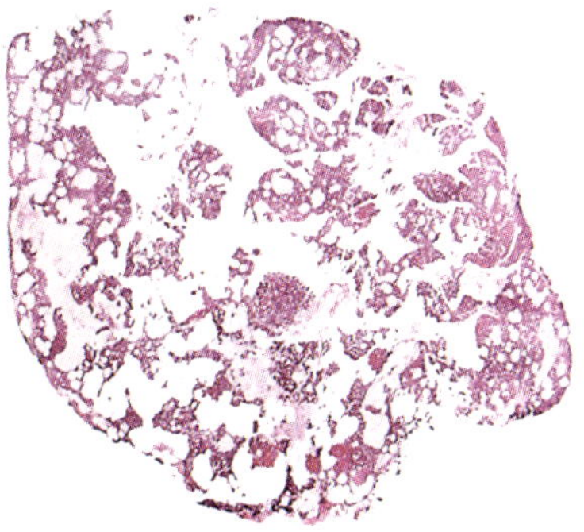

(a)

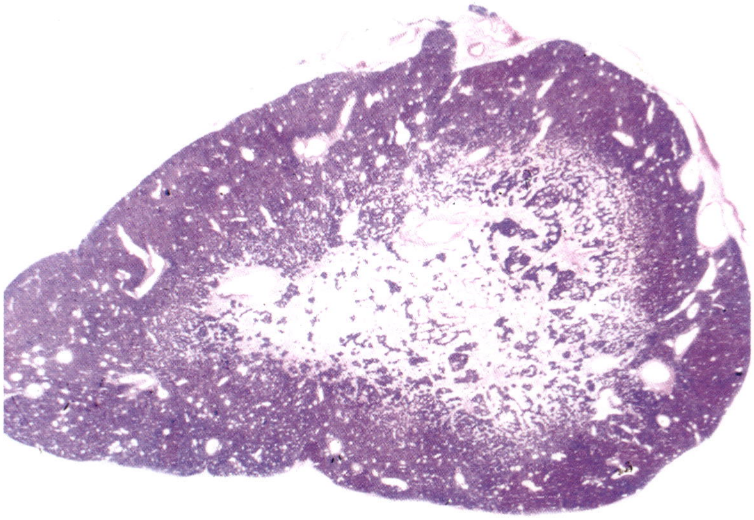

(b)

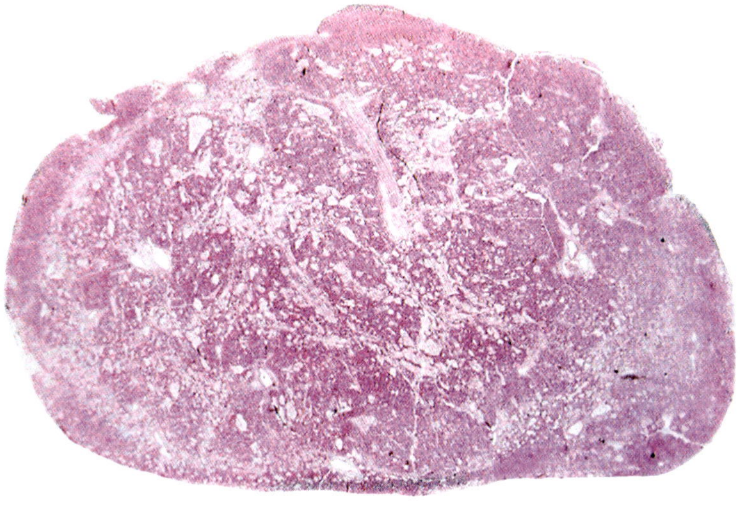

(c)

Fig. 20.7 Hiperplasia y adenoma de las paratiroides
(a) Glándula normal (BA)
(b) Glándula hiperplásica (BA)
(c) Adenoma paratiroideo (BA)

Las glándulas paratiroides adultas normales contienen células endocrinas pequeñas dispuestas en grupos o cordones entremezclados con tejido adiposo; al aumentar la edad, una mayor parte de la glándula es sustituida por tejido adiposo. Cuando es necesaria una producción mayor de parathormona, por ejemplo en la insuficiencia renal crónica con pérdida excesiva de calcio por la orina, las células endocrinas experimentan hiperplasia y disminuye el tejido adiposo glandular.

Compárese la glándula hiperplásica de la microfotografía (b) con la paratiroides normal de la microfotografía (a): la glándula hiperplásica no sólo es mayor que la normal, sino que además el componente endocrino hormonalmente activo ha aumentado de forma notable y ha sustituido al componente de tejido adiposo. Si persiste la demanda de un exceso de parathormona, la glándula puede aumentar mucho de tamaño; estos cambios hiperplásicos suelen afectar a las cuatro paratiroides de modo uniforme.

En contraste, los tumores benignos autónomos de la glándula paratiroides, los ***adenomas paratiroideos***, suelen afectar a sólo una de las cuatro paratiroides, aunque en ocasiones pueden ser múltiples. En la microfotografía (c), un adenoma paratiroideo sustituye toda la glándula; muchas veces persiste un fragmento de tejido paratiroideo normal en la periferia (no apreciable en este ejemplo). La disposición celular del adenoma paratiroideo es variable, y las células se pueden disponer en láminas o adoptar un patrón microacinar. El hallazgo de un reborde periférico de glándula normal comprimida proporciona un dato útil para distinguir entre adenoma e hiperplasia.

En el adenoma paratiroideo, las glándulas no afectas pueden mostrar un patrón de supresión, en el que el componente endocrino se atrofia y es sustituido por tejido adiposo; las glándulas no afectas se hacen mucho más pequeñas, más adiposas y más difíciles de localizar durante la cirugía exploradora.

Trastornos de las glándulas adrenales

La glándula adrenal tiene dos componentes morfológica y funcionalmente distintos:

- La **corteza**: secreta tres grupos de hormonas esteroideas: glucocorticoides (p. ej., cortisol), mineralocorticoides (p. ej., aldosterona) y pequeñas cantidades de hormonas sexuales. A simple vista, la corteza adrenal es de color amarillo debido a su alto contenido en lípidos (principalmente colesterol), que es el sustrato para la síntesis de hormonas esteroides.
- La **médula**: forma parte del sistema neuroendocrino y es responsable de la producción de catecolaminas, adrenalina y noradrenalina.

Trastornos que afectan a la corteza adrenal

En respuesta al estrés, las células, normalmente ricas en lípidos, de la corteza adrenal metabolizan lípidos para producir hormonas esteroideas y se convierten en ***vacías de lípidos***. Esto se suele ver en las glándulas adrenales post mórtem, sobre todo en pacientes que han fallecido con un cuadro de shock. Se manifiesta microscópicamente por pérdida de la vacuolación lipídica normal de las células de la zona fascicular.

La ***atrofia de la corteza adrenal*** (Fig. 20.8b) se puede deber a enfermedad autoinmune primaria, pero en la actualidad es más frecuentemente iatrogénica debido a terapia esteroidea. La hiposecreción de esteroides adrenocorticales, conocida clínicamente como ***enfermedad de Addison***, también puede deberse, rara vez, a destrucción bilateral de las glándulas por tuberculosis.

La ***hiperplasia de la corteza adrenal*** (Figs. 20.8c y d) suele estar causada por una estimulación prolongada de la corteza adrenal por ACTH hipofisaria o por una sustancia similar a la ACTH de origen tumoral; estas situaciones producen ***síndrome de Cushing*** (producción excesiva de cortisol).

En la corteza adrenal pueden desarrollarse ***adenomas corticales adrenales*** (Fig. 20.9) o, muy rara vez, ***carcinomas corticales adrenales***. Estos tumores de la corteza adrenal pueden ser funcionantes y conducir a los siguientes síndromes endocrinos:

- **Síndrome de Cushing**: causado por tumores que secretan cortisol.
- **Síndrome de Conn**: causado por tumores que secretan aldosterona.
- **Síndrome adrenogenital**: debido a producción excesiva de andrógenos.

A menudo, la hiperplasia cortical es nodular en vez de difusa, y puede resultar difícil distinguir entre un adenoma cortical benigno y un nódulo grande que forma parte de la hiperplasia cortical nodular.

Trastornos que afectan a la médula adrenal

Las lesiones más importantes de la médula adrenal son los tumores. El ***feocromocitoma*** (Fig. 20.10) produce cantidades excesivas de adrenalina y noradrenalina y suele ser benigno. Los ***neuroblastomas*** (Fig. 20.11) son tumores embrionarios altamente malignos de los neuroblastos que se encuentran en niños. Ambos tipos de tumores medulares adrenales se pueden originar también en otros lugares del abdomen, en zonas correspondientes a componentes del sistema paraganglionar, como el órgano de Zuckercandl.

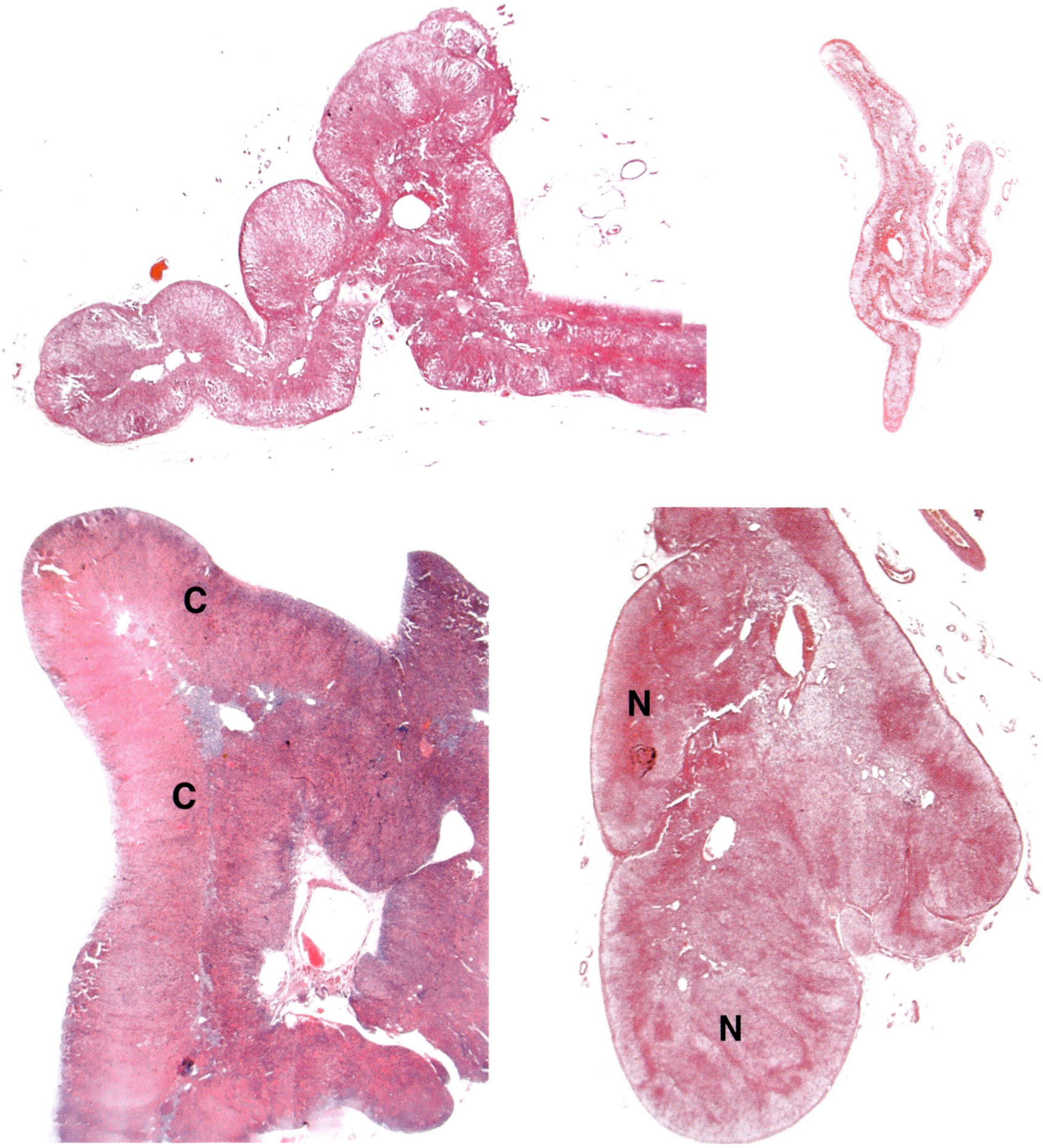

(a) (b) (c) (d)

Fig. 20.8 Atrofia e hiperplasia de la corteza adrenal
(a) Glándula normal (BA) (b) Glándula atrófica (BA) (c) Hiperplasia difusa (BA) (d) Hiperplasia nodular (BA)

Estas microfotografías, tomadas con el mismo aumento, comparan la atrofia y la hiperplasia adrenales con la normalidad.

En la ***atrofia adrenal*** (microfotografía b), la marcada reducción del tamaño de la glándula se debe a la atrofia de la corteza. En este caso, la atrofia estaba causada por la administración prolongada de corticosteroides que ocasionó la supresión de la ACTH hipofisaria.

La ***hiperplasia cortical adrenal*** puede ser ***difusa*** o ***nodular***, como se ilustra en las microfotografías (c) y (d), respectivamente. En la forma difusa, la corteza (**C**) está uniforme y regularmente engrosada a menudo por células de un solo tipo. En la forma nodular, mucho más frecuente, la corteza contiene nódulos (**N**), similares a adenomas, de células corticales hiperplásicas, habitualmente del tipo de la zona fascicular. La hiperplasia cortical adrenal difusa suele estar causada por un exceso de estimulación por ACTH procedente de la hipófisis (***síndrome de Cushing***) o por una sustancia similar a la ACTH procedente, por ejemplo, de un carcinoma pulmonar de células pequeñas; en raras ocasiones se debe a una deficiencia enzimática congénita. La hiperplasia nodular suele ser idiopática y no funcionante.

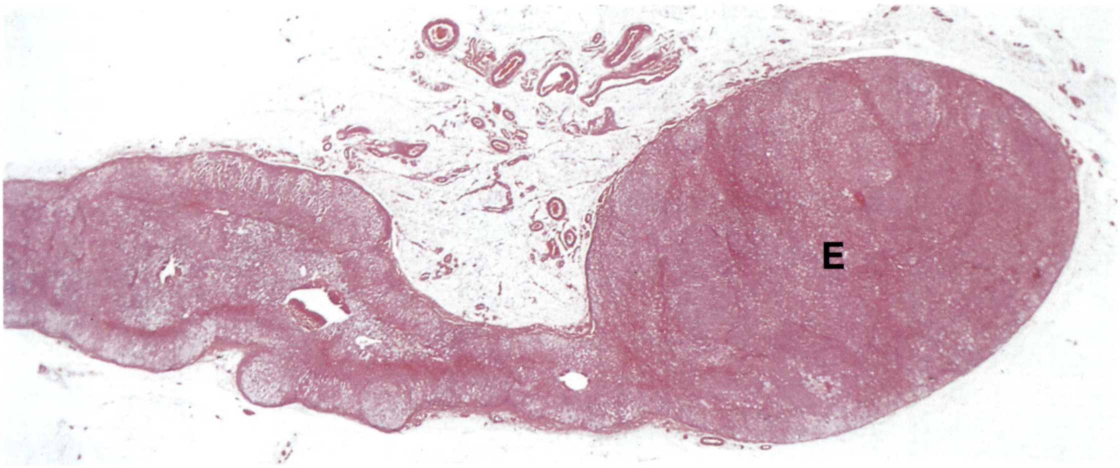

Fig. 20.9 Adenoma cortical adrenal (BA)

Los síndromes hiperadrenales se pueden deber a una secreción excesiva de hormonas por un ***adenoma cortical adrenal*** benigno y solitario, cuya actividad es independiente de la regulación por la ACTH hipofisaria. Estos tumores forman una masa esférica (**E**), bien circunscrita, dentro de la corteza, y pueden estar compuestos por un solo tipo celular (p. ej., células de la zona glomerulosa en el ***síndrome de Conn***) o, con más frecuencia, por una mezcla de tipos de células corticales. Nótese la semejanza entre el adenoma y los nódulos de la hiperplasia cortical nodular, mostrados en la Figura 20.8d.

Los adenomas corticales son un hallazgo incidental bastante frecuente en la necropsia, un hecho que conduce a la creencia de que la mayoría son no funcionantes y asintomáticos. Casi todos los adenomas corticales tienen una superficie de corte amarilla, lo que los distingue de los feocromocitomas, que son amarronados.

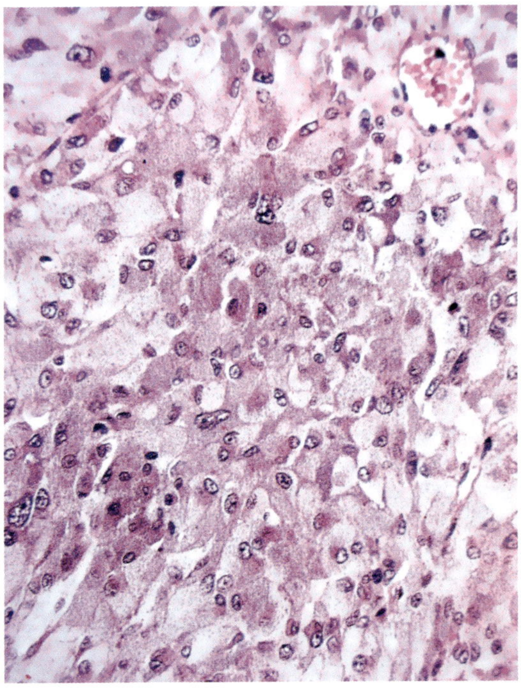

Fig. 20.10 Feocromocitoma (GA)

El ***feocromocitoma*** es un tumor originado en la médula adrenal que segrega adrenalina y noradrenalina. La mayoría son benignos en cuanto a sus características de crecimiento, pero la secreción excesiva de catecolaminas puede causar una hipertensión potencialmente letal. Desde el punto de vista macroscópico, la superficie de corte del tumor es de color marrón pálido. En el examen histológico, el tumor se compone de nidos de células irregulares rechonchas, frecuentemente con citoplasma rosado granular, que refleja un alto contenido de gránulos endocrinos. Existen variantes malignas, pero el diagnóstico se debe basar en la evidencia de invasión y diseminación puesto que los criterios puramente citológicos no son fiables.

Estos tumores suelen segregar catecolaminas; un marcador diagnóstico es el ***ácido vanililmandélico*** (***AVM***), un metabolito que se puede medir en la orina.

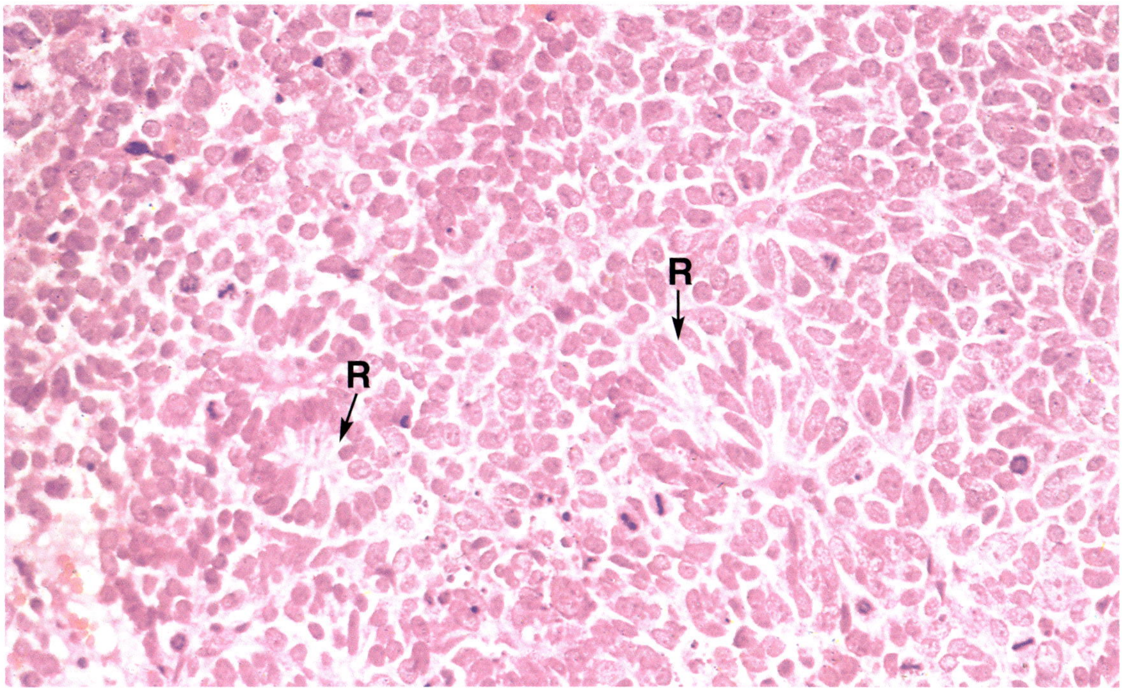

(a)

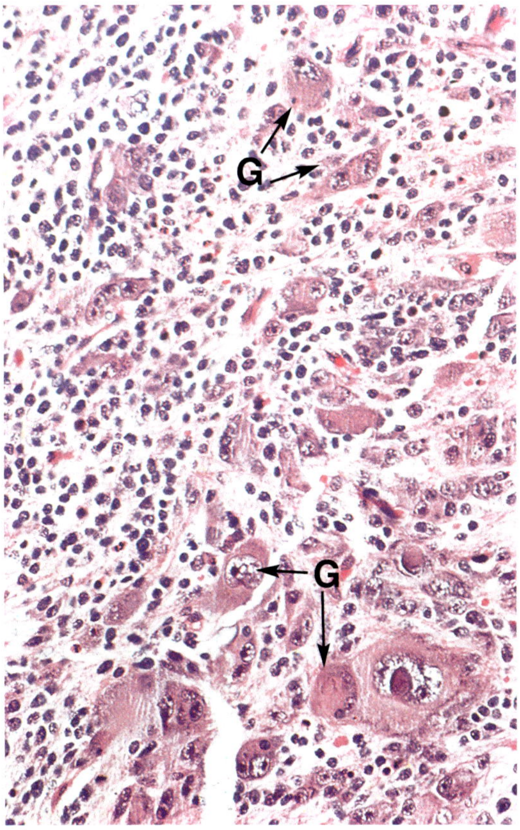

(b)

Fig. 20.11 Tumores embrionarios adrenales
(a) Neuroblastoma (GA)
(b) Ganglioneuroblastoma (AM)

El ***neuroblastoma*** es un ejemplo de tumor de células azules redondas pequeñas (Fig. 7.19) y se cree que procede de los neuroblastos primitivos de la médula adrenal. Ocurre en niños y es altamente maligno, diseminándose fundamentalmente a través del torrente sanguíneo en los órganos internos, en especial el hígado, y en los huesos, particularmente en los de la cara y el cráneo.

La microfotografía (a) ilustra el aspecto típico del neuroblastoma. Suelen existir hemorragia y necrosis extensas, pero las áreas viables (como la mostrada aquí) se componen de células tumorales pequeñas indiferenciadas en una estroma fibrilar rosada; las células presentan un núcleo densamente teñido, con citoplasma escaso. Un hecho característico son los grupos ocasionales de células dispuestas en forma de roseta (**R**) de Homer Wright, rodeando una zona central de neurofibrillas.

El ***ganglioneuroblastoma***, ilustrado en la microfotografía (b), es una forma algo menos agresiva de neuroblastoma. Estos tumores exhiben cierto grado de diferenciación con células ganglionares (**G**) de varios grados de maduración, mezcladas con los neuroblastos pequeños indiferenciados de tinción oscura. Estos tumores tienen mejor pronóstico que los compuestos íntegramente por neuroblastos indiferenciados.

21. Piel

Introducción

Muchas enfermedades sistémicas tienen manifestaciones en la piel. Por ejemplo, los exantemas cutáneos son una característica de numerosas infecciones víricas generalizadas como el sarampión, la varicela y la infección por el virus del herpes (Fig. 4.14). Las enfermedades autoinmunes sistémicas como la esclerodermia, el lupus eritematoso sistémico y la dermatomiositis, y algunos trastornos vasculíticos, como la púrpura de Henoch-Schönlein, tienen importantes manifestaciones en la piel. Además, ésta sirve de asiento a muchos trastornos primarios específicos, principalmente de naturaleza inflamatoria o neoplásica.

Mientras que existen muchas causas diferentes de lesión, la piel cuenta tan sólo con un repertorio limitado de respuestas, las más importantes de las cuales se ilustran en las Figuras 21.1 a 21.4. Varios trastornos cutáneos muestran esos cambios básicos en diferentes combinaciones y con grados variables de intensidad. Pocas enfermedades cutáneas tienen manifestaciones histológicas absolutamente patognomónicas, y en la mayoría de los casos sólo se puede hacer un diagnóstico preciso cuando se tienen en cuenta la historia clínica, las características macroscópicas, la distribución y la duración de las lesiones, junto con los aspectos histológicos.

Dermatitis es un término clínico usado habitualmente para describir una variedad de procesos inflamatorios con muchas causas distintas. Histológicamente, se observan características inespecíficas de inflamación aguda o crónica (Figs. 21.5 y 21.6); en algunos casos existen cambios histológicos adicionales que proporcionan la clave para realizar un diagnóstico preciso o sospechar la causa más probable. Dos tipos de dermatitis específicos relativamente comunes con manifestaciones histológicas características son el ***liquen plano*** (Fig. 21.7) y la ***psoriasis*** (Fig. 21.8).

Los virus son responsables de muchas lesiones cutáneas comunes; algunas, como las ***verrugas víricas*** (Fig. 21.9), el ***queratoacantoma*** (Fig. 21.10) y el ***molluscum contagiosum*** (Fig. 21.11), son probablemente lesiones cutáneas primarias. Otras, como las lesiones vesiculares del herpes simple, la varicela y el herpes zoster, son meramente las manifestaciones cutáneas de una enfermedad vírica generalizada, las dos últimas representando manifestaciones distintas de la infección por el mismo virus. El ***granuloma piogénico*** (Fig. 21.12) es una lesión inflamatoria nodular común, localizada, que sigue frecuentemente a un traumatismo.

Los tumores epiteliales derivados de la epidermis y sus anejos son comunes, siendo el más frecuente el ***carcinoma de células basales*** (Fig. 21.13), un tumor invasivo con bajo grado de malignidad derivado de las células basales. Este tumor tiene características histológicas particulares que permiten distinguirlo con facilidad del ***carcinoma de células escamosas*** (Fig. 21.14), un tumor maligno más agresivo, con morfología similar a la de la capa de células espinosas de la epidermis.

El carcinoma escamoso invasivo puede estar precedido por un ***carcinoma in situ*** (***carcinoma intraepidérmico***, Fig. 21.15), en el que todo el grosor de la epidermis muestra displasia de los queratinocitos, por lo que es el equivalente cutáneo de CIN III (ver Fig. 17.6). Existe un grado menor de displasia epidérmica, llamada ***queratosis solar*** o ***actínica***, en la que la displasia no ocupa el grosor total sino que está confinada al tercio o la mitad inferior de la epidermis, es decir, el equivalente cutáneo de CIN I o CIN II. El carcinoma basocelular, el carcinoma de células escamosas, el carcinoma intraepidérmico y la queratosis solar son más frecuentes en la piel expuesta al sol, y la exposición excesiva a la luz UV es un factor carcinogénico importante.

La piel también es el asiento de un patrón inusual de linfoma debido a proliferación maligna de linfocitos T, ***el linfoma de células T cutáneo*** o «micosis fungoide» (Fig. 21.27).

Dos lesiones cutáneas comunes difíciles de clasificar son los ***quistes epidérmicos*** o ***quistes pilares*** y la llamada ***queratosis seborreica*** del anciano ilustradas en las Figuras 21.16 a 21.18.

Desde el punto de vista numérico, las lesiones cutáneas más comunes de todas son las lesiones pigmentadas ubicuas, conocidas coloquialmente como «lunares». Este término abarca una gama de lesiones llamadas ***nevus*** que se caracterizan por la presencia de agregados de células pigmentadas (productoras de melanina) en varios lugares de la piel. En las Figuras 21.19 a 21.21 se comparan tres tipos histológicos importantes: los ***nevus de unión***, los ***intradérmicos*** y los ***compuestos***. Clínicamente, la lesión pigmentada más importante es el ***melanoma maligno*** (Figs. 21.24 a 21.26), un tumor de los melanocitos epidérmicos potencialmente muy maligno. Las lesiones melanocíticas de malignidad límite (*borderline*) incluyen los ***nevus displásicos*** (Fig. 21.22) y el ***léntigo maligno*** (Fig. 21.23).

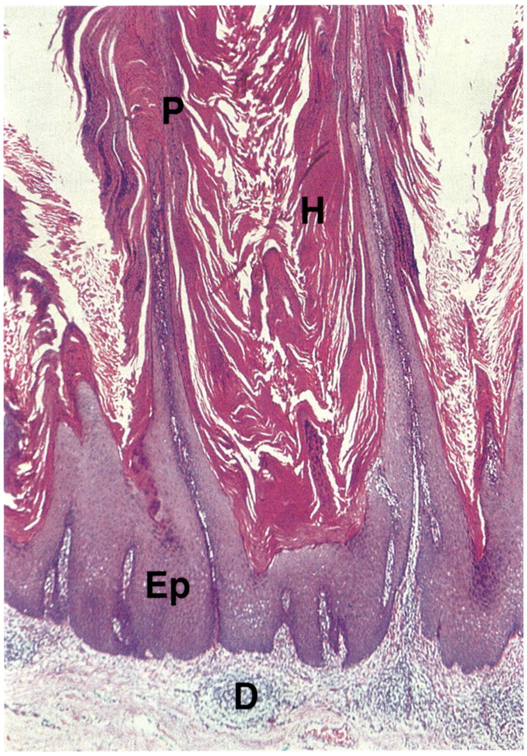

Fig. 21.9 Verruga vírica (AM)

Las verrugas víricas de la piel sin traumatismos tienen una forma papilar exofítica. Histológicamente, la epidermis (**Ep**) aparece irregularmente engrosada y cubierta por una capa gruesa de hiperqueratosis (**H**), en la que existen «agujas paraqueratósicas» (**P**) sobre las puntas de los crecimientos epidérmicos papilares más prominentes. La capa de células epidérmicas de una verruga vírica activa usualmente muestra prominencia focal del estrato granuloso, con ocasionales áreas de grandes células vacuoladas pálidas en el estrato espinoso superior (no apreciadas a este aumento). La dermis (**D**) presenta un infiltrado celular inflamatorio crónico. En áreas cutáneas proclives al traumatismo, las verrugas tienen una forma mucho menos papilar y pueden adoptar forma de cúpula (p. ej., en las verrugas juveniles de las manos) o invertida (p. ej., verrugas plantares de la planta del pie).

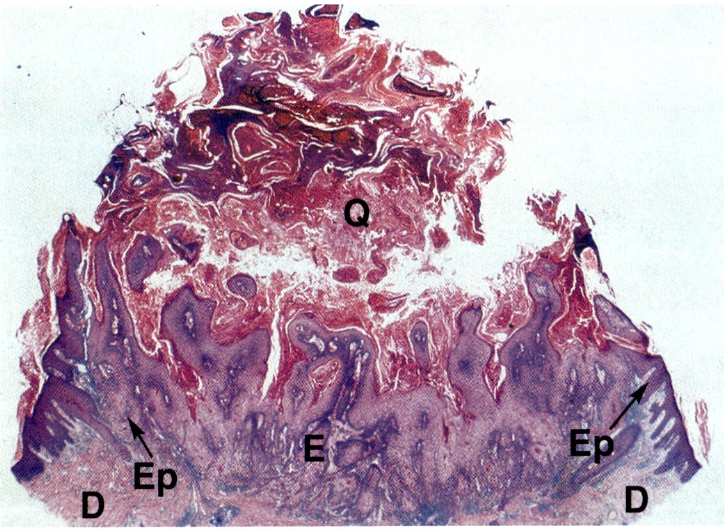

Fig. 21.10 Queratoacantoma (BA)

La etiología del ***queratoacantoma*** se desconoce, pero las características clínicas sugieren un origen vírico, ya que la lesión aparece bruscamente y regresa de modo espontáneo en cuestión de semanas. Una proliferación localizada de células escamosas (**E**) produce un nódulo en la piel, con un cráter central que contiene grandes masas de queratina (**Q**).

En su periferia, el nódulo contiene un collar de fina epidermis (**Ep**) normal, siendo brusca la transición entre la epidermis normal y la proliferativa. Las células escamosas proliferantes pueden exhibir una marcada atipia, con grandes células tumefactas que muestran núcleos anormales y actividad mitótica aumentada; esta característica induce muchas veces a confusión con el carcinoma escamoso en las muestras biópsicas. La dermis (**D**) subyacente exhibe un infiltrado inflamatorio crónico intenso, y algunas células inflamatorias se extienden a la base de la lesión.

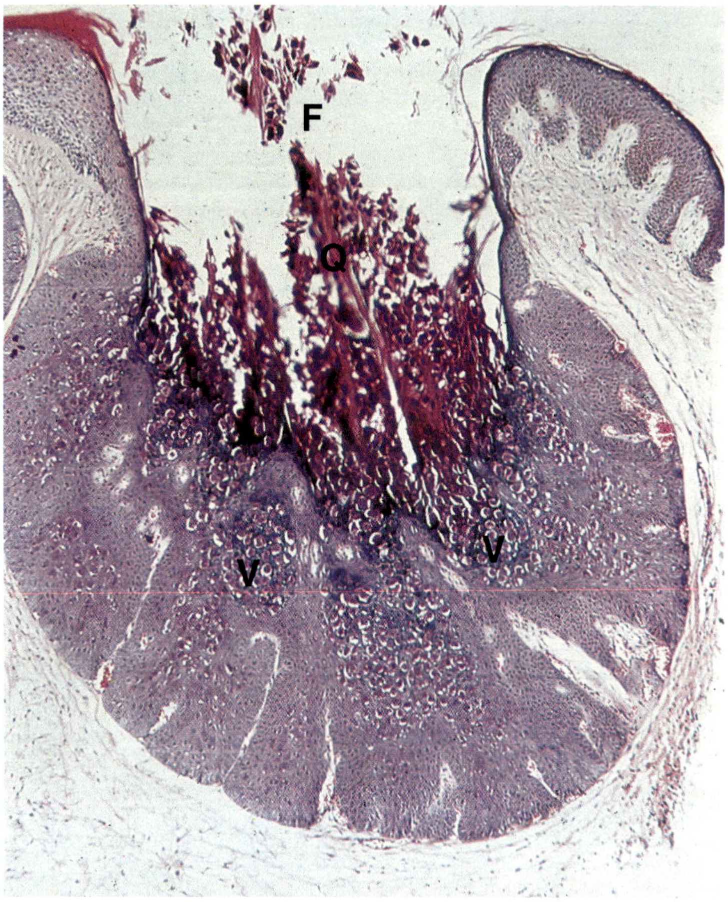

Fig. 21.11 Molluscum contagiosum (BA)

El ***molluscum contagiosum***, como el queratoacantoma, es un engrosamiento nodular localizado de la epidermis. En esta condición, sin embargo, la etiología vírica es incuestionable, puesto que los cuerpos de inclusión víricos (**V**) son fácilmente visibles, tanto en la epidermis proliferante, donde se tiñen de color rojizo, como en el tapón de queratina (**Q**) sobreyacente, donde se tiñen de negro azulado. El tapón de qeratina sobresale a través de una fosa central (**F**) localizada en el ápex del nódulo en forma de cúpula, que está rodeado por epidermis normal.

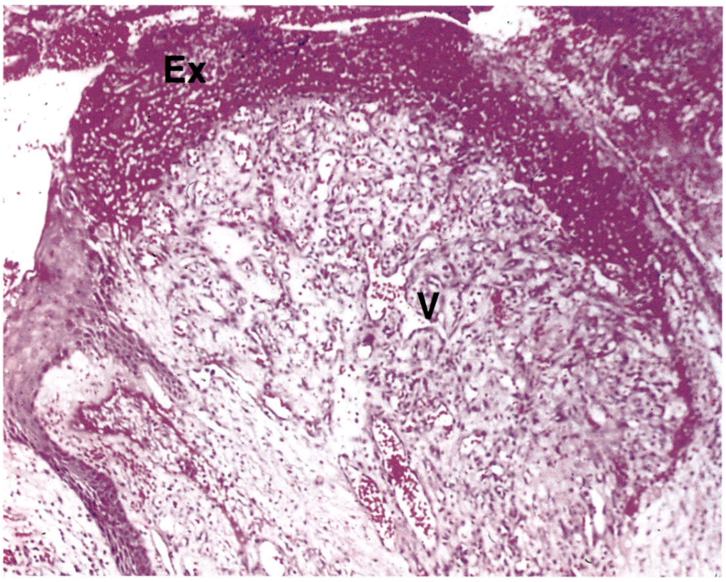

Fig. 21.12 Granuloma piogénico (BA)

El ***granuloma piogénico*** es una lesión inflamatoria común que puede seguir a un traumatismo penetrante leve, por ejemplo por una espina de rosa. Consiste en un nódulo elevado de tejido muy vascularizado (**V**), que recuerda algo a un angioma capilar y puede representar un crecimiento anormal excesivo del elemento vascular del tejido de granulación normal. La superficie de la lesión está ulcerada con frecuencia; en este ejemplo, la superficie aparece cubierta por un exudado (**Ex**) inflamatorio. Un dato histológico característico es el collar de epidermis proliferante en el margen de la lesión.

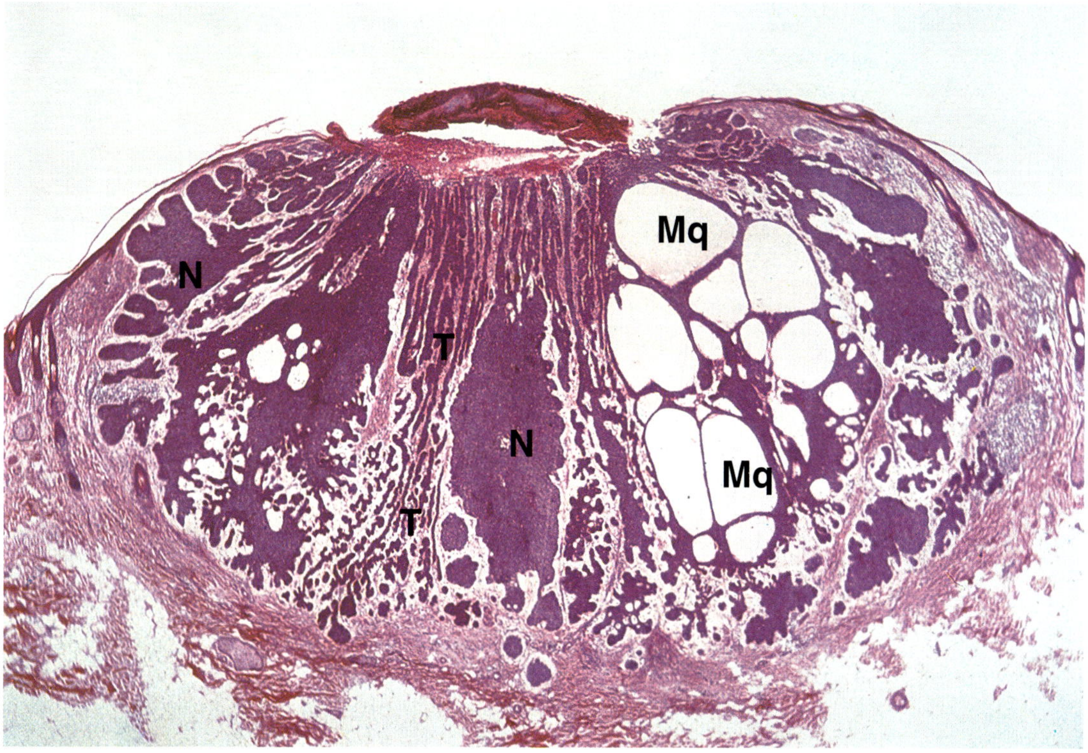

(a)

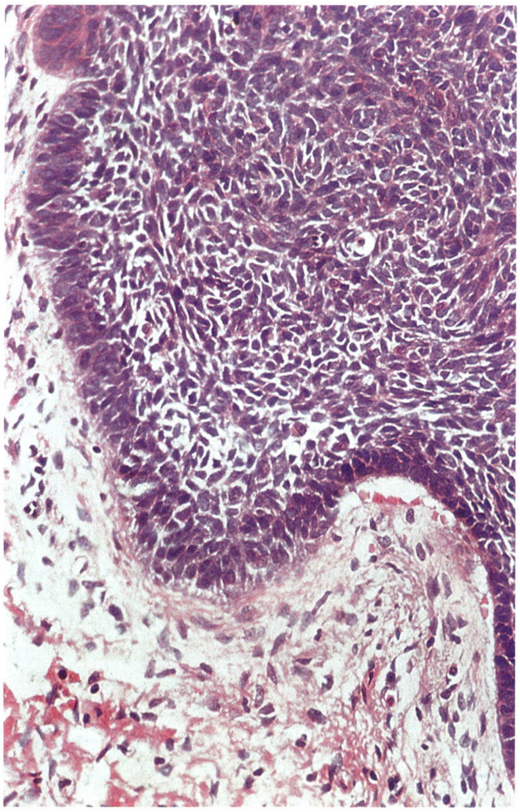

(b)

Fig. 21.13 Carcinoma basocelular
(a) BA (b) GA

El carcinoma basocelular es un tumor frecuente compuesto por células con núcleos teñidos en azul oscuro que se localizan centralmente en un citoplasma escaso y mal definido. La microfotografía (a) muestra el aspecto característico de la forma nodular común, con una mezcla de patrones de crecimiento nodular (**N**) sólido, microquístico (**Mq**) y trabecular (**T**). No todos los carcinomas basocelulares tienen este patrón nodular; algunos (***patrón morfea***) se presentan como áreas planas de piel dura, a veces deprimida, y otros como una lesión escamosa rojiza plana (***patrón superficial***). Como se aprecia en la microfotografía (b), las células en la periferia de los grupos tumorales se disponen típicamente en forma de empalizada, mientras que las células centrales están dispuestas más al azar.

El carcinoma basocelular se origina en las células basales de la epidermis o de los apéndices cutáneos; se comporta como un tumor maligno en cuanto a que invade la dermis y las estructuras subyacentes más profundas, pero casi nunca metastatiza.

Los carcinomas basocelulares son más frecuentes en las áreas de la piel expuestas a la luz, sobre todo la cara, y generalmente se presentan como lesiones nodulares que pueden mostrar ulceración de margen deshilachado, lo que explica el término coloquial de ***úlcera roedora*** *(ulcus rodens)*.

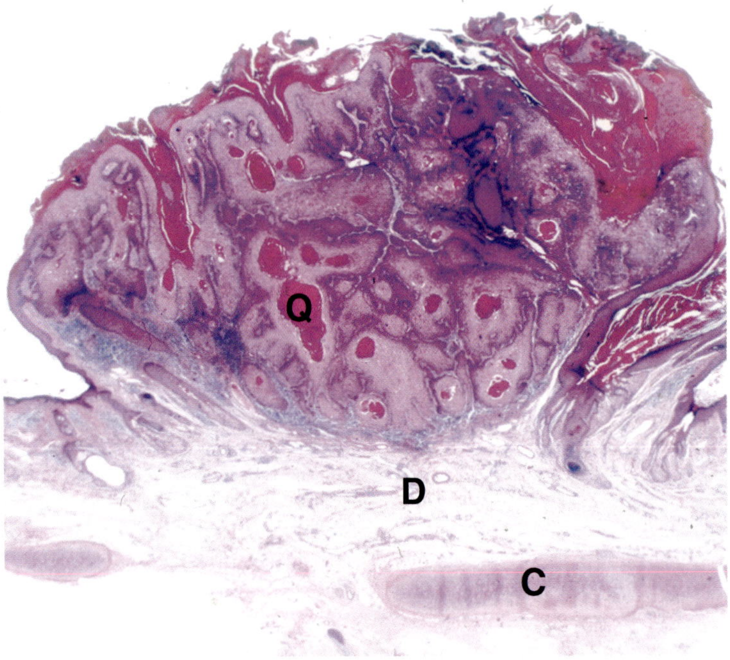

Fig. 21.14 Carcinoma escamoso celular (BA)

El carcinoma escamoso de la piel se parece histológicamente al de otros muchos órganos (ver Fig. 7.14). Los tumores cutáneos suelen ser bien diferenciados y estar intensamente queratinizados, conteniendo numerosas perlas de queratina (**Q**). El tumor puede invadir la dermis (**D**) y las estructuras subyacentes, y se puede diseminar a través de los linfáticos a los ganglios linfáticos regionales. El carcinoma escamoso invasivo de la piel puede proceder de un carcinoma intraepidérmico, el equivalente cutáneo del carcinoma in situ (Fig. 21.15). En esta microfotografía, el tumor se ha originado en el pabellón de la oreja, pero todavía no ha invadido el cartílago (**C**) subyacente.

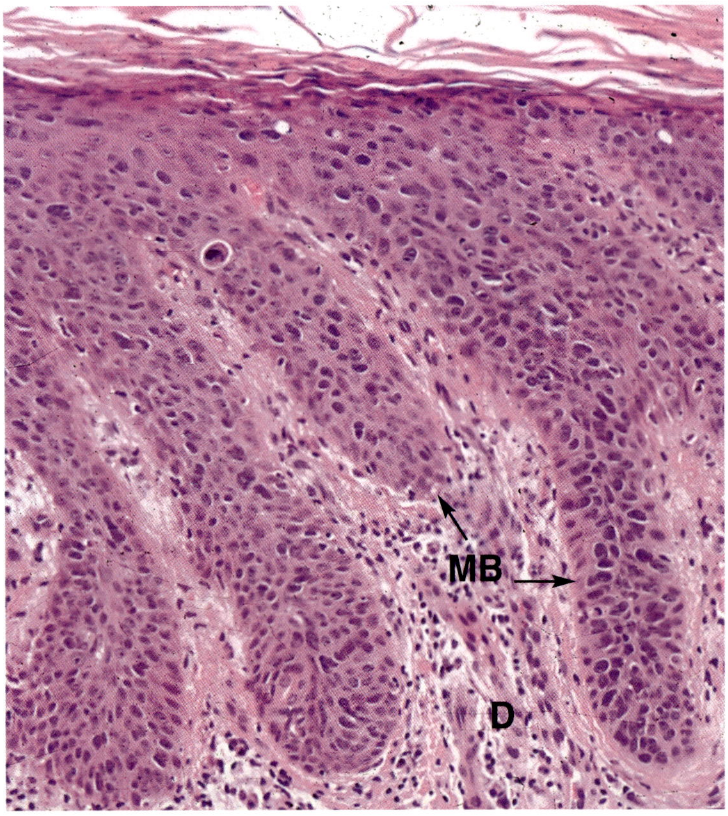

Fig. 21.15 Carcinoma intraepidérmico (GA)

El carcinoma escamoso invasivo puede estar precedido por displasia epidérmica. Cuando la displasia es intensa y afecta a todo el grosor de la epidermis, se denomina ***carcinoma intraepidérmico, carcinoma in situ*** o ***enfermedad de Bowen***. En esta microfotografía, nótese la displasia intensa extendiéndose a lo largo de todo el grosor de la epidermis, con pérdida de la organización y la estratificación normales. La membrana basal (**MB**) permanece intacta y no se ha producido invasión de la dermis (**D**).

Cuando la displasia epidérmica está restringida a los niveles inferiores de la epidermis, la condición se conoce como ***queratosis actínica*** (***solar***).

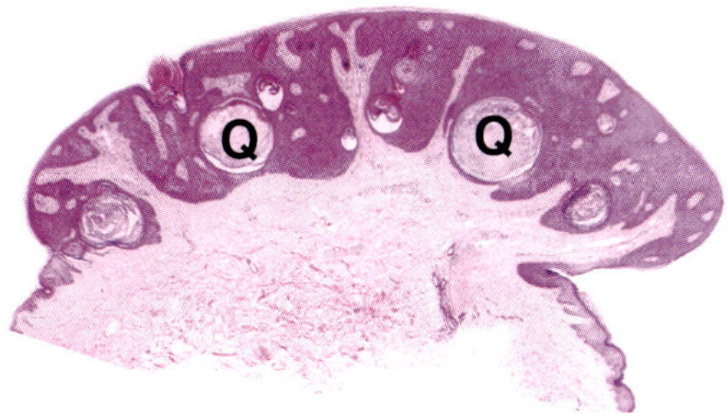

Fig. 21.16 Queratosis seborreica (BA)

La ***queratosis seborreica*** es una lesión común en el anciano, compuesta por una proliferación localizada de células basales que forma una lesión verrugosa elevada. Tales crecimientos son vulnerables al traumatismo crónico, que conduce a hiperqueratosis sobreyacente y a la formación de nidos de queratina (**Q**) en la lesión. Se desconoce la etiología de la queratosis seborreica, aunque en el pasado se ha considerado como un tumor cutáneo benigno (papiloma de células basales).

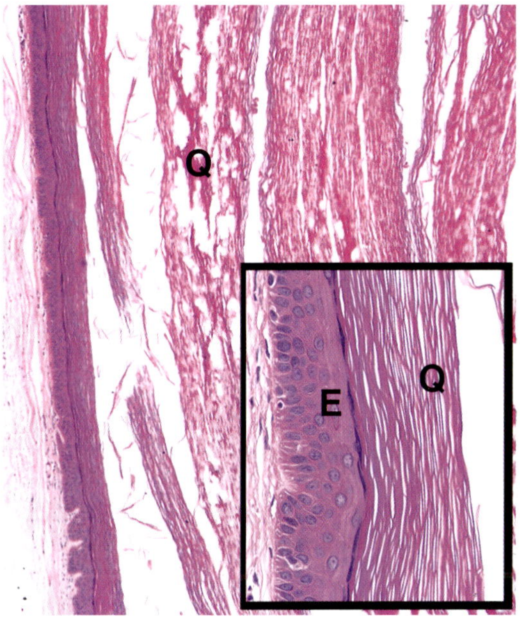

Fig. 21.17 Quiste epidérmico (BA)

Los ***quistes epidérmicos*** ocupan la dermis y a veces la capa subcutánea, y se pueden abrir al exterior a través de un «punto». El quiste contiene masas de queratina (**Q**) en degeneración, y está revestido por un epitelio (**E**) escamoso estratificado, aplanado y fino que, como la epidermis, tiene una capa granular (detalle).

Un traumatismo del quiste puede conducir a la rotura de la fina pared con escape de queratina hacia la dermis circundante, donde su presencia provoca una reacción granulomatosa a cuerpo extraño con células gigantes (ver Fig. 3.10), que se manifiesta por tumefacción, hipersensibilidad y enrojecimiento alrededor del quiste.

Desde el punto de vista clínico, estas lesiones se llaman con frecuencia (de forma inexacta) «quistes sebáceos», y se dice que los quistes traumatizados rotos son «quistes sebáceos infectados», también de forma inexacta. Las manifestaciones clínicas de inflamación alrededor de los quistes rotos se deben a la florida reacción a cuerpo extraño con células gigantes frente a la queratina fugada.

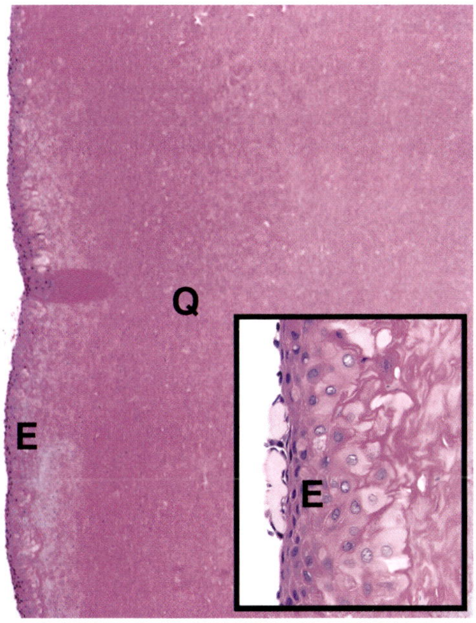

Fig. 21.18 Quiste pilar (BA)

El ***quiste pilar*** es otro quiste cutáneo común, clínicamente similar a un quiste epidérmico, pero localizado casi siempre en el cuero cabelludo. Difiere del quiste epidérmico en la naturaleza de la queratina (**Q**), que es compacta, cohesiva y no degenerada, y en el epitelio (**E**) escamoso, que se parece al que se encuentra en los folículos pilosos, pero sin capa granular (detalle). Estas lesiones también se llaman erróneamente «quistes sebáceos».

Lesiones melanocíticas

En la piel normal, los melanocitos están diseminados por las capas basales de la epidermis, y sus finas prolongaciones citoplásmicas se ramifican entre los queratinocitos hacia la superficie cutánea. Los melanocitos son responsables de la síntesis del pigmento pardo, la melanina, que después es transferido a los queratinocitos adyacentes. Existen diferencias raciales y genéticas significativas en la actividad sintética de melanina por los melanocitos, que producen grados variables de pigmentación normal de la piel. La exposición a la luz solar aumenta la síntesis de melanina y su transferencia a los queratinocitos.

Desde el punto de vista clínico, los trastornos más importantes y comunes de los melanocitos son las proliferaciones benignas conocidas como ***nevus***, y el tumor maligno denominado ***melanoma maligno.***

Nevus melanocíticos benignos

Existen tres tipos principales, según la localización de los nidos melanocíticos:

- ***Nevus melanocítico de unión***: los nidos de melanocitos están limitados a la epidermis inferior.
- ***Nevus melanocítico compuesto***: los nidos de melanocitos están localizados tanto en la epidermis inferior como en la dermis superior.
- ***Nevus melanocítico intradérmico***: los nidos de melanocitos sólo están presentes en la dermis.

Los nevus benignos tienen una historia natural predecible. La mayoría comienzan como ***nevus de unión*** pigmentados planos (ver Fig. 21.19), con nidos de melanocitos pigmentados confinados a los niveles inferiores de la epidermis y asentados sobre la membrana dermoepidérmica; los nevus puramente de unión son, por tanto, más frecuentes en niños. Conforme el niño crece, algunos de esos melanocitos de unión emigran a través de la membrana basal a la dermis superior, donde pierden la mayor parte del pigmento y las células se hacen más pequeñas y se agrupan de un modo compacto. Persisten algunos nidos de unión pigmentados en la epidermis y algunas pequeñas células névicas no pigmentadas en la dermis; en esta fase, el tumor se conoce como ***nevus compuesto*** (ver Fig. 21.20), y los nidos intradérmicos producen una lesión que se eleva por encima del nivel de la piel para formar un nódulo de color pardo. En la vida adulta temprana, la mayoría de los nidos de melanocitos emigran a la dermis hasta que desaparecen totalmente de la epidermis; en esta fase el ***nevus*** es por completo ***intradérmico*** (ver Fig. 21.21). Todas estas lesiones son completamente benignas, pero rara vez un nevus previamente benigno se convierte en un melanoma maligno. Esto suele ocurrir a través de una vía bien conocida. A veces, los nidos de unión no emigran por completo a la dermis, sino que proliferan anormalmente y muestran características de atipia citológica y arquitectural, produciendo un ***nevus displásico*** (ver Fig. 21.22). Si no se tratan, un proporción de estas lesiones acaban convirtiéndose en un melanoma maligno de extensión superficial (ver Figs. 21.24 y 21.25).

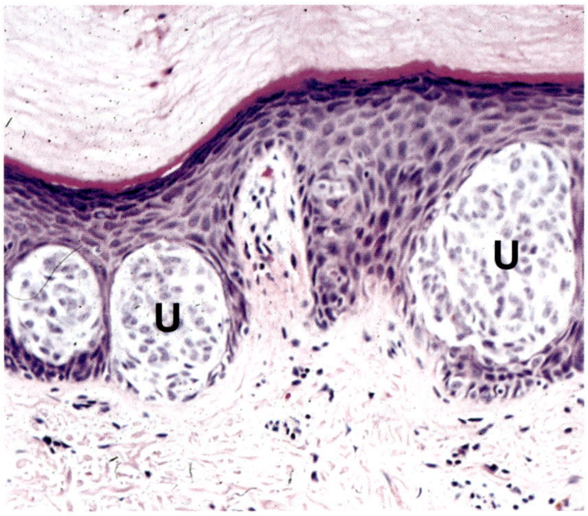

Fig. 21.19 Nevus de unión (AM)

En el nevus de unión (U) los melanocitos se agregan en nidos en las capas inferiores de la epidermis, pero no pasan a la dermis subyacente. Los nidos son entre redondos y ovales, bien circunscritos, y los melanocitos están pigmentados.

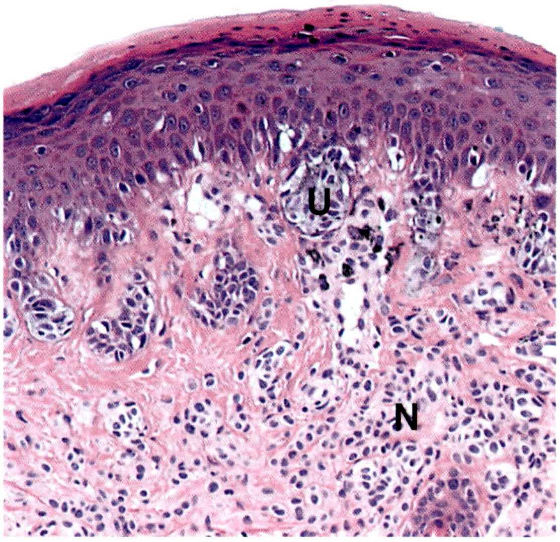

Fig. 21.20 Nevus compuesto (AM)

El nevus compuesto contiene nidos tanto en la unión (**U**) como intraepidérmicos, y colecciones de células névicas (**N**) en la dermis superior; las células de la dermis se hacen pequeñas y densamente agrupadas, y se dice que «están madurando». Conforme pasa el tiempo aumenta el número de células que ocupan la dermis, y quedan menos nidos de unión en la epidermis.

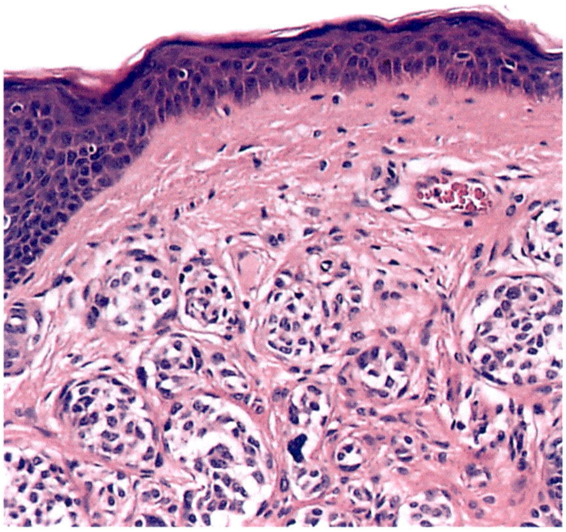

Fig. 21.21 Nevus intradérmico (AM)

Finalmente todas las células que formaban los nidos de unión intraepidérmicos han emigrado a la dermis superior para formar un nevus totalmente intradérmico.

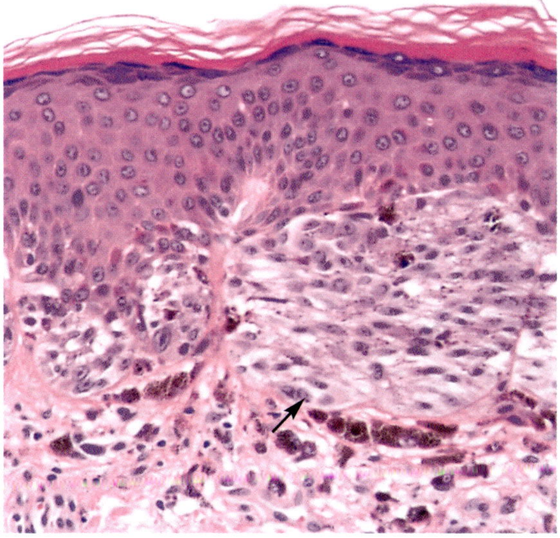

Fig. 21.22 Nevus displásico (AM)

Algunas veces, los melanocitos de los nidos de unión no emigran por completo a la dermis sino que desarrollan características de atipia, tanto citológica como arquitectural, con pleomorfismo citoplásmico y nuclear. La atipia arquitectural con frecuencia adopta la forma de nidos alargados compuestos de melanocitos fusiformes dispuestos transversalmente, que forman puentes entre papilas epidérmicas adyacentes (flecha).

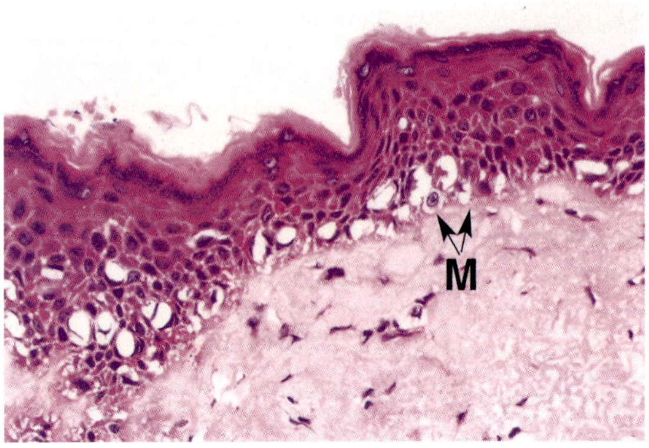

Fig. 21.23 Léntigo maligno (AM)

Otra lesión melanocítica en la que los melanocitos de la capa basal de la epidermis muestran cambios displásicos es el ***léntigo maligno***, que suele aparecer como una mancha pigmentada plana de crecimiento progresivo en la cara de personas ancianas. Histológicamente, existe una línea casi continua, en la capa basal, de melanocitos (**M**) displásicos que muestran atipia citológica, con pleomorfismo y núcleos agrandados hipercromáticos. A veces, estos melanocitos anormales se extienden hacia abajo por la capa basal de los apéndices cutáneos, como los folículos pilosos, y es posible, con el tiempo, la invasión de la dermis por melanocitos displásicos (***melanoma de tipo léntigo maligno***). Esta lesión se suele manifestar clínicamente por el desarrollo de un nódulo elevado en una lesión pigmentada previamente plana.

Lesiones melanocíticas malignas (melanoma maligno)

El ***melanoma maligno*** es un tumor maligno de los melanocitos cuya incidencia está aumentando de forma dramática entre las personas de piel blanca de todo el mundo; se cree que la exposición excesiva al sol, en particular la quemadura solar, representa la principal causa. Es frecuente que los melanomas malignos descuidados ya hayan producido metástasis en el momento de la presentación, pero una mejor información pública está haciendo que los pacientes acudan antes al médico, de modo que muchos melanomas malignos se pueden curar ahora por completo mediante la escisión primaria de la lesión. Los melanomas malignos se diseminan inicialmente a través de los linfáticos a los ganglios linfáticos regionales y posteriormente por vía sanguínea, por lo que el control a tiempo de la enfermedad es extremadamente difícil.

La predisposición a las metástasis y, por tanto, el pronóstico dependen principalmente de los siguientes factores:

- **Patrón de crecimiento**:
  - Presencia o ausencia de invasión de la dermis, lo que clasifica a las lesiones como ***invasivas*** o ***in situ***, respectivamente; las lesiones in situ no tienen potencial metastásico.
  - Patrón de crecimiento ***radial*** (es decir, horizontal o lateral) o ***vertical***. En este sentido, las lesiones se clasifican como variantes de ***extensión superficial*** o ***nodulares***, respectivamente; es posible observar los dos patrones en la misma lesión. Las lesiones con un patrón de crecimiento radial tienen buen pronóstico siempre que la escisión sea completa; cuando se desarrolla un patrón de crecimiento vertical el pronóstico es peor.
- **Grosor del tumor**: cuanto más profunda es la lesión peor es el pronóstico.
  - El ***grosor de Breslow*** mide la mayor profundidad del tumor por debajo de la capa granular; lesiones menores de 0,76 mm tienen pocas posibilidades de metastatizar.
  - El ***nivel de Clarke*** describe la profundidad de la invasión en términos de capas histológicas; por ejemplo, el nivel 2 de Clarke indica invasión de sólo la dermis papilar y un buen pronóstico.
- **Invasión vascular o perineural**: la evidencia histológica de células tumorales dentro de los vasos sanguíneos o linfáticos, o en los espacios perineurales, son indicadores de mal pronóstico por el alto riesgo de metástasis en los ganglios linfáticos y de diseminación por el torrente sanguíneo.

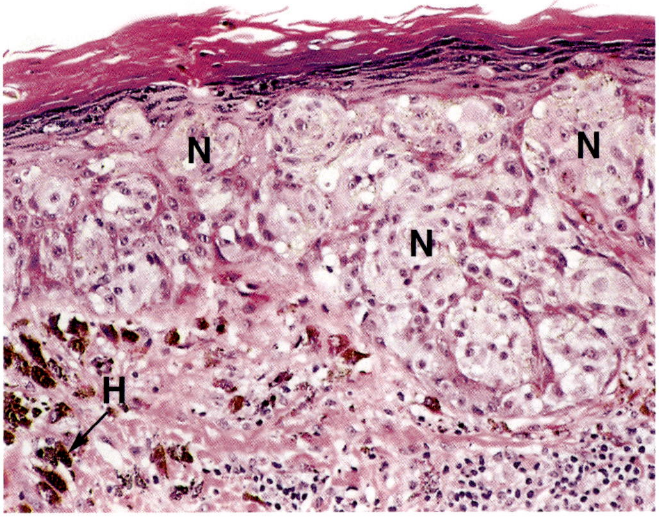

Fig. 21.24 Melanoma maligno in situ de extensión superficial (GA)

La epidermis contiene nidos (**N**) de melanocitos que ocupan todos los niveles de la epidermis, a diferencia del nevus de unión (ver Fig. 21.19), en el que los nidos de melanocitos se limitan a las capas basales. Los nidos son numerosos, irregulares en cuanto a tamaño y forma, y los melanocitos que contienen son atípicos y pleomorfos. La dermis contiene histiocitos (**H**) agrupados, llenos de melanina («melanófagos»), pero no existe invasión de la dermis por los melanocitos malignos.

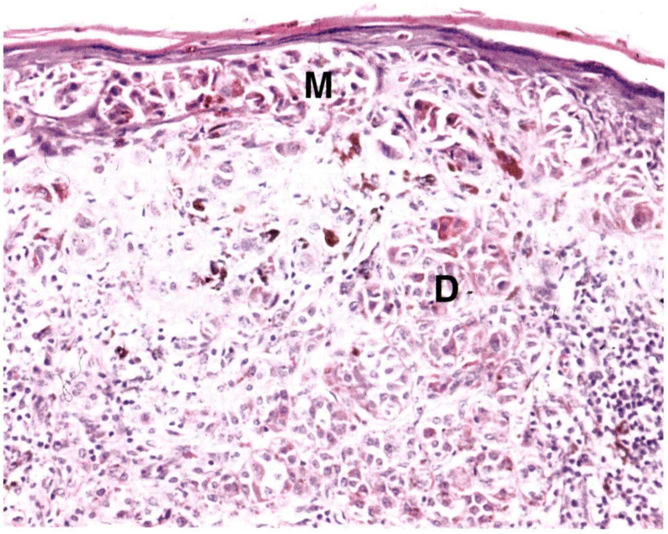

Fig. 21.25 Melanoma maligno de extensión superficial - invasión dérmica (AM)

Como en el melanoma maligno in situ de extensión superficial, mostrado en la Figura 21.24, existen nidos de melanocitos (**M**) atípicos en todas las capas de la epidermis, pero en un área han roto la membrana basal epidérmica para invadir la dermis (**D**) con un patrón de crecimiento radial/horizontal.

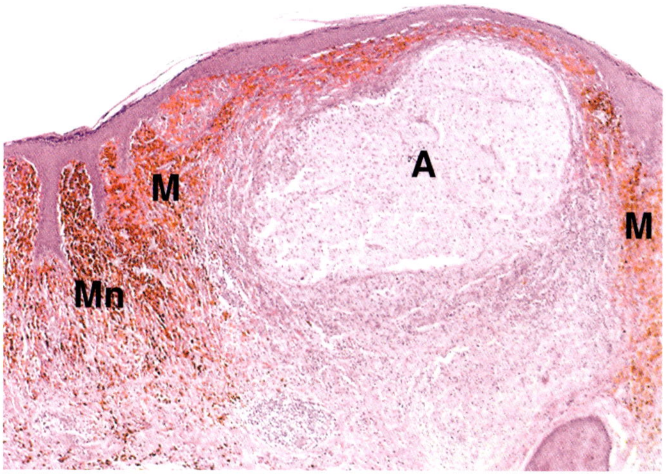

(a)

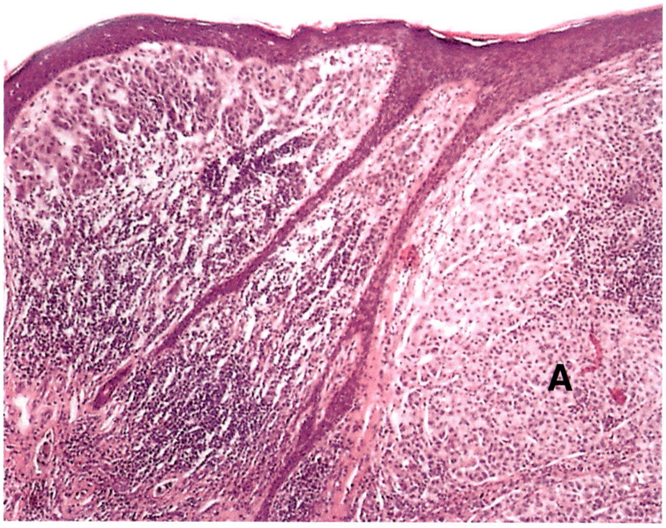

(b)

Fig. 21.26 Melanoma maligno - nodular
(a) BA (b) AM

La microfotografía a bajo aumento (a) muestra el patrón arquitectural (**A**) de un melanoma maligno con un componente de crecimiento nodular (vertical), en gran parte amelanótico, rodeado por melanoma (**M**) altamente pigmentado y colecciones de macrófagos que han fagocitado melanina («melanófagos») (**Mn**). Desde el punto de vista clínico, éste era un nódulo de crecimiento rápido, más pálido, originado en una lesión previamente plana con pigmentación irregular.

En una visión a mayor aumento (b) del borde del melanoma se pueden ver los melanocitos malignos no pigmentados (patrón arquitectural) (**A**) que se extienden en la profundidad de la dermis. El grosor de Breslow es mucho mayor de 1,5 mm y el pronóstico desfavorable, con una alta probabilidad de diseminación metastásica.

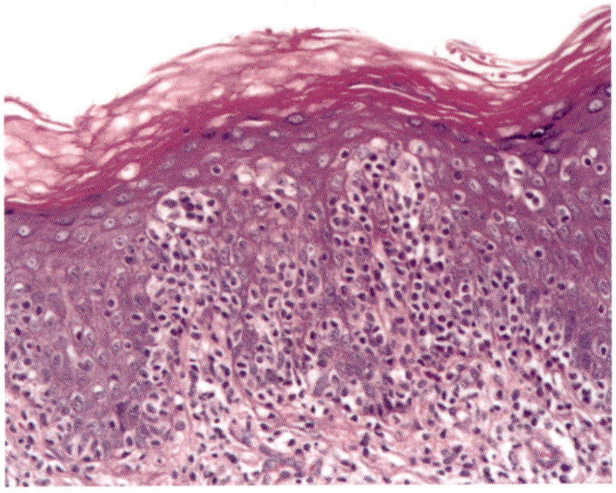

Fig. 21.27 Linfoma de células T cutáneo (AM)

El tipo más común de linfoma en la piel es el linfoma de células T; éste comienza como manchas rojas persistentes e inexplicadas en la piel que aumentan de tamaño lentamente, con frecuencia a lo largo de varios años, y se convierten en placas rojas ligeramente elevadas. En una fase avanzada, las lesiones llegan a ser múltiples nódulos rojos elevados (***micosis fungoide***). Esta microfotografía muestra la enfermedad en la fase de placa precoz; gran número de linfocitos T atípicos están invadiendo la epidermis desde la dermis.

El linfoma de células B de la piel es mucho menos común, y habitualmente se presenta en forma de nódulos solitarios elevados de color rojo púrpura.

Tumores de la dermis y del tejido subcutáneo

En la dermis y el tejido subcutáneo se pueden encontrar neurofibromas (ver Fig. 23.16), schwannomas (ver Fig. 23.15), leiomiomas, angiomas y carcinomas metastásicos. Sin embargo, el tumor más común de la dermis es el ***dermatofibroma***, un tumor fibrohistiocítico benigno; su equivalente maligno, el ***dermatofibrosarcoma protuberans*** o sarcoma protuberante, es mucho más raro. El tumor más común del tejido subcutáneo es el ***lipoma*** benigno.

(a)

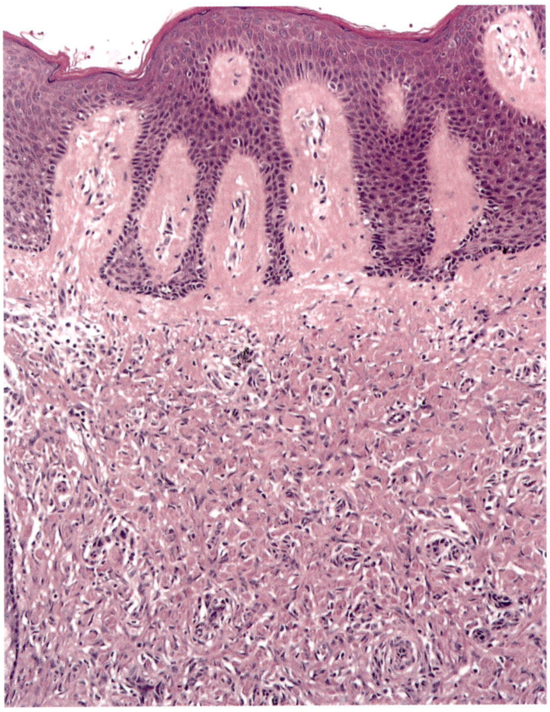

(b)

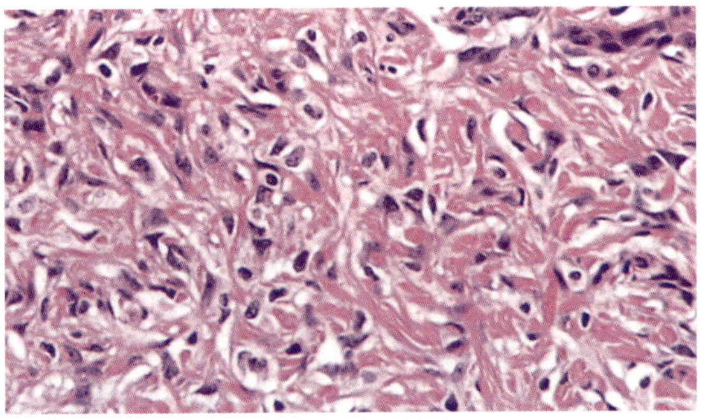

Fig. 21.28 Dermatofibroma
(a) AM (b) BA

Éste es un tumor común de la piel, que generalmente se encuentra en las extremidades de personas de mediana edad, en forma de un solo nódulo elevado y firme, de coloración variable entre blanco y pardo. Desde el punto de vista histológico, está situado en la dermis, tiene márgenes mal definidos y se compone de células fusiformes, parecidas a los fibroblastos, dispuestas de forma irregular, con histiocitos espumosos diseminados en algunas lesiones. La epidermis sobreyacente muestra con frecuencia engrosamiento irregular (como se aprecia en a).

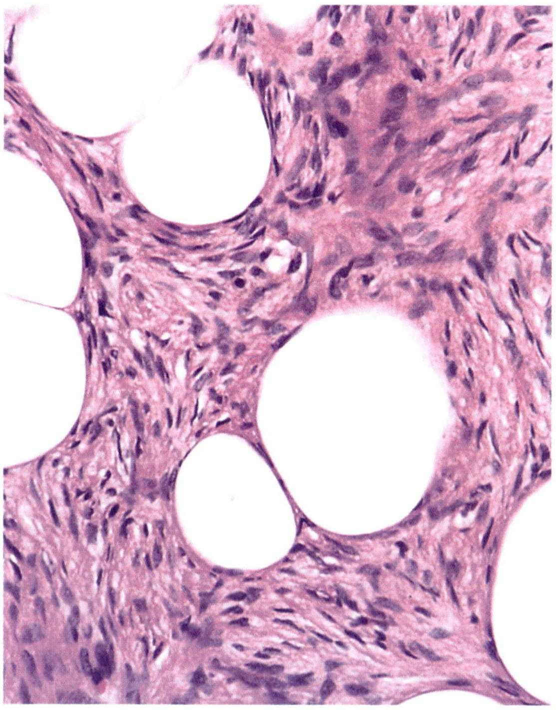

Fig. 21.29 Dermatofibrosarcoma protuberans (GA)

Se cree que este tumor maligno de bajo grado, también procede de células fibrohistiocíticas. Ocurre más frecuentemente en el tronco como una placa dura de crecimiento lento. El tumor se compone de células fusiformes fasciculadas que muestran pleomorfismo variable. Aunque originado en la dermis, aumenta de tamaño infiltrando lateralmente la dermis adyacente y profundamente el tejido adiposo subcutáneo, como muestra esta microfotografía. La infiltración es con frecuencia mucho más extensa de lo que parece clínicamente, y puede resultar difícil la extirpación completa en el primer intento. La escisión incompleta siempre se sigue de recidiva y diseminación local continuada.

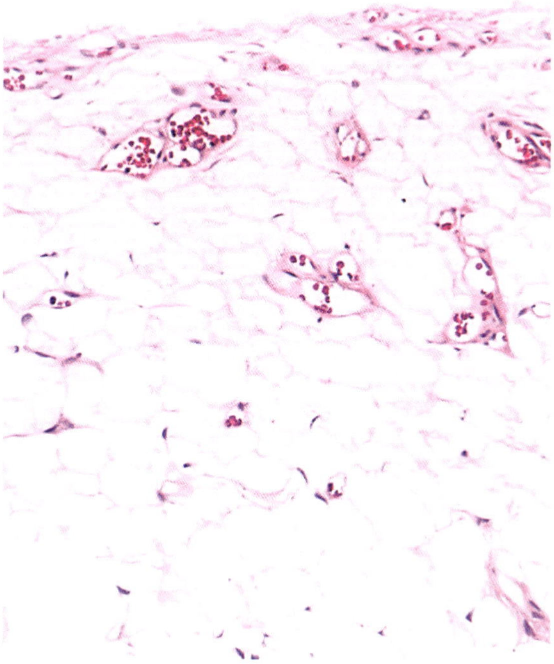

Fig. 21.30 Lipoma (BA)

El tumor más común del tejido subcutáneo es el ***lipoma*** benigno, que se presenta como tumores blandos, muchas veces antiestéticos, en el tronco y los miembros. El lipoma puede ser único o múltiple, indoloro o doloroso, mal definido o bien circunscrito. Los tumores se componen de tejido adiposo, pero los tumores múltiples dolorosos contienen a menudo un gran número de vasos sanguíneos prominentes, como en esta microfotografía. Este tipo de lipoma se suele denominar ***angiolipoma***.

22. Sistema esquelético

Hueso

El hueso es un tejido altamente especializado compuesto por un tipo especial de colágeno incluido en una matriz de sustancia fundamental, que forma el denominado ***osteoide***. Éste se mineraliza mediante el depósito de sales de calcio en forma de hidroxiapatita. El osteoide es sintetizado por células especializadas llamadas ***osteoblastos***, que en estado de reposo aparecen como células fusiformes inactivas situadas sobre las superficies óseas, sin obstruirlas; cuando existe necesidad de sintetizar más osteoide, los osteoblastos se convierten en cúbicos y sintetizan proteínas activamente. El hueso está siendo remodelado constantemente mediante la eliminación de hueso viejo por células resortivas llamadas ***osteoclastos*** y depósito de osteoide nuevo por los osteoblastos. Así pues, la masa y la disposición arquitectural del hueso pueden modificarse en respuesta a las demandas y cargas funcionales cambiantes. El hueso calcificado proporciona un gran reservorio de calcio, del que éste se puede extraer (mediante la actividad reabsortiva de los osteoclastos) para mantener la homeostasis del calcio sérico.

Fractura ósea

La fractura ósea es un resultado común e importante del traumatismo. Cuando existe alguna anomalía ósea subyacente, por ejemplo osteoporosis, osteomalacia, enfermedad de Paget o tumor metastásico, el traumatismo o estrés añadido requerido para producir una fractura ósea puede ser mínimo; esta situación se conoce como ***fractura patológica***. El proceso de curación de una fractura se resume brevemente en la Figura 2.12 como ejemplo de una forma especializada de reparación tisular.

Infecciones óseas

Las infecciones del hueso son ahora relativamente incomunes, aunque la osteomielitis bacteriana, tanto piógena como tuberculosa, fueron antes enfermedades invalidantes importantes. La ***osteomielitis aguda***, causada por bacterias piógenas, usualmente *Staphylococcus aureus* (Fig. 22.1), suele ocurrir en lactantes y niños pequeños en quienes las bacterias llegan a la cavidad medular a través del torrente sanguíneo; también puede seguir a un traumatismo penetrante en personas de cualquier edad, por ejemplo después de una fractura compuesta. Desde el punto de vista anatomopatológico, la osteomielitis aguda se presenta con formación de abscesos en el espacio medular del hueso, pero el curso de la enfermedad se complica por dos factores. En primer lugar, el aumento de presión en el espacio confinado causa infarto de mayores áreas de hueso; en segundo lugar, las masas de hueso muerto (***secuestros***) se comportan como cuerpos extraños inhibiendo el proceso de reparación normal y proporcionando un refugio para las bacterias, inaccesible a los mecanismos defensivos del cuerpo. Se puede producir ***osteomielitis crónica*** si el tratamiento se retrasa o es inadecuado. La ***osteomielitis tuberculosa*** se ilustra en la Figura 4.8.

Enfermedades metabólicas del hueso

La ***osteoporosis*** (***osteopenia***) es una condición en la que la masa ósea total está disminuida por reducción del número o el tamaño (habitualmente ambos) de las trabéculas óseas y adelgazamiento del hueso cortical; a pesar de ello, el hueso parece estructuralmente normal. La ***osteomalacia*** es una enfermedad en la que el osteoide no alcanza una mineralización normal, habitualmente debido a deficiencia de vitamina D, aunque otras causas de depleción del calcio corporal total también pueden ser responsables; el ***raquitismo*** es el equivalente infantil de la osteomalacia. El aspecto del hueso normal se compara en la Figura 22.2 con el de la osteoporosis y el de la osteomalacia.

La ***enfermedad de Paget del hueso*** (Fig. 22.3) es una condición de etiología desconocida que afecta a pacientes de edad avanzada; se caracteriza por erosión osteoclástica inapropiada y aleatoria del hueso formado y depósito osteoblástico simultáneo, también aleatorio, de hueso nuevo. El ***hiperparatiroidismo***, debido a una secreción excesiva de parathormona por un adenoma paratiroideo o hiperplasia de paratiroides, puede causar erosión osteoclástica aleatoria algo similar del hueso.

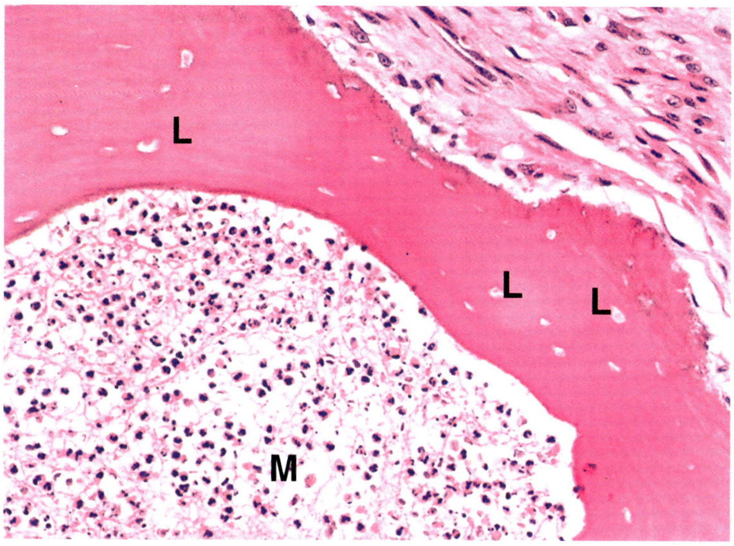

(a)

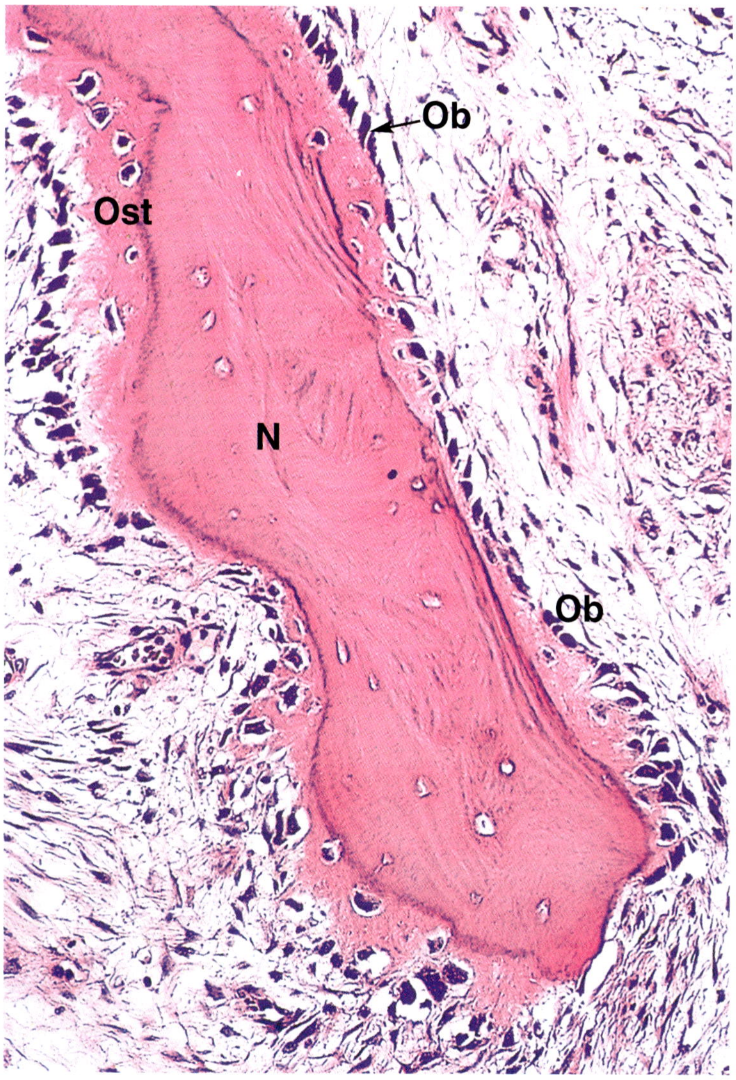

(b)

Fig. 22.1 Osteomielitis
(a) (GA)
(b) Hueso necrótico (GA)

La microfotografía (a) muestra una imagen a gran aumento de osteomielitis aguda purulenta en el dedo gordo del pie amputado de un paciente diabético. Existe una reacción inflamatoria aguda en el espacio medular (**M**) en la parte inferior izquierda del campo, infiltrada por numerosos neutrófilos dentro de una malla de fibrina. La trabécula ósea está necrótica, sin osteocitos viables en las lagunas (**L**). En la parte superior derecha la médula es fibrótica, lo que indica un proceso de reparación continuada.

En la microfotografía (b), el proceso ha progresado hasta una fase crónica con hueso necrótico sometido a remodelación. La trabécula de hueso necrótico (**N**), en el centro, aparece rodeada por osteoblastos (**Ob**) activos, que están depositando matriz nueva u osteoide (**Ost**) sobre la superficie externa del hueso trabecular muerto.

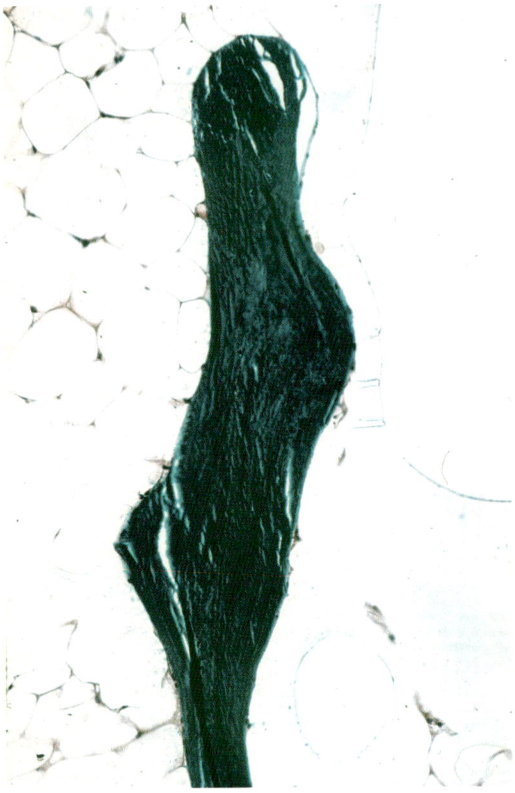
(a)

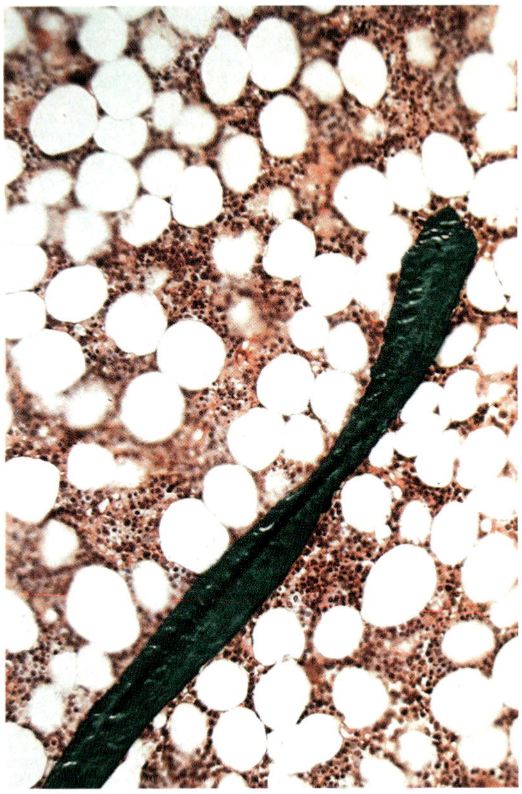
(b)

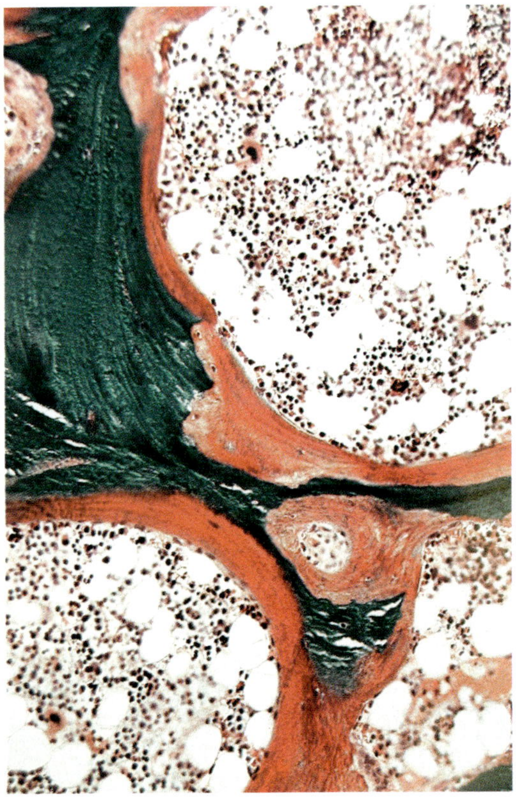
(c)

Fig. 22.2 Osteoporosis y osteomalacia (secciones en resina descalcificadas, tinción tricrómica de Goldner) (AM)
(a) Hueso normal (b) Osteoporosis
(c) Osteomalacia

En el ***hueso trabecular normal***, la trabécula completa está totalmente calcificada (teñida en color verde por el método tricrómico de Goldner).

En la ***osteoporosis***, el hueso aparece cualitativamente normal, pero su masa está disminuida por la reducción del número y tamaño de las trabéculas. La osteoporosis es extremadamente común en los ancianos, sobre todo en las mujeres posmenopáusicas, y se acentúa con la inmovilidad. También puede ocurrir en un miembro aislado si permanece inmóvil por cualquier razón, representando probablemente una forma de atrofia por desuso. La osteoporosis también puede estar causada por algunos trastornos endocrinos, observándose particularmente en las situaciones con exceso de corticosteroides.

En la ***osteomalacia***, las trabéculas son de grosor normal o aumentado, pero la mineralización es deficiente, de forma que cada trabécula tiene un núcleo central de hueso calcificado (teñido en verde) recubierto por un caparazón externo de osteoide no mineralizado (teñido de color rojo anaranjado). La osteomalacia suele ser el resultado de la deficiencia de vitamina D. La deficiencia de esta vitamina durante la fase de crecimiento infantil (raquitismo) es idéntica a la osteomalacia desde el punto de vista anatomopatológico, originando una grosera deformidad esquelética por alteración de la mineralización ósea en los centros de crecimiento.

(a)

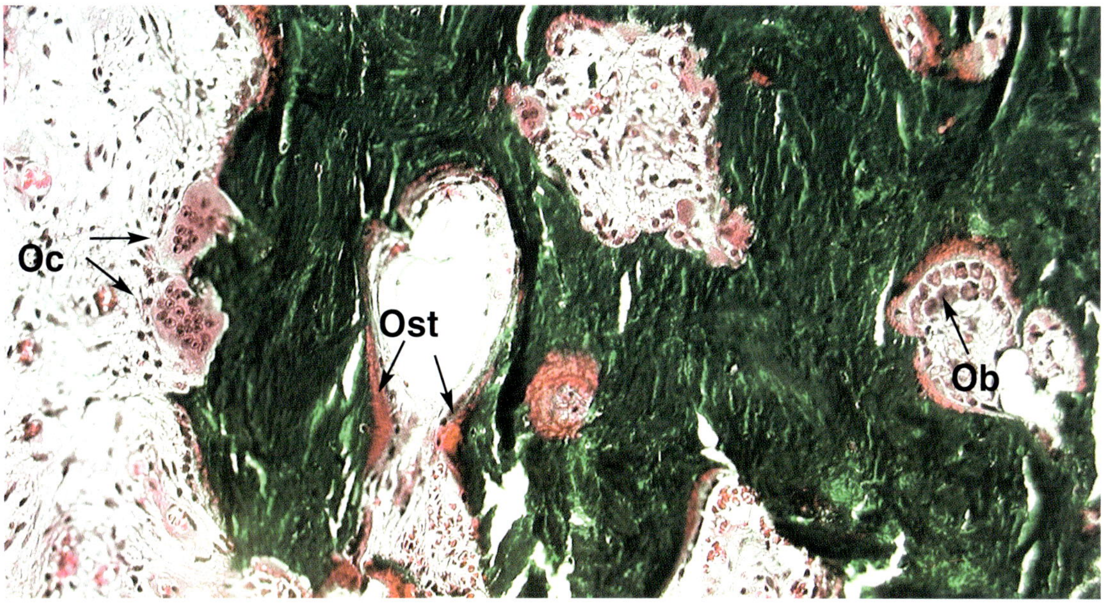

(b)

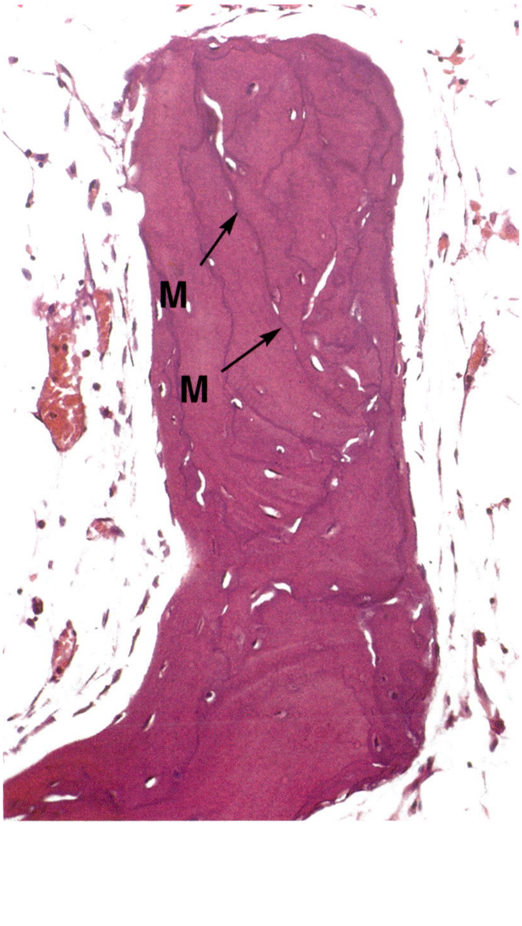

Fig. 22.3 Enfermedad de Paget del hueso (AM)

(a) Lesión osteolítica activa (sección en resina descalcificada, tinción tricrómica de Goldner)

(b) Lesión esclerótica inactiva (sección en parafina descalcificada, hematoxilina y eosina)

En la ***enfermedad de Paget del hueso*** existe erosión osteoclástica incontrolada e indiscriminada del hueso, seguida por actividad osteoblástica excesiva que produce un exceso de osteoide que más adelante se mineraliza, conduciendo a un engrosamiento trabecular irregular. La microfotografía (a) muestra osteoclastos (**Oc**) multinucleados anormalmente grandes erosionando activamente la superficie ósea. Otra superficie trabecular muestra una capa de osteoide (**Ost**) recién depositado, teñido en rojo, subyacente a hileras de grandes osteoblastos (**Ob**) cúbicos activos. Esta remodelación aleatoria progresiva conduce a distorsión grosera del hueso, frecuentemente con marcado engrosamiento; la condición suele estar limitada a un número relativamente pequeño de huesos largos, vértebras o huesos del cráneo, que pueden convertirse en inadecuados para soportar las cargas funcionales conduciendo a deformidad esquelética grave (p. ej., huesos largos arqueados) o incluso a fracturas patológicas.

Con el transcurso del tiempo, la actividad de la enfermedad disminuye lentamente, y el hueso, en un principio muy celular, se hace cada vez más esclerótico; en general, el hueso queda más grueso pero, paradójicamente, más débil, puesto que gran parte del antiguo hueso lamelar fuerte ha sido sustituido por hueso entretejido más débil. La alteración del patrón lamelar óptimo se puede ver con facilidad mediante microscopia con luz polarizada, y en lesiones antiguas, como la de la microfotografía (b), los límites de distintos episodios de destrucción ósea y de formación de nuevo hueso irregular están marcados por ***líneas en mosaico*** (**M**) oscuras y finas.

Tumores óseos

Los ***tumores primarios del hueso*** pueden originarse en todos los tipos de células presentes en el hueso; las características esenciales de los más importantes de estos tumores se tabulan en la Figura 22.4.

El ***osteoma osteoide*** es un tumor benigno, pero doloroso, del hueso ilustrado en la Figura 22.5. El tumor primario maligno más común del hueso es el ***sarcoma osteogénico*** (Fig. 22.6), que ocurre principalmente en niños y adolescentes.

Los ***condromas*** (Fig. 22.7) son tumores benignos del cartílago hialino que se pueden formar en la superficie del hueso o dentro de la cavidad medular, donde se conocen como ***encondromas***; rara vez experimentan transformación maligna. Los ***condrosarcomas*** son tumores malignos que se producen fundamentalmente en pacientes de edad media o avanzada. También se pueden formar tumores malignos a partir de las células linfoides de la médula ósea, por ejemplo mielomas, linfomas, leucemias, etc. (Capítulo 16).

Además de las neoplasias óseas verdaderas, existe un grupo misceláneo de ***lesiones parecidas a tumores*** que también se encuentran en el hueso, cuyas principales características se presentan en la Figura 22.9. La ***exostosis*** cubierta por una caperuza de cartílago, conocida como ***osteocondroma***, es la más común de estas lesiones y se ilustra en la Figura 22.10.

El hueso es un destino frecuente e importante de la diseminación metastásica hematógena de los tumores epiteliales malignos, en particular los carcinomas de bronquio, mama, riñón, tiroides y próstata (ver Fig. 16.5). Los depósitos tumorales metastásicos suelen destruir el hueso trabecular, aunque el carcinoma de próstata (Fig. 19.11) estimula a veces una neoformación ósea excesiva, produciendo depósitos osteoescleróticos en vez de osteolíticos, que son más usuales.

Fig. 22.4 Tumores primarios importantes del hueso

Nombre	Célula presumida de origen	Incidencia por edad y sexo	Localizaciones comunes	Comportamiento
Osteoma osteoide	Osteoblasto	Adolescentes H > M	Miembro inferior	Benigno, osteosclerótico; doloroso
Sarcoma osteogénico (osteosarcoma)	Osteoblasto primitivo	(i) 10-25 años (ii) Más de 65 años H > M	(i) Alrededor de la rodilla (ii) Donde hay enfermedad de Paget	Muy maligno; metástasis precoces pulmonares
Condroma (encondroma)	Condrocito	Adultos jóvenes H > M	Huesos de las manos	Usualmente benigno y expansivo
Condrosarcoma	Condrocito	30-60 años H > M	Columna vertebral y pelvis	Maligno; diseminación local y metástasis a distancia
Fibroma no osificante	Incierta	Niños/adolescentes H > M	Huesos largos del miembro inferior	Benigno, osteolítico; ocasionalmente múltiple
Fibroma condromixoide	Incierta	Adolescentes/adultos jóvenes H > M	Huesos largos, especialmente tibia	Osteolítico, benigno
Tumor de células gigantes	Osteoclasto	20-40 años H > M	Alrededor de la rodilla	La mayor parte benignos, pueden recidivar; rara vez malignos
Cordoma	Tejido de la notocorda	40+ años H > M	Sacro	Destrucción ósea e invasión local
Tumor de Ewing	Incierta	Niños/adolescentes H > M	Diáfisis de huesos largos	Maligno; metástasis precoces y extensas

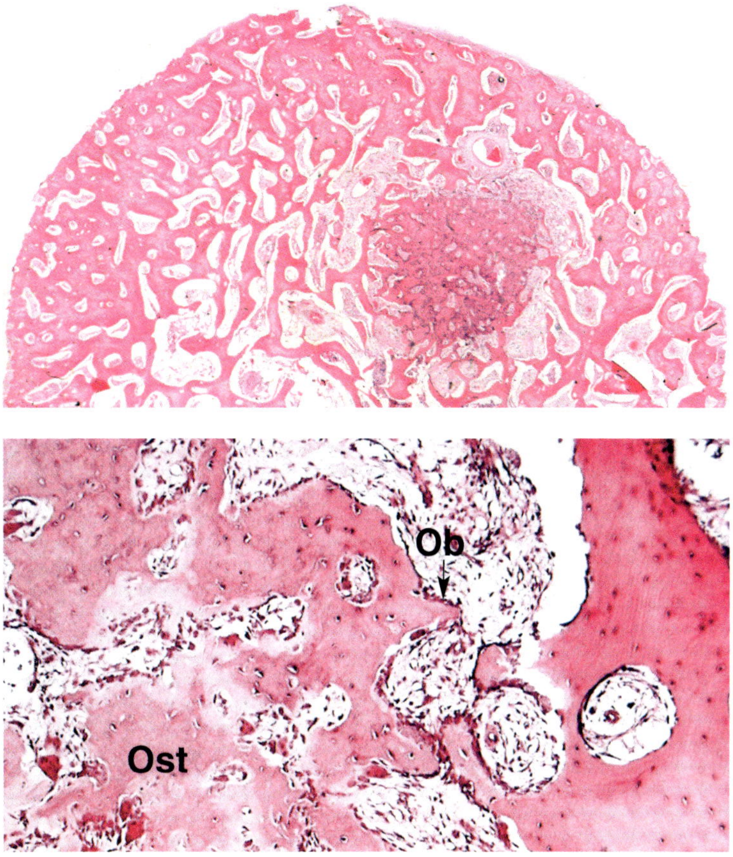

(a)

(b)

Fig. 22.5 **Osteoma osteoide**
(a) Osteoma osteoide en la cavidad medular (BA)
(b) Histología del borde de la lesión (AM)

El ***osteoma osteoide*** es un tumor benigno de osteoblastos que suele originarse en la cavidad medular de la diáfisis de los huesos largos, comúnmente la tibia o el fémur. La microfotografía (a) muestra el típico aspecto a bajo aumento de este tumor benigno. La microfotografía (b) muestra el borde de la lesión. Hay un «nido» central compuesto de osteoide (**Ost**) parcialmente mineralizado que forma masas irregulares rodeadas por un reborde de osteoblastos (**Ob**) en proliferación activa.

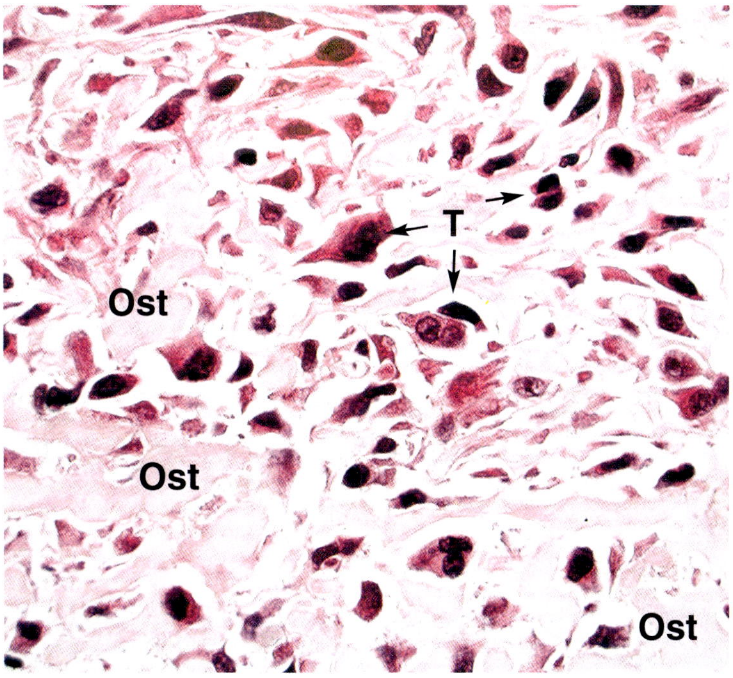

Fig. 22.6 **Sarcoma osteogénico (osteosarcoma) (GA)**

Esta neoplasia relativamente incomún es, sin embargo, el tumor maligno primario más frecuente del hueso. La mayoría de los casos ocurren en niños y adolescentes (generalmente alrededor de la rodilla), pero también se puede encontrar en ocasiones en pacientes ancianos con enfermedad de Paget de larga evolución. Desde el punto de vista histológico, el tumor tiene un aspecto muy variable, pero suelen estar presentes islotes de osteoide (**Ost**) con tinción rosa delicada. Las células tumorales (**T**), que derivan de los osteoblastos, suelen ser poco diferenciadas y pleomórficas, con intensa actividad mitótica. En general, estos tumores están muy vascularizados, y son frecuentes las metástasis pulmonares tempranas por vía sanguínea.

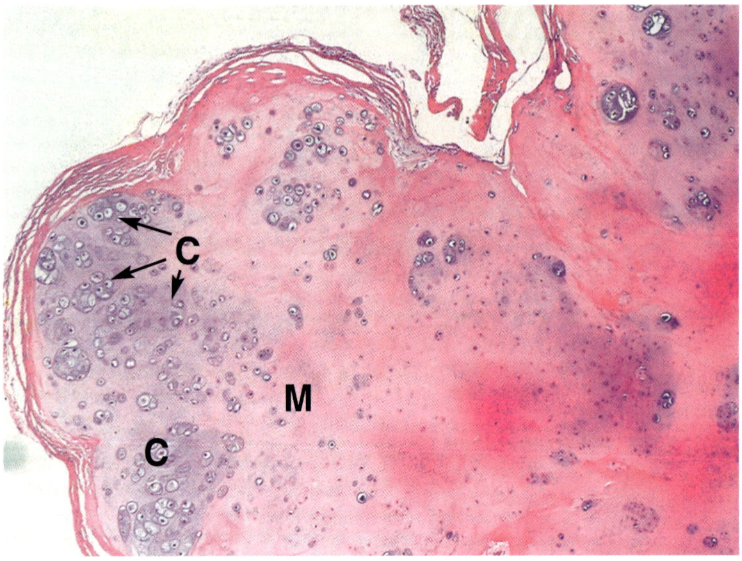

Fig. 22.7 Condroma (BA)

Los ***condromas*** están constituidos por nódulos bien circunscritos de cartílago benigno. La apariencia macroscópica es característica de un aspecto semitranslúcido, azul grisáceo, a causa de la matriz (**M**) hialina. Los condrocitos (**C**) neoplásicos, que se observan dentro de las lagunas, son benignos, sin características displásicas, y están embebidos en una matriz cartilaginosa bien formada.

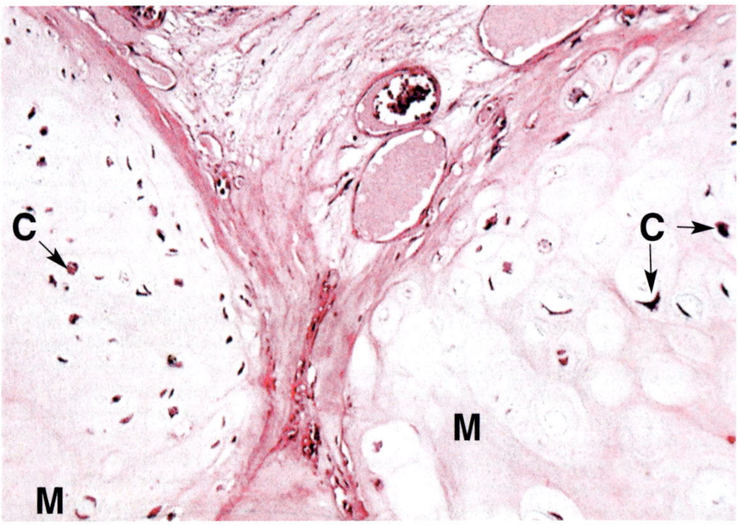

(a)

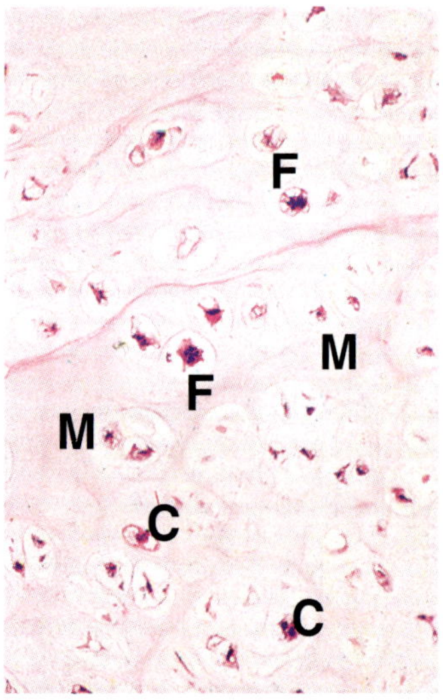

(b)

Fig. 22.8 Condrosarcoma
(a) AM (b) GA

Este tumor cartilaginoso maligno se origina habitualmente en el esqueleto axial de pacientes de edad media y avanzada. Los tumores varían en su comportamiento desde los casos indolentes con bajo grado de malignidad, hasta las neoplasias agresivas, muy poco diferenciadas, con poca formación obvia de cartílago.

El tumor mostrado aquí es un condrosarcoma bien diferenciado, compuesto por nódulos de matriz (**M**) hialina pálida. Embebidos dentro de la matriz, hay condrocitos (**C**) malignos que difieren de los normales por ser células agrandadas atípicas, que pueden ser binucleadas, o mostrar agrupación de dos o más células en una sola laguna. Se pueden ver figuras (**F**) mitóticas. A veces resulta difícil diferenciar entre un condrosarcoma bien diferenciado, como éste, y un condroma benigno.

Fig. 22.9 Lesiones óseas parecidas a tumores

Nombre	Incidencia por edad y sexo	Localizaciones comunes	Comportamiento
Osteocondroma	Niños/adolescentes H > M	Parte superior de tibia e inferior de peroné	Crecimiento benigno (¿hamartomatoso?) de cartílago y hueso desde la superficie ósea; escaso potencial para la transformación maligna
Quiste óseo aneurismático	Adolescentes/adultos jóvenes H > M	Diáfisis de huesos largos, columna vertebral	Osteolítico, predispone a la fractura
Displasia fibrosa	Niños/adolescentes H > M	Fémur, tibia, peroné, huesos de la cara	Osteolítico, predispone a la fractura
«Tumor pardo» del hiperparatiroidismo	Adultos H > M	En cualquier localización	Lesiones osteolíticas, frecuentemente múltiples

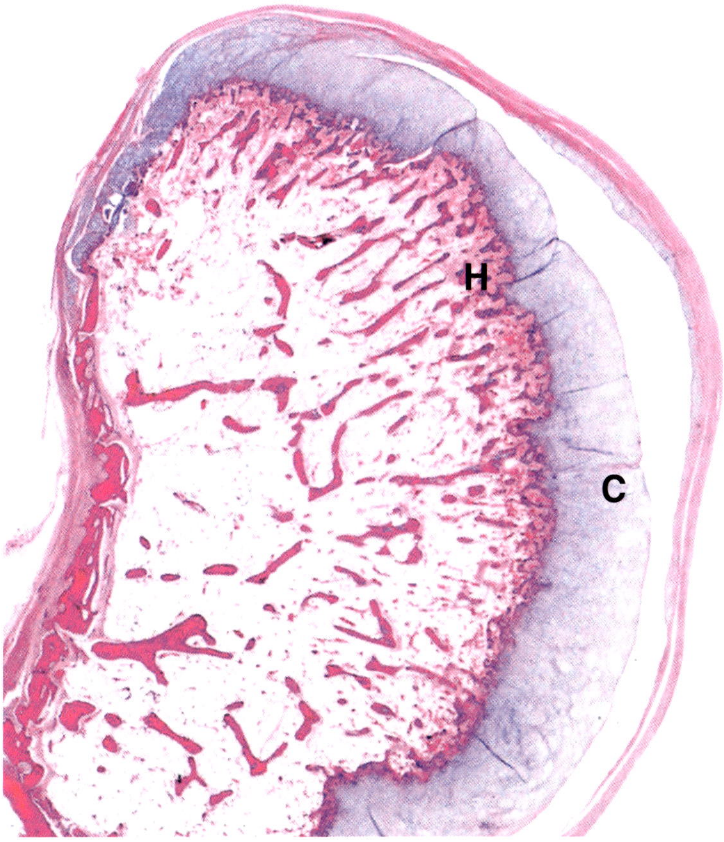

Fig. 22.10 Osteocondroma (BA)

Los ***osteocondromas*** o ***exostosis*** son protuberancias óseas con forma de hongo que tienen una caperuza de cartílago (**C**) y aparecen en la región de la epífisis.

La osificación endocondral tiene lugar en la superficie interna del cartílago para formar hueso (**H**) cortical. El pedículo consiste en hueso medular. Muy ocasionalmente un condrosarcoma se puede originar en un osteocondroma, y esta eventualidad es mucho más común en los individuos con ***síndrome de exostosis múltiples hereditarias***.

En esta microfotografía se ha producido la separación artefactual del pericondrio.

Enfermedades de las articulaciones

Los tres trastornos más importantes de las articulaciones son la osteoartritis, la gota y la artritis reumatoide. El nombre de ***osteoartritis*** (Fig. 22.11) se aplica a los cambios degenerativos por uso y desgaste que ocurren en algunas articulaciones con el paso del tiempo. La ***gota*** es una artropatía inflamatoria causada por el depósito de cristales de urato dentro de las articulaciones; se ilustra en la Figura 22.12. La ***artritis reumatoide*** (Fig. 22.13) es un cuadro de sinovitis y artritis inflamatorias crónicas de probable origen autoinmune.

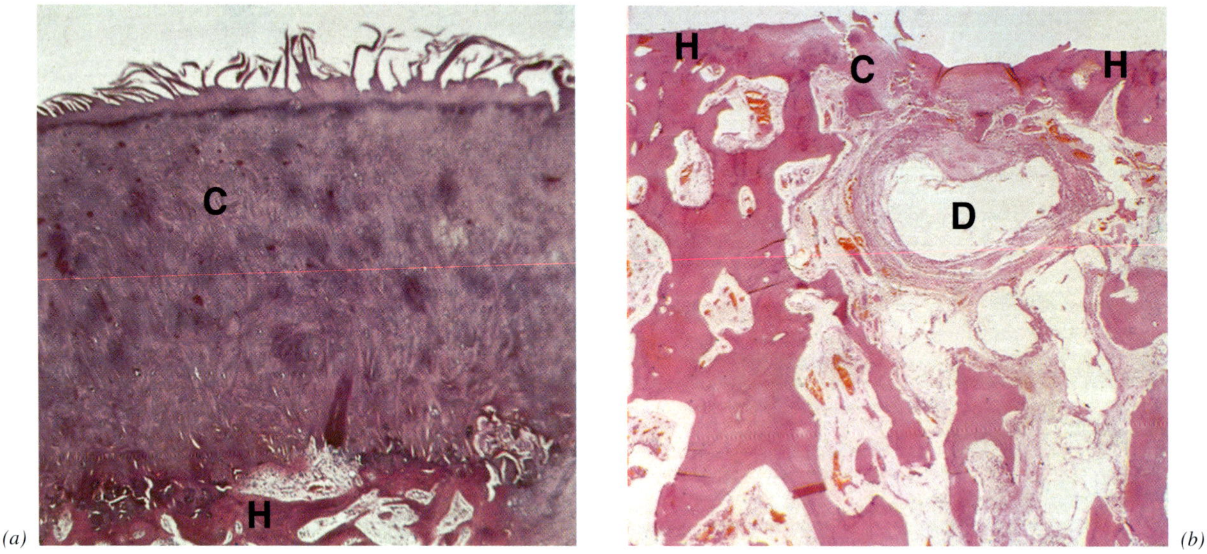

Fig. 22.11 Osteoartritis
(a) Cambios precoces (AM) (b) Lesión establecida (BA)

La ***osteoartritis*** es un trastorno degenerativo del cartílago articular resultado del uso y desgaste excesivos, con cambios inflamatorios secundarios en los componentes de tejidos blandos de la articulación. En las fases más precoces, el cartílago (**C**) articular pierde su aspecto liso, y desarrolla fibrilaciones y escamas superficiales, como muestra la microfotografía (a). El cartílago dañado es progresivamente erosionado hasta que queda expuesto el hueso (**H**) cortical subyacente. Después de la articulación prolongada del hueso desnudo con la superficie opuesta, el hueso se hace ligeramente más engrosado, duro, denso y altamente pulimentado, un proceso conocido como ***eburnación***. Al mismo tiempo se produce crecimiento de hueso nuevo (***osteófitos***) en los márgenes articulares.

En el caso avanzado que ilustra la microfotografía (b), sólo queda una pequeña cantidad de cartílago (**C**), y el hueso (**H**) expuesto ha experimentado eburnación. El hueso subyacente a la superficie ebúrnea traumatizada puede experimentar degeneración (**D**) quística.

Todos estos cambios conducen a dolor articular y limitación progresiva del movimiento de la articulación. Las caderas, rodillas y las articulaciones de los dedos de las manos son las que se afectan con mayor frecuencia e intensidad.

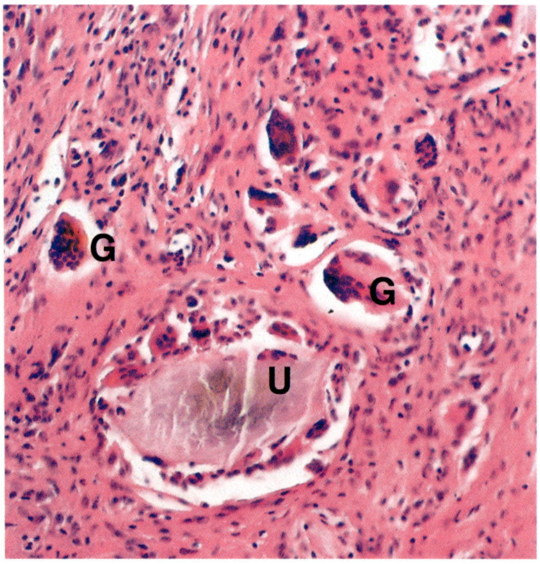

Fig. 22.12 Gota (AM)

La ***gota*** es una forma aguda, recidivante, de artritis que afecta a individuos con hiperuricemia. La mayoría de las veces es «primaria», es decir, de causa desconocida. Sin embargo, una pequeña proporción del total de casos se debe al aumento de la renovación de los ácidos nucleicos, como en la leucemia o en los pacientes con enfermedad renal crónica, incapaces de excretar urato.

Los ataques agudos de gota son precipitados por la cristalización de urato dentro de las articulaciones, causando una reacción inflamatoria aguda. Con el transcurso del tiempo se puede producir artritis crónica a través de una respuesta granulomatosa crónica con células gigantes (**G**). Las células gigantes forman agregados alrededor del material residual de los cristales de urato (**U**). La sinovial aparece inflamada y fibrótica, y esta masa inflamatoria o ***pannus*** puede erosionar al cartílago subyacente.

Los ***tofos gotosos*** de los tejidos blandos tienen un aspecto histológico similar.

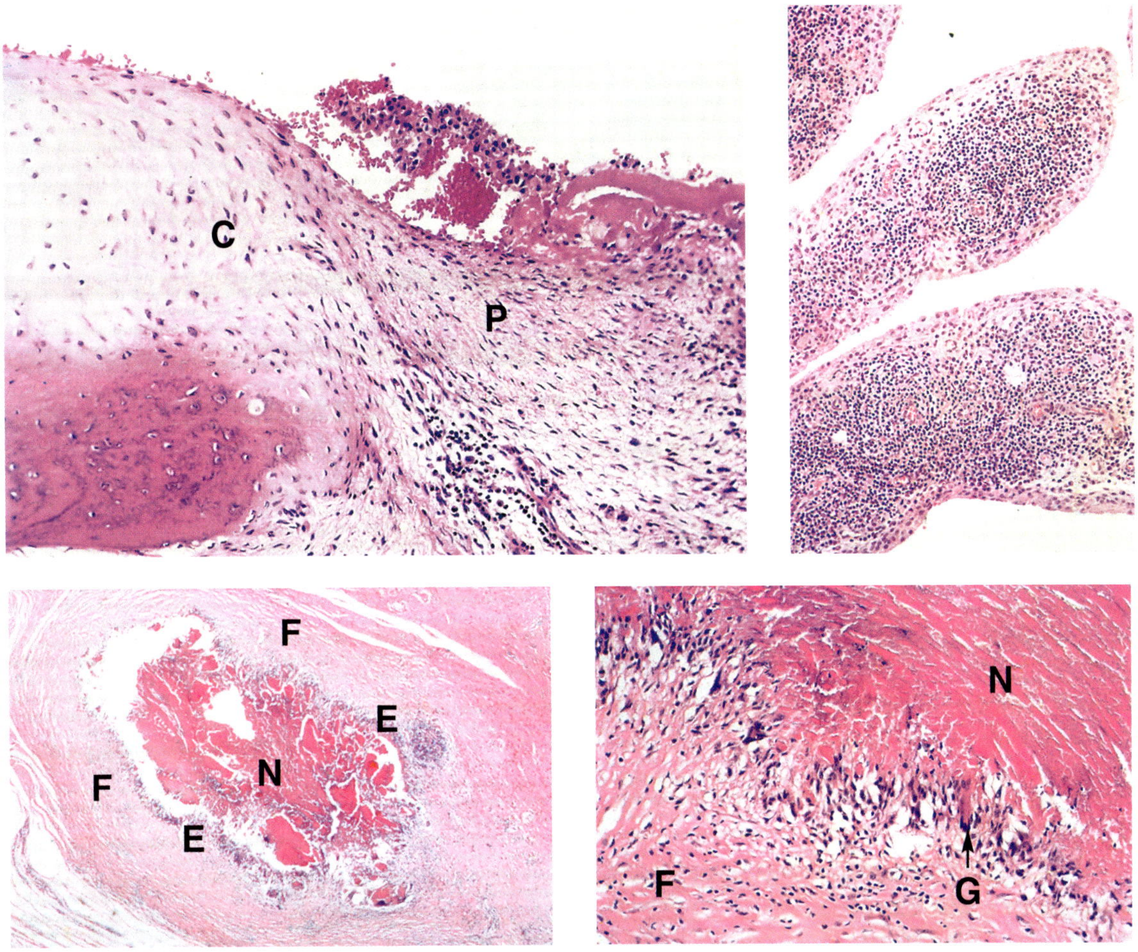

Fig. 22.13 Artritis reumatoide
(a) Cartílago articular (AM) **(b) Sinovial (AM)**
(c) Nódulo cutáneo reumatoide (BA) **(d) Nódulo cutáneo reumatoide (GA)**

La ***artritis reumatoide*** es un trastorno sistémico cuya característica predominante es la inflamación recidivante crónica de las articulaciones, particularmente de las manos y las rodillas. La enfermedad afecta al revestimiento sinovial de la cápsula articular y al cartílago de las superficies articulares.

Los cambios más tempranos ocurren en la sinovial que se hace más engrosada, excesivamente vascular y plegada en pliegues papilares, como resultado del edema y la infiltración linfoplasmocítica intensa; esta situación se ilustra en la microfotografía (b). Se acompaña de exudación del exceso de líquido en el espacio articular, con precipitación de fibrina sobre la superficie sinovial.

Los cambios del cartílago articular mostrados en (a) aparecen más tarde y se caracterizan por la destrucción localizada de cartílago (**C**) y su sustitución por tejido de granulación fibrovascular, conocido como ***pannus*** (**P**). Inicialmente la movilidad articular está limitada por el dolor y la tumefacción, más tarde ésta es debida a la destrucción de cartílago y hueso así como a anquilosis fibrosa a través del espacio articular, resultado de la fusión del tejido de granulación (pannus) de zonas adyacentes.

Los ***nódulos reumatoides*** se encuentran en el tejido subcutáneo más frecuentemente en individuos con ***artritis reumatoide seropositiva***, es decir, con ***factor reumatoide*** en suero. Los nódulos se suelen localizar en las superficies de extensión de los miembros, y desde el punto de vista clínico son firmes, no dolorosos y móviles. Los nódulos reumatoides también pueden aparecer rara vez en otros tejidos, por ejemplo el pulmón o el bazo.

El nódulo reumatoide, mostrado a bajo aumento en la microfotografía (c), consiste en un núcleo central con ***necrosis*** (**N**), rodeado por una empalizada (**E**) de histiocitos y fibroblastos, rodeada a su vez por fibrosis (**F**) que contiene linfocitos y células plasmáticas.

La empalizada o el revestimiento de histiocitos y fibroblastos se aprecia mejor a gran aumento en la microfotografía (d). Se puede identificar alguna célula gigante (**G**) ocasional. De hecho, el nódulo reumatoide constituye un granuloma grande.

23. Sistema nervioso

Enfermedades del sistema nervioso

No hay nada de especial en el sistema nervioso y sus enfermedades. Este sistema está expuesto a la infección, el traumatismo y los procesos de infarto, inflamación y neoplasia al igual que otros tejidos corporales.

Las enfermedades que afectan al sistema nervioso se pueden dividir en dos tipos:

- **Fenómenos patológicos generales** que afectan a todos los constituyentes celulares –por ejemplo, ciertos procesos como el infarto cerebral y la inflamación aguda afectan a las neuronas, las células de soporte especializadas (glía), los vasos sanguíneos y los tejidos de soporte (tejido conectivo) asociados–. El sistema nervioso se muestra particularmente vulnerable a insultos metabólicos relativamente transitorios, como la hipoxia y la hipoglucemia, que causan la muerte de neuronas y de sus axones; otros elementos tisulares son afectados de forma menos inmediata.
- **Procesos patológicos específicos** que afectan a tipos particulares de células –por ejemplo, en la ***enfermedad de Alzheimer*** (una forma de demencia) sólo se afectan las neuronas causando atrofia encefálica generalizada; en la ***enfermedad de Parkinson*** existe pérdida focal de neuronas en la sustancia negra; en la ***esclerosis múltiple***, el daño es específico de las vainas de mielina, y las lesiones se distribuyen de modo parcheado por todo el sistema nervioso central (SNC)–.

Elementos tisulares del SNC

- Las **neuronas** son las unidades funcionales del sistema nervioso. Una neurona típica se compone de un cuerpo celular rico en retículo endoplásmico rugoso (***sustancia de Nissl***), prolongaciones celulares aferentes cortas llamadas ***dendritas***, y una prolongación celular eferente principal denominada ***axón***. Excepto en el desarrollo, las neuronas no son capaces de replicación y, por tanto, cuando muere el cuerpo celular neuronal no es posible la regeneración. Sin embargo, el daño del axón con preservación del cuerpo celular puede ser reparado mediante regeneración del axón.
- Las **células de soporte especializadas** (**células gliales**) son de cuatro tipos: astrocitos, oligodendrocitos, microglia y células ependimarias. Los ***astrocitos***, con sus prolongaciones citoplásmicas delicadas, forman un entramado de soporte «fibrilar» para las neuronas y otras células del SNC, y proliferan después del daño. Los ***oligodendrocitos*** son responsables de la formación de mielina alrededor de los axones en el SNC; los elementos equivalentes en el sistema nervioso periférico son las ***células de Schwann***. Las células de la ***microglia*** tienen pequeñas prolongaciones y representan el equivalente en el SNC de los macrófagos quiescentes de otros lugares del cuerpo. Las ***células ependimarias*** proporcionan un tapizado a los ventrículos y el canal central de la médula espinal.
- Los **vasos sanguíneos** del encéfalo tienen una estructura especializada para mantener la ***barrera hematoencefálica***; esta barrera limita el transporte y la difusión de sustancias desde el compartimiento vascular al interior del SNC. El tejido conectivo del SNC se limita a las meninges, los plexos coroideos y alrededor de los vasos sanguíneos. La relativa escasez de células fibroblásticas significa que la curación en el SNC no se caracteriza habitualmente por cicatrización fibrosa. En el sistema nervioso periférico, el tejido conectivo y los vasos sanguíneos asociados están alrededor de axones individuales (endoneuro), haces de axones (perineuro) y nervios periféricos (epineuro).

Respuestas de los tejidos del SNC a la lesión

Las neuronas tienen una capacidad limitada para sobrevivir a los cambios significativos producidos en su medio ambiente metabólico y físico, y se dice que son ***selectivamente vulnerables*** en comparación con las células microgliales o los astrocitos, más resistentes. Las neuronas pueden experimentar daño celular reversible, que se reconoce en el estudio histológico por tumefacción del cuerpo celular asociada con pérdida de sustancia de Nissl, un proceso conocido como ***cromatólisis***. Este proceso se observa sobre todo en el cuerpo celular de la neurona, después del daño de la prolongación axonal. Como se dijo en el Capítulo 1, la necrosis del tejido encefálico conduce a licuefacción, dejando un espacio lleno de líquido.

Después de la lesión o necrosis, la curación a través de la formación de tejido de granulación y cicatrización fibrosa generalmente no se produce debido a la relativa falta de fibroblastos en el SNC. Inicialmente aparece una respuesta exudativa, con activación de la microglia local y reclutamiento de monocitos fagocíticos para fagocitar el tejido muerto. Esta fase se sigue de proliferación de astrocitos para formar una ***cicatriz astrocítica***. El proceso se conoce en general como ***gliosis***, y representa una consecuencia final común del daño de las estructuras especializadas del SNC. Si existe una necrosis tisular extensa, por ejemplo después de un infarto, la respuesta gliótica puede ser insuficiente para reparar todo el defecto, y queda un espacio lleno de líquido y tapizado por gliosis.

La curación a través de la formación de tejido de granulación y fibrosis colágena ocurre en relación con la curación de procesos inflamatorios bacterianos, por ejemplo alrededor de un absceso cerebral; también se observa en las enfermedades que afectan a las meninges, como la meningitis aguda (Fig. 2.6) y la meningitis tuberculosa (Fig. 4.9).

(a)

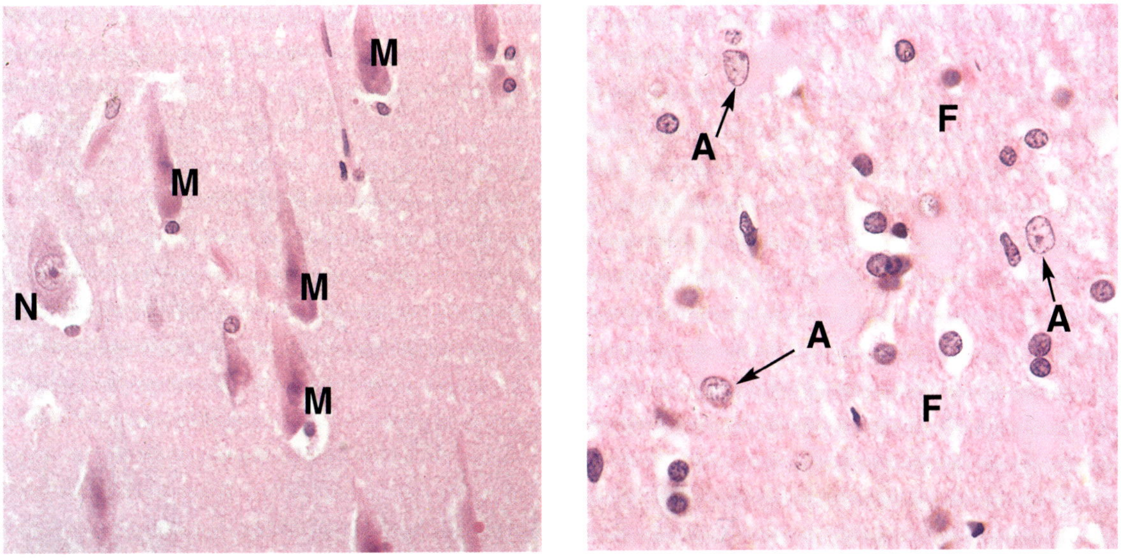

(b)

Fig. 23.1 Muerte neuronal y respuesta astrocitaria
(a) Respuesta precoz (GA) (b) Respuesta más tardía (GA)

Las neuronas son especialmente vulnerables a la hipoxia, por ejemplo en casos de parada cardíaca o respiratoria. En una etapa precoz, las neuronas muertas se retraen y se hacen eosinófilas, con picnosis de los núcleos. Este cambio afecta en particular a las grandes neuronas piramidales, y se muestra en la microfotografía (a), donde las neuronas del hipocampo muertas recientemente (**M**), contrastan con las células supervivientes normales (**N**). Nótese que las células adyacentes, como los oligodendrocitos y los astrocitos, no están afectadas.

Después de ese daño, las neuronas muertas serán eliminadas por las células fagocíticas, y se produce proliferación asociada de las células astrocíticas en el área dañada. Esta situación se observa en la microfotografía (b), que corresponde a un área del hipocampo similar a la mostrada en la microfotografía (a) pero sometida a un episodio de hipoxia varias semanas antes. No se observan neuronas y el área está sustituida por grandes células astrocíticas (**A**) teñidas de rosa y sus fibras (**F**). Este proceso, denominado gliosis, es un resultado final común del daño neuronal en el SNC.

Trastornos vasculares del SNC

Las arterias cerebrales son proclives a todas las enfermedades que afectan a los vasos, descritas en el Capítulo 11, en particular el ateroma, la arteriosclerosis, la trombosis, la formación de aneurismas y la vasculitis.

La principal consecuencia de la enfermedad de los vasos sanguíneos cerebrales es el ***ictus***, un término usado para describir el comienzo súbito de un defecto neurológico focal persistente, como la parálisis o anomalías del habla, la coordinación o la sensibilidad. La mayoría de los ictus se deben a ***infarto cerebral*** como resultado de ateroma, trombosis o embolismo. La ***hemorragia cerebral*** también es una causa importante de ictus, así como la consecuencia de una rotura de vasos intracerebrales pequeños. ***Accidente cerebrovascular*** (*ACV*) es un término generalizado que se usa en clínica para describir esos eventos vasculares súbitos.

El infarto cerebral puede seguir a la trombosis de una arteria cerebral, habitualmente superpuesta sobre un ateroma de los vasos cerebrales. Esta situación se observa con frecuencia en el territorio vertebro-basilar, y conduce a infarto troncoencefálico. El infarto cerebral también se puede deber a oclusión embólica de un vaso; estos émbolos suelen proceder de ateromas complicados de las arterias carótidas (usualmente en la bifurcación), del lado izquierdo del corazón (con frecuencia de trombos murales después de un infarto de miocardio), de trombosis auricular en caso de fibrilación auricular, o de vegetaciones trombóticas de las válvulas aórtica o mitral. Una forma de enfermedad más insidiosa es la causada por arteriosclerosis progresiva de los vasos pequeños del encéfalo, que provoca degeneración de la sustancia blanca, con áreas pequeñas de microinfarto en la corteza cerebral. Ésta es una causa común de demencia (deterioro intelectual progresivo) en el anciano, y se conoce como ***demencia multiinfarto***.

La ***hemorragia intracerebral*** suele ser una complicación de la hipertensión. Las paredes musculares de los vasos pequeños del encéfalo son sustituidas por tejido colágeno, con la consiguiente predisposición a la rotura. Las tres localizaciones más comunes de la hemorragia intracerebral son los ganglios basales, la protuberancia y el cerebelo.

La hemorragia intracraneal también puede proceder de vasos situados fuera del encéfalo. La ***hemorragia subaracnoidea*** se debe a rotura de vasos en el espacio subaracnoideo; la causa más común es la rotura de un pequeño aneurisma formado en una de las arterias cerebrales principales, conocido por el término descriptivo de ***aneurisma en frambuesa*** (Fig. 11.12). La hemorragia intracerebral o subaracnoidea también puede deberse a anomalías congénitas de los vasos cerebrales, que forman ***malformaciones arteriovenosas***. La ***hemorragia subdural*** se debe a hemorragia procedente de las frágiles venas que atraviesan el espacio subdural. Este tipo de hemorragia es más frecuente en los ancianos, como resultado de un traumatismo, que puede ser relativamente banal. La ***hemorragia extradural*** es un resultado de la hemorragia de vasos arteriales fuera de la duramadre. Ésta es una complicación común del traumatismo cefálico, sobre todo con fractura craneal; la arteria meníngea media es la más vulnerable.

(a)

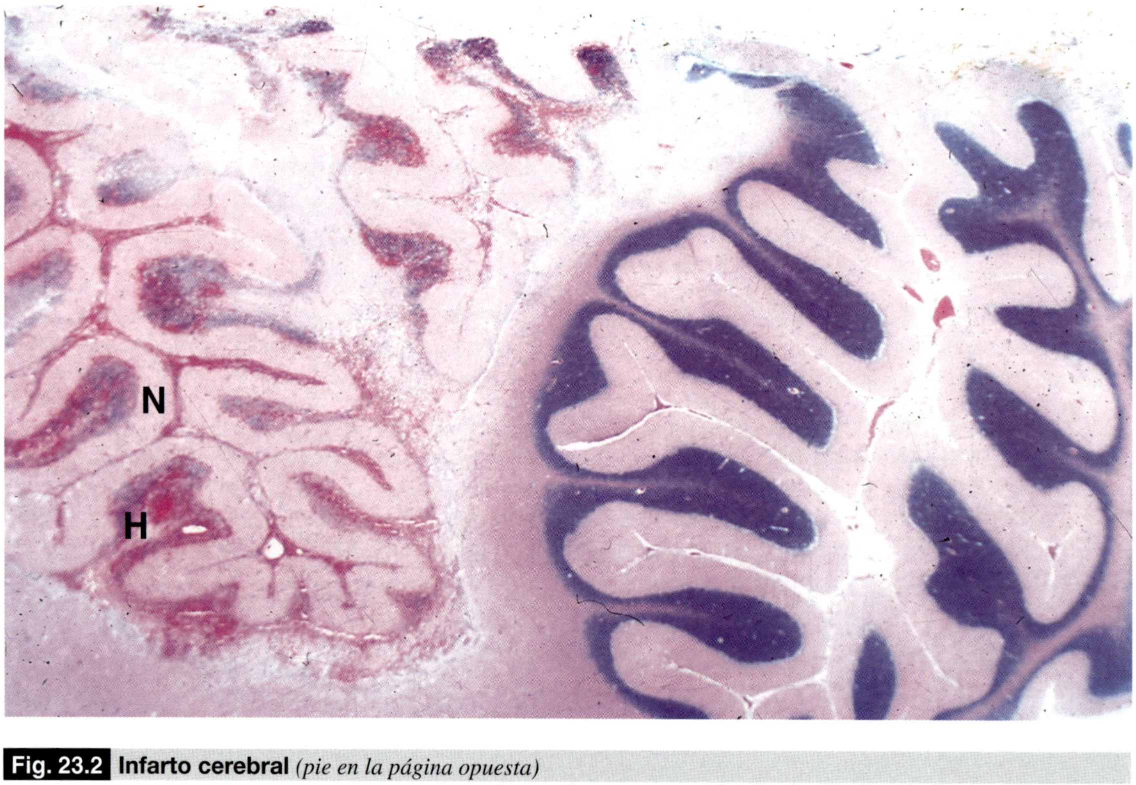

Fig. 23.2 Infarto cerebral *(pie en la página opuesta)*

Fig. 23.2 Infarto cerebral

(a) Infarto precoz (BA) (*ilustración en la página opuesta*)
(b) Infarto tardío (AM) (c) Infarto antiguo (quístico) (BA)

Estas tres microfotografías ilustran características histológicas importantes del infarto cerebral.

Las primeras manifestaciones histológicas afectan a las neuronas, que aparecen retraídas, eosinófilas y con picnosis nuclear. Estos cambios se observan entre 6 y 12 horas después del infarto, y se acompañan de alteración microscópica de los vasos capilares pequeños con extravasación de hematíes. A diferencia de otros tejidos, la respuesta neutrófila sólo tiene carácter transitorio en el infarto cerebral y la infiltración por macrófagos domina la reacción celular en el tejido necrótico desde aproximadamente 2 días después del infarto. Esto se acompaña de proliferación de vasos pequeños en el margen del territorio infartado.

Macroscópicamente, el infarto cerebral puede ser hemorrágico o «anémico» (pálido). Se cree que el patrón hemorrágico está causado por el reflujo de sangre al interior de los capilares dañados por el episodio isquémico inicial.

La microfotografía (a) ilustra un área de infarto en el cerebelo de un paciente fallecido 2 días después de un infarto. El área infartada, a la izquierda, exhibe pérdida de basofilia, a causa de la necrosis (**N**) de las neuronas pequeñas de la capa granular, y extravasación de los hematíes (**H**).

Después del infarto comienzan los procesos de organización y reparación. El tejido muerto aparece infiltrado por macrófagos procedentes de monocitos sanguíneos, que fagocitan la mielina rica en lípidos y adoptan un aspecto espumoso. Alrededor de 7 a 10 días después del infarto, la zona afecta ha experimentado licuefacción y se ha quistificado parcialmente. La microfotografía (b) muestra esta fase en un infarto cerebral cortical; el área infartada (**Inf**) consiste en una masa homogénea de tejido necrótico con restos de núcleos cariorréxicos. Alrededor de esta área existe una zona con macrófagos (**M**) que contienen lípidos, y más allá de ella hay una zona periférica con proliferación de astrocitos (**A**) y vasos sanguíneos. La proliferación glial (***gliosis***) es el equivalente al tejido de granulación en los infartos de otros lugares del cuerpo, e intenta llenar el territorio infartado. La cicatriz glial resultante no está formada por tejido fibroso sino por los cuerpos celulares y las prolongaciones de los astrocitos. Esta fase dura hasta 2 meses después del infarto.

Cuando un infarto es grande, el proceso de gliosis no llena por completo el defecto, quedando una cavidad similar a un quiste, tapizada por tejido astrocítico denso. La microfotografía (c) muestra un infarto quístico antiguo en la cápsula interna con la cavidad central (**C**) rodeada de tejido glial (**G**). No existe regeneración neuronal después de un infarto cerebral. Algunas manifestaciones clínicas precoces del infarto cerebral se pueden deber al edema que ocurre en el tejido relativamente preservado de los márgenes del territorio infartado. Este edema se resuelve con el paso del tiempo, lo que explica parte de la mejoría clínica que puede experimentar el paciente durante esa fase.

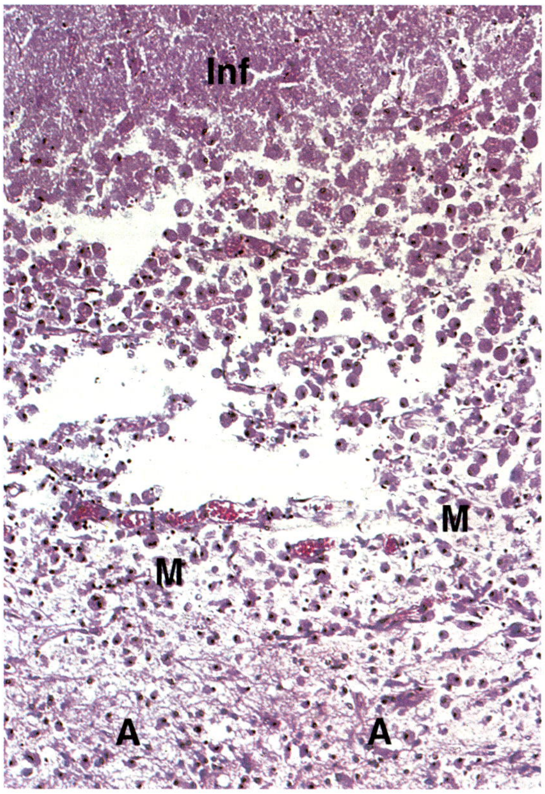

(b)

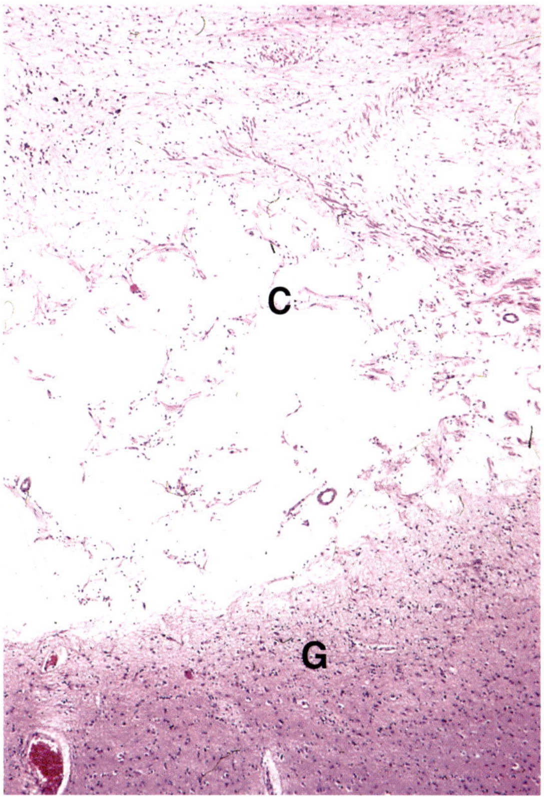

(c)

Enfermedades degenerativas del SNC

Ciertas enfermedades del SNC se caracterizan por degeneración progresiva de las neuronas y/o de la sustancia blanca:

- La **enfermedad de Alzheimer** causa demencia, principalmente en los ancianos. La etiología es desconocida, pero existen anomalías histológicas características (Fig. 23.3) que distinguen esta condición de la demencia multiinfarto y la demencia con cuerpos de Lewy (ver más adelante).
- La **enfermedad de Parkinson** (Fig. 23.4) causa manifestaciones clínicas de temblor, lentitud de movimientos y rigidez, y es un resultado de la degeneración de las células nerviosas en la sustancia negra. Se desconoce la causa.
- La **demencia con cuerpos de Lewy** es clínicamente similar a la enfermedad de Alzheimer y causa demencia. Cursa con una patología del tronco encefálico idéntica a la observada en la enfermedad de Parkinson pero, además, el mismo tipo de patología neuronal destruye neuronas corticales y causa demencia.
- La **enfermedad de la neurona motora** es el resultado de la degeneración específica de las neuronas motoras en la corteza cerebral, el tronco del encéfalo y la médula espinal. Las células degeneran en un período de pocos años, resultando en una denervación progresiva de los músculos con parálisis insidiosa y muerte. Se desconoce la causa de la enfermedad.
- La **enfermedad de Creutzfeldt-Jakob** (**ECJ**) es una causa de demencia rápida que origina una destrucción extensa de neuronas en la corteza cerebral (Fig. 23.8). La enfermedad es la única entre los procesos degenerativos en que se ha demostrado una causa transmisible (**variante de ECJ**), aunque mal caracterizada. El agente infeccioso, conocido como ***proteína priónica***, está íntimamente relacionado con los que producen el *scrapie* de las ovejas y la encefalopatía espongiforme bovina del ganado vacuno.
- Las **leucodistrofias** forman un grupo de enfermedades degenerativas de la sustancia blanca, que habitualmente se deben a un error congénito del metabolismo; suelen causar trastorno neurológico progresivo durante la infancia.

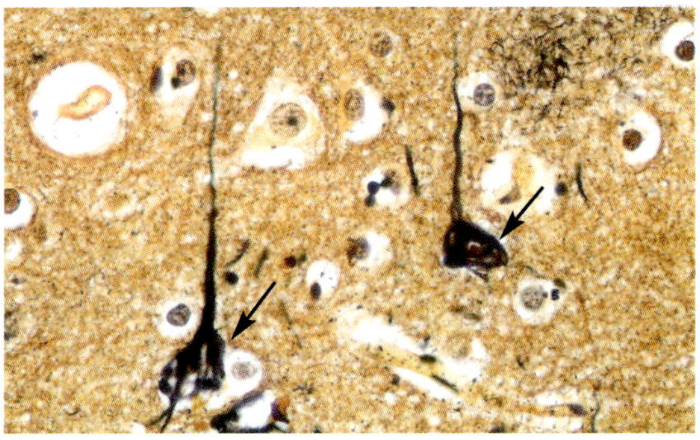

(a)

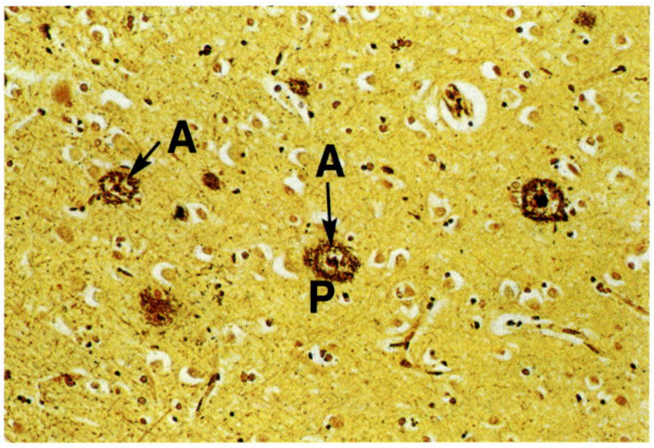

(b)

Fig. 23.3 Enfermedad de Alzheimer
(a) Tinción de plata (GA) (b) Tinción de plata (AM)

La ***enfermedad de Alzheimer*** es una causa de demencia que usualmente ocurre después de los 70 años de edad pero que en algunos casos aparece antes. La causa de la enfermedad es desconocida; sin embargo, existen cambios distintivos en el encéfalo que permiten establecer el diagnóstico basándose en la histología.

Desde el punto de vista macroscópico, existe adelgazamiento de las circunvoluciones (atrofia cerebral), sobre todo en los lóbulos frontales y temporales.

Como se observa en la microfotografía (a), las neuronas acumulan filamentos anormales que forman madejas con forma de llama, denominadas ***ovillos neurofibrilares*** (flechas). Los ovillos están compuestos por proteína tau, una proteína asociada con los microtúbulos.

Además, existe depósito extracelular de amiloide (ver Fig. 5.2) en asociación con dendritas distorsionadas que forman estructuras denominadas ***placas seniles***. Las placas (**P**) son depósitos de proteína amiloide asociados a prolongaciones celulares nerviosas distorsionadas. Una zona periférica de amiloide (**A**) y neuritas está separada del núcleo compacto de amiloide en la forma madura de lesión. El amiloide se compone de un fragmento de una proteína neuronal normal denominada **βAPP** (proteína beta precursora de amiloide).

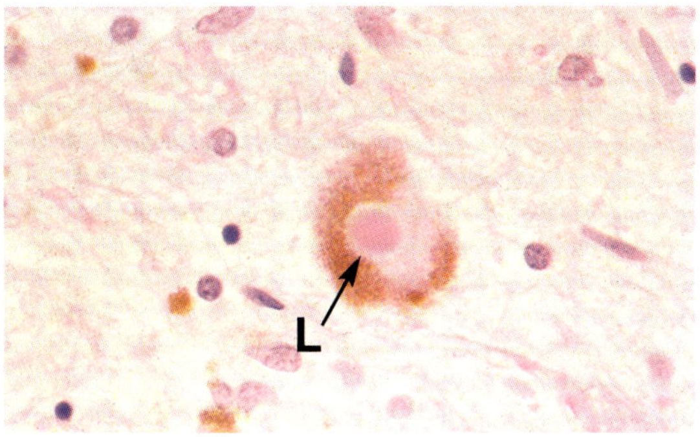

Fig. 23.4 Enfermedad de Parkinson (GA)

La ***enfermedad de Parkinson*** está causada por una destrucción idiopática de neuronas en la sustancia negra que origina la pérdida del neurotransmisor dopamina. Desde el punto de vista histológico, se observan inclusiones distintivas en las neuronas restantes.

Este espécimen, procedente de la sustancia negra de un paciente con enfermedad de Parkinson, muestra una típica neurona con melanina que contiene una inclusión redondeada teñida de rosa, conocida como ***cuerpo de Lewy*** (**L**). Estos cuerpos se componen de agregados de la proteína α-sinucleína con otras proteínas. En la ***demencia con cuerpos de Lewy***, que ha sido reconocida recientemente como una causa común de demencia, existen inclusiones similares en las neuronas de la corteza cerebral.

Procesos inflamatorios y otros cuadros similares del SNC

Los procesos inflamatorios que afectan al SNC se dividen en los que afectan a las meninges (***meningitis***) y los que afectan al SNC propiamente dicho (***encefalitis*** en el encéfalo, ***mielitis*** en la médula espinal).

Los términos ***encefalomielitis*** y ***meningoencefalitis*** describen condiciones en las que se observa un patrón mixto de afectación. Las enfermedades inflamatorias se deben a causas bacterianas, víricas o inmunológicas.

Meningitis

La ***meningitis vírica*** se debe frecuentemente a un ***enterovirus*** y rara vez es fatal; origina una respuesta linfocítica transitoria en las meninges.

En contraste, la ***meningitis bacteriana*** es una enfermedad grave, potencialmente letal; los supervivientes suelen quedar con daño cerebral grave. Los agentes infecciosos comunes incluyen meningococos (*Neisseria meningitidis*), neumococos (*Streptococcus pneumoniae*) y *Haemophilus influenzae*.

Desde el punto de vista histológico, existe una respuesta neutrofílica purulenta en las meninges con trombosis secundarias de muchos vasos sanguíneos que irrigan el SNC. El tratamiento con antibióticos puede permitir la recuperación; sin embargo, la curación se puede complicar por fibrosis de las meninges.

La tuberculosis también puede causar meningitis, caracterizada por una respuesta linfocítica en el líquido cefalorraquídeo (LCR) y formación de granulomas caseificados en las meninges (Fig. 4.9). La ***meningitis micótica*** puede estar causada por *Cryptococcus* (Fig. 4.22), y se observa cada vez más en pacientes inmunosuprimidos, por ejemplo con sida. La sífilis terciaria puede causar meningitis crónica, y la fibrosis meníngea consiguiente origina atrapamiento de nervios craneales.

Encefalitis y mielitis

La encefalitis y la mielitis suelen estar causadas por infecciones víricas, y algunas de ellas muestran una tendencia particular a producir afectación de tipos específicos de neuronas. En las encefalitis o mielitis víricas se encuentran tres manifestaciones histológicas principales:

- Pérdida neuronal focal y fagocitosis como resultado directo de la infección vírica.
- Formación de «manguitos» linfocíticos alrededor de los vasos con aumento de células microgliales; esto se debe a una respuesta inmune local.
- Reacción astrocítica con aumento del número y el tamaño de los astrocitos en respuesta a la pérdida de neuronas.

Los ***herpesvirus*** causan una forma grave de encefalitis generalizada, con necrosis extensa del tejido encefálico; esto se ilustra en la Figura 23.5. En contraste, los ***poliovirus*** tienden a lesionar a las células motoras del asta anterior de la médula espinal, causando ***poliomielitis*** (Fig. 23.6), y por esta razón se conocen como ***virus neurotrópicos.*** El ***virus de la rabia*** también es neurotrópico, y produce una meningoencefalitis con inclusiones víricas visibles en las neuronas. La infección por ***papovavirus*** del SNC ocurre en pacientes inmunosuprimidos y afecta sobre todo a las células oligodendrogliales, con pérdida de mielina de la sustancia blanca; la enfermedad se conoce como ***leucoencefalopatía multifocal progresiva***. El ***virus de la inmunodeficiencia humana*** (***VIH-1***), que causa el sida, también afecta al SNC y puede producir una ***encefalitis por VIH*** (Fig. 23.7). La infección vírica persistente del encéfalo ocurre en algunos casos de ***sarampión*** y conduce a degeneración crónica de las células nerviosas en una enfermedad denominada ***panencefalitis esclerosante subaguda***.

Abscesos encefálicos

Los abscesos cerebrales se pueden formar como parte de una meningitis o pueden ser el resultado de la diseminación directa de la infección del oído medio (hacia el lóbulo temporal), o de la diseminación sanguínea desde una infección en otro lugar del cuerpo, como el pulmón. En los abscesos cerebrales suele existir una infección mixta con participación de microorganismos anaerobios. Desde el punto de vista histológico, existe una cavidad llena de pus, limitada por una pared de fibrosis generada a través del tejido de granulación derivado de los vasos sanguíneos locales. Alrededor de esta pared fibrosa de la cavidad existe una respuesta astrocítica reactiva.

Las infecciones micóticas del SNC propiamente dicho se limitan principalmente a pacientes inmunosuprimidos, y se suelen deber a especies *Aspergillus*, *Zygomycetes* y *Cryptococcus*; las lesiones suelen adoptar la forma de un absceso encefálico.

Otros trastornos inflamatorios del SNC

El SNC también es afectado por las infecciones parasitarias, en particular la ***toxoplasmosis***, una enfermedad que se observa en recién nacidos y cada vez más en pacientes inmunosuprimidos.

El daño del SNC puede estar mediado por mecanismos inmunológicos. El patrón más común se caracteriza por infiltración linfocitaria alrededor de los vasos sanguíneos, y destrucción y fagocitosis de la mielina a través de un mecanismo inmune. Un tipo de enfermedad en la que se observa este proceso es la ***encefalomielitis postinfecciosa***, donde el desencadenante de la reacción inmune es una infección vírica reciente o una vacuna. La ***esclerosis múltiple*** es una enfermedad mucho más común, que también se atribuye a una respuesta inmune anormal, que causa destrucción de la mielina (Fig. 23.9), aunque todavía no se conoce el factor desencadenante.

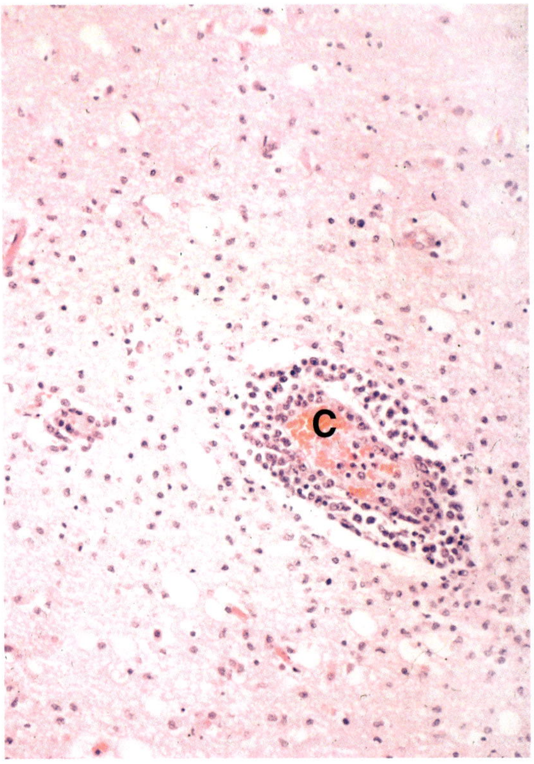

Fig. 23.5 Encefalitis por herpes simple (AM)

La encefalitis vírica puede estar causada por el ***herpes simple tipo 1***, el mismo virus que causa el herpes labial. El virus se disemina y afecta a los lóbulos frontales, el sistema límbico y los lóbulos temporales. Se observa el cuadro histológico típico de una encefalitis, con destrucción neuronal, formación de manguitos linfocíticos perivasculares y proliferación de astrocitos. Sin embargo, existe necrosis grave de las áreas afectas del encéfalo, que se convierten en semilíquidas cuando los macrófagos fagocitan el tejido muerto.

Esta microfotografía muestra un área de corteza sustituida por una mezcla de macrófagos y astrocitos (los detalles citológicos no se aprecian a este aumento), con un vaso pequeño rodeado por células (**C**) linfoides. El examen cuidadoso del tejido puede revelar cuerpos de inclusión víricos eosinófilos en los núcleos de las neuronas restantes. Las pruebas de inmunofluorescencia permiten detectar antígenos del virus del herpes y se usan con fines diagnósticos. La microscopia electrónica es otro método empleado para detectar el virus. El tratamiento temprano con ***aciclovir*** puede detener la progresión de la enfermedad; sin embargo, la presentación tardía hace que muchos casos sean mortales o dejen defectos neurológicos graves.

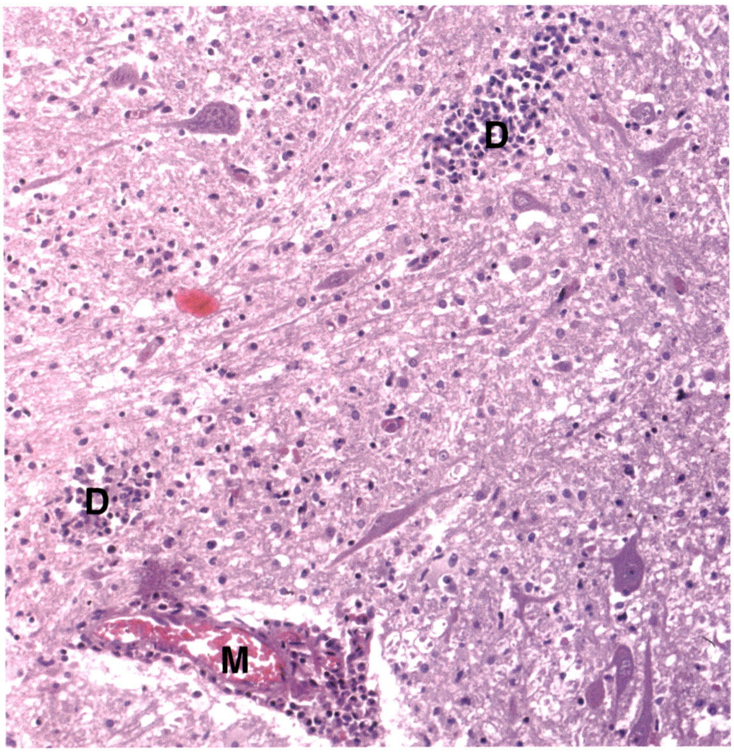

Fig. 23.6 Poliomielitis (AM)

Aunque pueden causar una encefalomielitis difusa, los poliovirus atacan con más frecuencia a las células del asta anterior de la médula espinal (neurona motora inferior), produciendo parálisis del músculo esquelético correspondiente. También pueden afectar a los núcleos motores de los pares craneales causando parálisis bulbar.

Las células nerviosas son invadidas por partículas víricas y mueren. Las células muertas pueden provocar una respuesta fagocítica, y quedan marcadas por grupos de elementos microgliales que engloban detritos (**D**) celulares. Como en otras infecciones víricas del sistema nervioso, el hallazgo característico de la formación de manguitos (**M**) perivasculares linfocíticos es prominente. Los espacios ocupados por las células destruidas son sustituidos por gliosis.

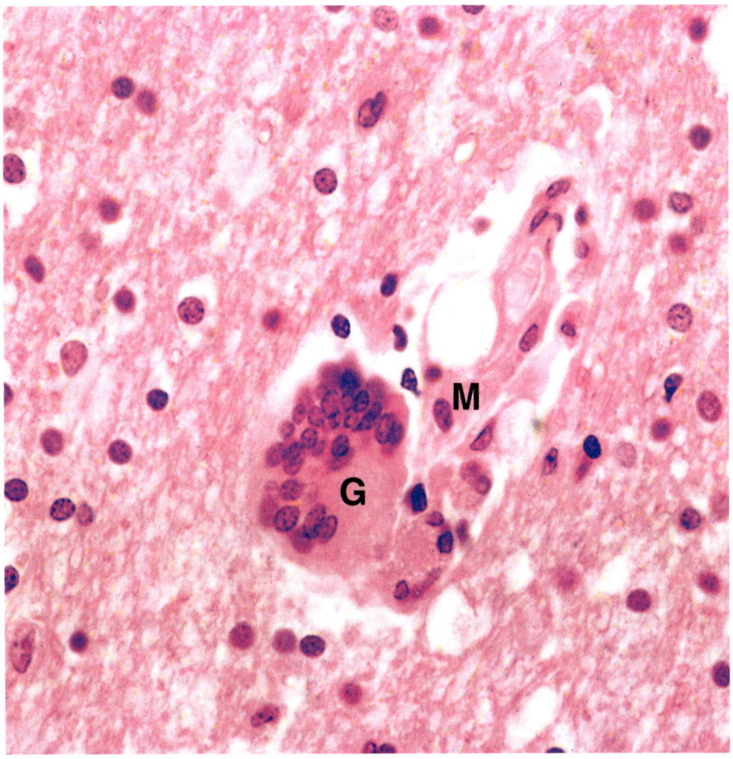

Fig. 23.7 Encefalitis por VIH (GA)

La disfunción neurológica es muy común en el sida, incluyendo procesos como infecciones oportunistas, linfoma primario del SNC y efectos directos e indirectos del propio virus. La microfotografía ilustra uno de estos procesos, la ***encefalitis por VIH***. El hallazgo característico es la inflamación de la sustancia blanca, con formación de agregados de células mononucleares (**M**) y células gigantes (**G**) multinucleadas asociadas. Éstos se encuentran en todo el SNC, habitualmente cerca de vasos sanguíneos pequeños, y pueden estar asociados con focos de necrosis y gliosis reactiva. En estas áreas es posible detectar virus dentro de las células. Las manifestaciones clínicas consisten en demencia insidiosa, trastornos del humor y anomalías motoras.

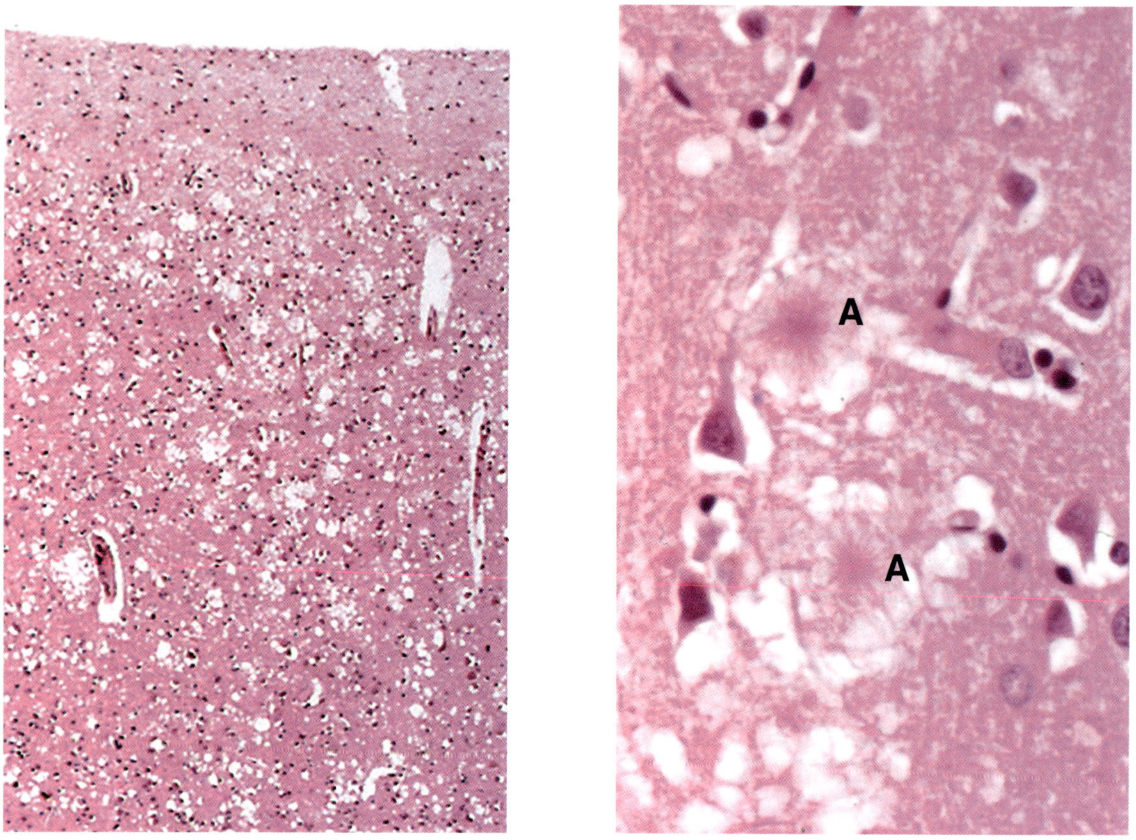

(a) (b)

Fig. 23.8 Enfermedades por priones
(a) Degeneración espongiforme en la corteza cerebral (BA)
(b) Placa amiloidea en la variante de la enfermedad de Creutzfeldt-Jakob (GA)

Las enfermedades por priones se conocen también como ***encefalopatías espongiformes contagiosas***, y tienen una base de patología molecular común. El grupo incluye los siguientes procesos neurodegenerativos: ***enfermedad de Creutzfeldt-Jakob (ECJ), la variante de la enfermedad de Creutzfeldt-Jakob (ECJv), el síndrome de Gerstmann-Sträussler-Sheinker (SGSS)*** y el ***insomnio familiar fatal*** (***IFF***). Las enfermedades por priones afectan a varias especies animales, además de al hombre; las más notables son el *scrapie* de las ovejas y la encefalopatía espongiforme bovina (EEB) en el ganado vacuno.

Estas enfermedades son biológicamente una sola dado que se cree que todas ellas están producidas por un agente constituido sólo por una proteína. La proteína priónica es una proteína normal asociada con la membrana celular. Se cree que en caso de enfermedad se altera la configuración tridimensional de la proteína, de manera que ésta se agrega en las células y es resistente a la degradación. Y lo que es más importante, se cree que la configuración anormal de la proteína es capaz de provocar conversión de la proteína priónica normal en la forma patológica, de manera que la enfermedad puede transmitirse.

Los principales cambios patológicos observados en el sistema nervioso son pérdida neuronal, vacuolación (denominada degeneración espongiforme), cambio astrocítico y gliosis astrocitaria. Estas características se pueden apreciar en la microfotografía (a), donde la corteza cerebral muestra pérdida de neuronas y está sustituida en gran parte por vacuolas redondeadas. La gliosis astrocitaria se ve mejor cuando se emplean tinciones especiales para detectar la proliferación de los astrocitos. En algunos casos, la proteína priónica acumulada forma placas de amiloide. Esto sucede sobre todo en la ECJv, como muestra la microfotografía (b), donde las placas de amiloide (**A**) están rodeadas de cambio espongiforme. En la ECJv, pero no en otras formas, la proteína priónica se acumula en los tejidos linfoides, como las amígdalas, donde se puede demostrar mediante técnicas inmunohistoquímicas.

La mayor parte de las enfermedades humanas por priones ocurren de modo esporádico; sin embargo, pueden ser contagiadas mediante inoculación tanto a otras especies como de persona a persona, por mecanismos iatrogénicos como el trasplante de córnea, el uso de injertos durales de cadáver, la neurocirugía con instrumentos contaminados y la administración de hormona del crecimiento humana o de gonadotrofinas obtenidas de cadáveres. Se cree que la ECJv ha sido transmitida al hombre desde la EEB del ganado vacuno a través del consumo de carne contaminada. Además, varias enfermedades humanas por priones se pueden heredar con carácter autosómico dominante si existen mutaciones del gen priónico que dan lugar a una configuración anormal de la proteína. Es importante el hecho de que la proteína producida en un caso de base genética puede transmitir la enfermedad mediante inoculación.

En el contexto de la atención sanitaria, las enfermedades por priones representan un peligro biológico potencial principalmente a través de la inoculación, de modo que los procedimientos autópsicos e histológicos se deben realizar bajo normas de sanidad y seguridad apropiadas.

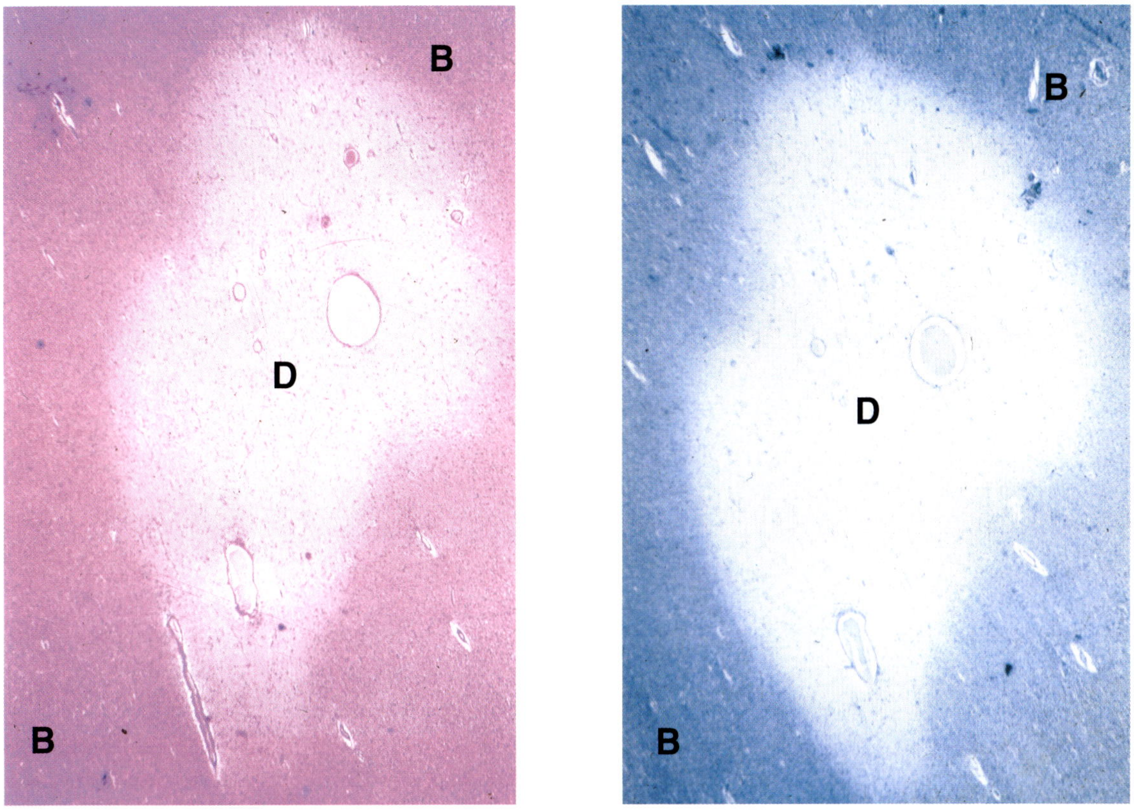

(a) (b)

Fig. 23.9 Esclerosis múltiple (diseminada)
(a) Tinción con HE (BA) (b) Método de tinción de Loyez (BA)

La ***esclerosis múltiple*** es una enfermedad causada por destrucción selectiva de la mielina en el SNC, por lo que se conoce como una ***enfermedad desmielinizante***. Se postula la existencia de una reacción inmunológica anormal en el SNC, posiblemente desencadenada por una infección vírica, que produce una destrucción focal de la mielina.

Existen tres fases histológicas en el proceso desmielinizante. Primero, durante un episodio agudo, se produce descomposición de la mielina asociada con infiltración por linfocitos y macrófagos del área afectada que se denominada ***placa***; en esta fase existe evidencia clínica de disfunción neurológica focal. Aunque el proceso patológico está dirigido contra la mielina, también se produce daño secundario de los axones. En la segunda fase del proceso, los astrocitos proliferan e infiltran gradualmente el área desmielinizada, que exhibe una evidencia persistente de infiltración linfocítica. En la fase final de evolución de la placa disminuye la celularidad, se encogen los astrocitos y la lesión adopta un aspecto «quemado».

Macroscópicamente, las áreas de desmielinización antiguas aparecen de color gris pálido, con aspecto gomoso y netamente definidas en la sustancia blanca.

La microfotografía (a) muestra el aspecto típico con la tinción de hematoxilina y eosina de un foco de desmielinización establecido. El área desmielinizada (**D**) muestra una tinción pálida que la distingue fácilmente del resto de sustancia blanca (**B**), con una tinción normal. La microfotografía (b) ilustra la misma lesión teñida con un método para demostrar la mielina; el área desmielinizada no está teñida.

La esclerosis múltiple tiene un curso variable pero habitualmente prolongado con períodos de desmielinización focal, variables en cuanto a las localizaciones del SNC afectadas y en cuanto a la cronología. Durante los episodios de desmielinización activa aparecen con frecuencia signos neurológicos focales, pero en los períodos de remisión se puede producir una resolución parcial, o incluso completa, del déficit neurológico, posiblemente gracias a la resolución del edema inflamatorio que rodea a las lesiones activas.

Tumores del SNC

Los tumores primarios del SNC proceden de cuatro tipos principales de células: neuronas y sus precursores, células gliales, células aracnoideas meníngeas y células linforreticulares. Los tumores primarios del sistema nervioso varían mucho en su comportamiento, desde tumores con crecimiento lento (***bajo grado***) hasta otros de crecimiento rápido (***alto grado***). Los efectos perjudiciales se ejercen al crecer en estructuras vitales o por la compresión secundaria de estructuras fundamentales por la hinchazón del tejido encefálico peritumoral. Los diferentes tipos de tumores encefálicos primarios tienen lugares de origen y patrones de incidencia por edades preferidos, que se resumen en la Figura 23.10.

Fig. 23.10 Tumores primarios del SNC

Tumor	Célula de origen	Localización	Edad	Comportamiento
Oligodendroglioma	Oligodendrocito	Hemisferios cerebrales	Edad adulta	Bajo a alto grado
Astrocitoma	Astrocito	Hemisferios cerebrales Cerebelo	Edad adulta Infancia	Bajo a alto grado Bajo grado
Glioblastoma multiforme	Astrocito	Hemisferios cerebrales	Edad adulta	Alto grado
Ependimoma	Células ependimarias	IV ventrículo Médula espinal	Infancia Edad adulta	Alto grado Bajo grado
Meningioma	Aracnoidea	Meninges	Edad adulta	Bajo grado
Meduloblastoma	Neuroectodermo	Cerebelo	Infancia	Alto grado
Hemangioblastoma	Desconocida	Cerebelo	Todas las edades	Bajo grado
Linfoma	Linfocito	Hemisferios cerebrales	Edad adulta	Alto grado

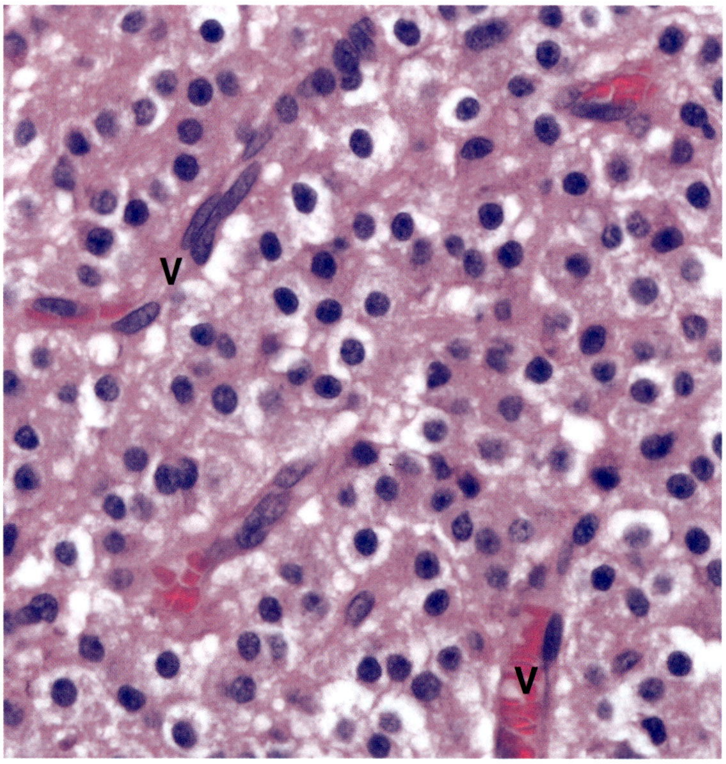

Fig. 23.11 Oligodendroglioma (GA)

Estos tumores se ven con más frecuencia en los hemisferios cerebrales; se cree que derivan de oligodendrocitos, dada la semejanza citológica y la evidencia reciente sobre expresión de marcadores específicos de linaje. El tumor está formado por láminas homogéneas de células, con núcleos redondeados uniformes, un citoplasma vacuolado que forma un halo alrededor del núcleo, y una red de vasos (**V**) sanguíneos pequeños, finamente ramificados. Con frecuencia se observan focos microscópicos de calcificación.

Aunque muchos oligodendrogliomas se comportan relativamente como de bajo grado, la presencia de pleomorfismo nuclear, necrosis, recuento alto de mitosis y proliferación endotelial en los vasos sanguíneos se asocia con crecimiento rápido y tendencia a la recidiva. Los tumores que exhiben tales características se conocen como ***oligodendrogliomas anaplásicos***.

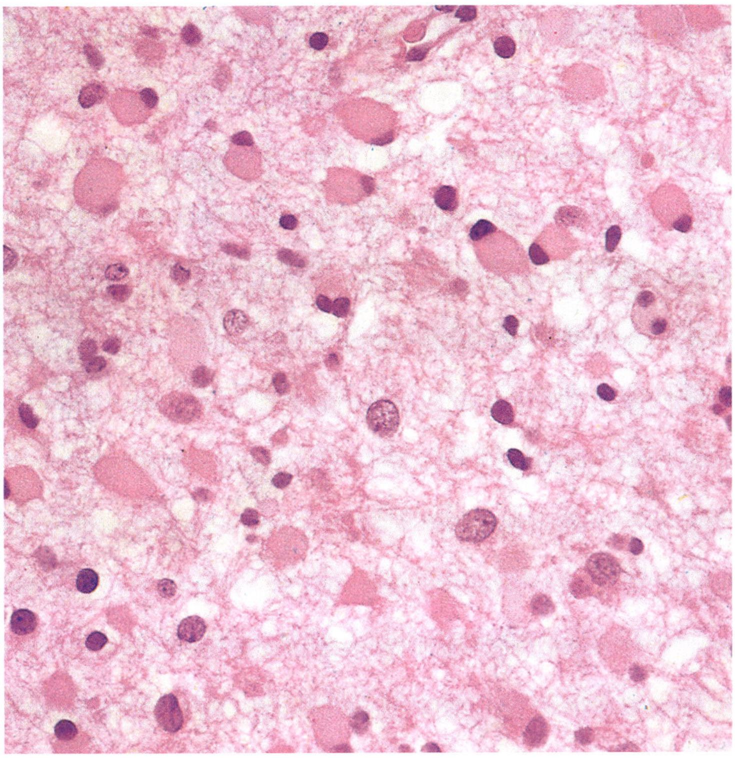

(a)

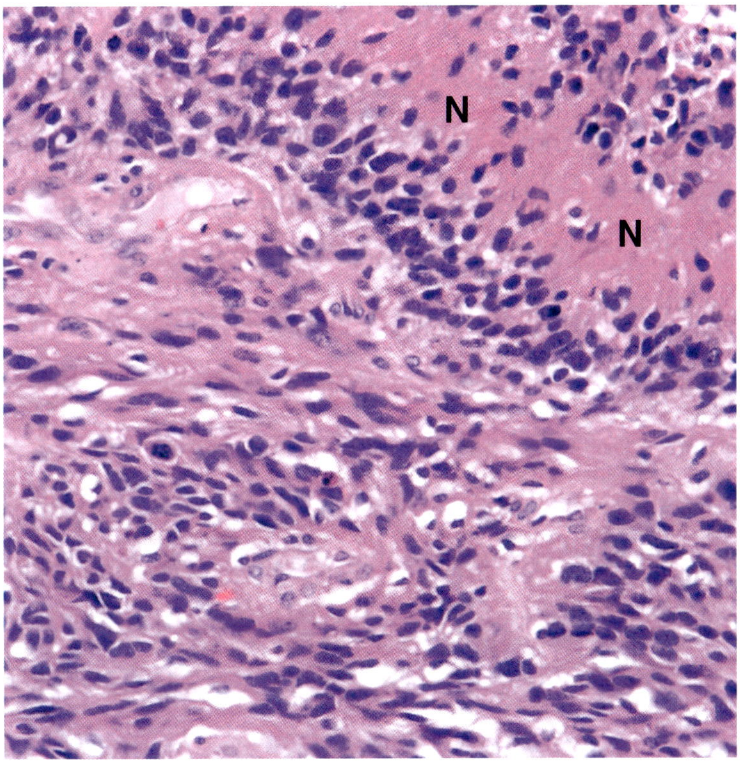

(b)

Fig. 23.12 Tumores de origen astroglial
(a) Astrocitoma de grado bajo (GA)
(b) Glioblastoma multiforme (AM)

Existe un espectro de diferenciación en los tumores de origen astroglial, desde el bajo grado (benignos) hasta el grado alto (malignos).

La microfotografía (a) ilustra un ***astrocitoma de bajo grado*** en un hemisferio cerebral. Las células tumorales tienen citoplasma de color rosa y prolongaciones características de células astrocitarias. Los astrocitomas de bajo grado no exhiben gran celularidad, necrosis ni proliferación endotelial de los vasos sanguíneos.

El ***glioblastoma multiforme*** es un tumor compuesto de células gliales pleomorfas de tamaños variables. Como se observa en la microfotografía (b), las células varían desde pequeñas, con poca tendencia a la diferenciación, hasta células con morfología astrocítica, pasando por las grandes células tumorales de aspecto bizarro. La necrosis (**N**) es un dato característico de este tumor, junto con la celularidad alta y la proliferación de células endoteliales en los vasos sanguíneos. Estos tumores tienen un pronóstico muy desfavorable, incluso cuando se tratan con cirugía y radioterapia.

Entre estos dos extremos, existen astrocitomas que exhiben celularidad alta, actividad mitótica y proliferación endotelial en los vasos sanguíneos, que se denominan ***astrocitomas anaplásicos*** y presentan tasas intermedias de crecimiento y recidiva.

Los tumores astrocíticos pueden ser graduados según criterios histológicos. El esquema de St. Anne/Mayo valora el pleomorfismo celular, las mitosis, la proliferación vascular y la necrosis, y se utiliza para establecer el grado de malignidad de los tumores astrogliales de los hemisferios cerebrales. Utilizando estos criterios, el tumor de la microfotografía (a) es de grado II, mientras que el de la microfotografía (b) es de grado IV.

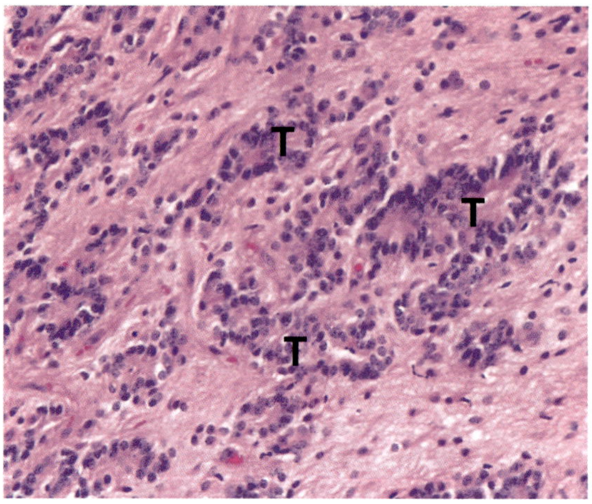

Fig. 23.13 Ependimoma (GA)

Estos tumores proceden de las células ependimarias que normalmente tapizan el sistema ventricular. Desde el punto de vista histológico, las células tumorales son uniformes y se disponen alrededor de los vasos sanguíneos dejando una «zona libre nuclear» perivascular. Además, algunas áreas del tumor forman túbulos (**T**) epiteliales que recapitulan la estructura del canal central de la médula espinal.

Los ependimomas se observan con más frecuencia en la región del cuarto ventrículo, y también son el tumor intrínseco más común de la médula espinal durante la infancia. Los tumores varían desde lesiones de bajo grado hasta ependimomas de alto grado (anaplásicos). Estos tumores exhiben una tendencia a la diseminación leptomeníngea, produciendo siembra metastásica en las vías del LCR.

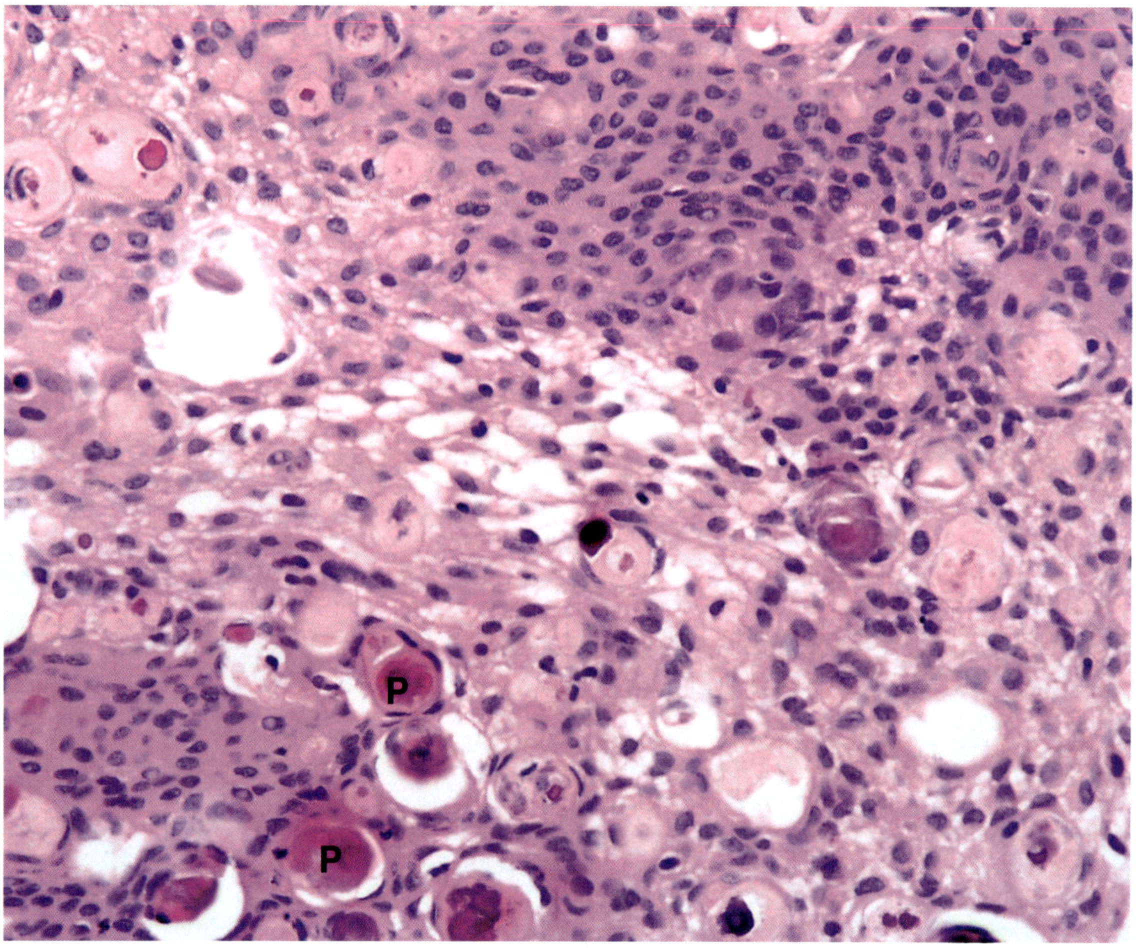

Fig. 23.14 Meningioma (HP)

Se cree que los ***meningiomas*** proceden de células epiteliales aracnoideas de las meninges, y son tumores frecuentes en los adultos. Casi siempre tienen carácter benigno y producen síntomas por compresión del encéfalo o la médula espinal subyacentes. Existen varios patrones histológicos de meningioma, desde las lesiones de tipo epitelial hasta las formadas por células fusiformes.

Esta microfotografía ilustra un meningioma compuesto por una mezcla de células fusiformes y epiteliales dispuestas en remolinos. En el centro de los remolinos pueden existir áreas de calcificación denominadas ***cuerpos de psamoma*** (**P**). Las figuras mitóticas no son comunes en los meningiomas. Aunque la mayoría de los meningiomas son benignos, algunos muestran actividad mitótica y áreas de necrosis, y entonces son denominados ***meningiomas atípicos***. Tales tumores muestran tendencia a las recidivas locales.

Trastornos de los nervios periféricos

Las enfermedades de los nervios periféricos, o ***neuropatías periféricas***, originan anomalías de las funciones motoras o sensoriales en el territorio del nervio afecto. Existen dos patrones de enfermedad principales: las ***neuropatías axonales*** debidas a daño primario de los axones, y las ***neuropatías desmielinizantes*** causadas por lesión primaria de las células de Schwann y la mielina.

Las neuropatías periféricas generalizadas se pueden encontrar en asociación con diversas enfermedades, como diabetes mellitus, intoxicación por plomo, alcoholismo, uremia y ciertas neoplasias malignas. Varios síndromes específicos de neuropatía periférica se asocian con pérdida segmentaria de mielina; entre ellos se incluyen la ***polineuropatía postinfecciosa*** (***síndrome de Guillain-Barré***) y un amplio grupo de ***neuropatías sensitivo-motoras hereditarias***. La degeneración axonal subyace a otras causas de neuropatía periférica, por ejemplo las debidas a toxinas, traumatismo o isquemia. Como un problema mundial, la lepra es una causa importante de enfermedad de los nervios periféricos (Fig. 4.12), en la que los troncos nerviosos experimentan infiltración por un gran número de macrófagos, cargados de *Mycobacterium leprae*, con la consiguiente pérdida de fibras nerviosas.

Los tumores de los nervios periféricos son frecuentes, y derivan de las células de Schwann (que forman las vainas de mielina periféricas) y de las células perineurales; las Figuras 23.15 y 23.16 muestran ejemplos.

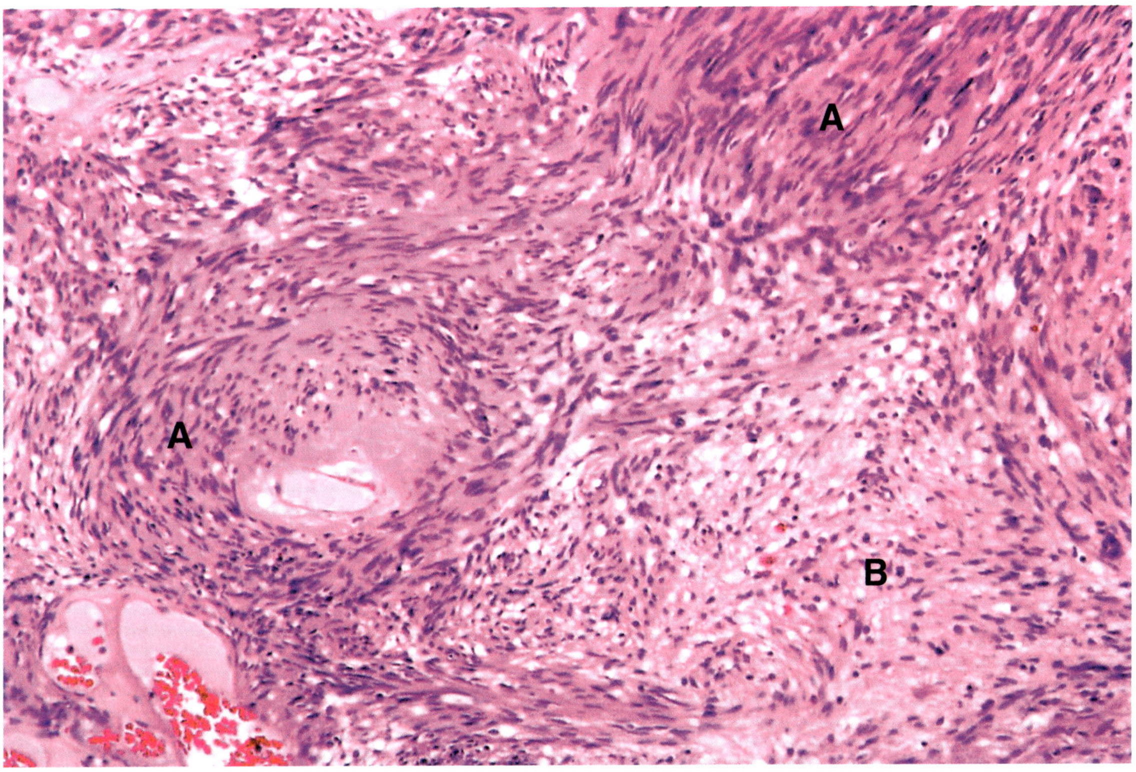

Fig. 23.15 Schwannoma (MP)

Estos tumores, derivados de las células de Schwann, se forman típicamente en los nervios periféricos; la localización más frecuente corresponde al VIII par (**neurinomas del acústico**).

Existen dos patrones histológicos de crecimiento. Las áreas compactas de células fusiformes con citoplasma rosado que forman empalizadas y remolinos se conocen como ***áreas de Antoni A*** (**A**), mientras que la degeneración del tumor origina zonas laxas y vacuoladas conocidas como ***áreas de Antoni B*** (**B**).

Los schwannomas suelen ser tumores solitarios, redondeados, que se encuentran en relación con troncos nerviosos. Tienen carácter benigno y habitualmente crecen con lentitud. Los schwannomas originados en el nervio acústico (neurinomas del acústico) pueden formar parte del síndrome de la neurofibromatosis tipo 2.

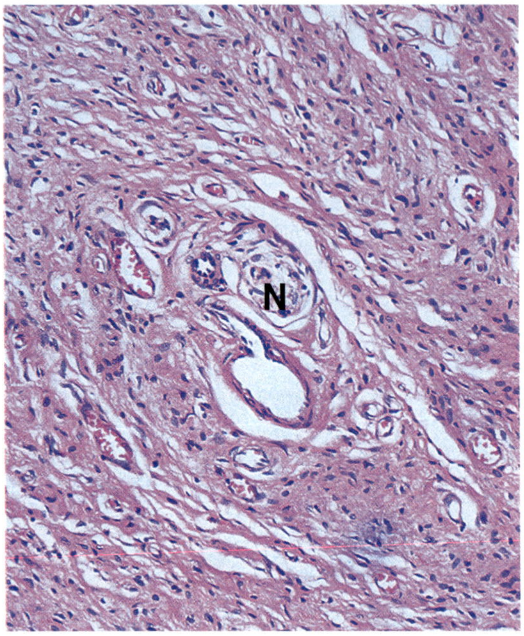

Fig. 23.16 Neurofibroma (GA)

El ***neurofibroma*** es un tumor de los nervios periféricos derivado de células perineurales. Estas neoplasias pueden ser solitarias, pero con frecuencia tienen carácter múltiple, sobre todo en la enfermedad hereditaria ***neurofibromatosis tipo 1*** (enfermedad de von Recklinghausen). Las lesiones de los nervios periféricos son visibles como nódulos subcutáneos; las lesiones localizadas de las raíces nerviosas dentro del canal espinal pueden causar compresión medular.

En el estudio histológico, el tumor aparece compuesto por células fusiformes de disposición laxa, con cantidades variables de colágeno interpuesto. Un hecho frecuente es la acumulación de polisacáridos del tejido conectivo, que conduce a la formación de una masa gelatinosa o mixoide. En contraste con el schwannoma, los neurofibromas expanden el tronco nervioso de un modo difuso; como en esta microfotografía, es posible identificar axones y fibras nerviosas del nervio (**N**) subyacente. Los neurofibromas son tumores benignos; sin embargo, también existen tumores malignos derivados de las células perineurales, conocidos como ***neurofibrosarcomas***.

Trastornos del músculo esquelético

Las enfermedades del músculo esquelético se manifiestan en clínica con debilidad y pérdida de masa muscular o dolor durante el ejercicio. Estos síntomas y signos se pueden deber a enfermedad primaria del músculo (***miopatía***), o ser secundarios a la degeneración de la inervación del músculo (***denervación***); por esta última razón, es frecuente estudiar las enfermedades musculares junto con las del sistema nervioso. La histología proporciona con frecuencia el único método satisfactorio para distinguir entre miopatías y ciertas neuropatías.

Las miopatías se pueden clasificar de acuerdo con su etiología en tres grupos principales:

- **Distrofias musculares**: trastornos de la musculatura esquelética determinados genéticamente.
- **Miositis**: enfermedades de causa inflamatoria.
- **Miopatías secundarias a enfermedades sistémicas**.

Las distrofias musculares se caracterizan por degeneración de las fibras musculares, lo que origina atrofia y debilidad del músculo. Existen varios síndromes que se diferencian por la edad de incidencia, la distribución entre los sexos, el momento de inicio y el curso clínico. Actualmente se acepta que muchos de estos síndromes se deben a mutaciones en genes que codifican las proteínas estructurales del músculo; la ***distrofia muscular de Duchenne*** se ilustra en la Figura 23.17. Desde el punto de vista histológico, existen alteraciones del tamaño y la estructura interna de las fibras musculares, frecuentemente asociadas con sustitución por tejido fibroso del músculo dañado.

En la mayoría de los casos la miositis se debe a lesión muscular de base inmunológica en una enfermedad conocida como ***polimiositis*** (Fig. 23.18). La enfermedad de Cushing, la tirotoxicosis y la carcinomatosis se pueden asociar con debilidad y atrofia muscular secundarias al proceso patológico sistémico. Un ejemplo de la ***atrofia muscular neurogénica*** (Fig. 23.19) completa el capítulo.

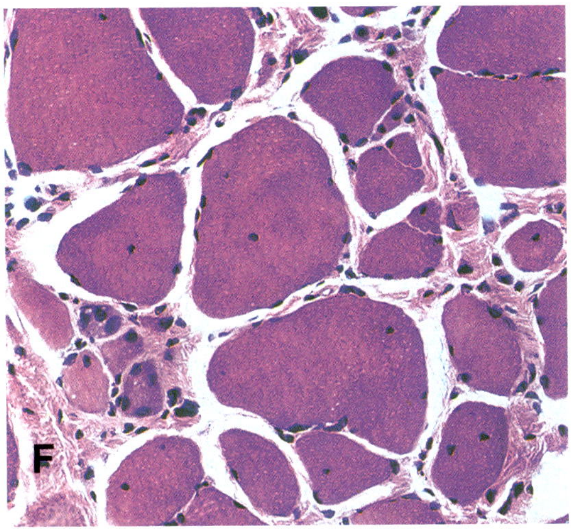

Fig. 23.17 Distrofia muscular de Duchenne (GA)

Esta forma de distrofia es un rasgo recesivo ligado al cromosoma X y, por tanto, se manifiesta casi exclusivamente en chicos. Los síntomas de debilidad muscular proximal aparecen precozmente durante la infancia, y causan dificultad para ponerse de pie.

El estudio histológico revela destrucción de las fibras musculares con sustitución del músculo por tejido fibroso (**F**). Las fibras musculares residuales exhiben una variación del tamaño de las fibras marcadamente anormal, debida a la atrofia de algunas de ellas y la hipertrofia de otras. Conforme progresa la enfermedad, el músculo es virtualmente sustituido primero por fibrosis y más adelante por tejido adiposo. Esto da lugar a la aparente tumefacción de los músculos afectos, y explica la llamada ***seudohipertrofia*** de los músculos de la pantorrilla observada en los niños afectados por la enfermedad.

La distrofia de Duchenne tiene un curso inexorable que conduce a la muerte en la edad adulta precoz. Otras formas de distrofia muscular pueden tener un curso clínico más benigno.

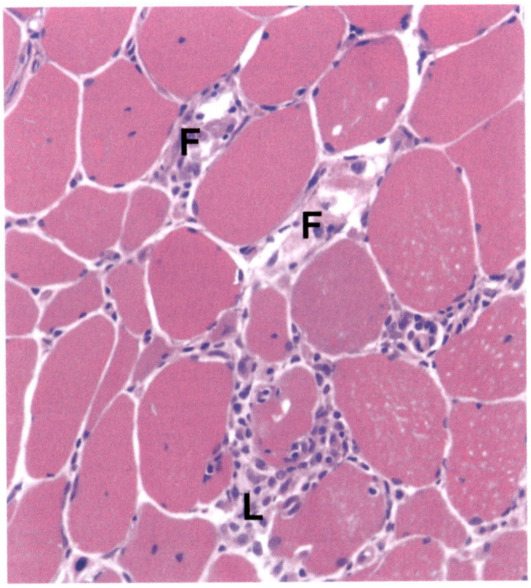

Fig. 23.18 Polimiositis (GA)

Como se observa en esta biopsia muscular, la ***polimiositis*** se caracteriza por necrosis de fibras musculares individuales, asociada con infiltración linfoide (**L**) y fagocitosis (**F**) de los restos de fibras musculares. Se cree que la enfermedad tiene un origen autoinmune y se puede tratar mediante inmunosupresión. Desde el punto de vista clínico, los pacientes desarrollan debilidad muscular y presentan niveles séricos elevados de creatincinasa, que reflejan la necrosis muscular activa.

La ***dermatomiositis*** es otra forma de miopatía inflamatoria, asociada con exantemas cutáneos característicos.

La ***miositis con cuerpos de inclusión*** es una forma relativamente común de enfermedad muscular inflamatoria que típicamente se presenta en los ancianos, con hallazgos anatomopatológicos de necrosis e inflamación de las fibras musculares. Las fibras musculares afectas muestran también cuerpos de inclusión intracelulares característicos. En contraste con la polimiositis y la dermatomiositis, este tipo de enfermedad no responde, en general, al tratamiento inmunosupresor.

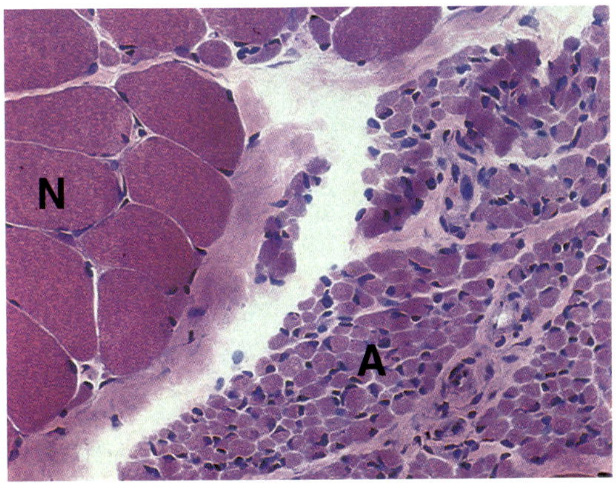

Fig. 23.19 Atrofia muscular neurogénica (GA)

La debilidad y pérdida de masa del músculo esquelético pueden ocurrir como un resultado del daño de la neurona motora inferior, en vez de deberse a una enfermedad muscular primaria. Desde el punto de vista histológico, la ***atrofia muscular neurogénica*** afecta a grupos de fibras musculares inervadas por las neuronas motoras lesionadas, en contraste con el patrón de atrofia aleatoria observado en las distrofias musculares.

En esta microfotografía, las fibras de tamaño normal (**N**) contrastan claramente con un gran grupo de fibras atróficas (**A**) de la unidad motora denervada. Éste es un ejemplo de ***atrofia muscular espinal*** en el que existe pérdida de células del asta anterior de la médula. Se observan cambios similares en una variedad de enfermedades nerviosas periféricas.

Notas sobre los métodos de tinción usados habitualmente

• **Hematoxilina-eosina (HE)**

Ésta es la tinción usada más frecuentemente en histología animal y anatomía patológica de rutina. La hematoxilina es un colorante que tiñe las estructuras ácidas en azul púrpura, mientras que la eosina tiñe las estructuras básicas en color rosado. En la célula animal, la mayor parte de las estructuras ácidas residen dentro del núcleo debido al ADN nuclear, mientras que la mayoría de las estructuras citoplásmicas son básicas. Así pues, los núcleos se tiñen en azul púrpura y el citoplasma aparece rosado, a menos que la célula contenga ARN abundante, en cuyo caso puede existir un tinte purpúreo en la coloración citoplásmica (p. ej., células plasmáticas [ver Fig. 3.2]).

La intensidad de la tinción celular con HE depende de muchos factores, entre ellos la fórmula particular de la HE (existen numerosas «recetas»), pero el grosor del corte tisular es más importante; puede observarse que la intensidad de la tinción es mayor en los cortes más gruesos (p. ej., Fig. 13.21c) usados para obtener imágenes a bajo aumento, en comparación con los cortes muy finos que se han utilizado para las imágenes a gran aumento (p.ej., Fig. 13.21d).

• **PAS y PASd (ácido peryódico-Schiff y ácido peryódico-Schiff diastasa)**

La reacción con ácido peryódico-Schiff (PAS) demuestra esencialmente los carbohidratos complejos al teñirlos con un atractivo color magenta. Esta técnica no sólo tiñe los carbohidratos complejos puros, como el glucógeno, sino también los que forman complejos con proteínas y lípidos. Muchos de estos complejos están presentes en los tejidos animales como proteínas estructurales, como por ejemplo en las membranas basales (ver Fig. 15.9e), las paredes de las células micóticas (ver Fig. 4.19), y las mucinas segregadas por algunas células epiteliales. La tinción debida a la presencia de glucógeno se puede eliminar mediante tratamiento previo del corte tisular con una enzima específica: la diastasa (amilasa).

• **Tinciones de Ziehl-Neelson y Wade-Fite**

Estas dos tinciones se usan para demostrar bacterias pertenecientes al grupo de las micobacterias, todas las cuales poseen una cápsula protectora con lípidos que influye en la rapidez de la entrada y la salida del colorante de la bacteria durante la tinción. Se emplean dos colorantes: la fucsina básica mezclada con fenol y el azul de metileno. El primer colorante (rojo) es introducido en los tejidos de la sección (incluyendo las posibles micobacterias) mediante calentamiento. La sección es tratada posteriormente con ácido y alcohol, que eliminan el colorante rojo de todas las estructuras excepto de las micobacterias, que lo conservan debido a la cápsula lipídica. Todos los demás tejidos están libres para captar a continuación el colorante azul, mientras que las micobacterias permanecen teñidas en color rojo sobre un fondo azul (ver Fig. 4.11).

• **Tinción de Giemsa**

Aunque esta tinción se emplea sobre todo en una forma ligeramente modificada, para teñir las células sanguíneas rojas y blancas presentes en las extensiones de sangre periférica y médula ósea, también se puede usar para la visualización de algunos microorganismos (ver Fig. 13.7b).

• **Tinción de Gram**

Este método se utiliza principalmente para teñir las preparaciones de bacterias en microbiología diagnóstica, pero también se puede usar en los cortes histológicos para mostrar si cualquier bacteria presente es grampositiva o gramnegativa (ver Fig. 11.8b).

• **Rojo Congo y rojo de Siria**

Estos dos colorantes tienen una especial afinidad por las proteínas con un patrón de plegamiento β, por ejemplo el amiloide. Éste se tiñe de rojo con ambos métodos (ver Fig. 5.3b) y muestra birrefringencia verde manzana bajo la luz polarizada.

• **Van Gieson**

Este método usa dos soluciones coloreadas, el ácido pícrico (amarillo) y la fucsina ácida (roja), mezcladas. La fucsina ácida tiñe en color rojo anaranjado el colágeno, mientras que todos los demás tejidos se tiñen en amarillo (ver Fig. 14.9c). Esta técnica de tinción se emplea rara vez sola en la actualidad, y se usa más frecuentemente combinada con un colorante para la elastina (***elástica-van Gieson***). Este método es particularmente útil para teñir las arterias debido a que permite distinguir con claridad entre la lámina elástica (negro), el músculo liso de la túnica media (amarillo) y el colágeno (rojo) (ver Fig. 11.12). También se usa para demostrar la mezcla de colágeno y fibras elásticas en la dermis de la piel.

• **Tinción de Perls**

Este antiguo método se usa para demostrar la presencia de hierro férrico en los tejidos, habitualmente en la zona de una hemorragia antigua donde se acumula la hemosiderina, un pigmento con hierro, procedente del catabolismo local de la hemoglobina. También se emplea para demostrar la acumulación excesiva de hierro dentro de varios tejidos en la enfermedad del almacenamiento primario de hierro: la hemocromatosis (ver Fig. 14.10).

• **Tinción tricrómica de Goldner**

Este método se diseñó para uso con los cortes en resina de hueso no descalcificado a fin de evaluar ciertas enfermedades metabólicas óseas, como la osteomalacia y la enfermedad de Paget. Se emplea una combinación de diferentes colorantes que permite diferenciar entre hueso calcificado (color verde azulado) y osteoide sin calcificar (color rojo anaranjado). La hematoxilina tiñe los núcleos de los osteoclastos y osteoblastos, lo que permite evaluar también el grado de actividad celular (ver Fig. 22.2).

• **Métodos de plata**
Muchos métodos de tinción histológica emplean sales de plata, como el nitrato de plata en solución, para demostrar una amplia gama de estructuras, que incluyen hongos, células y fibras, en particular células y fibras del SNC. En general, estos métodos pueden resultar variables y están perdiendo popularidad. Se muestran algunos ejemplos en las Figuras 4.20d y 23.3

• **Hematoxilina de Loyez**
La hematoxilina es un colorante muy versátil, y en el pasado se utilizó para demostrar una amplia gama de estructuras específicas. El método de Loyez emplea hematoxilina con hierro para mostrar la mielina (ver Fig. 23.9b).

• **Métodos inmunohistoquímicos y de inmunofluorescencia**
El desarrollo de estos métodos ha supuesto uno de los grandes avances en el campo de la histotecnología. Los detalles son complicados pero, básicamente, se obtiene un anticuerpo monoclonal específico contra una sustancia química concreta presente en los tejidos. El anticuerpo se aplica después a una sección tisular, y se unirá de modo selectivo a su antígeno específico en el tejido. El sitio de la unión de este anticuerpo se visualiza con un marcador fluorescente o coloreado. Mediante el uso de estas técnicas es posible localizar sustancias como la insulina y otras hormonas, inmunoglobulinas y una amplia gama de sustancias presentes en los tejidos (ver Figs. 13.17b y 15.4b).

Índice alfabético

D

E